エビデンスに基づく

# CKD診療ガイドライン2023

編集　日本腎臓学会

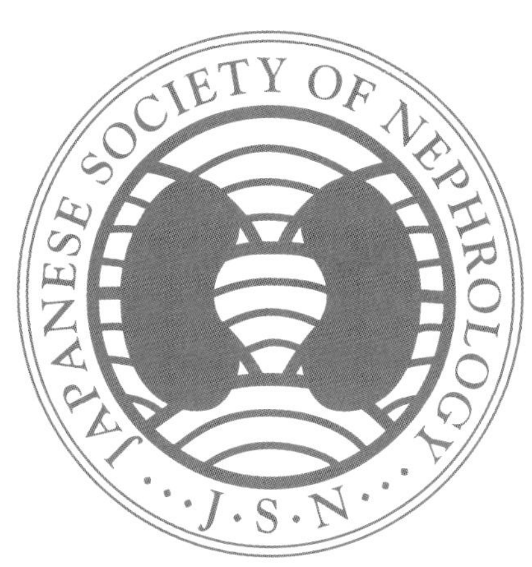


Evidence-based Clinical Practice Guideline for CKD 2023

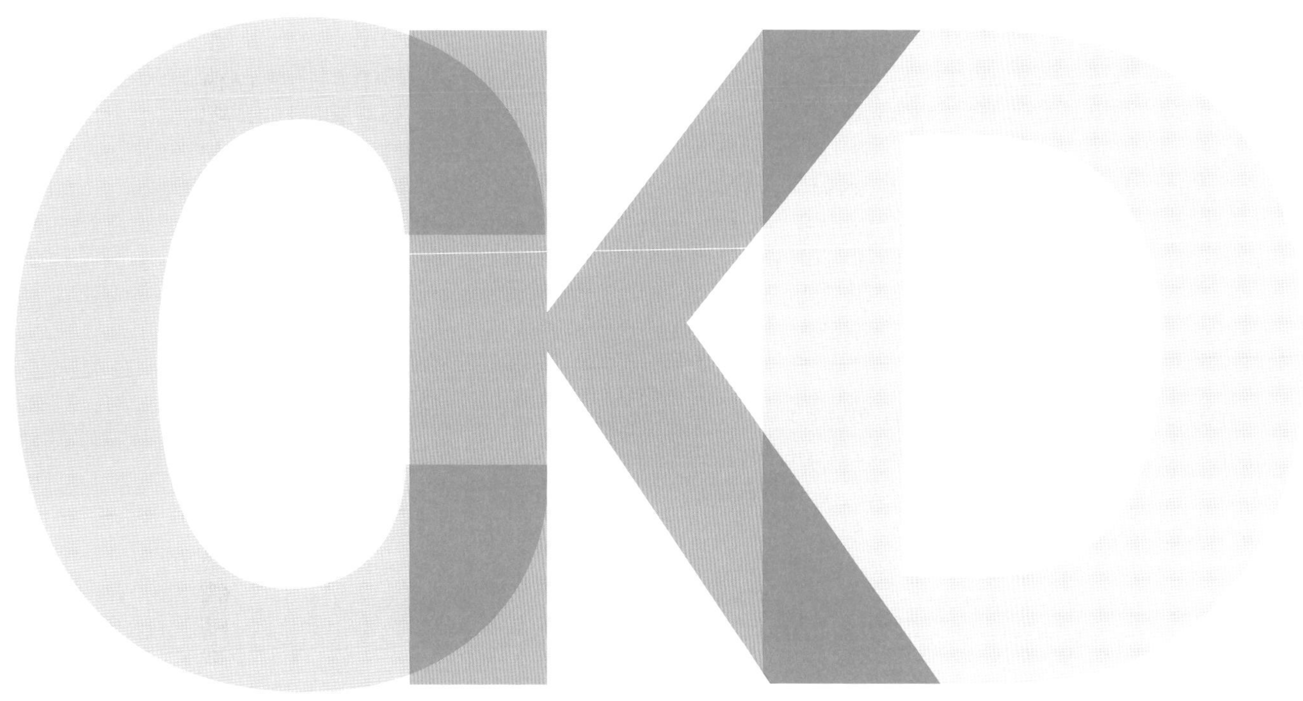


東京医学社

## CKD診療ガイドライン改訂委員会

委員長　丸山彰一　名古屋大学医学系研究科腎臓内科学
副委員長　神田英一郎　川崎医科大学医学部
副委員長　久米真司　滋賀医科大学糖尿病内分泌・腎臓内科

リーダー(50音順)

猪阪善隆　大阪大学大学院医学系研究科腎臓内科学
石倉健司　北里大学医学部小児科学
臼井丈一　筑波大学医学医療系臨床医学域腎臓内科学
内田啓子　眞仁会横須賀クリニック
岡田浩一　埼玉医科大学腎臓内科/総合診療内科
今田恒夫　山形大学医学部公衆衛生学・衛生学講座
斎藤知栄　筑波大学医学医療系臨床医学域腎臓内科学
鈴木　仁　順天堂大学医学部附属浦安病院
　　腎・高血圧内科
田中哲洋　東北大学腎・膠原病・内分泌内科
坪井直毅　藤田医科大学医学部腎臓内科学
中川直樹　旭川医科大学内科学講座
　　循環・呼吸・神経病態内科学分野
西尾妙織　北海道大学病院リウマチ・腎臓内科
深水　圭　久留米大学医学部内科学講座腎臓内科部門
本田浩一　昭和大学医学部内科学講座腎臓内科学部門
升谷耕介　福岡大学医学部腎臓・膠原病内科学
横山啓太郎　慈恵医大晴海トリトンクリニック
和田　淳　岡山大学大学院医歯薬学総合研究科
　　腎・免疫・内分泌代謝内科学
和田隆志　金沢大学附属病院腎臓内科
和田健彦　虎の門病院腎センター内科

サブリーダー(50音順)

淺沼克彦　千葉大学大学院医学研究院腎臓内科
旭　浩一　岩手医科大学医学部内科学講座
　　腎・高血圧内科分野
阿部雅紀　日本大学医学部内科学系
　　腎臓高血圧内分泌内科学分野
石本卓嗣　愛知医科大学腎臓・リウマチ膠原病内科
川浪大治　福岡大学医学部内分泌・糖尿病内科学
駒場大峰　東海大学医学部腎内分泌代謝内科
佐田憲映　高知大学医学部臨床疫学講座
祖父江　理　香川大学医学部循環器・腎臓・脳卒中内科学
仲谷慎也　大阪公立大学大学院医学研究科
　　代謝内分泌病態内科学
中司敦子　岡山大学病院腎臓・糖尿病・内分泌内科
日比野　聡　あいち小児保健医療総合センター腎臓科
藤井秀毅　神戸大学大学院医学研究科腎臓内科学/
　　腎・血液浄化センター
星野純一　東京女子医科大学腎臓内科
細島康宏　新潟大学医歯学総合研究科病態栄養学講座
前嶋明人　埼玉医科大学総合医療センター
　　腎・高血圧内科
丸山之雄　東京慈恵会医科大学腎臓・高血圧内科
森山能仁　東京医科大学腎臓内科学分野
安田日出夫　浜松医科大学第一内科
安田宜成　名古屋大学医学系研究科腎臓内科学
山本　卓　新潟大学腎・膠原病内科学

作成委員(50音順)

石川英二　済生会松阪総合病院内科・腎臓センター
市川大介　聖マリアンナ医科大学腎臓・高血圧内科
伊藤健太　あいち小児保健医療総合センター総合診療科
岩下山連　埼玉医科大学総合医療センター
　　腎・高血圧内科
上田誠二　順天堂大学腎臓内科
上田裕之　東京慈恵会医科大学腎臓・高血圧内科
上村　治　一宮医療療育センター
江里口雅裕　奈良県立医科大学腎臓内科学
大島　恵　金沢大学大学院腎臓内科学
大矢昌樹　和歌山県立医科大学腎臓内科
岡本孝之　北海道大学病院小児科
小口英世　東邦大学腎臓学講座(大森病院)
小野寺正輝　医療法人けやきひらいずみ内科クリニック

貝藤裕史 兵庫県立こども病院腎臓内科
忰田亮平 新潟大学医歯学総合病院腎・膠原病内科
片山　鑑 三重大学医学部附属病院腎臓内科
金子佳代子 国立研究開発法人国立成育医療研究センター
周産期・母性診療センター母性内科
（膠原病・一般内科）
上條祐司 信州大学腎臓内科
神谷雅人 にししろクリニック
唐澤一徳 東京女子医科大学腎臓内科
川口武彦 国立病院機構千葉東病院腎臓内科
川嶋聡子 杏林大学腎臓・リウマチ膠原病内科
神田祥一郎 東京大学医学部小児科
菅野義彦 東京医科大学腎臓内科学分野
菊池洋平 菊池内科医院前原
木原正夫 順天堂大学腎臓内科
金口　翔 横浜市立大学医学部
循環器・腎臓・高血圧内科学
栗田宜明 福島県立医科大学大学院医学研究科
臨床疫学分野
桑原頌治 滋賀県立大学人間文化学部生活栄養学科
臨床栄養学研究室
桒原孝成 熊本大学大学院生命科学研究部腎臓内科学
小泉賢洋 東海大学医学部付属病院
腎・内分泌・代謝内科
河野圭志 神戸大学大学院医学研究科腎臓内科学/
腎・血液浄化センター
小坂志保 東邦大学看護学部看護学科基礎看護学研究室
後藤俊介 神戸大学大学院医学研究科腎臓内科学/
腎・血液浄化センター
坂口悠介 大阪大学大学院医学系研究科腎臓内科学
佐藤隆太 秋田赤十字病院腎臓内科
佐藤涼介 佐藤医院
座間味　亮 琉球大学循環器・腎臓・神経内科学
重冨奈穂子 新宿野村ビルメディカルクリニック
柴田　茂 帝京大学医学部内科学講座
島袋　渡 琉球大学大学院医学研究科
育成医学（小児科）講座
清水さやか 一般社団法人 PeDAL
新家俊郎 昭和大学医学部内科学講座循環器内科部門
杉本圭相 近畿大学医学部小児科
杉本俊郎 滋賀医科大学総合内科学講座
国立病院機構東近江総合医療センター
孫　大輔 鳥取大学医学部地域医療学講座
高井奈美 名古屋大学医学部附属病院看護部
田口博基 たぐち脳神経クリニック，横浜市
竹内裕紀 東京医科大学病院薬剤部
辰元為仁 千葉大学大学院医学研究院腎臓内科
田中健一 福島県立医科大学腎臓高血圧内科
田邉　起 市立札幌病院腎臓移植外科
田村功一 横浜市立大学医学部
循環器・腎臓・高血圧内科学
辻　章志 関西医科大学小児科学講座
辻田　誠 増子記念病院腎臓内科
寺野千香子 あいち小児保健医療総合センター腎臓科
遠山直志 金沢大学附属病院腎臓内科
戸田　晋 宇治武田病院腎臓内科
永井　恵 筑波大学医学医療系臨床医学域腎臓内科学
中沢大悟 北海道大学病院リウマチ・腎臓内科
長洲　一 川崎医科大学腎臓・高血圧内科
中野敏昭 九州大学大学院医学研究院病態機能内科学
長浜正彦 聖路加国際病院腎臓内科
中屋来哉 岩手県立中央病院腎臓・リウマチ科
西　健太朗 国立成育医療研究センター
腎臓・リウマチ・膠原病科
西脇宏樹 昭和大学藤が丘病院内科系診療センター
内科（腎臓）
延山理恵 東急株式会社東急病院看護部門
花房規男 東京女子医科大学血液浄化療法科
濱崎祐子 東邦大学医学部腎臓学講座
濱田　陸 東京都立小児総合医療センター
腎臓・リウマチ膠原病科
樋口一世 北海道大学病院薬剤部
深町大介 日本大学病院循環器病センター
藤井直彦 兵庫県立西宮病院腎臓内科
藤﨑毅一郎 飯塚病院腎臓内科
程内栄子 PKDFCJ 代表，管理栄養士
本田　崇 北里大学医学部小児科学
毎熊政行 順天堂大学腎臓内科
松木孝樹 旭川医科大学内科学講座
循環・呼吸・神経病態内科学分野
三浦健一郎 東京女子医科大学腎臓小児科
三﨑太郎 聖隷浜松病院腎臓内科
水野智博 藤田医科大学薬物治療情報学
三村洋美 昭和大学保健医療学部看護学科
宮本　聡 岡山大学病院新医療研究開発センター
宮脇義亜 岡山大学病院新医療研究開発センター
牟田久美子 長崎大学病院腎臓内科
村田智博 三重大学医学部附属病院腎臓内科
谷澤雅彦 聖マリアンナ医科大学腎臓・高血圧内科
柳原　剛 日本医科大学小児科

矢野裕一朗　横浜市立大学次世代臨床研究センター
山岸昌一　昭和大学医学部内科学講座 糖尿病・代謝・内分泌内科学部門
横井秀基　京都大学腎臓内科
吉﨑　健　玉川スマイルクリニック
脇　大輔　倉敷中央病院内分泌代謝・リウマチ内科
渡邊博志　熊本大学大学院生命科学研究部(薬) 薬剤学分野
渡辺博文　新潟大学医歯学総合病院腎・膠原病内科
渡辺昌文　山形大学医学部内科学 第一(循環・呼吸・腎臓内科学)講座

SR委員(50音順)

朝比奈悠太　大阪大学大学院医学系研究科腎臓内科学
畔上達彦　慶應義塾大学保健管理センター
飯田倫理　医療法人立川メディカルセンター 立川綜合病院腎臓内科
井口　昭　長岡赤十字病院腎臓・膠原病内科
井口智洋　慶應義塾大学医学部小児科
井熊大輔　虎の門病院分院腎センター内科
石井　輝　関西電力病院腎臓内科
石塚喜世伸　東京女子医科大学腎臓小児科
泉　裕一郎　熊本大学病院腎臓内科
板野精之　川崎医科大学腎臓・高血圧内科学
市川大介　聖マリアンナ医科大学腎臓・高血圧内科
市川一誠　山形大学医学部内科学 第一(循環・呼吸・腎臓内科学)講座
伊藤健太　静岡県立総合病院腎臓内科・臨床検査科
伊藤雄伍　聖路加国際病院腎臓内科
伊藤辰将　藤田医科大学医学部腎臓内科学
内田大介　帝京大学医学部附属溝口病院
大熊輝之　順天堂大学腎臓内科
大田南欧美　関西ろうさい病院内科
大西康博　岡山大学大学院医歯薬学総合研究科 腎・免疫・内分泌代謝内科学
大野祥子　独立行政法人国立病院機構京都医療センター
大畑拓也　兵庫県立西宮病院リハビリテーション部
大山勝宏　東京薬科大学薬学部 薬学実務実習教育センター
岡　香奈子　関西ろうさい病院内科
岡　樹史　Division of Nephrology, Tufts Medical Center
緒方浩顕　昭和大学横浜市北部病院腎臓内科
小田圭子　三重大学医学部附属病院腎臓内科
小田直樹　福岡大学医学部内分泌・糖尿病内科学
小原由紀　東京都健康長寿医療センター研究所
梶保祐子　東京大学医学部小児科
梶本幸男　医療法人好輝会梶本クリニック
片桐大輔　国立国際医療研究センター病院腎臓内科
蒲澤秀門　新潟大学医歯学総合研究科病態栄養学講座
神吉智子　熊本大学病院腎臓内科
亀井啓太　山形大学医学部内科学 第一(循環・呼吸・腎臓内科学)講座
川口祐輝　東京女子医科大学血液浄化療法科
河原﨑宏雄　帝京大学医学部附属溝口病院
木村　浩　福島県立医科大学腎臓高血圧内科
工藤光介　山形市立病院済生館内科
黒岡直子　岡山大学大学院医歯薬学総合研究科 腎・免疫・内分泌代謝内科学
桑形尚吾　滋賀医科大学糖尿病内分泌・腎臓内科
高上紀之　東邦大学腎臓学講座(大森病院)
古志衣里　名古屋大学医学系研究科腎臓内科学
近藤悠希　熊本大学大学院生命科学研究部(薬) 臨床薬理学分野
齋木良介　三重大学医学部附属病院 臨床研修・キャリア支援部
齋藤友広　昭和大学医学部内科学講座腎臓内科学部門
齋藤浩孝　福島県立医科大学腎臓高血圧内科
坂口悠介　大阪大学大学院医学系研究科腎臓内科学
佐々木　彰　京都大学医学部附属病院臨床研究教育研修部
佐藤浩司　順天堂大学腎臓内科
猿渡淳二　熊本大学大学院生命科学研究部(薬) 薬物治療学分野
志田龍太郎　浜松医科大学第一内科
菅原亮佑　岡山大学大学院医歯薬学総合研究科 腎・免疫・内分泌代謝内科学
鈴木克彦　名古屋大学医学系研究科腎臓内科学
諏訪部達也　虎の門病院腎センター内科
平　大樹　京都大学医学部附属病院薬剤部
髙士祐一　福岡大学医学部内分泌・糖尿病内科学
武田尚子　公立甲賀病院内科
武田有記　名古屋大学医学系研究科腎臓内科学
田中　茂　九州大学医学研究院病態機能内科学
田中祥子　東京薬科大学薬学部臨床薬理学教室助教
谷口美紗　昭和大学医学内科学講座腎臓内科学部門

塚本俊一郎　横浜市立大学医学部循環器・腎臓・高血圧内科学
鶴田悠木　医療法人社団敬天会鶴田板橋クリニック
寺下真帆　Brigham and Women's Hospital/聖マリアンナ医科大学腎臓・高血圧内科
土井洋平　大阪大学大学院医学系研究科腎臓内科学
徳永孝史　那覇市立病院小児科
泊　弘毅　沖縄県立南部医療センター・こども医療センター小児総合診療科
鳥越健太　長崎大学病院腎臓内科
内藤順子　岐阜大学医学部附属病院腎臓内科
中井健太郎　福岡赤十字病院腎臓内科
長岡由女　東京医科大学腎臓内科学分野
中川詩織　金沢大学大学院腎臓内科学
中川輝政　熊本大学大学院生命科学研究部腎臓内科学
中島章雄　東京慈恵会医科大学腎臓・高血圧内科
中島悠里　和歌山県立医科大学腎臓内科
永田　大　福岡大学医学部内分泌・糖尿病内科学
永野伸郎　医療法人社団日高会日高病院腎臓病治療センター
中村祐貴　岩手県立中央病院腎臓リウマチ科
永山　泉　埼玉医科大学総合医療センター腎・高血圧内科
西沢慶太郎　日本赤十字社愛知医療センター名古屋第二病院移植内科
西堀暢浩　名古屋大学医学系研究科腎臓内科学
西脇宏樹　昭和大学藤が丘病院内科系診療センター内科(腎臓)
忍頂寺毅史　はりま姫路総合医療センター小児科
服部洸輝　大阪大学大学院医学系研究科腎臓内科学
花井　豪　東京女子医科大学内科学講座糖尿病・代謝内科学分野
濵田昌実　東京女子医科大学看護学部地域看護学
原田　真　信州大学腎臓内科
春原浩太郎　東京慈恵会医科大学腎臓・高血圧内科
平井健太　筑波大学附属病院腎臓内科
平林陽介　鈴鹿回生病院腎臓センター
福田俊悟　市立豊中病院腎臓内科
藤澤　諭　岡山大学大学院医歯薬学総合研究科腎・免疫・内分泌代謝内科学
藤丸拓也　聖路加国際病院腎臓内科
堀越慶輔　金沢大学大学院腎臓内科学
本城保菜美　東京医科大学腎臓内科学分野
松尾浩司　新潟白根総合病院
丸山啓介　旭川リハビリテーション病院内科
宮内隆政　第二服部医院/聖マリアンナ医科大学腎臓・高血圧内科
宮崎紘平　近畿大学医学部小児科
武藤正浩　順天堂大学腎臓内科
村島美穂　名古屋市立大学医学部腎臓内科
矢野彰三　島根大学医学部臨床検査医学
山内壮作　関西医科大学小児科学講座
山口哲志　岡山大学大学院医歯薬学総合研究科腎・免疫・内分泌代謝内科学
山田俊輔　九州大学病院腎・高血圧・脳血管内科
山原康佑　滋賀医科大学糖尿病内分泌・腎臓内科
山本脩人　和歌山県立医科大学腎臓内科
山脇正裕　三重大学医学部附属病院腎臓内科
湯浅貴博　金沢大学大学院腎臓内科学
吉田学郎　岐阜大学医学部附属病院腎臓内科
芦村龍一　帝京大学ちば総合医療センター第三内科
若林華恵　千葉大学大学院医学研究院腎臓内科
若松拓也　新潟市民病院腎臓・リウマチ科
渡邉公雄　福島県立医科大学腎臓高血圧内科
渡邉健太郎　神戸大学大学院医学研究科腎臓内科学/腎・血液浄化センター
渡邉周平　神戸市立医療センター西市民病院腎臓内科

事務局

小杉智規　名古屋大学医学系研究科腎臓内科学

* * *

# 巻頭言

腎臓病は進行すると末期腎不全となり，生命予後とQOLに大きな影響を及ぼします．わが国の透析患者数は，現在34万人を超えるに至りました．国民の健康寿命延伸には，慢性腎臓病(CKD)をできるだけ早期に発見し適切に対応することが重要です．

2007年には初めての「CKD診療ガイド」が刊行され，2年後には「エビデンスに基づくCKD診療ガイドライン2009」も刊行され，2013年に改訂版が，さらに2018年には「エビデンスに基づくCKD診療ガイドライン2018」が刊行されました．これらのガイド・ガイドラインはCKD概念の普及・啓発，診療の標準化・均霑化に大きく貢献してきました．

2018年には，日本腎臓学会理事長であった柏原直樹先生が座長となり，厚生労働省より「腎疾患対策検討会報告書～腎疾患対策の更なる推進を目指して～」がまとめられましたが，そのなかで，

・診療水準については，各種ガイドラインなどに不統一にさまざまな名称が付されており，利用すべき対象者が明確ではない部分がある
・各種ガイドラインなどで一部推奨内容の不一致がみられる
・メディカルスタッフ，かかりつけ医などへの各種ガイドラインなどの普及が十分とはいえない

などが指摘されました．

本ガイドラインは，これまでのガイドライン作成の経験知に基づき，適正な方法で作成され，極めて完成度の高いものになっています．徹底した調査を重ね，入念な科学的解析を行い，専門家としての高い見識に基づき執筆いただきました．改訂委員会委員長の強いリーダーシップのもとで，多くの学会員による無償で献身的な努力が結実したものです．ご尽力いただきました丸山彰一委員長および委員の皆様に深く敬意を表します．また査読の労をお執りいただいた関係学会の評価委員，ご協力いただいた方々に深甚の謝意を表します．

本ガイドラインが，医療や保健，行政のさまざまな分野で活用されることを願っています．なお，ガイドラインは医療利用者と提供者の意思決定を支援するために，エビデンス総体を科学的に評価し，最適と考えられる推奨を提示しているものです．診療ガイドラインは，医療従事者の経験を否定するものではなく，またガイドラインに示されるのは一般的な診療方法であるため，必ずしも個々の患者の状況に当てはまるとは限りません．臨床現場においての最終的な判断は，患者と主治医による共同意思決定によって行う必要があります．本ガイドラインを参考にすることでCKD診療を担うすべての医療従事者が良質で適切な診療を実践できるようになり，わが国の腎臓病診療がさらに向上し国民の健康寿命延伸につながることを心から願っています．

2023年6月

一般社団法人日本腎臓学会 理事長　南学 正臣

エビデンスに基づく CKD 診療ガイドライン 2023

# 序　文

CKD 診療ガイドライン改訂委員会委員長　丸山 彰一

## 本ガイドライン作成の経緯

慢性腎臓病(CKD)は末期腎不全の原因となるだけでなく，心血管疾患(CVD)発症や死亡のリスクとなることが明らかになり，世界的にも注目されている．日本においては，他国と比較しても慢性透析患者数が多く増加し続けていること，また高齢化が進むに従い CKD 患者の増加が見込まれることなどから，特に重要な課題となっている．

これまで，CKD 診療の普及・啓発・実践には，診療ガイドラインあるいは診療ガイドが大きな役割を果たしてきた．2002 年に KDOQI(National Kidney Foundation's Kidney Disease Outcomes Quality Initiative)から CKD の診断と管理に関するガイドラインが公表された．その後は，KDIGO(Kidney Disease：Improving Global Outcomes)が CKD に関するガイドライン作成を引き継いでいる．日本においては日本腎臓学会が，かかりつけ医と腎臓専門医の連携を深めて病診連携を行うためのツールとして，2007 年に「CKD 診療ガイド」を発刊した．その後，2009 年，2012 年に「CKD 診療ガイド」が改訂された．「診療ガイド」が，かかりつけ医に向けて，エキスパートオピニオンを含めた記載となっているのに対し，主たる利用者を専門医とし，その作成過程でよりエビデンスを重視した，「エビデンスに基づく CKD 診療ガイドライン」を 2009 年に発刊した．このガイドラインは，作成プロセスおよび内容を評価する日本の第三者機関(日本医療機能評価機構)によって適正な診療ガイドラインとして認定を受けた．その後，ガイドライン作成過程を厳密にし，すべてを CQ スタイルとした「エビデンスに基づく CKD 診療ガイドライン 2013」を発刊した．発刊後のアンケート調査の結果などから，診療ガイドラインが腎臓専門医よりもむしろ非専門医であるかかりつけ医にとって重要な意思決定ツールとなり得ることが明らかとなった．これを受け，「エビデンスに基づく CKD 診療ガイドライン 2018」は，専門医のみならず非専門医であるかかりつけ医を利用者に想定して全面改訂する形で作成された．続いて，同じ改訂委員会が患者やその家族を利用者に想定した「患者さんとご家族のための CKD 療養ガイド 2018」を作成し発刊した．

今回，「エビデンスに基づく CKD 診療ガイドライン 2023」を作成するに当たり，前回から変更した点が 2 つある．1 つは，必ずしも CQ 形式に限定しないこととした点である．CQ 形式は有用であるが，エビデンスは十分でないが CKD 診療にかかわる重要な内容を記載することができず，言いたいことが読み手に上手く伝わらないというジレンマがあった．こうした状況を打開するために，本改訂では，CQ から構成される項目と，エキスパートオピニオンを含んだテキスト解説として記載される項目が併存する形で作成する方針とした．2 つ目の変更点は，本ガイドラインに続き，「CKD 診療ガイド」を作成することとしたことである．かかりつけ医からは，診療ガイドラインは情報量が多いので，もう少し手軽に利用できるものが欲しいといった意見を多くいただいた．そこで今回は，本ガイドラインに続き，同じ改訂委員会が，2012 年以来改訂されていなかった「CKD 診療ガイド」をかかりつけ医やメディカルスタッフに向けて作成することとした．さらに，患者やその家族を利用対象とした「患者さんとご家族のための CKD 療養ガイド」の改訂版も 2024 年に作成予定である．これにより，「エビデンスに基づく CKD 診療ガイドライン 2023」の位置づけがより鮮明になったと考える．

本ガイドラインに基づいた診療が広く実践されることで，CKD が早期に発見され，かかりつけ医と専門医の連携が進み，CKD の進行阻止が可能となり，CVD 発症や透析導入が減少するだけでなく，市民の健康増進につながることを期待する．

## 本ガイドラインで扱う対象

本ガイドラインは CKD の適切な管理を目標とした

CKD診療ガイドライン2018の改訂版であり，対象となる患者は，すべての重症度のCKD患者である．ただし末期腎不全に達した維持透析患者やAKI患者は除かれる．CKDは原疾患を問わない概念であるため，糖尿病や高血圧をはじめとしたCKDに関係する事項について広く取り上げた．新たなエビデンスが創出された糖尿病や高血圧，貧血などの治療薬について，国内外の各ガイドラインとの整合性に対し特に留意しながら本ガイドラインの対象とした．CKD診療ガイドライン2018に引き続きCKDの原疾患として重要な指定難病やCKD診療上で問題となる妊娠についても簡潔に扱っているが，必要に応じて参考文献としてあげた厚生労働省難治性疾患克服研究班および日本腎臓学会が作成したそれぞれのガイドラインを参照されたい．

CKD診療ガイドライン2013以来，小児CKDと高齢者CKDの特徴とその診療について取り扱ってきた．とりわけ，本ガイドラインでは小児CKDについて，CKD診療にかかわるすべての医療従事者の参考・医療支援となるように記した．利用者として非専門医である一般医家も想定し，専門医・専門医療機関との病診連携によるCKD診療を推奨しているが，これらが不在の地域におけるかかりつけ医によるCKD診療をサポートするため，できるだけ推奨や解説に具体性をもたせるよう配慮した．

## 作成委員会の体制

本ガイドラインの改訂準備委員会・作成委員会(p.ii)は日本腎臓学会学術委員会のもとに組織され，作成委員会は21のワーキンググループ(WG)からなる．改訂準備委員会委員長が作成委員会の委員長を兼ねた．章立てに相当する各WGから2名(リーダーとサブリーダー)を選出して約140名(重複あり)からなるガイドライン作成グループを構成し，CQ・推奨の策定からエキスパートオピニオンを含むテキスト解説を作成した．各WGには各章に応じた分野の医師，薬剤師，管理栄養士，一般医家などから少なくとも1名が参加した．各WGには約120名(重複あり)からなる各WGとは独立したシステマティックレビュー(SR)チームを組織した．またCQ・推奨の策定やドラフトの推敲に際しては，WG間で相互査読を行った．

改訂準備委員会および各WGメンバーは，必要に応じてWeb会議システムを使用し，会議を行った．ガイドライン作成の進行管理，メンバー間の連絡，会議の日程調整，経費管理などは改訂準備委員会と日本腎臓学会事務局が担当した．

## 作成手順

本ガイドラインを作成するに当たり，Minds診療ガイドライン作成マニュアル2017・2020年度版の推奨に従い作成した．

日本腎臓学会理事会にて，学術委員会内の改訂準備委員会によって検討されたガイドライン改訂に関する委員会の構成および活動計画が承認され，上記の体制を構築した．

2020年10月3日に第1回改訂準備委員会を，同年12月19日に第1回作成合同委員会を開催し，ガイドライン作成委員会の活動計画を決定・周知し，SCOPEを確定した．2021年1月までにCQ作成用(PICO)シートを用いてCQを，エキスパートオピニオンを含むテキスト解説に関する項目を策定した．CQについて，アウトカムとして害の要素も含め，また重要性評価には患者にとっての不利益や医療経済的な側面についてもできるだけ配慮することとした．テキスト解説は，CQとするにはエビデンスが不足し，わが国の事情に則した対応を要する項目に対し行われた．

2021年2月15日に各WGおよびSRチームを対象とし日本医療機能評価機構によるガイドライン作成および定性的SRについて講演会をWeb形式にて開催し，同年3月1日に改訂準備委員会と日本医療機能評価機構の間で本ガイドライン作成に関する個別相談を行った．2022年1月末までにアウトカムごとのエビデンス評価シートおよびCQごとのエビデンス総体シートを用いたSRを実施し，推奨作成シートを用いて推奨案を作成することとした．また今回のガイドラインに関するSRの対象は，2021年12月31日までに採択された論文とした．検索には医中誌，PubMed，Medlineを検索に用いた．

2022年1月17日から2月末までに各WG間で推奨案を相互査読し，推奨を策定した．同年4月末までに各CQおよびテキスト解説のガイドライン本文を各WGにて作成し，5 月末まで各 WG 間で相互査読を行った．

2022 年 7 月中旬から 8 月 21 日まで学術委員会による査読，同年 11 月 19 日から 12 月 7 日まで日本腎臓学会の Web サイト上にてガイドライン案を公開し，パブリックコメント募集を開始した．また並行して関連学会(日本医師会，日本高血圧学会，日本循環器学会，日本心不全学会，日本糖尿病学会，日本痛風・尿酸核酸学会，日本泌尿器科学会，日本腎臓リハビリテーション学会，日本呼吸器学会，日本臨床栄養学会，日本病態栄養学会，日本透析医学会，日本骨粗鬆症学会，日本臨床腎移植学会，日本臨床薬理学会，日本小児腎臓病学会，日本老年医学会，日本移植学会，日本動脈硬化学会，日本肥満学会，日本腎臓病薬物療法学会，日本栄養士会)へ査読依頼を行った．

2023 年 1 月末までに，各 WG で査読意見・パブリックコメントを確認・適宜修正を加え，ガイドライン最終稿を完成した．

## 本書の構成

本ガイドラインは 17 の章立て(4 つの指定難病章は第 16 章に一括)から構成され，前文ののち，CQ には推奨，推奨の強さとエビデンスグレードが，テキスト解説には解説要旨が，その後すべてに解説文，参考文献・引用文献が，記載されている．文献検索式・構造化抄録(資料集)は自由にダウンロード可能な PDF ファイルとして，日本腎臓学会の Web サイト上にアップされている．なお第 1 章「CKD の診断とその臨床的意義」では，本書を利用する際の基本事項となる CKD に関する総論的な内容を扱っている．また第 12 章「妊娠」と第 16 章「難治性腎疾患」では簡潔な内容にとどめているため，それぞれ前文で専門的なガイドラインを紹介し，必要に応じて参照していただくよう述べてある．

## アウトカム全般のエビデンスの強さおよび推奨の強さ

CQ について，Minds ガイドライン作成の手引き 2017 に準じアウトカム全般に関する全体的な「推奨の強さ」および「エビデンスの強さ」の提示を行った．各 WG における意志決定は正式な合意形成方式(Delphi 法，NGT 法，GRADE グリッド，など)を使用した．また，SR 委員は原則，各 WG における意志決定には加わらない．

### 1. 推奨の強さ

推奨の強さの提示はガイドライン作成グループにより決定された．推奨の強さは「1. 強く推奨する」，「2. 弱く推奨する(提案する)」の 2 通りで提示されることが多いが，どうしても推奨の強さを決められないときには「なし」とした．

**【推奨の強さ(推奨レベル)】**

**1：強く推奨する**

**2：弱く推奨する・提案する**

**なし：明確な推奨ができない**

### 2. アウトカム全般に関する全体的なエビデンスの強さ

CQ に対する推奨の強さを決定するための評価項目として，CQ に対して収集し得た研究報告の結果をまとめた，アウトカム全般に関する全体的なエビデンスの強さを決定した．

**【アウトカム全般のエビデンスの強さ(エビデンスグレード)】**

**A(強)：効果の推定値に強く確信がある**

**B(中)：効果の推定値に中程度の確信がある**

**C(弱)：効果の推定値に対する確信は限定的である**

**D(非常に弱い)：効果の推定値がほとんど確信できない**

## 資金源と利益相反

本ガイドラインの資金は，すべて日本腎臓学会が負担した(表 1)．この資金は，論文などの資料の取り寄せのみに使用された．すべての作成委員および SR 委員には報酬はなかった．

本ガイドラインの利益相反を p.254 に示す．本学会の活動に関連して，資金提供(共催セミナーなど，過去 3 年間)をした企業名を表 2 に示す．利益相反の存在や単一学会・学閥の見解がガイドラインの内容へ影響を及ぼすことがないように，複数の査読委員や関連学会から査読意見をいただいた．さらに日本腎臓学会の Web サイト上に公開しパブリックコメントを参考にして推敲を進めた．

**表 1　ガイドライン作成のための費用とその提供者**

| 費用項目 | 費用 | 資金提供者 |
|---|---|---|
| 文献入手 | 374,818 円 | 日本腎臓学会 |

**表 2　学会の活動に関連して，資金提供(共催セミナーなど，過去 3 年間)をした企業名**

| |
|---|
| アステラス製薬株式会社 |
| アストラゼネカ株式会社 |
| アミカス・セラピューティクス株式会社 |
| アレクシオンファーマ合同会社 |
| 大塚製薬株式会社 |
| 小野薬品工業株式会社 |
| 株式会社カネカメディックス |
| キッセイ薬品工業株式会社 |
| 協和キリン株式会社 |
| グラクソ・スミスクライン株式会社 |
| 興和株式会社 |
| サノフィ株式会社 |
| 株式会社三和化学研究所 |
| 第一三共株式会社 |
| 田辺三菱製薬株式会社 |
| 中外製薬株式会社 |
| テルモ株式会社 |
| 鳥居薬品株式会社 |
| 日本ベーリンガーインゲルハイム株式会社 |
| ノーベルファーマ株式会社 |
| ノバルティス ファーマ株式会社 |
| バイエル薬品株式会社 |
| 株式会社富士薬品 |
| 持田製薬株式会社 |

## 今後の予定

### 1. 診療ガイドラインの広報

本ガイドラインは日本腎臓学会誌に掲載し，同時に書籍としても刊行(東京医学社)する．さらにかかりつけ医に広く利用していただくため，講演会などを通して情報発信していく予定である．CQ と推奨部分については英文化の予定である．

### 2. コメディカルおよび患者に向けた情報提供

今回作成したガイドラインは専門医～一般医家を利用者に想定しており，必ずしもコメディカルあるいは患者のニーズには応えきれていない．そこで同じ作成委員会が本ガイドラインの内容を踏まえて，よりわかりやすい内容でかかりつけ医からコメディカルを対象として「CKD 診療ガイド 2024」を，患者向けに「CKD 療養ガイド 2024」を作成中である．

### 3. 改訂の予定

今後は上記のガイドラインの遵守状況の評価や新たなエビデンスを反映させるため，日本腎臓学会内で協議のうえ，およそ 5 年を目安として改訂を行う予定である．改訂に当たっては，本ガイドラインでは十分に実施できなかった患者・メディカルスタッフ視点の反映，ポリファーマシーや医療経済に配慮した内容を記載することを検討する．

＊ ＊ ＊

# 目　次

CKD 診療ガイドライン改訂委員会 ... ii
巻頭言 ... vii
序文 ... viii
主要略語一覧表 ... xvi
CQ とステートメントのまとめ ... xix

## 第 1 章　CKD 診断とその臨床的意義

前文 ... 1
1-1　CKD の診断 ... 3
1-2-1　CKD の重症度の評価法：腎機能の評価 ... 5
1-2-2　CKD の重症度の評価法：蛋白尿・アルブミン尿の評価 ... 8
1-2-3　CKD の重症度の評価法：原因の評価 ... 11
1-3　CKD の進行の評価 ... 13
1-4-1　CKD 患者の紹介基準：健診受診者に医療機関への受診勧奨を行う基準 ... 16
1-4-2　CKD 患者の紹介基準：かかりつけ医から腎臓専門医・専門医療機関への紹介基準 ... 17

## 第 2 章　高血圧・CVD（心不全）

前文 ... 20
2-1　高血圧患者において CKD の発症を抑制する血圧管理 ... 21
2-2　CQ　高血圧を伴う CKD 患者に診察室血圧 130/80 mmHg 未満への降圧療法は推奨されるか？ ... 23
2-3　CQ　高血圧を伴う蛋白尿のない CKD 患者に ACE 阻害薬/ARB は推奨されるか？ ... 27
2-4　CQ　心不全を合併する CKD 患者に推奨される治療薬剤は何か？ ... 30

## 第 3 章　高血圧性腎硬化症・腎動脈狭窄症

前文 ... 34
3-1　CQ　腎動脈狭窄を伴う CKD に対する降圧薬として，RA 系阻害薬はほかの降圧薬と比べて推奨されるか？ ... 35
3-2　高血圧性腎硬化症の診断と治療 ... 37
3-3　CQ　動脈硬化性腎動脈狭窄症を伴う CKD に血行再建術は推奨されるか？ ... 39
3-4　腎動脈狭窄症に対する画像検査 ... 41

## 第 4 章　糖尿病性腎臓病

前文 ... 43
4-1　CQ　DKD 患者の尿アルブミン測定は推奨されるか？ ... 45
4-2　CQ　DKD 患者に利尿薬（ループ利尿薬，サイアザイド系利尿薬，ミネラルコルチコイド受容体拮抗薬など）の使用は推奨されるか？ ... 47
4-3　CQ　顕性アルブミン尿を呈する DKD 患者に HbA1c 7.0%未満の血糖管理は推奨されるか？ ... 49
4-4　CQ　糖尿病患者において DKD 発症・進行抑制のために集約的治療は推奨されるか？ ... 51
4-5　CQ　DKD 患者に対する SGLT2 阻害薬の投与は推奨されるか？ ... 53

## 第 5 章　脂質異常症・高尿酸血症

前文 ... 55
5-1　CQ　保存期 CKD 患者に尿酸低下療法は推奨されるか？ ... 56

5-2 CQ 保存期CKD患者に脂質低下療法は推奨されるか？......59

## 第6章 生活習慣

前文......61
6-1 CKD患者における禁煙......62
6-2 CKD患者における飲酒......63
6-3 コーヒー摂取によるCKDの進展抑制の効果......64
6-4 CKD患者における口腔ケア......65
6-5 CKDにおける便秘......66
6-6 CKDにおける新型コロナウイルス感染症予防対策......67
6-7 CQ 保存期CKD患者において，通常よりも意図的に飲水量を増やすことは推奨されるか？......68
6-8 CQ CKD患者において適度な睡眠時間を確保することが推奨されるか？......70
6-9 CQ 肥満を伴わない保存期CKD患者において運動は推奨されるか？......71
6-10 CQ 保存期CKD患者にワクチン接種は推奨されるか？......73
Column 保存期CKD患者における新型コロナワクチン......74
6-11 CQ 成人の保存期CKD患者に対して，多職種による生活習慣に関する教育的介入は推奨されるか？......76

## 第7章 CKDの進展と肥満・メタボリックシンドローム

前文......78
7-1 CQ 肥満あるいはメタボリックシンドローム(MetS)を伴うCKD患者における生活習慣に対する介入(食事療法・運動療法)は推奨されるか？......79
7-2 CKD患者における肥満・メタボリックシンドローム(MetS)が生命予後，心血管予後，腎予後に及ぼす影響......81
7-3 肥満を伴うCKD患者に対する減量・代謝改善手術の生命予後，心血管予後，腎予後改善に対する有用性......83

## 第8章 栄養

前文......84
8-1 CQ CKD患者診療に管理栄養士の介入は推奨されるか？......85
8-2 CQ CKD患者にたんぱく質摂取量を制限することは推奨されるか？......87
8-3 CQ CKD患者の血清K値を管理することは推奨されるか？......90
8-4 CQ CKD患者への食塩制限は推奨されるか？......92
8-5 CQ CKD患者の代謝性アシドーシスに対する食事療法による介入は，推奨されるか？......94

## 第9章 腎性貧血

前文......96
9-1 CQ 腎性貧血を伴うCKD患者での赤血球造血刺激因子製剤(ESA)治療における適切なHb目標値はどれくらいか？......97
9-2 CQ 貧血を有するCKD患者に，鉄剤投与は推奨されるか？......99
9-3 「HIF-PH阻害薬適正使用に関するrecommendation(2020年9月29日版)」に対する追記......101

## 第10章 CKD-MBD

前文......103
10-1 CQ 保存期CKD患者において，リン降下療法は推奨されるか？......104

10-2　CQ　保存期 CKD 患者にリン吸着薬を処方する際，カルシウム非含有リン吸着薬は推奨されるか？ ...... 106
10-3　CQ　保存期 CKD 患者において，活性型ビタミン D 製剤の投与は推奨されるか？ ...... 107
10-4　CQ　骨粗鬆症を伴う保存期 CKD 患者において，骨粗鬆症に対する薬物治療は推奨されるか？ ...... 109

## 第 11 章　薬物治療

前文 ...... 113
11-1　CQ　CKD 患者に球形吸着炭の使用は推奨されるか？ ...... 115
11-2　CQ　代謝性アシドーシスを伴う CKD 患者への炭酸水素ナトリウム投与は推奨されるか？ ...... 119
11-3　CQ　糖尿病非合併の CKD 患者に対する SGLT2 阻害薬の投与は推奨されるか？ ...... 123
11-4　CQ　CKD ステージ G4，G5 の患者に RA 系阻害薬の中止は推奨されるか？ ...... 127
11-5　CQ　消化管潰瘍，逆流性食道炎の治療や低用量アスピリン投与時における，その再発抑制を目的とした長期的なプロトンポンプ阻害薬併用は CKD 発症・進展のリスクとなるか？ ...... 129
11-6　腎機能別薬剤投与量設定に用いる腎機能推算式 ...... 131
11-7　ヘルペスウイルス感染症に罹患した CKD 患者への抗ウイルス薬選択 ...... 136
11-8　疼痛のある CKD 患者への鎮痛薬選択 ...... 138
11-9　CKD 患者のシックデイにおける薬物の中止 ...... 141

## 第 12 章　妊娠

前文 ...... 144
12-1　CKD は妊娠の転帰に影響する ...... 145
12-2　CKD 合併妊娠は母体腎機能の予後に影響する ...... 146
12-3　妊娠中または挙児希望の CKD 患者において推奨される降圧薬 ...... 147
12-4　CKD 患者の妊娠中および授乳期において使用可能な免疫抑制薬 ...... 148

## 第 13 章　高齢者 CKD

前文 ...... 149
13-1　高齢者 CKD の見方 ...... 150
13-2　高齢者 CKD の管理 ...... 153
13-3　高齢者 CKD の治療 ...... 155
13-4　CQ　75 歳以上の高血圧を伴う CKD 患者に診察室血圧 150/90 mmHg 未満への降圧療法は推奨されるか？ ...... 158

## 第 14 章　透析導入

前文 ...... 162
14-1　腎代替療法の適切な導入のための腎臓専門医への紹介時期 ...... 163
14-2　多職種による腎代替療法の説明・教育の意義 ...... 165
14-3　透析導入，腎移植時の CVD スクリーニング ...... 166

## 第 15 章　腎移植

前文 ...... 168
15-1　生体腎ドナーの腎提供後の管理 ...... 169
15-2　CQ　腎移植を希望する患者に先行的腎移植（PEKT）は推奨されるか？ ...... 171
15-3　CQ　高齢 CKD 患者の腎代替療法として腎移植は推奨されるか？ ...... 173
15-4　CQ　糖尿病性腎臓病（DKD）患者の腎代替療法として腎移植は推奨されるか？ ...... 175

## 第16章-1 難治性疾患 IgA腎症


前文 ..... 177
16-1-1 IgA腎症の自然経過と予後 ..... 178
16-1-2 IgA腎症の予後に関連する判定指標 ..... 179
16-1-3 IgA腎症の治療 ..... 182


## 第16章-2 難治性疾患 ネフローゼ症候群


前文 ..... 184
16-2-1 成人ネフローゼ症候群における一次性膜性腎症(MN)の診断のための血清抗PLA2R抗体の測定 ..... 185
16-2-2 成人の微小変化型ネフローゼ症候群(MCNS)に対する治療 ..... 186
16-2-3 成人の一次性巣状分節性糸球体硬化症(FSGS)に対する治療 ..... 188
16-2-4 一次性膜性腎症(MN)に対する治療 ..... 190


## 第16章-3 難治性疾患 多発性嚢胞腎(PKD)


前文 ..... 192
16-3-1 ADPKD患者における腎臓専門医・専門医療機関の受診 ..... 193
16-3-2 ADPKD患者におけるトルバプタン治療 ..... 194
16-3-3 ADPKD患者における降圧療法 ..... 196


## 第16章-4 難治性疾患 急速進行性腎炎症候群(RPGN)


前文 ..... 198
16-4-1 RPGNにおけるANCA測定 ..... 199
16-4-2 RPGNにおける抗GBM抗体測定 ..... 201
16-4-3 RPGNにおける腎生検 ..... 203


## 第17章 小児CKD


前文 ..... 205
17-1 小児CKDの診断 ..... 206
17-2 小児CKDの疫学 ..... 212
17-3 小児腎臓病検診 ..... 214
17-4 CQ 小児CKDにおいて，RA系阻害薬の使用は推奨されるか？ ..... 218
17-5 小児CKDと高血圧・CVD ..... 220
17-6 小児CKDに対する予防接種 ..... 222
17-7 小児CKDにおける生活習慣(肥満，運動) ..... 225
17-8 CQ 小児CKDにたんぱく質摂取制限は推奨されるか？ ..... 228
17-9 小児CKDにおける食事療法(エネルギー・食塩) ..... 230
17-10 CQ 成長障害のある小児CKDにヒト成長ホルモン投与は推奨されるか？ ..... 232
17-11 小児CKDにおける腎性貧血 ..... 234
17-12 小児CKDにおけるCKD-MBDの管理 ..... 237
17-13 小児CKDの移行期医療 ..... 241
17-14 腎代替療法導入 ..... 245
17-15 CQ 小児CKDに先行的腎移植(PEKT)は推奨されるか？ ..... 249

索引 ..... 251
利益相反(COI)開示(2020～2022年) ..... 254

## 主要略語一覧表

| 略語 | 英文 | 日本語 |
|---|---|---|
| $\beta_2$MG | $\beta_2$-microglobulin | $\beta_2$-ミクログロブリン |
| AAV | ANCA-associated vasculitis | ANCA 関連血管炎 |
| ABPM | ambulatory blood pressure monitoring | 24 時間自由行動下血圧測定 |
| ACC/AHA | American College of Cardiology/American Heart Association | 米国心臓病学会/米国心臓協会 |
| ACE | angiotensin converting enzyme | アンジオテンシン変換酵素阻害薬 |
| ACTH | adrenocorticotropic hormone | 副腎皮質刺激ホルモン |
| ADA | American Diabetes Association | 米国糖尿病学会 |
| ADL | activities of daily living | 日常生活動作 |
| ADPKD | autosomal dominant polycystic kidneydisease | 常染色体顕性多発性嚢胞腎 |
| AKI | acute kidney injury | 急性腎障害 |
| ANCA | anti-neutrophil cytoplasmic antibody | 抗好中球細胞質抗体 |
| AOBP | automated office blood pressure | 自動診察室血圧 |
| ARB | angiotensin II receptor blocker | アンジオテンシンⅡ受容体拮抗薬 |
| ARNI | angiotensin receptor-neprilysin inhibitor | アンジオテンシン受容体ネプリライシン阻害薬 |
| ARONJ | anti-resorptive agents-related osteonecrosis of the jaw | 骨吸収抑制薬関連顎骨壊死 |
| AUC | area under the blood concentration time curve | 薬物血中濃度(時間)曲線下面積 |
| BMI | body mass index | 体格指数 |
| BSA | body surface area | 体表面積 |
| CAKUT | congenital anomalies of the kidney and urinary tract | 先天性腎尿路異常 |
| CATIS | Child Attitude Toward Illness Scale | |
| Ccr | creatinine clearance | クレアチニンクリアランス |
| CKD | chronic kidney disease | 慢性腎臓病 |
| CKD-MBD | CKD-mineral and bone disorder | CKD に伴う骨・ミネラル代謝異常 |
| CKiD | Chronic Kidney Disease in Children | |
| CLEIA | chemiluminescent enzyme immunoassay | 化学発光酵素免疫測定法 |
| CMV | cytomegalovirus | サイトメガロウイルス |
| CQ | clinical question | クリニカルクエスチョン |
| Cr | creatinine | クレアチニン |
| CSPPT | The China Stroke Primary Prevention Trial | |
| CTA | CT angiography | CT 血管造影 |
| CVD | cardiovascular disease | 心血管疾患 |
| CYP | cytochrome P450 | シトクロム P450 |
| DKA | diabetic ketoacidosis | 糖尿病性ケトアシドーシス |
| DKD | diabetic kidney disease | 糖尿病性腎臓病 |
| DM | diabetes mellitus | 糖尿病 |
| DOHaD | developmental origins of health and disease | |
| DSA | digital subtraction angiography | 腎動脈造影検査 |
| eGFR | estimated glomerular filtration rate | 推算糸球体濾過量 |
| EIA | enzyme immunoassay | 酵素免疫測定法 |
| ELISA | enzyme-linked immunosorbent assay | 酵素免疫測定法 |
| EMA | European Medicines Agency | 欧州医薬品庁 |
| ERA-EDTA | European Renal Association - European Dialysis and Transplant Association | 欧州腎臓・透析移植学会 |
| ESA | erythropoiesis stimulating agent | 赤血球造血刺激因子製剤 |
| FDA | U.S. Food and Drug Administration | 米国食品医薬品局 |
| FGF 23 | fibroblast growth factor 23 | 線維芽細胞増殖因子 23 |
| FGR | fetal growth restriction | 胎児発育不全 |
| FSGS | focal segmental glomerulosclerosis | 巣状分節性糸球体硬化症 |
| GBM | glomerular basement membrane | 糸球体基底膜 |
| GCQ | Generic Children's Quality of Life Measure | |

| 略語 | 英文 | 日本語 |
|---|---|---|
| GDMT | guideline-directed medical therapy | ガイドラインに基づく標準的治療 |
| GFR | glomerular filtration rate | 糸球体濾過量 |
| GPA | granulomatous with polyangiitis | 多発血管炎性肉芽腫症 |
| HD | hemodialysis | 血液透析 |
| HFpEF | heart failure with preserved ejection fraction | 左室駆出率の保たれた心不全 |
| HFrEF | heart failure with reduced ejection fraction | 左室駆出率の低下した心不全 |
| HIF-PH | HIF-prolyl hydroxylase | 低酸素誘導因子-プロリン水酸化酵素 |
| HR | hazard ratio | ハザード比 |
| IDMS | isotope dilution mass spectrometry traceable | |
| IIF | indirect immunofluorescence | 間接蛍光抗体法 |
| IPDN | International Pediatric Dialysis Network | 国際小児透析ネットワーク |
| IPPN | International Pediatric Peritoneal Dialysis Network | 国際小児腹膜透析ネットワーク |
| ITT | intention to treat | |
| JDNCS | Japan Diabetic Nephropathy Cohort Study | |
| JSN | Japanese Society of Nephrology | 日本腎臓学会 |
| KDIGO | Kidney Disease：Improving Global Outcomes | 国際腎臓病予後改善機構 |
| KDOQI | Kidney Disease Outcome Quality Initiative | |
| LN | lupus nephritis | ループス腎炎 |
| LPD | low-protein diet | 低たんぱく食 |
| LVEF | left ventricular ejection fraction | 左室駆出率 |
| LVH | left ventricular hypertrophy | 左室肥大 |
| MCNS | minimal change nephrotic syndrome | 微小変化型ネフローゼ症候群 |
| MetS | metabolic syndrome | メタボリックシンドローム |
| MN | membranous nephropathy | 膜性腎症 |
| MPA | microscopic polyangiitis | 顕微鏡的多発血管炎 |
| MPO | myeloperoxidase | ミエロペルオキシダーゼ |
| MRA | mineralocorticoid receptor antagonist | ミネラルコルチコイド受容体拮抗薬 |
| MSBP | mean systolic blood pressure | 平均収縮期血圧 |
| MSW | medical social worker | 医療ソーシャルワーカー |
| NDB | National Database | レセプト情報・特定健診等情報データベース |
| NEAP | net endogenous acid production | 内因性酸産生量 |
| NFK | National Kidney Foundation | 全米腎臓財団 |
| NSAIDs | non-steroidal anti-inflammatory drugs | 非ステロイド性抗炎症薬 |
| NSF | nephrogenic systemic fibrosis | 腎性全身性線維症 |
| OH | orthostatic hypotension | 起立性低血圧 |
| OR | odds ratio | オッズ比 |
| PCI | percutaneous coronary artery intervention | 経皮的冠動脈形成術 |
| PD | peritoneal dialysis | 腹膜透析 |
| PEKT | preemptive kidney transplantation | 先行的腎移植 |
| PEW | protein-energy wasting | |
| PHA | phytohemagglutinin | |
| PKD | polycystic kidney disease | 多発性嚢胞腎 |
| PLA2R | Phospholipase A2 receptor | ホスホリパーゼ A2 受容体 |
| PPI | proton pump inhibitor | プロトンポンプ阻害薬 |
| PPS | per protocol set | |
| PR3 | proteinase 3 | プロテイナーゼ 3 |
| PRNT | Pediatric Renal Nutrition Taskforce | |
| PSL | prednisolone | プレドニゾロン |
| PSV | peak systolic velocity | 収縮期最高血流速度 |

次ページへつづく

| 略語 | 英文 | 日本語 |
|---|---|---|
| PTH | parathyroid hormone | 副甲状腺ホルモン |
| PTRA | percutaneous transluminal renal angioplasty | 経皮的腎動脈形成術 |
| PWV | pulse wave velocity | 脈波伝播速度 |
| QOL | quality of life | 生活の質 |
| RA | renin-angiotensin | レニン-アンジオテンシン |
| RAAS | renin-angiotensin-aldosterone system | レニン-アンジオテンシン-アルドステロン系 |
| RCT | randomized controlled trial | ランダム化比較試験 |
| rhGH | recombinant human growth hormone | 遺伝子組換えヒト成長ホルモン |
| rHuEPO | recombinant human erythropoietin | 遺伝子組換えヒトエリスロポエチン |
| RLV | renal-limited vasculitis | 腎限局型血管炎 |
| RM | repetition maximum | 最大反復回数 |
| RPGN | rapidly progressive glomerulonephritis | 急速進行性腎炎症候群 |
| RR | risk ratio | リスク比 |
| RRT | renal replacement therapy | 腎代替療法 |
| RVH | renovascular hypertension | 腎血管性高血圧 |
| SARS-CoV-2 | severe acute respiratory syndrome coronavirus 2 | 新型コロナウイルス |
| SDM | Shared decision making | 共同意思決定 |
| SDS | standard deviation score | |
| SERM | selective estrogen receptor modulator | 選択的エストロゲン受容体調整薬 |
| SGLT2 | Sodium–glucose cotransporter 2 | |
| SLE | systemic lupus erythematosus | 全身性エリテマトーデス |
| SR | systematic review | システマティックレビュー |
| TIBC | total iron binding capacity | 総鉄結合能 |
| TKV | total kidney volume | 両側総腎容積 |
| TRAQ | Transition Readiness Assessment Questionnaire | |
| TSAT | transferrin saturation | トランスフェリン飽和度 |
| USRDS | United States Renal Data System | |
| VLPD | very-low-protein diet | 超低たんぱく食 |
| VUR | vesicoureteral reflux | 膀胱尿管逆流 |
| WHO | World Health Organization | 世界保健機関 |

# CQとステートメントのまとめ

## 第1章　CKD診断とその臨床的意義

### 1-1　CKDの診断

【解説要旨】CKDの定義は以下の通りであり，①，②のいずれか，または両方が3カ月を越えて持続することで診断する．

①尿異常，画像診断，血液検査，病理診断で腎障害の存在が明らか，特に0.15 g/gCr以上の蛋白尿(30 mg/gCr以上のアルブミン尿)の存在が重要

②GFR＜60 mL/分/1.73 $m^2$

### 1-2-1　CKDの重症度の評価法：腎機能の評価

【解説要旨】腎機能はGFRを用いて評価する．日常診療では血清Cr値，性別，年齢から日本人のGFR推算式(JSN eGFRcr)を用いて算出する．必要に応じて血清シスタチンC値に基づく日本人のGFR推算式(JSN eGFRcys)を用いる．より精度の高い腎機能の評価が必要な場合は，イヌリンクリアランスによる実測GFR(mGFR)を用いる．

JSN eGFRcr　：男性 $194 \times$ 血清 Cr(mg/dL)$^{-1.094} \times$ 年齢(歳)$^{-0.287}$　(mL/分/1.73 $m^2$)

：女性 $194 \times$ 血清 Cr(mg/dL)$^{-1.094} \times$ 年齢(歳)$^{-0.287} \times 0.739$ (mL/分/1.73 $m^2$)

注：酵素法で測定されたCr値(小数点以下2桁表記)を用いる．

JSN eGFRcys：男性 $104 \times$ 血清シスタチンC(mg/L)$^{-1.019} \times 0.996^{年齢(歳)}$ $-8$(mL/分/1.73 $m^2$)

：女性 $104 \times$ 血清シスタチンC(mg/L)$^{-1.019} \times 0.996^{年齢(歳)} \times 0.929 - 8$(mL/分/1.73 $m^2$)

これらの推算式は18歳以上に適用する．

### 1-2-2　CKDの重症度の評価法：蛋白尿・アルブミン尿の評価

【解説要旨】
1. 蛋白尿・アルブミン尿は末期腎不全，CVD死亡，全死亡など重篤なイベントの強力なリスク因子であり，重要なCKD診断項目の1つである．CKDの診断および重症度判定時に蛋白尿もしくはアルブミン尿の評価は必須である
2. 蛋白尿・アルブミン尿は原疾患検索のための腎生検施行の目安となる．0.5 g/日以上の蛋白尿もしくは蛋白尿・血尿ともに陽性の場合には腎生検を考慮する
3. 蛋白尿・アルブミン尿はCKD経過観察および加療中のリスク評価指標，治療効果指標，治療選択指標として有用であり，定期的に評価する
4. 蛋白尿・アルブミン尿を減少させ腎保護効果が期待される治療介入としては，減塩，減量のほか，CKDリスク因子に対し多面的に介入する．RA系阻害薬，ミネラルコルチコイド受容体拮抗薬，SGLT2阻害薬などを用いた薬物治療が有用である

### 1-2-3　CKDの重症度の評価法：原因の評価

【解説要旨】CKDはさまざまな腎疾患を統括する疾患であり，その原因によって治療や腎，生命予後が異なる．特に腎炎は専門的診断や治療を要する病態であり，組織診断によって対応が異なる．糖尿病や高血圧に関連した腎疾患に対しても臨床経過が異なる．GFRと尿アルブミンによるGA重症度に腎疾患の原因を加えたCGA重症度は，より予後を反映する．以上より，CKDと診断した場合には原因検索を行い，CKD重症度に併記する．

### 1-3　CKDの進行の評価

【解説要旨】
1. 末期腎不全のリスクとして，CKDのCGA分類のステージ分類別リスクとほかの併存症やリスク因子を評価する．さらに，末期腎不全を予測する因子として，1～3年間で血清Cr値の倍化(eGFR 57%低下に相当)，eGFR 40%もしくは30%の低下が有意な因子である．また，これら因子はCKD進行の指標となり得る
2. eGFRスロープは腎予後の予測に有用な因子であり，−5.0 mL/分/1.73 $m^2$/年より負に急峻な場合

は rapid progression とされる

3. eGFR スロープの変化も末期腎不全の代替エンドポイント，ならびに CKD 進行の指標となる可能性がある
4. RA 系阻害薬と SGLT2 阻害薬投与初期には通常，eGFR が低下するが，3 カ月以内に 30％以上の低下を認める場合は腎臓専門医に紹介する

### 1-4-1　CKD 患者の紹介基準：健診受診者に医療機関への受診勧奨を行う基準

【解説要旨】

1. 尿蛋白（1＋）以上を医療機関への受診勧奨とする
2. 尿蛋白（±）が 2 年連続みられた場合，医療機関への受診勧奨とする
3. eGFR 45 mL/分/1.73 $m^2$ 未満（CKD ステージ G3b 以降）を医療機関への受診勧奨とする．40 歳未満では，eGFR 60 mL/分/1.73 $m^2$ 未満（CKD ステージ G3a）を医療機関への受診勧奨とする

### 1-4-2　CKD 患者の紹介基準：かかりつけ医から腎臓専門医・専門医療機関への紹介基準

【解説要旨】

1. CKD ステージ G1，G2 では，血尿を伴う場合は蛋白尿区分 A2，A3 で腎臓専門医・専門医療機関に紹介する．血尿を伴わない場合は蛋白尿区分 A3 で腎臓専門医・専門医療機関に紹介する
2. CKD ステージ G3a では，40 歳以上の場合は蛋白尿区分 A2，A3 で腎臓専門医・専門医療機関に紹介する．40 歳未満の場合は蛋白尿区分にかかわらず，腎臓専門医・専門医療機関に紹介する
3. CKD ステージ G3b ～ G5 では蛋白尿区分にかかわらず腎臓専門医・専門医療機関に紹介する
4. 3 カ月以内に 30％以上腎機能の悪化を認める場合は，速やかに腎臓専門医・専門医療機関に紹介する

## 第 2 章　高血圧・CVD（心不全）

### 2-1　高血圧患者において CKD の発症を抑制する血圧管理

【解説要旨】高血圧が CKD 発症のリスク因子であることは，複数の観察研究で示されている．したがって，血圧管理により CKD 発症を予防することは，生命予後改善・医療費削減の観点からも重要である．しかしながら，CKD 発症率を検討した高血圧に対する介入研究は限定的であり，本トピックに対するエビデンスは不十分であった．以上より，CKD 発症抑制のための具体的な管理目標は不明ではあるが，多くの観察研究によりその有益性は明らかであると推測され，CKD 非合併の高血圧患者の降圧治療においては，高血圧治療ガイドライン 2019 で推奨されている一般的な降圧目標値を準拠した食事療法，運動療法を含めた血圧管理を行うことが望まれる．

### 2-2 CQ　高血圧を伴う CKD 患者に診察室血圧 130/80 mmHg 未満への降圧療法は推奨されるか？

【推　奨】〈CKD ステージ G1，G2〉

糖尿病（DM）合併：130/80 mmHg 未満を推奨する **1 B**.

DM 非合併：蛋白尿区分 A1 は 140/90 mmHg 未満を推奨する **1 A**.

DM 非合併：蛋白尿区分 A2，A3 は 130/80 mmHg 未満を推奨する **1 C**.

〈CKD ステージ G3～G5〉

DM 合併：130/80 mmHg 未満を提案する **2 C**.

DM 非合併：蛋白尿区分 A1 は 140/90 mmHg 未満（130/80 mmHg 未満への降圧は益と害のバランスを考慮し個別に判断する）を提案する **2 C**.

DM 非合併：蛋白尿区分 A2，A3 は 130/80 mmHg 未満を提案する **2 C**.

いずれの場合も，降圧強化に伴う低血圧やめまいなどに注意して適切な降圧管理を行うことを提案する **2 C**.

### 2-3 CQ　高血圧を伴う蛋白尿のないCKD患者にACE阻害薬/ARBは推奨されるか？

【推　奨】高血圧を伴う蛋白尿のないCKD患者においては，DM合併の有無にかかわらず，ACE阻害薬/ARBがCVDイベントおよび腎予後を改善させるという十分なエビデンスはない **なしC**.

### 2-4 CQ　心不全を合併するCKD患者に推奨される治療薬剤は何か？

【推　奨】CKDステージや薬剤の種類により推奨される治療薬のエビデンスの強さが異なるため，リスク，ベネフィットを勘案してその使用を検討することを推奨する(推奨クラス・エビデンスレベルは表を参照).

**表　CKDステージG4，G5における心不全治療薬の推奨クラスおよびエビデンスレベル**

| | CKDステージG4，G5 | |
|---|---|---|
| | 推奨クラス | エビデンスレベル |
| ACE阻害薬/ARB | 2 | C |
| β遮断薬 | 2 | B |
| MRA | なし | C |
| SGLT2阻害薬 | 2 | C |
| ARNI | 2 | C |
| イバブラジン | なし | D |

## 第3章　高血圧性腎硬化症・腎動脈狭窄症

### 3-1 CQ　腎動脈狭窄を伴うCKDに対する降圧薬として，RA系阻害薬はほかの降圧薬と比べて推奨されるか？

【推　奨】片側性腎動脈狭窄を伴うCKDに対し，RA系阻害薬はそのほかの降圧薬に比して末期腎不全への進展および死亡リスクを抑制する可能性があり，使用することを提案する **2C**.

ただし，AKI発症のリスクがあるため，少量より開始し血清CrとK値を確認しつつ注意深く用量を調節する必要がある **なしD**.

両側性腎動脈狭窄が疑われる際は原則として使用しない **なしD**.

### 3-2　高血圧性腎硬化症の診断と治療

【解説要旨】高血圧性腎硬化症とは，持続した高血圧により生じた腎臓の病変である．一般的に良性腎硬化症のことを指す．臨床的には高血圧歴を有し，血尿を認めず尿蛋白が高度でない，さらに，糖尿病，原発性あるいは二次性の糸球体腎炎の合併を認めない腎機能低下症例を高血圧性腎硬化症として診断することが多い．診断時に高血圧を伴わない場合でも腎生検では腎硬化症を呈することがあり，過去の高血圧の存在，加齢，虚血の影響が想定される．

治療については血圧管理が重要である．腎機能の低下を抑制する観点とともに，その後のCVDの発症が多くみられることから，CVDの進展抑制の観点からも検討される必要がある．降圧目標および第1選択薬は，本ガイドライン第2章に準拠する．

### 3-3 CQ　動脈硬化性腎動脈狭窄症を伴うCKDに血行再建術は推奨されるか？

【推　奨】動脈硬化性腎動脈狭窄症を伴うCKDに対する血行再建術は，腎障害進行抑制やCVD発症，死亡のリスクを減少させないため，合併症のリスクを考慮し，一般的には行わないよう提案する **2B**.

ただし，治療抵抗性高血圧などを伴う場合には，血行再建術を考慮してもよい **なしD**.

### 3-4　腎動脈狭窄症に対する画像検査

【解説要旨】スクリーニング検査として腎動脈超音波検査をまず行い，次のステップとして単純MRアンギオグラフィを行うよう提案する．CT血管造影，Gd造影MRアンギオグラフィを実施する場合，造影剤腎症や腎性全身性線維症のリスクを十分に考慮する必要がある．これらの検査で診断に至らない場合や血管形成術の適応を検討する場合は選択的腎動脈造影検査(DSA)を行う．

## 第 4 章　糖尿病性腎臓病

### 4-1 CQ　DKD 患者の尿アルブミン測定は推奨されるか？

【推　奨】 DKD 患者の定期的な尿アルブミン測定は予後判定に有用であり，行うことを強く推奨する 1 B.

### 4-2 CQ　DKD 患者に利尿薬(ループ利尿薬，サイアザイド系利尿薬，ミネラルコルチコイド受容体拮抗薬など)の使用は推奨されるか？

【推　奨】 DKD の進展予防という観点から，ループ利尿薬，サイアザイド系利尿薬に十分なエビデンスはない 推奨なし.

DKD 患者の尿アルブミンの改善を示す可能性があるため，ミネラルコルチコイド受容体拮抗薬の使用を提案する 2 C.

体液過剰が示唆される DKD 患者において，ループ利尿薬の使用を提案する 2 D.

### 4-3 CQ　顕性アルブミン尿を呈する DKD 患者に HbA1c 7.0%未満の血糖管理は推奨されるか？

【推　奨】 顕性アルブミン尿を呈する DKD 患者において，一律の推奨は難しいが，細小血管合併症の発症・進展抑制のため，目標値の目安として HbA1c 7.0%未満の血糖管理を提案する．ただし，患者の血糖管理目標は臨床的背景を考慮して判断する 2 C.

### 4-4 CQ　糖尿病患者において DKD 発症・進行抑制のために集約的治療は推奨されるか？

【推　奨】 糖尿病患者において DKD の発症，アルブミン尿進行抑制が期待されるため，集約的治療を推奨する 1 A.

### 4-5 CQ　DKD 患者に対する SGLT2 阻害薬の投与は推奨されるか？

【推　奨】 DKD 患者に対して，腎予後の改善と CVD 発症抑制が期待されるため，SGLT2 阻害薬の投与を推奨する 1 A.

## 第 5 章　脂質異常症・高尿酸血症

### 5-1 CQ　保存期 CKD 患者に尿酸低下療法は推奨されるか？

【推　奨】 高尿酸血症を有する CKD 患者に対する尿酸低下療法は腎機能悪化を抑制する可能性があり，行うことを考慮してもよい 2 C.

### 5-2 CQ　保存期 CKD 患者に脂質低下療法は推奨されるか？

【推　奨】 脂質異常症を有する CKD 患者に対するスタチンおよびスタチンとエゼチミブ併用による脂質低下療法は，CVD イベント発症を抑制し，腎機能悪化を抑制する可能性があり，行うよう提案する 2 B.

脂質異常症を有する CKD 患者に対するフィブラート系薬による脂質低下療法は，CVD イベント発症の抑制において有用な可能性はあるが，中～高度腎障害患者では慎重投与，もしくは禁忌であり注意を要する なし D.

## 第 6 章　生活習慣

### 6-1　CKD 患者における禁煙

【解説要旨】 CKD 患者に対する禁煙の介入効果は明らかではないが，禁煙は一般人にも推奨されており，CKD 患者でも禁煙を強く勧める.

### 6-2　CKD 患者における飲酒

【解説要旨】 CKD 患者における CKD 進展や死亡に関する飲酒のエビデンスは十分ではない.

### 6-3 コーヒー摂取によるCKDの進展抑制の効果

【解説要旨】コーヒー摂取はCKDの進展抑制効果が期待できる.

### 6-4 CKD患者における口腔ケア

【解説要旨】口腔不健康状態はCKDステージの悪化に伴い漸増し，フレイルや死亡率上昇との関連も示唆されるため，CKD患者においても口腔ケアを勧める.

### 6-5 CKDにおける便秘

【解説要旨】便秘はCKD発症・進展のリスクになる可能性がある.

### 6-6 CKDにおける新型コロナウイルス感染症予防対策

【解説要旨】CKDは新型コロナウイルス感染症(COVID-19)重症化因子の1つであり，感染予防対策は特に重要である.

### 6-7 CQ 保存期CKD患者において，通常よりも意図的に飲水量を増やすことは推奨されるか？

【推　奨】保存期CKD患者では，飲水量を増やしても生命予後の改善や腎保護効果は期待できないため，通常よりも意図的に飲水量を増やすことは行わないよう提案する 2 B.

### 6-8 CQ CKD患者において適度な睡眠時間を確保することが推奨されるか？

【推　奨】CKD患者において適度な睡眠は，透析導入やCVDの発症を減らす可能性があり，適度な睡眠時間を確保することを提案する 2 D.

### 6-9 CQ 肥満を伴わない保存期CKD患者において運動は推奨されるか？

【推　奨】肥満を伴わない保存期CKD患者において，日常的な運動は蛋白尿増加をもたらすことはなく，腎機能や身体的QOLの改善をもたらす可能性があるため，合併症や心肺機能を含む身体機能を考慮しながら可能な範囲で行うことを提案する 2 C.

### 6-10 CQ 保存期CKD患者にワクチン接種は推奨されるか？

【推　奨】保存期CKD患者に感染症予防対策として，B型肝炎ウイルス，インフルエンザウイルス，肺炎球菌に対するワクチン接種を実施することを強く推奨する 1 D.

### 6-11 CQ 成人の保存期CKD患者に対して，多職種による生活習慣に関する教育的介入は推奨されるか？

【推　奨】成人の保存期CKD患者に対する多職種による教育的介入は，腎機能低下抑制効果およびCVDイベント発生減少をもたらす可能性があり，多職種による生活習慣に関する教育的介入を行うよう提案する 2 C.

## 第7章 CKDの進展と肥満・メタボリックシンドローム

### 7-1 CQ 肥満あるいはメタボリックシンドローム(MetS)を伴うCKD患者における生活習慣に対する介入(食事療法・運動療法)は推奨されるか？

【推　奨】肥満あるいはMetSを伴うCKD患者に対する生活習慣への介入(食事療法・運動療法)は，アルブミン尿・蛋白尿の減少やeGFR低下の抑制に有効である可能性があるため，行うよう提案する 2 C.

ただし，個々の年齢や併存症，生活背景，価値観や嗜好，忍容性が異なるため，その方法や程度については個別の判断が必要である なし D.

### 7-2 CKD患者における肥満・メタボリックシンドローム(MetS)が生命予後，心血管予後，腎予後に及ぼす影響

【解説要旨】CKD患者において，肥満は，死亡，CVD，CKD進行の明らかなリスクとはいえないが，MetSはこれ

らのリスク因子となる可能性がある．ただし，おもに観察研究あるいは，コホート研究の結果に基づいた評価であることに留意が必要である．

**7-3　肥満を伴うCKD患者に対する減量・代謝改善手術の生命予後，心血管予後，腎予後改善に対する有用性**

【解説要旨】減量・代謝改善手術は，肥満を伴うCKD患者のCKD進行だけでなく，総死亡，CVD発症のリスクを軽減する可能性がある．

## 第8章　栄養

**8-1 CQ　CKD患者診療に管理栄養士の介入は推奨されるか？**

【推　奨】CKDのステージ進行および腎代替療法への導入を抑制する可能性があるため，管理栄養士が介入することを推奨する 1C.

**8-2 CQ　CKD患者にたんぱく質摂取量を制限することは推奨されるか？**

【推　奨】CKDのステージ進行を抑制することが期待されるため，腎臓専門医と管理栄養士を含む医療チームの管理のもとで，必要とされるエネルギー摂取量を維持し，たんぱく質摂取量を制限することを推奨する 1B.

**8-3 CQ　CKD患者の血清K値を管理することは推奨されるか？**

【推　奨】総死亡，CVDのリスクを低下させる可能性があるため，CKD患者の血清K値を4.0 mEq/L以上，5.5 mEq/L未満に管理することを推奨する 1C.

**8-4 CQ　CKD患者への食塩制限は推奨されるか？**

【推　奨】CKD患者において高血圧と尿蛋白が抑制されるため，6 g/日未満の食塩摂取制限を推奨する 1C.

ただし，末期腎不全，総死亡，CVDイベントに対する効果は不明である なしD.

**8-5 CQ　CKD患者の代謝性アシドーシスに対する食事療法による介入は，推奨されるか？**

【推　奨】代謝性アシドーシスを有するCKD患者では，内因性酸産生量を抑制し，腎機能悪化を抑制する可能性があるため，アルカリ性食品(野菜や果物の摂取など)による食事療法を提案する 2C.

## 第9章　腎性貧血

**9-1 CQ　腎性貧血を伴うCKD患者での赤血球造血刺激因子製剤(ESA)治療における適切なHb目標値はどれくらいか？**

【推　奨】保存期CKD患者の腎性貧血に対するESA投与時にはHb13 g/dL以上を目指さないことを推奨する 2B.

根拠となるエビデンスは不足しているが，目標Hbの下限値は10 g/dLを目安とし，個々の症例のQOLや背景因子，病態に応じて判断することを提案する なしD.

**9-2 CQ　貧血を有するCKD患者に，鉄剤投与は推奨されるか？**

【推　奨】貧血を有するCKD患者に対して鉄欠乏状態があれば，鉄剤投与を推奨する 2B.

**9-3　「HIF-PH阻害薬適正使用に関するrecommendation(2020年9月29日版)」に対する追記**

【解説要旨】HIF-PH阻害薬の適正使用に関して，日本腎臓学会より「HIF-PH阻害薬適正使用に関するrecommendation(2020年9月29日版)」が公表されている．本recommendationの公表より日が浅く，主旨に大きな変更点はない．そのため，2020年9月以降に集約された，おもに安全性に関する知見を概説する．

## 第10章　CKD-MBD

### 10-1 CQ　保存期CKD患者において，リン降下療法は推奨されるか？

【推　奨】　高リン血症を認める場合は，末期腎不全への進展のリスクを抑える可能性があるため，P吸着薬の使用を提案する 2C.

P制限食については，生命予後に及ぼす効果は明らかではなかった なしD.

### 10-2 CQ　保存期CKD患者にリン吸着薬を処方する際，カルシウム非含有リン吸着薬は推奨されるか？

【推　奨】　保存期CKD患者における高リン血症に対する治療において，Ca非含有P吸着薬はCa含有P吸着薬に比べて，死亡，末期腎不全のリスクや，血管石灰化の進行を軽減する可能性があることから，提案する 2C.

### 10-3 CQ　保存期CKD患者において，活性型ビタミンD製剤の投与は推奨されるか？

【推　奨】　保存期CKD患者において，活性型ビタミンD製剤は適応を症例ごとに検討し，投与を考慮してもよい 2C.

ただし，高カルシウム血症を認めた場合は減量・中止することを提案する 2D.

### 10-4 CQ　骨粗鬆症を伴う保存期CKD患者において，骨粗鬆症に対する薬物治療は推奨されるか？

【推　奨】　骨粗鬆症を伴う保存期CKD患者(CKDステージG3a，G3b)において，骨粗鬆症に対する薬物治療は介入しない場合に比べて骨折リスクを減らす効果が期待できるため，薬剤特有の副作用に注意しながら慎重に治療することを提案する 2C，2D.

ただし，エビデンスの強さは薬剤により異なる(表).

CKDステージG4，G5に関しては根拠となるエビデンスが乏しく，明確な推奨はできない．個々の患者の病態に基づき，リスクとベネフィットを考慮する なしD.

なお，CKDステージG1，G2に関しては，健常人同等と考えられるため，「骨粗鬆症の予防と治療ガイドライン」に準じる．

**表　保存期CKDにおける骨粗鬆症治療のエビデンス**

| CKDステージ | 骨粗鬆症治療薬 | 推奨の強さ | エビデンスレベル | 備考 |
|---|---|---|---|---|
| G1，G2 | 健常人同等と考えられるため，「骨粗鬆症の予防と治療ガイドライン」に準じる | | | |
| G3a，G3b | ビスホスホネート製剤* | 2 | C | |
| | ロモソズマブ* | 2 | C | |
| | デノスマブ* | 2 | C | 低カルシウム血症に注意 |
| | PTH製剤 | 2 | C | 二次性副甲状腺機能亢進症合併例では避ける |
| | 選択的エストロゲン受容体調整薬 | 2 | D | 男性および閉経前女性には不適 |
| | 活性型ビタミンD製剤 | 2 | D | 高カルシウム血症に注意 |
| G4，G5 | 根拠となるエビデンスが乏しく，明確な推奨はできない | | | |

注：表はエビデンスレベル順，備考のない順にまとめており，推奨の順番を表すものではない

＊：骨吸収抑制薬を使用する際には事前に歯科受診を行い，骨吸収抑制薬関連顎骨壊死(ARONJ)の合併予防・早期発見に努める(顎骨壊死検討委員会．骨吸収抑制薬関連顎骨壊死の病態と管理：顎骨壊死検討委員会ポジションペーパー 2016.)

## 第 11 章　薬物治療

### 11-1 CQ　CKD 患者に球形吸着炭の使用は推奨されるか？

【推　奨】 CKD 患者への球形吸着炭の投与による末期腎不全への進展，死亡といったハードエンドポイントの抑制効果は明確でないが，腎機能低下速度を遅延させる可能性があるため使用を考慮してもよい 2 C.

### 11-2 CQ　代謝性アシドーシスを伴う CKD 患者への炭酸水素ナトリウム投与は推奨されるか？

【推　奨】 代謝性アシドーシスを伴う保存期 CKD(CKD ステージ G3 ～ G5)において，炭酸水素 Na などによる介入は腎機能低下を抑制する可能性があり，浮腫悪化に注意しながら行うよう提案する 2 B.

### 11-3 CQ　糖尿病非合併の CKD 患者に対する SGLT2 阻害薬の投与は推奨されるか？

【推　奨】 糖尿病非合併 CKD 患者において，蛋白尿を有する場合，SGLT2 阻害薬は腎機能低下の進展抑制および CVD イベントと死亡の発生抑制が期待できるため，投与を推奨する 1 B.

蛋白尿を有さない場合や，eGFR 20 mL/分/1.73 $m^2$ 未満での SGLT2 阻害薬の開始についてはエビデンスがない なし D.

### 11-4 CQ　CKD ステージ G4，G5 の患者に RA 系阻害薬の中止は推奨されるか？

【推 奨】 RRT への移行リスクに対する影響は不確定であるが，生命予後を悪化させる可能性があるため，CKD ステージ G4，G5 では使用中の RA 系阻害薬を一律には中止しないことを提案する 2 C.

### 11-5 CQ　消化管潰瘍，逆流性食道炎の治療や低用量アスピリン投与時における，その再発抑制を目的とした長期的なプロトンポンプ阻害薬併用は CKD 発症・進展のリスクとなるか？

【推　奨】 プロトンポンプ阻害薬(PPI)の長期的な併用は CKD 発症・進展のリスクとなる可能性があり，治療上必要な場合のみ使用することを提案する 2 C.

### 11-6　腎機能別薬剤投与量設定に用いる腎機能推算式

【解説要旨】
- 患者腎機能推算式は添付文書の腎機能別薬剤投与量設定に使用されている腎機能評価法(治験時の評価法)を用いることが原則である(ただし，腎機能別薬剤投与量設定が eCcr(jaffe 法)の場合は患者腎機能には eGFR を使用)
- 特殊な体格(サルコペニアや肥満など)の患者では，より影響が少ない腎機能評価法の使用を考慮する
- 腎機能別薬剤投与量設定は目安であり，極端に過剰・過少投与にならないことが重要である．ハイリスク薬や特殊な体格では，より慎重に腎機能評価を行い，個々の患者の体格，病態を加味した投与量の設定が必要である

### 11-7　ヘルペスウイルス感染症に罹患した CKD 患者への抗ウイルス薬選択

【解説要旨】 単純ヘルペス/帯状疱疹ウイルス感染症治療薬である，アシクロビル，バラシクロビル，ファムシクロビルは腎排泄型薬物であるため，CKD 患者への投与の際には，排泄遅延による血中濃度上昇が認められることから，投与量を減量する．ただし，減量投与を実施したにもかかわらず，一定頻度の有害事象が発現するため，投与開始後は，注意深くモニタリングを行うことが望ましい．肝代謝型薬物であるアメナメビルは，腎機能に基づく薬物投与設計が不要であるが，CYP3A で代謝されるため，薬物相互作用に留意し，CKD 患者への投与を行う.

### 11-8　疼痛のある CKD 患者への鎮痛薬選択

【解説要旨】 CKD 患者に対する鎮痛薬の選択・使用量や期間は，個々の患者の状態に応じて副作用の発現に注意しつつ，使用量・頻度を最小限にとどめることが望ましい．本項では以下の鎮痛薬に関し概説する

1. 非ステロイド性抗炎症薬：併用薬剤に注意し，常用しないことが望ましい．選択的シクロオキシゲナーゼ 2 阻害薬，特にセレコキシブの腎への安全性に関する明確なエビデンスはない
2. アセトアミノフェン：他剤との併用や常用した場合の長期安全性に関する明確なエビデンスはない

3. ワクシニアウイルス接種家兎炎症皮膚抽出液：CKD 患者に対する大規模試験は存在しない
4. ガバペンチノイド：少量から開始し，副作用に注意する必要がある
5. オピオイド：高い専門性を要する．使用する際は，少量から開始し，副作用に注意する必要がある
6. 抗てんかん薬，抗うつ薬，抗不安薬，中枢性筋弛緩薬：CKD に限定した効果や副作用を検討した比較対象試験はない．一部の薬剤は CKD において慎重投与もしくは禁忌となっている

### 11-9　CKD 患者のシックデイにおける薬物の中止

【解説要旨】
・高齢者や CKD 患者は AKI のリスクが高く，薬剤性の AKI を合併しやすい．体調不良のシックデイには薬剤性を含む AKI リスクが高くなる．このため CKD 患者は，著しい体調不良時には速やかに医療機関を受診し，薬物の減量や一時休薬を含めた適切な治療を受ける必要がある
・さまざまな疾患や病態でシックデイ・ルールが提唱されているが，CKD 患者に対するシックデイの定義や，シックデイ・ルールは確立されていない．脱水状態では，血圧が低下し，腎血漿流量が低下するなどして腎機能が低下し，薬剤性腎障害のリスクが高くなるため，腎排泄性薬や腎障害性のある薬物の一時休薬や減量を検討する
・脱水状態では，NSAIDs 投与により AKI のリスクが，ビグアナイド投与により乳酸アシドーシスのリスクが，それぞれ高くなるため休薬する．糖尿病と慢性腎臓病患者に対する SGLT2 阻害薬は，脱水状態ではケトアシドーシスのリスクが高まるため休薬する．慢性心不全治療を目的とした SGLT2 阻害薬のシックデイにおける一時休薬は，医療機関で病態に応じて判断する
・脱水状態では，利尿薬や RA 系阻害薬により AKI リスクが高くなるが，休薬により心不全の増悪や CVD リスクが高まる可能性があるため，医療機関において病態に応じて休薬を判断する
・著しい食思不振や脱水状態では，高カルシウム血症や AKI の発症予防と重症化抑制を目的として，活性型ビタミン D（VitD）薬の一時休薬を考慮してもよい

## 第 12 章　妊娠

### 12-1　CKD は妊娠の転帰に影響する

【解説要旨】CKD 合併妊娠は妊娠の転帰に悪影響を及ぼす（妊娠転帰：早産，胎児死亡，低出生体重児，妊娠高血圧症候群合併，帝王切開率，NICU 入室率）．

### 12-2　CKD 合併妊娠は母体腎機能の予後に影響する

【解説要旨】CKD 合併妊娠は母体腎機能の予後に影響を及ぼす．

### 12-3　妊娠中または挙児希望の CKD 患者において推奨される降圧薬

【解説要旨】妊娠中または挙児希望の CKD 患者の降圧薬は，メチルドパ，ラベタロール，ヒドララジン，そして（徐放性）ニフェジピンおよびアムロジピンが第 1 選択の経口降圧薬である．

### 12-4　CKD 患者の妊娠中および授乳期において使用可能な免疫抑制薬

【解説要旨】病状に応じて副腎皮質ホルモン，シクロスポリン，タクロリムス，アザチオプリンは使用可能である．一方，ミゾリビン，ミコフェノール酸モフェチル（MMF）は催奇形性があり，妊娠・挙児を計画時に中止もしくはほかの免疫抑制薬に切り替えるべきである．シクロホスファミドは量と年齢により妊孕性への影響があるため妊娠可能な女性への使用は控えたほうが望ましい．

## 第 13 章　高齢者 CKD

### 13-1　高齢者 CKD の見方

【解説要旨】わが国の保存期 CKD 患者数の正確な評価は困難であるが，2005 年には 1,328 万人，2015 年には 1,480 万人と推定され，その増加の原因の 1 つとして人口の高齢化があげられている．多くの高齢者が残存

腎機能の低下によってCKDと診断されるが，ここで問題となるのはその低下の原因が純粋に加齢によるものなのか，腎疾患がかかわったものなのかという点である．

### 13-2　高齢者 CKD の管理

【解説要旨】高齢 CKD 患者の症状は個人差が大きい．検査や治療方針を決定する際には，疾患だけでなく QOL や生命予後も考慮し，多職種で患者の意思決定プロセスを共有する必要がある．

### 13-3　高齢者 CKD の治療

【解説要旨】CKD に関連する治療において，年齢により目標や治療を変更する必要性を示すエビデンスはない．一般的な高齢者診療と同様に，治療による益と害を検討して判断する．特に，高齢 CKD 患者においては，QOL を損なわないように配慮する必要がある．

### 13-4 CQ　75 歳以上の高血圧を伴う CKD 患者に診察室血圧 150/90 mmHg 未満への降圧療法は推奨されるか？

【推　奨】CKD 進展および CVD 発症の抑制のためには，診察室血圧 150/90 mmHg 未満を推奨する 2 C.
脳，心臓，腎臓などの虚血症状，AKI，電解質異常，低血圧関連症状(立ちくらみ・めまい)などの有害事象がなく，忍容性があると判断されれば，診察室血圧 140/90 mmHg 未満を推奨する 2 C.

## 第 14 章　透析導入

### 14-1　腎代替療法の適切な導入のための腎臓専門医への紹介時期

【解説要旨】RRT(血液透析，腹膜透析，腎移植)の選択に要する時間と，選択した RRT に対する準備期間を確保するために，遅くとも CKD ステージ G4 になった段階で腎臓専門医・専門医療機関に紹介することが重要である．

### 14-2　多職種による腎代替療法の説明・教育の意義

【解説要旨】多職種により RRT の説明・教育を行うことが，腎障害進行速度の抑制，RRT 導入の遅延，緊急透析の回避，RRT の選択に関連することが報告されている．

### 14-3　透析導入，腎移植時の CVD スクリーニング

【解説要旨】CKD の重症度が高まるにつれ CVD の発症リスクも増大する．CKD ステージ G5 の時期，遅くとも RRT 導入前には CVD のスクリーニングを行うことが望ましい．

## 第 15 章　腎移植

### 15-1　生体腎ドナーの腎提供後の管理

【解説要旨】腎提供後ドナーは末期腎不全のリスクを有するため，保存期 CKD 患者として十分なフォローアップを行うことが重要である．

### 15-2 CQ　腎移植を希望する患者に先行的腎移植(PEKT)は推奨されるか？

【推　奨】腎移植を希望する患者に先行的腎移植(PEKT)を行うことを提案する 2 C.

### 15-3 CQ　高齢 CKD 患者の腎代替療法として腎移植は推奨されるか？

【推　奨】高齢 CKD 患者の腎代替療法として透析と比較して腎移植を行うことを提案する 2 C.
ただし，移植後早期死亡リスクが低いと予想される高齢患者に限定されるべきである なし D.

### 15-4 CQ　糖尿病性腎臓病(DKD)患者の腎代替療法として腎移植は推奨されるか？

【推　奨】DKD 患者の腎代替療法として，透析と比較して腎移植を提案する 2 C.

## 第16章-1　難治性疾患　IgA腎症

### 16-1-1　IgA腎症の自然経過と予後

【解説要旨】IgA腎症の発症率は10万人当たり2.5人/年と報告されているが，日本における発症率は各国と比較して高い可能性がある．腎予後に関しては多くの研究で，10年間の腎生存率は81〜87%の間に収まっている．

### 16-1-2　IgA腎症の予後に関連する判定指標

【解説要旨】IgA腎症の重要な予後判定指標は，臨床所見においては蛋白尿と腎機能の程度であり，臨床的重症度分類(C-Grade)で定義される．また，腎病理組織所見においては半月体病変や糸球体硬化病変であり，それらの病変率による組織学的重症度分類(H-Grade)も加味して判定される．国際的にはOxford分類(MEST-C score)やInternational IgAN Prediction Toolがあり，これらも予後判定に有用である．IgA腎症の病態のステージや疾患活動性を画一的な指標で判断することは難しいが，現時点で臨床的，病理学的に利用されている項目に関して概説する．

### 16-1-3　IgA腎症の治療

【解説要旨】わが国での成人IgA腎症に対するおもな治療介入は，RA系阻害薬，副腎皮質ステロイド薬，免疫抑制薬，口蓋扁桃摘出術(＋ステロイドパルス療法)，n-3系脂肪酸(魚油)，抗血小板薬であり，CKDに対する一般治療として血圧管理，減塩，脂質管理，禁煙指導なども行う．しかし，RA系阻害薬と副腎皮質ステロイド薬を除いては，エビデンスの検証対象となる比較研究が不足しているため，「エビデンスに基づくIgA腎症診療ガイドライン2020」において，治療のclinical question(CQ)についてはRA系阻害薬と副腎皮質ステロイド薬が対象とされている．

## 第16章-2　難治性疾患　ネフローゼ症候群

### 16-2-1　成人ネフローゼ症候群における一次性膜性腎症(MN)の診断のための血清抗PLA2R抗体の測定

【解説要旨】成人ネフローゼ症候群において一次性MNの診断のための血清抗PLA2R抗体の測定は有用であると考えられる．しかし，2023年4月現在，保険適用外の検査であるため，全例での実施は推奨されない．腎生検の実施が難しい場合には測定してもよい．

### 16-2-2　成人の微小変化型ネフローゼ症候群(MCNS)に対する治療

【解説要旨】初発例においてはステロイド単独治療を選択し，寛解後1〜2週間ののちに漸減する．再発例の場合は，ステロイドに加えシクロスポリンを併用する．頻回再発型・ステロイド依存性を示す症例においては，免疫抑制薬の追加あるいは変更を考慮する．

### 16-2-3　成人の一次性巣状分節性糸球体硬化症(FSGS)に対する治療

【解説要旨】ネフローゼ症候群を呈するFSGSに対する初期治療として，高用量の経口PSL 1 mg/kg体重/日(最大60 mg/日)相当を用いる．寛解導入後の再発，頻回再発，ステロイド依存例についてはMCNSの再発，頻回再発，ステロイド依存例に対する治療に準じ，免疫抑制薬，リツキシマブ投与を考慮する．ステロイド抵抗性FSGSに対し，ステロイドに加え，シクロスポリンを併用する．

### 16-2-4　一次性膜性腎症(MN)に対する治療

【解説要旨】ネフローゼ症候群を呈するMNに対しては治療アルゴリズム(16章-2図3)に則り治療を行う．ネフローゼ型一次性MNの治療アルゴリズムは2019年に施行したネットワークメタ解析の結果とわが国の実臨床を勘案して「エビデンスに基づくネフローゼ症候群診療ガイドライン2020」の一部として作成したものである．

## 第 16 章-3　難治性疾患　多発性囊胞腎(PKD)

### 16-3-1　ADPKD 患者における腎臓専門医・専門医療機関の受診

【解説要旨】患者は腹部超音波などの画像検査で腎臓に複数の囊胞が認められて医療機関を受診する．ADPKD は進行性で加齢とともに腎機能が低下していく疾患であり，ADPKD の疑いあるいは診断された患者は，腎臓専門医と連携して診療を行っていく．特に腎臓専門医への受診を勧めていただきたい患者について解説する．

### 16-3-2　ADPKD 患者におけるトルバプタン治療

【解説要旨】急速に進行する，もしくは急速な進行が予想される成人 ADPKD 患者に対し，利尿に伴う有害事象に留意し，肝機能検査値をモニタリングしたうえで，腎機能低下の抑制を目的としたトルバプタン治療を推奨する．

### 16-3-3　ADPKD 患者における降圧療法

【解説要旨】高血圧は ADPKD 患者の 50～80％で認められる最も頻度の高い合併症である．ACE 阻害薬もしくは ARB による降圧療法は，蛋白尿を抑制し末期腎不全への進展抑制効果が期待できる．50 歳未満で eGFR＞60 mL/分/1.73 $m^2$ の ADPKD 患者では，血圧 110/75 mmHg 未満の厳格な降圧療法は，めまいやふらつきの副作用に注意が必要であるが，アルブミン尿，左心肥大，腎容積増大速度の改善効果が示されており，特に腎不全への進行が速いと予想される Mayo クラス分類 Class I D～I E 患者では eGFR 低下抑制効果も期待できる．以上から高血圧を伴う ADPKD 患者における降圧療法は，ACE 阻害薬もしくは ARB を中心に，CKD に準じて血圧 140/90 mmHg 未満，蛋白尿陽性患者では 130/80 mmHg 未満を目標として実施する．さらに 50 歳未満で eGFR＞60 mL/分/1.73 $m^2$ かつ忍容性のある患者に限って，110/75 mmHg 未満の厳格な降圧療法を実施することを提案する．

## 第 16 章-4　難治性疾患　急速進行性腎炎症候群(RPGN)

### 16-4-1　RPGN における ANCA 測定

【解説要旨】RPGN の鑑別診断のために，EIA 法による MPO-ANCA，PR3-ANCA を第 1 選択として，血清 ANCA を測定することを提案する．

### 16-4-2　RPGN における抗 GBM 抗体測定

【解説要旨】RPGN の鑑別診断のために血清抗 GBM 抗体を測定することを推奨する．

### 16-4-3　RPGN における腎生検

【解説要旨】RPGN の鑑別診断のために，腎生検を行うことを提案する．

## 第 17 章　小児 CKD

### 17-1　小児 CKD の診断

【解説要旨】小児 CKD の診断基準は成人での基準を基本的に踏襲するが，ステージ分類は蛋白尿による基準を含まず GFR により分類する．2 歳未満は生理的に GFR が低いため，血清 Cr 値を指標として，同年齢の正常腎機能に対する割合でステージ判定する．小児 CKD の発見契機として，年齢や性別で異なる血清 Cr 値の異常値を認識し，腎機能障害を早期に診断することが重要である．

### 17-2　小児 CKD の疫学

【解説要旨】わが国におけるステージ 3 以上の小児 CKD の有病率は 2.98/10 万人と計算されている．原疾患の 91％を非糸球体疾患が占め，そのうち 68％が CAKUT であった．低出生体重・早期産・胎児発育不全と小児 CKD の関連を調べた研究では，バイアスの調整方法やアウトカム時期の設定により結果にばらつきがみられるが，リスクのある新生児に対する長期経過観察の重要性が示唆された．

### 17-3　小児腎臓病検診

【解説要旨】小児腎臓病検診に対するエビデンスレベルの高い報告はないが，小児 CKD 患者の早期発見に貢献し，適切な管理を早期に開始することによって，腎死率の低下に寄与している可能性がある．

### 17-4 CQ　小児 CKD において，RA 系阻害薬の使用は推奨されるか？

【推　奨】小児 CKD 患者において蛋白尿を伴う場合，蛋白尿が減少する効果が期待されるため，RA 系阻害薬の内服を提案する **2 C**.

### 17-5　小児 CKD と高血圧・CVD

【解説要旨】小児 CKD に合併する高血圧は腎機能低下のリスク因子である可能性がある．また，小児 CKD は生命予後にかかわる CVD のリスク因子である可能性がある．CKD 診療ガイドライン 2018 以降に高血圧あるいは CVD に関するエビデンスレベルの高い前向き研究は少なく高血圧関連で 2 編存在したが，CVD 関連では観察研究に限られていた．

エビデンスレベルの高い研究報告は少ないが，小児 CKD に合併する高血圧に対する厳格な管理は腎機能予後の改善につながる可能性がある．

### 17-6　小児 CKD に対する予防接種

【解説要旨】保存的治療中の小児 CKD 患者では，感染症に対する免疫反応が低下しているため，CKD の合併が感染症の罹患率や死亡率に大きな影響を与える可能性がある．そのため，予防接種はこのような小児 CKD 患者の疾患管理に重要な戦略となる．一方で，これらの患者では，予防接種後の抗体反応や抗体持続時間が低下するため，安全性への懸念に加え，予防接種の免疫原性および有効性に対する懸念もある．小児 CKD 患者におけるワクチンで予防可能な疾患のリスクを最小限に抑えるためには，これらの患者をケアするすべての人が，推奨される小児期の予防接種スケジュールと，末期腎不全を含む小児 CKD 患者における予防接種管理について把握しておくことも必要となる．

### 17-7　小児 CKD における生活習慣（肥満，運動）

【解説要旨】肥満は CKD 進行や CVD 発症の要因であり，小児 CKD 患者においても重要な問題である．適度な身体活動，適切なスクリーンタイム（テレビや携帯電話機の視聴，ゲームやコンピューターを使用している時間），十分な睡眠が，小児 CKD 患者の肥満の改善および予防に効果的である可能性が高い．また，運動による小児 CKD の進行抑制や蛋白尿減少効果のエビデンスは乏しいが，QOL や運動機能の向上に寄与する可能性が高く，個々の運動耐容能や併存症を考慮した範囲内で 1 日 30 分以上の中等度の運動を行うことが望ましい．

### 17-8 CQ　小児 CKD にたんぱく質摂取制限は推奨されるか？

【推　奨】小児 CKD ではたんぱく質摂取制限による腎機能障害進行の抑制効果は明らかではなく，また成長障害を生じ得るため行わないことを提案する **2 B**.

### 17-9　小児 CKD における食事療法（エネルギー・食塩）

【解説要旨】適切なエネルギー摂取は，良好な成長・発達の獲得に必要不可欠である．したがって，これらを制限することの有用性を担保する質の高いエビデンスが存在しない現状においては，小児 CKD に対してエネルギーの摂取制限はすべきではない．むしろ CKD の病態や合併症により，成長・発達に必要なエネルギーが摂取できていない場合は，推定エネルギー必要量を超えた量を摂取することも考慮すべきである．

小児 CKD に対する食塩摂取制限は，原疾患と CKD ステージの両方によって考慮されるべきである．CAKUT では食塩摂取制限ではなく，むしろ補充を要する場合がある．一方，溢水や高血圧を認める場合は食塩摂取制限を要する．

### 17-10 CQ　成長障害のある小児 CKD にヒト成長ホルモン投与は推奨されるか？

【推　奨】　成長障害のある小児 CKD 患者に対するヒト成長ホルモン投与は身長の獲得を有意に改善するため，行うことを推奨する 1B.

### 17-11　小児 CKD における腎性貧血

【解説要旨】　小児 CKD 患者の腎性貧血に対してはエビデンスレベルの高い研究が存在しないため，成人 CKD 患者の腎性貧血への対応方針におおむね準拠する．ただし，小児 CKD と成人 CKD とでは原疾患が異なることや，体格による薬剤の投与量や治療反応性の違い，年齢による基準値や注意すべき合併症の違いが存在することを認識する必要がある．鉄剤の開始基準は貧血を有する小児 CKD 患者で，鉄欠乏状態（TSAT≦20％または血清フェリチン値≦100 ng/mL（100 $\mu$g/L））にあるものとする．ESA 治療の開始基準は複数回の検査で Hb 値が 10.0 g/dL 未満となった場合を目安とする．

### 17-12　小児 CKD における CKD-MBD の管理

【解説要旨】　CKD の病態下で骨・ミネラル代謝が骨格形成，血管や軟部組織の石灰化などに及ぼす影響を骨・ミネラル代謝異常（CKD-MBD）と定義しており，小児においては成長にも大きく影響する．小児 CKD に対する CKD-MBD の管理において，血清 Ca 値，P 値の管理目標は，すべての CKD ステージで年齢相当の基準値範囲内とすることを推奨する．高リン血症のコントロールには，P 摂取制限および P 吸着薬を使用する．また血清 intact PTH の管理目標は，CKD ステージ 3 までは 70 pg/mL 以下，ステージ 4 は 100 pg/mL 以下，ステージ 5，5D では 100 ～ 300 pg/mL とする．活性型ビタミン D 製剤の投与は，高カルシウム血症を伴わない血清 intact PTH 高値の症例が適応となる．

### 17-13　小児 CKD の移行期医療

【解説要旨】　「移行期医療（Health care transition）は転科（transfer）の有無にかかわらず，小児から成人医療へ移行するプロセス」であり，転科は移行（transition）の一部の出来事にすぎない．転科を行わない場合であっても患者自身の自立（自律）支援は重要である．移行プログラムは，慢性疾患を抱えた子どもたちが小児医療から成人医療へ円滑に移行できるよう助け，患者の自立/自律や社会参加を計画的に支援するものである．患者が自立/自律に向けて成長することをサポートするプログラムであり，移行を具体的に見据えた支援は 12 歳頃から開始することが望ましい．小児 CKD では小児特有の疾患や合併症を有している場合も少なくなく，小児と成人では各疾患における治療方針や管理環境が異なる場合も多い．成人診療科への転科前には時間をかけて本人に説明し，理解を得る必要がある．また，転科の際には小児科医と成人診療医は情報共有を行い，両診療科の十分な連携が必須である．

### 17-14　腎代替療法導入

【解説要旨】　腎代替療法導入は，小児腎臓病を専門とする医師により小児 CKD 患者および保護者へ十分な情報提供を行い，事前検査，小児 CKD 患者の病態および家族の状況，希望などを考慮したうえで，腎代替療法の種類（腹膜透析，血液透析，腎移植）および時期を総合的に決定する．腎代替療法導入は準備期間を必要とするため，腎機能が GFR 30 mL/分/1.73 $m^2$ 前後に低下し，将来末期腎不全への進行が避けられないと判断された時期に腎代替療法導入施設への紹介が望ましい．

### 17-15 CQ　小児 CKD に先行的腎移植（PEKT）は推奨されるか？

【推　奨】　小児 CKD において PEKT は透析を経た腎移植と比較し移植腎生着率が改善する可能性があり，行うよう提案する 2D.

＊　＊　＊

# 前文



CKDは，世界中で透析や腎移植治療などの腎代替療法(RRT)を要する腎障害患者数が増加し，腎機能障害や蛋白尿が心血管疾患(CVD)や死亡の重大なリスク因子であることから，2002年にKidney Disease Outcome Quality Initiative(KDOQI)で提唱された疾患概念である．その後に，CKD Prognosis Consortiumを中心とした大規模な臨床研究に基づき，2012年にKidney Disease：Improving Global Outcomes(KDIGO)からCKDの診断基準と重症度分類などがまとめられた．

日本の慢性透析患者数はいまだに増加し続けており，日本でもさまざまな臨床研究からCKDがCVDや死亡の重大なリスク因子であることが確認され，早期診断，早期介入の重要性が認識された．2005年の疫学調査より，日本のCKD患者数は成人の12.9%，約1,330万人であることが明らかとなった．そこで，日本腎臓学会を中心としてCKD対策が推進され，2007年にCKD診療ガイドが発行された[a]．また，糸球体濾過量(GFR)推算式が作成され，日本中の診療現場で推算糸球体濾過量(eGFR)が活用され，CKD診断が可能となった．さらに，特定健診などの健康診断におけるCKDの診断と医療機関への受診勧奨基準や，腎臓専門医への紹介基準が定められ，かかりつけ医との診療連携が広く行われている．KDIGOのガイドライン発行に対応してCKD診療ガイド2012[b]が発行され，GFR区分や重症度分類は国際疾病分類や指定難病の重症度診断などで広く活用されてきた．

CKD患者の多くは高齢者であり，CKDの発症・進展には生活習慣病が深く関連している．CKD患者の大多数を占めるCKDステージG3a(GFR 45～59 mL/分/1.73 $m^2$)患者は，一般にかかりつけ医が治療しており，CKDステージG3b以降(GFR 45 mL/分/1.73 $m^2$未満)の患者でも，かかりつけ医と腎臓専門医の診療連携が行われる．そこで，CKD診療ガイドに加えて，エビデンスに基づくCKD診療ガイドライン2009[c]が発行され，2013年[d]，2018年[e]と改訂された．2018年のCKD診療ガイドラインでは，すべてクリニカルクエスチョン(CQ)としてまとめられたが，第1章で扱うCKDの診断と意義について包括的に記載するため，本ガイドラインでは，テキスト解説とし，1-1「CKDの診断」，1-2「CKDの重症度の評価法」，1-3「CKDの進行の評価」，1-4「CKD患者の紹介基準」とした．

1-1「CKDの診断」では，KDOQIが提唱した2002年では慢性の定義が3カ月以上とされたが，2012年のKDIGOガイドラインでは3カ月を越えると変更されており，国際的な診断基準に揃えた．重症度分類のCKDステージG5は，CKD診療ガイド2012[b]では末期腎不全としていたが，日本ではCKDステージG5(GFR 15 mL/分/1.73 $m^2$未満)でも保存期CKD治療を継続することが一般的であり，高度低下～末期腎不全とした．

1-2-1「腎機能の評価」では，日本腎臓学会が作成したクレアチニン(Cr)やシスタチンCに基づく日本人のためのGFR推算式を記載した．これらの推算式には定まった略称がなく，国際的に使用されるCKD-EPI式と混乱する懸念があったため，それぞれ，JSN eGFRcrとJSN eGFR cysの略称を定めた．日本人にそのままCKD-EPI式を用いると腎機能を過大評価するため，CKD-EPI式には日本人係数を記載し，外国人の腎機能を評価する際には日本人の推算式では過小評価する懸念があるため，CKD-EPI式を用いると記載した．

CKD重症度は，国際的にはアルブミン尿が用いられるが，日本の保険診療ではアルブミン尿の測定は糖尿病または糖尿病早期腎症に限られるため，1-2-2「蛋白尿・アルブミン尿の評価」では，アルブミン尿を測定できない場合には蛋白尿を定量評価することとし，アルブミン尿との相関について記載した．

1-3「CKDの進行の評価」では，近年の臨床試験で用いられるeGFR 40%もしくは30%の低下について記載した．腎機能の低下についてはさまざまな臨床研究があるが，本章ではeGFRスロープとしてまとめた.

1-4「CKDの紹介基準」は，1-4-1「健診受診者に医療機関への受診勧奨を行う基準」と1-4-2「かかりつけ医から腎臓専門医・専門医療機関への紹介基準」に分けて記載した.

## 参考文献


a. 日本腎臓学会編．CKD診療ガイド2007，東京医学社，2007.

b. 日本腎臓学会編．CKD診療ガイド2012，東京医学社，2012.

c. 日本腎臓学会編．エビデンスに基づくCKD診療ガイドライン2009，東京医学社，2009.

d. 日本腎臓学会編．エビデンスに基づくCKD診療ガイドライン2013，東京医学社，2013.

e. 日本腎臓学会編．エビデンスに基づくCKD診療ガイドライン2018，東京医学社，2018. https://cdn.jsn.or.jp/data/CKD2018.pdf　2022.10.24アクセス

# 1-1 CKDの診断

【解説要旨】 CKDの定義は以下の通りであり，①，②のいずれか，または両方が3カ月を越えて持続することで診断する．

①尿異常，画像診断，血液検査，病理診断で腎障害の存在が明らか，特に0.15 g/gCr以上の蛋白尿(30 mg/gCr以上のアルブミン尿)の存在が重要

②GFR＜60 mL/分/1.73 $m^2$

---

【解 説】

CKDは増加する透析患者数を抑制する目的で，KDOQIにより2002年に提唱され，一部の改訂を経てKDIGOによって承認された[1]．当初のCKDは，①GFRの低下を招き得る腎臓の構造的もしくは機能的異常による腎障害が3カ月以上持続する，もしくは②腎障害にかかわらず，GFR 60 mL/分/1.73 $m^2$未満が3カ月以上持続すると定義された[2]．日本では2007年にCKD診療ガイド[a]が発行され，CKDは，①尿異常，画像診断，血液検査，病理診断で腎障害の存在が明らか(特に蛋白尿の存在が重要)，②GFR＜60 mL/分/1.73 $m^2$のいずれか，または両方が3カ月以上持続すると定義された．CKDの定義は世界中から集められた臨床研究のメタ解析により再検討され，GFR＜60 mL/分/1.73 $m^2$とアルブミン尿が全死亡，CVD死亡，末期腎不全などのリスク因子であることが再確認された[3,4]．日本腎臓学会では2012年6月にCKD診療ガイド2012[5]を発行し，CKDの定義のうち，①の腎障害について「特に0.15 g/gCr以上の蛋白尿(30 mg/gCr以上のアルブミン尿)の存在が重要」と蛋白尿とアルブミン尿の定量値を追記した．その後に発行された，2012年版のKDIGOのCKDガイドライン[6]では「CKDは健康に影響を与える腎臓の構造または機能の異常が3カ月を越える場合」と再定義され，腎障害の指標，GFR低下の指標が表1のように示された．これは，単純性嚢胞など腎臓の形態的異常が個人の健康に影響があるわけでなく，必ずしもCKDに当てはめる必要がないことが意図されている．このように，CKD診断の本質はCKDの概念が提唱されてから変わっていないこと，軽微な変更はかえって混乱を招くおそれがあるという懸念から，日本腎臓学会によるCKD診療ガイドライン2018[b]では，CKD診療ガイド2012[5]でのCKD診断基準が踏襲された．

2020年に行われたKDIGOカンファレンスにて用語の整理作業が行われ，慢性が「3カ月を越える期間」と定義された[7]ことを踏まえて，今回の改訂で

①尿異常，画像診断，血液検査，病理診断で腎障害の存在が明らか，特に0.15 g/gCr以上の蛋白尿(30 mg/gCr以上のアルブミン尿)の存在が重要．

②GFR＜60 mL/分/1.73 $m^2$

①，②のいずれか，または両方が「3カ月を越えて」持続することをCKDの診断基準とした．同様に

表1　CKD診断基準：健康に影響を与える腎臓の構造や機能の異常(以下のいずれか)が3カ月を越えて持続

| | |
|---|---|
| 腎障害の指標 | 蛋白尿(0.15 g/24時間以上；0.15 g/gCr以上)アルブミン尿(30 mg/24時間以上；30 mg/gCr以上) |
| | 尿沈渣の異常 |
| | 尿細管障害による電解質異常やその他の異常 |
| | 病理組織検査による異常，画像検査による形態異常 |
| | 腎移植の既往 |
| GFRの低下 | GFR 60 mL/分/1.73 $m^2$未満 |

(文献6，改変)

**表2　CKD重症度分類**

CKDの重症度分類（CKD診療ガイド2012）[a]

| 原疾患 | | 蛋白尿区分 | | A1 | A2 | A3 |
|---|---|---|---|---|---|---|
| 糖尿病性腎臓病 | | 尿アルブミン定量（mg/日）<br>尿アルブミン/Cr比（mg/gCr） | | 正常 | 微量アルブミン尿 | 顕性アルブミン尿 |
| | | | | 30未満 | 30～299 | 300以上 |
| 高血圧性腎硬化症<br>腎炎<br>多発性囊胞腎<br>移植腎<br>不明<br>その他 | | 尿蛋白定量（g/日）<br>尿蛋白/Cr比（g/gCr） | | 正常 | 軽度蛋白尿 | 高度蛋白尿 |
| | | | | 0.15未満 | 0.15～0.49 | 0.50以上 |
| GFR区分（mL/分/1.73 $m^2$） | G1 | 正常または高値 | ≧90 | | | |
| | G2 | 正常または軽度低下 | 60～89 | | | |
| | G3a | 軽度～中等度低下 | 45～59 | | | |
| | G3b | 中等度～高度低下 | 30～44 | | | |
| | G4 | 高度低下 | 15～29 | | | |
| | G5 | 高度低下～末期腎不全 | ＜15 | | | |

重症度は原疾患・GFR区分・蛋白尿区分を合わせたステージにより評価する．CKDの重症度は死亡，末期腎不全，CVD死亡発症のリスクを緑■のステージを基準に，黄　，オレンジ■，赤■の順にステージが上昇するほどリスクは上昇する．（KDIGO CKD guideline 2012を日本人用に改変）

注：わが国の保険診療では，アルブミン尿の定量測定は，糖尿病または糖尿病性早期腎症であって微量アルブミン尿を疑う患者に対し，3カ月に1回に限り認められている．糖尿病において，尿定性で1＋以上の明らかな尿蛋白を認める場合は尿アルブミン測定は保険で認められていないため，治療効果を評価するために定量検査を行う場合は尿蛋白定量を検討する．

（文献5，改変）

CKD重症度分類（表2）は原因疾患として糖尿病を糖尿病性腎臓病へ，高血圧を高血圧性腎硬化症へ変更したCKD診療ガイド2012[5]を踏襲する．

透析導入時のeGFRは，わが国では約5.5 mL/分/1.73 $m^2$である[8]．今回，CKDステージG5に至っても直ちにRRT導入とはならず，比較的長期間保存期治療を行っている現状を考慮し，本改訂においてはCKD重症度分類（GFR区分）G5を「末期腎不全（ESKD）」から「高度低下～末期腎不全」とした．

## 参考文献


a.　日本腎臓学会編．CKD診療ガイド2007，東京医学社，2007.

b.　日本腎臓学会編．エビデンスに基づくCKD診療ガイドライン2018，東京医学社，2018. https://cdn.jsn.or.jp/data/CKD2018.pdf　2022.10.24アクセス


## 引用文献


1. Levey AS, et al. Kidney Int 2005；67：2089–100.
2. IV. NKF-K/DOQI Clinical Practice Guidelines for Anemia of Chronic Kidney Disease: update 2000. Am J Kidney Dis 2001；37（1 Suppl 1）：S182–238.
3. Chronic Kidney Disease Prognosis Consortium, et al. Lancet 2010；375：2073–81.
4. Hallan SI, et al. JAMA 2012；308：2349–60.
5. 日本腎臓学会編．CKD診療ガイド2012，東京医学社，2012.
6. Kidney Disease：Improving Global Outcomes（KDIGO）CKD Work Group. KDIGO 2012 clinical practice guideline for the evaluation and management of chronic kidney disease. Kidney Int Suppl 2013；3：1–150.
7. Levey AS, et al. Kidney Int Rep 2020；5：965–72.
8. 中井　滋，他．日透析医学会誌42：1–45，2009.

# 1-2-1 CKDの重症度の評価法：腎機能の評価



【解説要旨】　腎機能はGFRを用いて評価する．日常診療では血清Cr値，性別，年齢から日本人のGFR推算式(JSN eGFRcr)を用いて算出する．必要に応じて血清シスタチンC値に基づく日本人のGFR推算式(JSN eGFRcys)を用いる．より精度の高い腎機能の評価が必要な場合は，イヌリンクリアランスによる実測GFR(mGFR)を用いる．

JSN eGFRcr：男性194×血清Cr(mg/dL)$^{-1.094}$×年齢(歳)$^{-0.287}$ (mL/分/1.73 $m^2$)
：女性194×血清Cr(mg/dL)$^{-1.094}$×年齢(歳)$^{-0.287}$×0.739(mL/分/1.73 $m^2$)
注：酵素法で測定されたCr値(小数点以下2桁表記)を用いる．

JSN eGFRcys：男性104×血清シスタチンC(mg/L)$^{-1.019}$×0.996$^{年齢(歳)}$−8(mL/分/1.73 $m^2$)
：女性104×血清シスタチンC(mg/L)$^{-1.019}$×0.996$^{年齢(歳)}$×0.929−8(mL/分/1.73 $m^2$)

これらの推算式は18歳以上に適用する．

---

【解 説】

腎機能の指標はGFRが最もスタンダードであり，CKDの診断，重症度評価には尿蛋白に加えてGFRを用いる．GFRは外因性濾過分子のクリアランスとして実測されるが煩雑であり，日常診療では内因性濾過分子の血清値から推算されるeGFRを用いる．

eGFRの推算式には日本人のデータから作成された日本人の推算式[1,2]と国際的に用いられているMDRD式[3]，CKD-EPI式[4,5]があり，国際的に用いられている推算式と区別する場合，日本人の推算式によるeGFRをJapanese Society of Nephrology (JSN)eGFRと表記する．JSN eGFRには，血清Cr値と血清シスタチンC値に基づく推算式がある．わが国のCKD診療ガイドライン2018では血清Cr値によるeGFRをeGFRcreatとしたが，KDIGOカンファレンス[6]で行われた用語整理に合わせて，血清Cr値と血清シスタチンC値に基づく日本人の推算式によるeGFRをそれぞれJSN eGFRcrとJSN eGFRcysと表記する．シスタチンC値と区別を必要としない場合のeGFRcrは，これまで通りeGFRと表記する．

国際的に標準で用いられているCKD-EPI式では日本人の腎機能を過大評価するため，日常診療での腎機能の評価には血清Cr値に基づくJSN eGFRcrを用いる．

Crは筋肉から産生され，血清Cr値は筋肉量の影響を受けるため，サルコペニア(長期臥床など)，筋疾患，四肢欠損で筋肉量の減少している症例ではeGFRcrが高く推算される．逆にアスリート，運動習慣のある高齢者などの症例では筋肉量が多いため，eGFRcrが低く推算される．また，血清Cr値は食事内容，運動，尿細管分泌によっても影響を受ける．シスタチンCは全身の細胞から産生され，血清シスタチンC値は筋肉量の影響は受けないが，甲状腺機能，喫煙，炎症，脂肪量，妊娠，免疫抑制薬などに影響を受ける．

JSN eGFRcrが実測GFR(measured GFR：mGFR)±30%の範囲に入る症例は75%で，JSN eGFRcysがmGFR±30%の範囲に入る症例は78%である．JSN eGFRcrとJSN eGFRcysの平均値がmGFR±30%の範囲に入る症例は82%で，それぞれの単独よりも正確性が増すことが知られている[2]．腎機能評価には臨床現場で普及しているeGFRcrをまず用いて，筋肉量が標準と大きく異なる症例などeGFRcrの正確性に懸念がある場合，eGFRcysを参考にして総合的に判断する．

なお，CKDステージG5では血清Cr値と比べて血清シスタチンC値は高値とならず，5～6 mg/dL程度で頭打ちとなることが多い[7]．これには，シスタチンCの腎外排泄が想定されており，JSN eGFRcysの推算式では，それを考慮した定数の－8 mL/分/1.73 $m^2$が使用されている．そのため，血清シスタチンC値が7 mg/dL以上ではJSN eGFRcysがマイナス値に算出される場合があり，この場合はeGFRcys＜5 mL/分/1.73 $m^2$と評価する[a]．

外国人を診療する際は，CKD-EPI式でのeGFRを確認する．CKD-EPI式には，血清Cr値に基づくものとして2009年に作成された黒色人種係数を要する推算式と，2021年に作成された人種を問わない推算式(2009 CKD-EPI eGFRcr，2021 CKD-EPI eGFRcr)，血清シスタチンC値に基づく2012年に作成された推算式(2012 CKD-EPI eGFRcys)，さらに血清Cr値と血清シスタチンCの両方が必要なものとして，2012年および2021年に作成された推算式(2012 CKD-EPI eGFRcr-cys，2021 CKD-EPI eGFRcr-cys)があり，eGFRcrとeGFRcysよりもeGFR cr-cysのほうがより正確性が増す[4,5,8]．これらのCKD-EPIによるeGFRを日本人に用いる場合，過大評価されるため，それぞれ日本人係数をかける必要がある[2,b]．**表3**にそれぞれの推算式における日本人係数を示す．

腎移植ドナーなど，より正確な腎機能評価が必要な場合にmGFRを考慮する．mGFRには，わが国ではイヌリンを外因性濾過分子としたイヌリンクリアランスが用いられている．

イヌリンクリアランス測定法には，従来の標準法に加えて簡易法が考案され普及している[9,10]．$^{99m}$Tc-DTPAを用いた腎シンチグラフィでは左右それぞれのGFRが測定可能であるため，生体腎移植ドナーや腎腫瘍患者の術前検査で分腎機能を評価したい場合に行われる．海外ではイヌリンクリアランス検査は行われておらず，イオタラム酸ナトリウムⅠ125，51Cr-EDTAなどを用いた腎シンチグラフィや，イオタラム酸とイオヘキソールのクリアランスでGFR測定が行われることが多い．

**表3　eGFR推算式の日本人係数**

| 推算式 | 日本人係数 |
|---|---|
| 2009 CKD-EPI eGFRcr | 0.813 |
| 2012 CKD-EPI eGFRcys | 0.977 |
| 2012 CKD-EPI eGFRcr-cys | 0.908 |
| 2021 CKD-EPI eGFRcr | 0.813 |
| 2021 CKD-EPI eGFRcr-cys | 0.908 |

eGFRの正確性に懸念はあるものの，イヌリンクリアランスを測定するのは煩雑で実践的でない場合，GFR以外の腎機能評価方法として内因性クレアチニンクリアランス(Ccr)があげられる．クレアチニンは尿細管で分泌されるため，mGFRより過大評価される．腎機能が低下するに伴って尿細管分泌量は増え，およそ30％程度mGFRより高くなること[11]，完全蓄尿である必要があることなどに注意する．完全蓄尿であるかは，本人に確認することと1日のCr排泄量が一定であるかで評価する．1日のCr排泄量の変動が大きい場合には蓄尿の信頼性にも考慮して評価する．GFRへの変換には×0.715を用いる[a]が，この係数にはさらなる検証が必要である．

Ccr(mL/分)＝尿Cr(mg/dL)×V(mL/日)/血清Cr(mg/dL)×1,440(分/日)

V：1日尿量

GFR(mL/分)＝0.715×Ccr(mL/分)

推算Ccr(eCcr)は年齢，体重，性別，血清Cr値を用いたCockcroft-Gault式[12]によるものがある．1970年代に提唱されたもので，Jaffe法で測定された血清Cr値が用いられている．わが国の現状では，血清Cr値は酵素法で測定されていることがほとんどである．酵素法の血清Cr値に0.2を足すことでJaffe法での値に近似するため，Cockcroft-Gault式を用いる場合は血清Cr値に0.2を足して計算する．実測Ccr±30％に入る症例は60％と，現代の推算式と比較すると正確度は劣る[13]．

eCcr(mL/分)＝(140－年齢(歳))×体重(kg)/72×血清Cr(mg/dL)(女性は×0.85)

## 参考文献

a.　日本腎臓学会編．CKD診療ガイド2012．東京医学社，2012．
b.　安田宜成，他．日腎会誌2022；64：3.

## 引用文献

1. Matsuo S, et al. Am J Kidney Dis 2009；53：982–92.
2. Horio M, et al. Am J Kidney Dis 2013；61：197–203.
3. Levey AS, et al. Ann Intern Med 2006；145：247–54.
4. Levey AS, et al. Ann Intern Med 2009；150：604–12.
5. Inker LA, et al. N Engl J Med 2012；367：20–9.
6. Levey AS, et al. Kidney Int Rep 2020；5：965–72.
7. Horio M, et al. Clin Exp Nephrol 2011；15：868–76.
8. Inker LA, et al. N Engl J Med 2021；385：1737–49.
9. Horio M, et al. Clin Exp Nephrol 2009；13：50–4.
10. Horio M, et al. Clin Exp Nephrol 2010；14：427–30.
11. Doolan PD, et al. Am J Med 1962；32：65–79.
12. Cockcroft DW, et al. Nephron 1976；16：31–41.
13. Stevens LA, et al. Am J Kidney Dis 2007；50：21–35.

＊＊＊

# 1-2-2　CKDの重症度の評価法：蛋白尿・アルブミン尿の評価

【解説要旨】

1. 蛋白尿・アルブミン尿は末期腎不全，CVD死亡，全死亡など重篤なイベントの強力なリスク因子であり，重要なCKD診断項目の1つである．CKDの診断および重症度判定時に蛋白尿もしくはアルブミン尿の評価は必須である
2. 蛋白尿・アルブミン尿は原疾患検索のための腎生検施行の目安となる．0.5 g/日以上の蛋白尿もしくは蛋白尿・血尿ともに陽性の場合には腎生検を考慮する
3. 蛋白尿・アルブミン尿はCKD経過観察および加療中のリスク評価指標，治療効果指標，治療選択指標として有用であり，定期的に評価する
4. 蛋白尿・アルブミン尿を減少させ腎保護効果が期待される治療介入としては，減塩，減量のほか，CKDリスク因子に対し多面的に介入する．RA系阻害薬，ミネラルコルチコイド受容体拮抗薬，SGLT2阻害薬などを用いた薬物治療が有用である

---

【解 説】

### 1. 蛋白尿・アルブミン尿評価の重要性

蛋白尿・アルブミン尿は末期腎不全，CVDによる死亡，全死亡など重篤なイベントの強力なリスク因子であることが，地域住民，健診受診者，CKD患者，糖尿病患者，高血圧患者などを対象としたさまざまな臨床研究により証明されている[1～6]．蛋白尿・アルブミン尿は重要なCKD診断項目の1つであり，GFRと独立したCKD予後予測因子であるためCKDの診断および重症度判定時にその評価は必須である[7]．

蛋白尿・アルブミン尿は，原疾患検索のための腎生検の施行目安としても有用である．CKDにはさまざまな腎臓病が混在し，慢性腎炎などでは検尿異常が発見の契機となることが多い．0.5 g/日以上の蛋白尿の持続，蛋白尿・尿潜血がともに陽性，糖尿病患者でも血尿や急激に蛋白尿・アルブミン尿の増加を認める，などの場合には腎生検の施行が推奨される[a]．慢性腎炎は，わが国の透析導入原疾患の第1位から第3位に低下したが[b]，世界に先駆けた健診における尿検査が寄与した可能性がある．

蛋白尿・アルブミン尿のレベルは経時的に変化し，リスクと密接に関連するため，CKD経過観察および加療中のリスク評価指標，治療効果指標，治療選択指標として，その評価は重要である．治療介入により蛋白尿もしくはアルブミン尿が30%低下すると末期腎不全に至るHRが約0.7程度に低下するため[8]，治療介入後の定期的な評価が望ましいが，日本ではCKD診断後6カ月以内に尿検査が実施されたのは約60%にすぎないと報告されている[9]．至適検査回数に関するエビデンスは乏しいが，KDIGOのガイドラインでは，CKD重症度に基づき定期的な尿検査とGFR評価の実施が推奨されている[10]．この推奨を日本の実態に合わせ，腎機能が長期安定している無症状患者でも，CKD重症度分類ヒートマップが黄色では6～12カ月に1回以上，オレンジでは3～6カ月に1回以上，赤では少なくとも3カ月に1回以上，定期的に蛋白尿・アルブミン尿の評価を行う．腎炎患者，高度腎機能低下から末期腎不全患者，高度蛋白尿を伴う患者では病状により1～3カ月に1回以上の検査が必要になることもある．

蛋白尿・アルブミン尿を減少させ腎保護効果が期待される治療介入としては，減塩[11]，減量[12]のほか，血糖・血圧・脂質などのCKDリスク因子に対する多面的介入が重要である．管理目標値の達成因子数の増加に伴い，微量アルブミン尿の寛解率が向上し，腎症の発症リスクが抑制される[13～15]．また，治療介入に際して，RA系阻害薬，ミネラルコルチコイド受

容体拮抗薬，SGLT2阻害薬などを用いた薬物治療が有用である．RA系阻害薬はアルブミン尿を減少させ，腎・心保護効果を発揮するが，アルブミン尿が多い例で有効性が高く，アルブミン尿の減少がアウトカムの減少に強く相関する[16～18]．近年，ミネラルコルチコイド受容体拮抗薬も蛋白尿・アルブミン尿を減少させ，腎保護に寄与する可能性が示唆されている[19,20]．SGLT2阻害薬は，糖尿病性腎臓病や非糖尿病性CKDにおいてアルブミン尿，CVD，末期腎不全を低下させる[21～23]．アルブミン尿の減少が独立してアウトカム発生と関連し[24]，特に腎予後不良なアルブミン尿を伴ったCKDに対してSGLT2阻害薬の使用を推奨している(本ガイドライン第11章11-3(CQ))[25]．CKD経過中の定期的な評価により，蛋白尿・アルブミン尿が陽性もしくは増加傾向となった場合には，蛋白尿・アルブミン尿の減少効果をもち，腎保護効果が期待できる薬剤を治療選択すべきである．

## 2. 蛋白尿・アルブミン尿の評価法

蛋白尿・アルブミン尿の評価法として，①試験紙法，②尿蛋白定量(尿中総蛋白定量)，③尿中アルブミン定量があり，どの方法も有用である[c]．日本ではコスト面や検査特性が考慮され，健診やCKDスクリーニングには試験紙法，進行した糖尿病性腎臓病や非糖尿病性CKDの診療には尿蛋白定量，糖尿病性腎臓病の早期診断や予後予測には，尿中アルブミン定量が使用されている[c]．定量検査は蓄尿もしくは随時尿を用いる．随時尿では，同一検体で尿中Cr濃度，尿蛋白もしくは尿中アルブミン濃度を測定し，尿蛋白/尿Cr比(g/gCr)，尿アルブミン/尿Cr比を算出する．

### ①試験紙法

試験紙法は，検査の実施や判定が簡便であり，費用対効果に優れ，受診者への侵襲も小さいことから，健診やCKDスクリーニングに有用である．試験紙法の尿蛋白陽性者は，eGFRと独立して尿蛋白反応依存性に末期腎不全，CVD死亡，総死亡などのリスクが高くなるため[7]，尿蛋白(1＋)以上の健診受診者には医療機関受診勧奨が推奨されているが[c]，尿蛋白(±)であっても約60%が微量アルブミン尿相当以上の蛋白尿を認め，心不全リスクが上昇することが報告されている[26～29]．

### ②尿蛋白定量

試験紙法は，濃縮尿や希釈尿の影響を強く受け，過小評価もしくは過大評価となる可能性があるため，CKDの精査や治療効果の評価においては定量結果で評価することが望ましい．KDIGOのCKD重症度分類のアルブミン区分は尿中アルブミン定量が基本であるが，コストなどの問題から尿蛋白定量が行われることもある．尿中アルブミン量と尿蛋白量との関係性は蛋白尿レベルによって異なる．正常ないし軽度の蛋白尿の場合は，アルブミン・蛋白比が30%未満であり数値のばらつきが極めて大きいが，高度蛋白尿の場合はアルブミン・蛋白比が約60～70%に上昇し，ばらつきも小さくなる[30,31]．尿蛋白定量と尿中アルブミン尿の相関は，尿蛋白量が50 mg/gCr未満では低いが，それ以上であれば，感度91%，特異度87%で微量アルブミン尿を検出することが可能であり，CKDスクリーニングや重症度判定や予後予測に有用である[32]．

### ③尿中アルブミン定量

尿中アルブミン定量検査は，尿蛋白レベルが低い場合に尿蛋白定量より正確であること，アルブミンは尿蛋白の主要成分であり多くの腎疾患において微量な尿蛋白を鋭敏に検出できること，特に糖尿病性腎臓病の早期診断に優れること，などから蛋白尿・アルブミン尿の評価法のゴールドスタンダードである[30]．アルブミン尿は，さまざまな腎疾患，高血圧・メタボリックシンドロームにおいても陽性となるため，疾病特異性はない．したがって，国際的には原疾患にかかわらずCKDにおける蛋白尿・アルブミン尿評価は尿中アルブミン定量で行われており[7]，その臨床的有用性を示すエビデンスは豊富である．日本と米国の観察研究では，微量アルブミン尿と顕性アルブミン尿と試験紙法(1＋以上)の有病率は，13.7%，1.7%，4.4%であり[33]，腎機能低下にアルブミン尿評価を加えるとCKD有病率が約2倍になることが示されており[34]，尿中アルブミン定量は原疾患にかかわらず鋭敏な指標である．今後，日本でもCKD評価において原疾患に限らず尿中アルブミン定量が施行可能となることが望ましいが，日本の保険診療では「糖尿病又は糖尿病性早期腎症患者であって微量アルブミン尿を疑うもの（糖尿病性腎症第1期又は第2期のものに限る）」に適応が限定され，測定回数も3カ月に1回に限られており，世界標準とは異なる状況が続いている．

典型的な糖尿病性腎臓病（糖尿病性腎症）は，微量アルブミン尿で発症するため，その評価は早期診断に必須である．アルブミン尿陰性の糖尿病性腎臓病症例も存在するが，尿中アルブミン尿が出現するとイベントリスクが増大するため[35]，糖尿病診療においては腎機能とともに尿中アルブミン定量検査を定期的に行うべきである．

## 参考文献


a. 日本腎臓学会編．エビデンスに基づくCKD診療ガイドライン2013．東京医学社，2013．
b. 日本透析医学会統計調査委員会，他．日透析医学会誌 2021；54：611–57．
c. 日本腎臓学会編．エビデンスに基づくCKD診療ガイドライン2018．東京医学社，2018. https://cdn.jsn.or.jp/data/CKD2018.pdf　2022.10.24アクセス


## 引用文献


1. Konta T, et al. Clin Exp Nephrol 2013；17：805–10.
2. Irie F, et al. Kidney Int 2006；69：1264–71.
3. Iseki K, et al. Clin Exp Nephrol 2012；16：244–9.
4. Inaguma D, et al. Clin Exp Nephrol 2017；21：446–56.
5. van der Velde M, et al. Kidney Int 2011；79：1341–52.
6. Astor BC, et al. Kidney Int 2011；79：1331–40.
7. Chronic Kidney Disease Prognosis Consortium. Lancet 2010；375：2073–81.
8. Levey AS, et al. Am J Kidney Dis 2020；75：84–104.
9. Fukuma S, et al. Med Care 2020；58：625–31.
10. Stevens PE, et al. Ann Intern Med 2013；158：825–30.
11. McMahon EJ, et al. Cochrane Database Syst Rev 2021；6：CD010070. doi：10.1002/14651858.CD010070.pub3.
12. Look AHEAD Research Group. Lancet Diabetes Endocrinol 2014；2：801–9.
13. Araki S, et al. Diabetes 2005；54：2983–7.
14. Hsieh MC, et al. Eur J Clin Invest 2011；41：870–8.
15. Tu ST, et al. Arch Intern Med 2010；170：155–61.
16. Casas JP, et al. Lancet 2005；366：2026–33.
17. Jafar TH, et al. Ann Intern Med 2003；139：244–52.
18. Ibsen H, et al. Hypertension 2005；45：198–202.
19. Alexandrou ME, et al. J Hypertens 2019；37：2307–24.
20. Bakris GL, et al. N Engl J Med 2020；383：2219–29.
21. Wanner C, et al. N Engl J Med 2016；375：323–34.
22. Perkovic V, et al. Lancet Diabetes Endocrinol 2018；6：691–704.
23. Heerspink HJL, et al. N Engl J Med 2020；383：1436–46.
24. Oshima M, et al. J Am Soc Nephrol 2020；31：2925–36.
25. American Diabetes Association Professional Practice Committee. Diabetes Care 2022；45（Suppl 1）：S125–43.
26. Nagai K, et al. Clin Exp Nephrol 2015；19：152–3.
27. Sato H, et al. Clin Exp Nephrol 2016；20：611–7.
28. Tani Y, et al. Clin Nephrol 2015；84：270–3.
29. Fukui A, et al. Nephrol Dial Transplant 2022；37：1691–9.
30. Weaver RG, et al. J Am Soc Nephrol 2020；31：591–601.
31. Wu MT, et al. J Clin Lab Anal 2012；26：82–92.
32. Sumida K, et al. Ann Intern Med 2020；173：426–35.
33. Konta T, et al. Kidney Int 2006；70：751–6.
34. Murphy D, et al. Ann Intern Med 2016；165：473–81.
35. Yamamoto Y, et al. Diabetologia 2022；65：234–45.


＊＊＊

# 1-2-3 CKDの重症度の評価法：原因の評価

【解説要旨】 CKDはさまざまな腎疾患を統括する疾患であり，その原因によって治療や腎，生命予後が異なる．特に腎炎は専門的診断や治療を要する病態であり，組織診断によって対応が異なる．糖尿病や高血圧に関連した腎疾患に対しても臨床経過が異なる．GFRと尿アルブミンによるGA重症度に腎疾患の原因を加えたCGA重症度は，より予後を反映する．以上より，CKDと診断した場合には原因検索を行い，CKD重症度に併記する．

## 【解 説】

CKDには，腎炎などの一次性腎疾患，多発性囊胞腎，ループス腎炎，移植腎など専門的管理を要する病態と糖尿病性腎臓病や高血圧性腎硬化症などの二次性腎疾患で，生活習慣の是正など集学的管理が中心となる病態がある．

一次性腎疾患，腎硬化症，糖尿病性腎症，そのほかの腎疾患と原疾患別に，透析前のCVDイベントと死亡の複合エンドポイントを検討した，わが国の腎臓内科外来に通院している2,699名のCKDコホートの研究で，そのHRは一次性腎疾患に対して，腎硬化症2.57，糖尿病性腎症12.21，そのほかの腎疾患4.14であった[1]．また同じコホート研究で，CKDステージG3bの非糖尿病性腎症に対して糖尿病性腎症の末期腎不全へのHRは7.10であった[2]．また，日本の腎臓内科外来に通院している2,966名を対象とした別のコホート研究で，原因別に透析を要する腎不全と総死亡との関連を解析している．わが国のCKDコホート研究[3]において，腎生検を行った糖尿病症例で，ほかの腎疾患と診断された191例は糖尿病性腎症と診断された46例と比べて，総死亡やCVD発生率は変わらないものの，透析を要する腎不全のHRは0.62と有意に低かった．さらに，腎生検による腎組織診断を加えたCGA分類は，尿蛋白とGFRのGA分類よりも透析を要した腎不全，全死亡の予測を有意に改善し，CKDの原因を明らかにすることの重要性が確認された[3]．

このように，CKDはその原因によって治療や腎，生命予後が異なる．CKDと診断した際にその原因を検索し，以下のように併記することが望ましい．

CKD G3aA2（IgA腎症）
CKD G4A1（高血圧性腎硬化症）
CKD G3bA3（糖尿病性腎臓病）

原因疾患の検索として，腎疾患の家族歴，併存疾患，腎機能と検尿異常の病歴の把握，二次性の腎疾患をきたす全身疾患のスクリーニング，尿細管障害マーカーや沈渣を含めた尿検査，腎画像評価などを行う．糖尿病や高血圧が併存疾患として認められれば，罹病期間やその合併症や重症度を評価して，GFR区分と蛋白尿区分を照らし合わせて矛盾しなければ原因として考慮する．腎硬化症は，通常高血圧歴の長い高齢者で高血圧性眼底所見を伴い，正常から軽度蛋白尿を呈し，ごく緩徐にGFRが低下していくことが多い．糖尿病があってもしばしば腎炎を合併するため，①糖尿病網膜症を認めない場合，②尿沈渣で多数の変形赤血球や顆粒円柱などの活動性糸球体疾患を示唆する所見を認める場合，③腎症の時期に合致しない病態（蛋白尿の出現が糖尿病発症に先行する，急激な尿蛋白の増加，急激なGFRの低下など）を認める場合は腎生検の適応がある[a]．このように，糖尿病において腎生検の適応がある場合や集学的治療を行っても尿蛋白が遷延する場合などは，腎臓専門医による専門的鑑別を行う[b]．

## 参考文献

a.　佐藤　博，他編．糖尿病性腎症と高血圧性腎硬化症の病理診断への手引き，東京医学社，2015.

b.　日本腎臓学会．糖尿病専門医から腎臓専門医への紹介基準，https://jsn.or.jp/data/referral-criterion_2.pdf 2023.3.9アクセス

## 引用文献

1. Nakayama M, et al. Clin Exp Nephrol 2010；14：333–9.
2. Iwai T, et al. Clin Exp Nephrol 2018；22：328–36.
3. Hamano T, et al. Nephrol Dial Transplant 2023；38：384–95.

＊＊＊

# 1-3 CKDの進行の評価

【解説要旨】

1. 末期腎不全のリスクとして，CKDのCGA分類のステージ分類別リスクとほかの併存症やリスク因子を評価する．さらに，末期腎不全を予測する因子として，1～3年間で血清Cr値の倍化(eGFR 57%低下に相当)，eGFR 40%もしくは30%の低下が有意な因子である．また，これら因子はCKD進行の指標となり得る
2. eGFRスロープは腎予後の予測に有用な因子であり，−5.0 mL/分/1.73 $m^2$/年より負に急峻な場合はrapid progressionとされる
3. eGFRスロープの変化も末期腎不全の代替エンドポイント，ならびにCKD進行の指標となる可能性がある
4. RA系阻害薬とSGLT2阻害薬投与初期には通常，eGFRが低下するが，3カ月以内に30%以上の低下を認める場合は腎臓専門医に紹介する

【解 説】

CKDの進行は，CKDの原因，GFRの低下，アルブミン尿(蛋白尿)と関連している[1,2]．CGA分類における腎機能評価に加え，後述する一定期間におけるeGFRの低下%とeGFRスロープ(傾き)も腎機能悪化を評価する因子として考慮できる．

CKD進行と関連する併存症やリスク因子としては，高血圧，糖尿病，CVD，若年発症，高齢，男性，黒色人種が知られている[3,4]．GFRが低い患者と蛋白尿が多い患者では，検査の頻度を増やす必要がある．腎炎患者，高度腎機能低下から末期腎不全患者，高度蛋白尿を伴う患者では，1～3カ月に1回の検査が必要となることがある．KDIGOガイドライン[a]を参考に日本での診療実態に合わせ，症状がなく腎機能が長期安定していても，CKD重症度分類ヒートマップが黄色の患者は6～12カ月に1回以上，オレンジでは3～6カ月に1回以上，赤では少なくとも3カ月に1回以上の血清Crを含む血液検査・尿検査回数を設定する．

10年間における腎代替療法が必要な末期腎不全および腎不全に関連する死亡に強く相関する因子としては，1～3年間でのeGFRの57%低下，40%低下，30%低下があげられている[5]．ベースラインのeGFRが60 mL/分/1.73 $m^2$未満の患者において末期腎不全の補正HRは57%低下で32.1，30%低下で5.4であった[4,5]．血清Cr値の倍化はeGFR 57%低下に相当するが，40%低下や30%低下においても末期腎不全の代替エンドポイントとして注目されている．Heerspinkらはメタ解析において，1年間におけるeGFR 40%もしくは30%低下した場合の末期腎不全とeGFR 15 mL/分/1.73 $m^2$未満もしくは血清Cr値の倍化をエンドポイントとするHRは，それぞれ20.3と9.6であることを示している[6]．これらの研究から，臨床試験の末期腎不全代替エンドポイントとしてeGFRの40%もしくは30%低下が受け入れられつつある[b]．日本人を対象とした研究においても，2年間でeGFR 40%もしくは30%低下は，腎代替療法を必要とする末期腎不全のHRがそれぞれ6.5，3.1であり，末期腎不全と相関している[7]．また，顕性アルブミン尿を伴う2型糖尿病日本人患者において，1～2年間のeGFR 30%低下は末期腎不全の予測因子であるとの報告がある[8]．

一方，これらのエンドポイントは臨床試験において特に腎臓病の初期には非常に多くの参加者が必要である可能性も指摘されており，現在①eGFRスロープ，②尿アルブミン・Cr比の2項目が注目されている[c]．②に関しては，本章テキスト解説1-2-2「蛋白尿・アルブミン尿の評価」を参照されたい．

eGFRスロープに関しては，eGFRスロープの負の傾きが急峻なほど，より短期間で末期腎不全へ至ることが示されている[9]．また，eGFRが－5.0 mL/分/1.73 m$^2$/年を超えて低下する場合にはrapid progressionと定義される[a]．欧州のCKD患者を対象とした研究では，eGFRスロープは－1.03 mL/分/1.73 m$^2$/年であり[10]，カナダの66歳以上で糖尿病がない受診患者のeGFRスロープは男性で－1.4，女性で－0.8 mL/分/1.73 m$^2$/年であった[11]．40歳以上の日本人健診受診者120,727名のデータから，eGFRの平均低下速度は－0.36 mL/分/1.73 m$^2$/年であった[12]．日本の一施設におけるCKD患者のeGFR低下速度は－1.8 mL/分/1.73 m$^2$/年であった[13]．eGFRスロープの変化は臨床研究のエンドポイントとしても注目されている．Greeneらは，eGFRスロープはこれまでのeGFR 30％低下や40％低下に比べ，少数のサンプル数や短期研究期間でもeGFRスロープの25％緩和というエンドポイントに到達することを示している[14]．ベースラインeGFRをlow（27.5 mL/分/1.73 m$^2$），medium（42.5 mL/分/1.73 m$^2$），high（67.5 mL/分/1.73 m$^2$）に分けた場合，特にベースラインeGFRがhighの群において，また薬剤投与の急性効果がない群において，eGFRスロープを用いることによりサンプル数低下・研究期間の短縮の利点を報告している[14]．また，RCTのメタ解析において，治療により3年間におけるeGFRスロープの変化が0.75 mL/分/1.73 m$^2$/年以上であった場合は，臨床的効果が大きいことが示されている[15]．しかしながら，eGFRスロープによるCKDの進行の評価においては，薬剤投与初期3カ月の急性期の変化や[14]，そもそもeGFRスロープが直線か非直線かという問題も考慮に入れる必要がある[16, 17]．末期腎不全予測因子として，eGFR 30％もしくは40％低下とeGFRスロープのどちらの有用性が高いかを調べた報告は少ないが，KimらはeGFRパーセント低下のほうがeGFRスロープよりも有用であったと報告している[18]．

薬剤投与初期のeGFR低下について，RA系阻害薬であるARBやACE阻害薬を投与した際にeGFRの低下が認められ，これはおもに糸球体内圧の低下によるものとされている[19]．糖尿病患者にロサルタンを投与したRENAAL試験において，ロサルタン投与初期3カ月にeGFRが大きく低下した群のほうが，将来的なeGFRの低下速度は緩やかであることが報告されている[20]．また，SGLT2阻害薬投与においても投与初期1カ月間にGFR低下が認められ，その後，eGFRスロープが緩やかになることも報告されている[21]．一方，SGLT2阻害薬は初期のeGFR低下にかかわらず，末期腎不全への進行を抑制することが報告されている[22]．いずれの場合においても，3カ月以内で30％以上のeGFR低下が認められる場合には腎臓専門医へ速やかに紹介する．かかりつけ医から腎臓専門医への紹介基準としては，本章テキスト解説1-4-2「かかりつけ医から腎臓専門医・専門医療機関への紹介基準」も参照されたい．

## 参考文献


a. KDIGO 2012 Clinical Practice Guideline for the Evaluation and Management of Chronic Kidney Disease. Kidney Int Suppl 2013；3：63–72.
b. Levey AS, et al. Am J Kidney Dis 2014；64：821–35.
c. Levey AS, et al. Am J Kidney Dis 2020；75：84–104.


## 引用文献


1. Levey AS, et al. Kidney Int 2011；80：17–28.
2. KDIGO 2012 Clinical Practice Guideline for the Evaluation and Management of Chronic Kidney Disease. Kidney Int Suppl 2013；3：19–62.
3. Levey AS, et al. Am J Kidney Dis 2003；42：626–30.
4. Uhlig K, et al. Ann Intern Med 2012；156：599–601.
5. Coresh J, et al. JAMA 2014；311：2518–31.
6. Heerspink HJL, et al. Am J Kidney Dis 2014；64：860–6.
7. Matsushita K, et al. Kidney Int 2016；90：1109–14.
8. Shimizu M, et al. Clin Exp Nephrol 2018；22：377–87.
9. O'Hare AM, et al. Am J Kidney Dis 2012；59：513–22.
10. Eriksen BO, et al. Kidney Int 2006；69：375–82.
11. Hemmelgarn BR, et al. Kidney Int 2006；69：2155–61.
12. Imai E, et al. Hypertens Res 2008；31：433–41.
13. Yoshida T, et al. Intern Med 2008；47：1859–64.
14. Greene T, et al. J Am Soc Nephrol 2019；30：1756–69.
15. Inker LA, et al. J Am Soc Nephrol 2019；30：1735–45.
16. Weldegiorgis M, et al. Am J Kidney Dis 2018；71：91–101.
17. Vonesh E, et al. Stat Med 2019；38：4218–39.
18. Kim K, et al. Kidney Res Clin Pract 2021；40：220–30.
19. Björck S, et al. BMJ 1992；304：339–43.

20. Holtkamp FA, et al. Kidney Int 2011；80：282–7.
21. Cherney DZI, et al. Lancet Diabetes Endocrinol 2017；5：610–21.
22. Heerspink HJL, et al. Lancet Diabetes Endocrinol 2021；9：743–54.

＊＊＊

# 1-4-1 CKD 患者の紹介基準：健診受診者に医療機関への受診勧奨を行う基準

【解説要旨】

1. 尿蛋白（1＋）以上を医療機関への受診勧奨とする
2. 尿蛋白（±）が 2 年連続みられた場合，医療機関への受診勧奨とする
3. eGFR 45 mL/分/1.73 $m^2$ 未満（CKD ステージ G3b 以降）を医療機関への受診勧奨とする．40 歳未満では，eGFR 60 mL/分/1.73 $m^2$ 未満（CKD ステージ G3a）を医療機関への受診勧奨とする

【解 説】

CKDの重症化予防対策として健診受診者への適切な受診勧奨，保健指導が行政によって取り組まれている[a]．健診受診者に医療機関へ受診勧奨する基準は，日本腎臓学会腎臓病対策委員会，腎健診対策小委員会による提言[b]を踏襲する．

わが国で用いられている試験紙では，尿蛋白（1＋）では30 mg/dL，尿蛋白（2＋）では100 mg/dLに統一されている．濃縮尿や希釈尿では尿蛋白レベルを過大あるいは過小に評価することになるが，尿蛋白（1＋）であった場合，かかりつけ医で尿蛋白定量の再検や血液検査を行い，CKDの診断基準に照らし合わせる．

また，尿蛋白定性とアルブミン定量を同一検体で同時測定したわが国の検討で，尿蛋白（−）の約10％，尿蛋白（±）の約60％が微量アルブミン尿（A2）相当以上の蛋白尿であった[1〜3]．生活習慣病などのリスク保持者の早期発見，重症化予防を目的とする健診という観点から，尿蛋白（±）を微量アルブミン尿陽性（A2）と同等とみなすべきと考えられる．生活習慣病に起因する腎障害の頻度が高い特定健診では，尿蛋白（±）の対象者には生活習慣の改善を勧め，状況に応じ保健指導の対象とし，翌年の特定健診で2年連続尿蛋白（±）の場合には医療機関への受診勧奨とする．高血圧や糖尿病に罹患した健診受診者で，尿蛋白（±）となった者については，医療機関受診の動機づけとしても意義がある．一方，高血圧，糖尿病の併発のない学校健診や若年者（40歳未満）などの対象者においては，尿蛋白（±）を従来通り（−）と同等に扱うことも可能と考えられる．

GFR区分において，CKDステージG1＋G2に対し，一般にCVDの発症，死亡の多い男性で，CKDステージG3bから多変量調整HRが1.47（$p<0.05$）と有意に上昇していた．女性ではeGFR 45〜49 mL/分/1.73 $m^2$ からCVDリスクの有意な上昇がみられるが，そのHRはCKDステージG3bでの1.70に比し1.38と低かった[4]．CKDの重症度分類に照らし合わせて，CKDステージG3aとCKDステージG3bの区分の境界を目安に対応することはわかりやすく合理的である．また，尿所見のないCKDステージG3aA1の患者のGFR低下速度は緩慢であり[5]，将来の末期腎不全リスクを勘案すると，CKDステージG3aA1は生活習慣の改善を図り状況に応じて保健指導を行い，40歳未満の若年者では医療機関への受診勧奨，CKDステージG3b以降はすべて医療機関への受診勧奨とした．

## 参考文献


a. 厚生労働省健康局．標準的な健診・保健指導プログラム【平成30年度版】．https://www.mhlw.go.jp/file/06-Seisakujouhou-10900000-Kenkoukyoku/00_3.pdf　2022.6.1アクセス

b. 日本腎臓学会腎臓病対策委員会，他．日腎会誌2017；59：38–42.


## 引用文献


1. Nagai K, et al. Clin Exp Nephrol 2015；19：152–3.
2. Tani Y, et al. Clin Nephrol 2015；84：270–3.
3. Sato H, et al. Clin Exp Nephrol 2016；20：611–7.
4. Nagai K, et al. PLoS One 2016；11：e0156792.
5. Imai E, et al. Hypertens Res 2008；31：433–41.

# 1-4-2 CKD患者の紹介基準：かかりつけ医から腎臓専門医・専門医療機関への紹介基準

【解説要旨】

1. CKDステージG1，G2では，血尿を伴う場合は蛋白尿区分A2，A3で腎臓専門医・専門医療機関に紹介する．血尿を伴わない場合は蛋白尿区分A3で腎臓専門医・専門医療機関に紹介する
2. CKDステージG3aでは，40歳以上の場合は蛋白尿区分A2，A3で腎臓専門医・専門医療機関に紹介する．40歳未満の場合は蛋白尿区分にかかわらず，腎臓専門医・専門医療機関に紹介する
3. CKDステージG3b～G5では蛋白尿区分にかかわらず腎臓専門医・専門医療機関に紹介する
4. 3カ月以内に30%以上腎機能の悪化を認める場合は，速やかに腎臓専門医・専門医療機関に紹介する

---

【解 説】

CKDは患者数が多く，腎臓専門医療機関のみで診療を行うことは困難であり，地域における医療提供体制を整備することが大切である．

CKDには腎生検による専門的診断と加療を要する腎炎が含まれていて，腎炎の多くは蛋白尿と血尿の両方を認める．そのため，蛋白尿と血尿の両方を認めるCKD患者は腎臓専門医もしくは地域の専門医療機関に紹介する．

CKDの進展抑制，保存期腎不全の管理目的で腎臓専門医・専門医療機関への紹介をする場合は，かかりつけ医と腎臓専門医との病診連携を強化することが重要で，地域の医療体制や事情を考慮する必要がある．日本のかかりつけ医に通院する2,397名のCKD患者を対象とした研究にFROM-J研究[1]がある．これは腎臓専門医によるCKD診療プログラムの効果を検討したもので，全国49の医師会ごとに，かかりつけ医による通常診療群と，慢性腎臓病診療プログラムを用いた定期的な生活指導介入群に無作為に分けられた．3年半にわたる生活指導介入は，腎臓専門医への紹介率を有意に向上（コントロール群15.9%，介入群34.3%，$p<0.01$）させ，CKDステージG3でeGFR低下速度を緩やかにした（コントロール群2.4 mL/分/1.73 $m^2$/年，介入群1.9 mL/分/1.73 $m^2$/年，$p=0.03$）．さらに10年後の追跡調査[2]で，CVDの発症は生活指導介入群で有意に抑えられ（コントロール群10.5%，介入群6.5%，$p=0.001$），CKDステージG3aにおいてeGFR低下速度の軽減効果は保たれた（コントロール群2.35±3.87 mL/分/1.73 $m^2$/年，介入群1.68±2.98 mL/分/1.73 $m^2$/年，$p=0.02$）．このように，かかりつけ医に通院するCKD患者は，診療支援や腎臓専門医がかかわることでeGFR低下速度，CVD発症が軽減する可能性がある．

2018（平成30）年腎疾患対策検討会にて，日本腎臓学会と日本糖尿病学会によってかかりつけ医から腎臓専門医・専門医療機関への紹介基準がそれぞれ策定された（表4）[a]．CKDステージG1，G2では，血尿を伴う場合は蛋白尿区分A2，A3で腎臓専門医・専門医療機関に紹介する．血尿を伴わない場合は蛋白尿区分A3で腎臓専門医・専門医療機関に紹介する．CKDステージG3aでは，40歳以上の場合は蛋白尿区分A2，A3で腎臓専門医・専門医療機関に紹介する．40歳未満の場合は蛋白尿区分にかかわらず，腎臓専門医・専門医療機関に紹介する．CKDステージG3b～G5では，蛋白尿区分にかかわらず腎臓専門医・専門医療機関に紹介する．この紹介基準に該当しなくても，3カ月以内に30%以上の腎機能の悪化を認める場合は，速やかに腎臓専門医・専門医療機関に紹介する．RA系阻害薬やSGLT2阻害薬などの薬物療法開始初期にeGFRは低下することが知られているが，そのeGFR低下が3カ月以内に30%以上であった場合にも腎臓専門医・専門医療機関に紹介

表4　かかりつけ医から腎臓専門医・専門医療機関への紹介基準

| 原疾患 | | | | 蛋白尿区分 | A1 | A2 | A3 |
|---|---|---|---|---|---|---|---|
| 糖尿病性腎臓病 | | | | 尿アルブミン定量(mg/日)<br>尿アルブミン/Cr比(mg/gCr) | 正常 | 微量アルブミン尿 | 顕性アルブミン尿 |
| | | | | | 30未満 | 30〜299 | 300以上 |
| 高血圧性腎硬化症<br>腎炎<br>多発性嚢胞腎<br>その他 | | | | 尿蛋白定量(g/日)<br>尿蛋白/Cr比(g/gCr) | 正常<br>(−) | 軽度蛋白尿<br>(±) | 高度蛋白尿<br>(+〜) |
| | | | | | 0.15未満 | 0.15〜0.49 | 0.50以上 |
| GFR区分<br>(mL/分/<br>1.73 m²) | G1 | 正常または高値 | ≧90 | | | 血尿+なら紹介，蛋白尿のみならば生活指導・診療継続 | 紹介 |
| | G2 | 正常または軽度低下 | 60〜89 | | | 血尿+なら紹介，蛋白尿のみならば生活指導・診療継続 | 紹介 |
| | G3a | 軽度〜中等度低下 | 45〜59 | | 40歳未満は紹介，40歳以上は生活指導・診療継続 | 紹介 | 紹介 |
| | G3b | 中等度〜高度低下 | 30〜44 | | 紹介 | 紹介 | 紹介 |
| | G4 | 高度低下 | 15〜29 | | 紹介 | 紹介 | 紹介 |
| | G5 | 高度低下〜末期腎不全 | ＜15 | | 紹介 | 紹介 | 紹介 |

上記以外に，3カ月以内に30%以上の腎機能の悪化を認める場合は速やかに紹介.
上記基準ならびに地域の状況等を考慮し，かかりつけ医が紹介を判断し，かかりつけ医と腎臓専門医・専門医療機関で逆紹介や併診等の受診形態を検討する.

**腎臓専門医・専門医療機関への紹介目的(原疾患を問わない)**

1)血尿，蛋白尿，腎機能低下の原因精査
2)進展抑制目的の治療強化(治療抵抗性の蛋白尿(顕性アルブミン尿)，腎機能低下，高血圧に対する治療の見直し，二次性高血圧の鑑別など)
3)保存期腎不全の管理，腎代替療法の導入

**原疾患に糖尿病がある場合**

1)腎臓内科医・専門医療機関の紹介基準に当てはまる場合で，原疾患に糖尿病がある場合にはさらに糖尿病専門医・専門医療機関への紹介を考慮する.
2)それ以外でも以下の場合には糖尿病専門医・専門医療機関への紹介を考慮する.
①糖尿病治療方針の決定に専門的知識(3カ月以上の治療でもHbA1cの目標値に達しない，薬剤選択，食事運動療法指導など)を要する場合
②糖尿病合併症(網膜症，神経障害，冠動脈疾患，脳血管疾患，末梢動脈疾患など)発症のハイリスク患者(血糖・血圧・脂質・体重等の難治例)である場合
③上記糖尿病合併症を発症している場合
なお，詳細は「糖尿病治療ガイド」を参照のこと

(作成：日本腎臓学会，監修：日本医師会)

する.「血尿診断ガイドライン2013」によると，肉眼的血尿を認めた場合は重症度分類にかかわらず泌尿器科的精査を要する[b].

これらの紹介基準を参考に，地域ごとの医療資源に基づいた紹介基準を検討することが大切である. さらに重要なことは，かかりつけ医が腎臓専門医・専門医療機関に紹介が必要と思われる場合は，これらの紹介基準にとらわれずに腎臓専門医・専門医療

機関に紹介することである．地域独自の紹介基準や，これらの基準に必ずしもとらわれない，かかりつけ医と腎臓専門医・専門医療機関の相互紹介によって，地域のかかりつけ医と腎臓専門医・専門医療機関の双方向での連携が強化されることが期待される．

## 参考文献


a. 腎疾患対策検討会．腎疾患対策検討会報告書～腎疾患対策の更なる推進を目指して～，2018. https://www.mhlw.go.jp/content/10901000/000332759.pdf　2022.10.24アクセス

b. 血尿診断ガイドライン編集委員会編．血尿診断ガイドライン2013，ライフサイエンス出版，2013.


## 引用文献


1. Yamagata K, et al. PLoS One 2016；11：e0151422.
2. Imasawa T, et al. Nephrol Dial Transplant 2022. doi：10.1093/ndt/gfac041. Online ahead of print.


＊＊＊

# 前文

高血圧とCKDは相互に密接に関連し，高血圧の成因に腎臓は極めて重要な役割を果たす．一方，高血圧は腎障害を引き起こしてCKDの原因となり，いったんCKDが発症すると高血圧が重症化するという悪循環が形成される[a]．そして軽度の腎機能低下や蛋白尿が心筋梗塞や脳卒中の大きなリスク因子であることが，欧米のみならず，日本でも明らかにされている[a]．すなわち，CKD患者においては心不全を含めたCVD対策は，QOL維持向上および生命予後改善のために重要である．

改訂に当たり本章では，「高血圧治療ガイドライン2019」（JSH2019）[a]における推奨も参考にしながら進めた．CKD診療ガイドライン2018[b]で取り上げたCQをもとに，「高血圧を伴うCKD患者に診察室血圧130/80 mmHg未満への降圧療法は推奨されるか？」「高血圧を伴う蛋白尿のないCKD患者にACE阻害薬/ARBは推奨されるか？」をCQとして取り上げ，SRを行った．さらに，「心不全を合併するCKD患者に推奨される治療薬剤は何か？」もCQとして取り上げたが，LVEFの保たれた心不全（HFpEF）についての有用なエビデンスは乏しいことから，LVEFの低下した心不全（HFrEF）を合併するCKD患者における治療薬剤について，SRを行った．また「高血圧患者においてCKDの発症を抑制する血圧管理」については新規のエビデンスが限られるため，テキスト解説として取り上げた．なお，JSH2019ではCKD合併高血圧における降圧療法について詳細な説明があり，そちらも参照されたい[a]．高齢者高血圧については，本ガイドライン13章を参照されたい．さらに，心不全治療の基本方針については，日本循環器学会（JCS）/日本心不全学会（JHFS）合同ガイドライン「2021年JCS/JHFSガイドラインフォーカスアップデート版急性・慢性心不全診療」も参照されたい[c]．

KDIGOが2021年に発表した国際的ガイドラインでは，収縮期血圧120 mmHg未満を目指すことが提唱された[d]．しかし，この推奨は自動診察室血圧（患者を1人静かな環境下（unattended）または医療従事者が部屋にいる環境下（attended）において，自動診察室血圧計により複数回測定した血圧（AOBP））を使用して積極的降圧療法の有用性を検討したSPRINT試験の結果に大きく影響を受けているため，日本人CKD患者への外的妥当性は今後の検討課題であることを解説した．過降圧にも注意が必要で，降圧による益と害のバランスを考慮し個別に判断することが求められる．また，本ガイドラインの対象患者はCKD患者であり，CKDに当てはまらない患者に関してはわが国のほかの各種ガイドラインを参照されたい．

## 参考文献

a. 日本高血圧学会高血圧治療ガイドライン作成委員会編．高血圧治療ガイドライン2019，日本高血圧学会，2019. https://www.jpnsh.jp/data/jsh2019/JSH2019_hp.pdf　2022.6.22アクセス

b. 日本腎臓学会編．エビデンスに基づくCKD診療ガイドライン2018，東京医学社，2018. https://cdn.jsn.or.jp/data/CKD2018.pdf　2022.10.25アクセス

c. 日本循環器学会/日本心不全学会．2021年 JCS/JHFS ガイドライン フォーカスアップデート版 急性・慢性心不全診療，2021. https://www.j-circ.or.jp/cms/wp-content/uploads/2021/03/JCS2021_Tsutsui.pdf　2022.6.22アクセス

d. Foti KE, et al. Kidney Int 2021；99：686–95.

# 2-1 高血圧患者においてCKDの発症を抑制する血圧管理



【解説要旨】 高血圧がCKD発症のリスク因子であることは，複数の観察研究で示されている．したがって，血圧管理によりCKD発症を予防することは，生命予後改善・医療費削減の観点からも重要である．しかしながら，CKD発症率を検討した高血圧に対する介入研究は限定的であり，本トピックに対するエビデンスは不十分であった．以上より，CKD発症抑制のための具体的な管理目標は不明ではあるが，多くの観察研究によりその有益性は明らかであると推測され，CKD非合併の高血圧患者の降圧治療においては，高血圧治療ガイドライン2019で推奨されている一般的な降圧目標値を準拠した食事療法，運動療法を含めた血圧管理を行うことが望まれる．

【解 説】

高血圧とCKDは互いに密接に関連している．長期間にわたり高血圧に曝露された腎血管は動脈硬化性の変化を起こし，腎実質の虚血性障害による線維化や糸球体硬化を介して腎機能障害を引き起こす．一方で，腎障害はNa排泄障害による体液量の増加，RA系の活性化，交感神経系の活性化を引き起こすことで，高血圧の発症・増悪に関与する．これらの悪循環を未然に防ぐために，血圧の管理は重要である．高血圧が新規のCKD発症リスクであり，長期的には末期腎不全発症のリスク因子となることは，多くのコホート研究で示され，その関連は明らかであるが，血圧に介入したRCTは限定的である[1~6]．したがって，本項はエビデンスが乏しい領域であるが，最近の報告を加えたうえで，基本的にはCKD診療ガイドライン2018[a]を踏襲する形で作成した．平均観察期間10.3年，15万人規模の後ろ向きコホート研究では，腎機能正常者のⅠ度高血圧患者を対象とし，血圧非管理群(140≦収縮期血圧≦159 mmHg，90≦拡張期血圧≦99 mmHg)に対する血圧管理群(140/90 mmHg未満)の末期腎不全のHRは，50歳未満で0.273，50歳以上で0.412であり，血圧管理により末期腎不全の発症が有意に抑制された可能性が示されている[7]．また，対象者数や地域は限定的だが，日本で行われた観察研究もある．平均観察期間4.8年，約500名の腎機能正常者を対象とした後ろ向きコホート研究では，主要評価項目であるCKDの新規発症率(eGFR <60 mL/分/1.73 $m^2$または蛋白尿の出現)が，血圧管理群と比較して血圧高値群において有意に高いという結果であった[8]．以上の結果から，エビデンスは十分とはいえないものの，血圧管理がCKD発症予防に有用である可能性が考えられる．

降圧の管理目標に関しては，2つのRCTがある．2型糖尿病患者を対象としたACCORD BP試験のサブ解析では，「通常」降圧群(収縮期血圧140 mmHg未満)と，「厳格」降圧群(収縮期血圧120 mmHg未満)では，中央値4.9年間の追跡後の時点では両群の腎機能に差はなかったと報告されている[9]．またSPRINT試験のfinal reportでは，追跡期間の中央値3.3年で，CVDリスクの高い脳卒中既往のない非糖尿病患者を対象に「通常」降圧群(収縮期血圧140 mmHg未満)と「厳格」降圧群(収縮期血圧120 mmHg未満)に無作為に割りつけ，CKDのない患者群での層別解析においては，両群ともに腎死は観察されず，「厳格」降圧群のほうが新規アルブミン尿の発症が少ない傾向にあることが観察されている．「厳格」降圧群においては，「eGFR 30%以上の減少」の発生率が有意に高かったことが報告されているが，その多くでAKIの程度は軽度であり，介入後1年以内に腎機能のほぼ完全な回復がみられた[10]．さらに，SPRINT試験の複数のサブ解析では降圧による有害事象の評価がされている．「厳格」降圧群に割りつけられた腎機能正常者における平均動脈圧の推移とAKIの発生率(HR)については，平均動脈圧が20～39 mmHg低下した患者で2.10，平均動脈圧が40 mmHg以上低下した患者で6.22と，平均動脈圧低下が大きいほど

AKIの発生率が増加していた[11]．また，高血圧治療で頻繁に観察される起立性低血圧（OH）と有害事象の関連については，「厳格」降圧群においてOHはAKIやCVDイベント，転倒，失神のリスクと関連しておらず，無症状のOHは積極的な降圧を避けるべき明確な禁忌にはならないとの結果であった[12]．このように，CKD発症予防の観点からの降圧目標値に関しては，現時点でエビデンスに基づいた推奨は難しく，今後のさらなる検討が望まれる．

自動診察室血圧のみならず，家庭血圧や24時間自由行動下血圧測定（ABPM），夜間睡眠時血圧も重要であり，それらの血圧測定による高血圧の診断はCKD発症抑制のために有用である．家庭血圧のみ高値である仮面高血圧に関する前向きコホート研究では，ABPMにより診断された仮面高血圧患者の中央値8年の観察期間におけるCKD（eGFR＜60 mL/分/1.73 $m^2$）発症のORが2.2であり，正常血圧者に比べて有意にリスクが高かった[13]．正常血圧者における血圧変動に関する前向きコホート研究もある．正常血圧かつ腎機能正常の健常人において，収縮期血圧140 mmHgの高血圧閾値に到達せずとも，収縮期血圧が経時的に上昇した群において，収縮期血圧が有意に変化しなかった群や低下した群と比較してCKD（eGFR＜60 mL/分/1.73 $m^2$）の発症リスクが有意に増加したことが報告されており，平均血圧の上昇そのものがCKD発症に関与することが示唆された[14]．これらの研究では，評価項目のCKDの定義は統一されておらず，蛋白尿の有無にかかわらずeGFR＜60 mL/分/1.73 $m^2$のみをCKDとしているものも含まれている点には留意しなければならない．

高血圧患者において血圧管理がCKD発症を抑制することは，複数の観察研究で支持する結果が得られた．一方で，現時点で主要な評価項目としてCKD発症率を検討した高血圧に対する介入試験は乏しく，高血圧治療ガイドライン2019[b]で推奨されている，一般的な降圧目標値を参考に食事療法，運動療法を含めた血圧管理を行うことが望まれる．具体的には，年齢や病態に応じて診察室血圧130/80 mmHg，もしくは140/90 mmHgが降圧目標値として設定されている．

### 参考文献


a. 日本腎臓学会編．エビデンスに基づくCKD診療ガイドライン2018，東京医学社，2018. https://cdn.jsn.or.jp/data/CKD2018.pdf　2022.10.25アクセス

b. 日本高血圧学会高血圧治療ガイドライン作成委員会編．高血圧治療ガイドライン2019，日本高血圧学会，2019.


### 引用文献


1. Yano Y, et al. J Hypertens 2014；32：2371–7.
2. Hirayama A, et al. Am J Hypertens 2015；28：1150–6.
3. Lohr JW, et al. J Am Soc Hypertens 2015；9：29–37.
4. Inker LA, et al. Clin J Am Soc Nephrol 2015；10：1575–84.
5. UK Prospective Diabetes Study Group. BMJ 1998；317：703–13.
6. Tozawa M, et al. Hypertension 2003；41：1341–5.
7. Lee CJ, et al. Hypertension 2018；72：1285–93.
8. Maeda T, et al. J Hum Hypertens 2019；33：873–8.
9. Berkowitz SA, et al. J Am Coll Cardiol 2018；72：1214–23.
10. SPRINT Research Group. N Engl J Med 2021；384：1921–30.
11. Magriço R, et al. Clin J Am Soc Nephrol 2018；13：73–80.
12. Juraschek SP, et al. Hypertension 2020；75：660–7.
13. Mwasongwe S, et al. J Hypertens 2018；36：1524–32.
14. Joo YS, et al. J Am Soc Nephrol 2020；31：2133–44.


＊＊＊

# 2-2 CQ 高血圧を伴うCKD患者に診察室血圧130/80 mmHg未満への降圧療法は推奨されるか？



【推 奨】

**〈CKDステージG1，G2〉**

糖尿病(DM)合併：130/80 mmHg未満を推奨する【1B】.

DM非合併：蛋白尿区分A1は140/90 mmHg未満を推奨する【1A】.

DM非合併：蛋白尿区分A2，A3は130/80 mmHg未満を推奨する【1C】.

**〈CKDステージG3〜G5〉**

DM合併：130/80 mmHg未満を提案する【2C】.

DM非合併：蛋白尿区分A1は140/90 mmHg未満(130/80 mmHg未満への降圧は益と害のバランスを考慮し個別に判断する)を提案する【2C】.

DM非合併：蛋白尿区分A2，A3は130/80 mmHg未満を提案する【2C】.

いずれの場合も，降圧強化に伴う低血圧やめまいなどに注意して適切な降圧管理を行うことを提案する【2C】.

【解 説】

### 1. DM合併CKDステージG1，G2

対応するRCTは2編[1,2]あり，降圧目標として130/80 mmHg未満を支持する.

ACCORD試験[1]では，2型糖尿病4,733例(血清Cr値1.5 mg/dL以上および蛋白尿が1 g/日以上の症例は除外)が，収縮期血圧目標値により積極的降圧群(＜120 mmHg)と対照群(＜140 mmHg)にランダムに割り当てられた．対照群(目標収縮期血圧＜140 mmHg)と比較し，積極的降圧群(＜120 mmHg)では，冠動脈疾患発症抑制効果は認められなかったが，脳血管障害およびアルブミン尿が有意に減少した．一方で，積極的降圧群では，eGFRの低下が認められた．J-DOIT3試験[2]では，2型糖尿病2,542例において，血糖，血圧，脂質を厳格にコントロールした強化治療群(到達血圧123/71 mmHg)で，対照群(到達血圧129/74 mmHg)と比べ，全死亡・冠動脈疾患イベントは有意差を認めなかったが，脳血管障害および糖尿病性腎症の進展が抑制された．わが国におけるRCT(J-Case研究)のサブ解析[3]では，4,553例が対象で，DM合併例1,958例を含んでいたが，130/80 mmHg未満で脳血管障害を含めたCVDの発症が少ないことが報告されている．そのほか，わが国における高血圧症およびDM合併例を対象とした観察研究[4]でもイベント発症前の血圧≧130/80 mmHgと比較し，イベント発症前血圧＜130/80 mmHgの群で有意にCVD発症が抑制された.

13編のRCTを対象としたメタ解析[5]では，収縮期血圧＜130 mmHgで脳血管障害が減少することが明らかになったが，有害事象が増大することも示されており，そのほかの2編[6,7]のメタ解析においても脳血管障害の抑制を認めた.

以上から，130/80 mmHg未満への降圧による冠動脈疾患や末期腎不全進展抑制については明らかでないものの，わが国は欧米と異なり脳血管障害が多く，DMは脳血管障害のリスク因子であることを考慮し，CKDステージG1，G2のDM合併CKDでは，130/80 mmHg未満への降圧を推奨する.

### 2. DM非合併CKDステージG1，G2

わが国の特定健診データを用いた29〜74歳を対象とした141,514例の観察研究[8]では，蛋白尿陽性症例で収縮期血圧≧134 mmHg，蛋白尿陰性症例では≧141 mmHgで有意にCKDステージG3以上へ進展することが示された．また，対象CKDステージは異なる(非DM，GFR 20〜65 mL/分/1.73 m$^2$の1,094

例）が，AASK試験[9]およびその長期コホート研究[10]では，尿蛋白Cr比＞0.22 g/gCrで，厳格降圧群で複合腎アウトカム（血清Cr値の倍化，末期腎不全，死亡）が有意に低下した．11のRCT 9,287例を解析対象としたメタ解析[11]でも，蛋白尿を有する群で積極的降圧により腎イベントを抑制された．さらに，9つのRCT 8,127例を対象としたメタ解析[12]でも積極的降圧群が通常降圧群に比して，尿蛋白1 g/日以上の患者において腎機能低下リスク抑制に効果がある傾向が認められた．

以上から，CKDステージG1，G2のDM非合併CKDでは，蛋白尿区分A1の症例は140/90 mmHg未満，蛋白尿区分A2，A3の症例は130/80 mmHg未満を推奨する．

### 3. DM合併CKDステージG3～G5

対応するRCTやメタ解析はなく，降圧目標として130/80 mmHg未満を支持する結果は得られていないが，RCTのサブ解析やコホート研究においてはCVDおよび末期腎不全抑制効果がみられている．日本，香港の2型糖尿病566例が解析の対象となったORIENT試験のpost hoc解析（尿アルブミン/Cr比＞300 mg/ g Crおよび血清Cr値が女性1.0～2.5 mg/dL，男性1.2～2.5 mg/dLの患者）[13]では，収縮期血圧≦130 mmHgの群と比べ，≧131 mmHgの群では腎イベントが増加することが報告され，CKDステージG4，G5でDM合併例が61.4％の症例を対象としたCRIC研究[14]では，120/80 mmHg未満で有意にCVDが抑制され，平均eGFR 45.0でDM合併例が48.4％の症例を対象とした別の研究[15]では，DMの有無にかかわらず収縮期血圧≧130 mmHgの群で末期腎不全およびeGFR 50％低下からなる腎アウトカムの増加と関連していた．一方，IDNT試験のサブ解析（血清Cr値が女性1.0～3.0 mg/dL，男性1.2～3.0 mg/dLの患者）[16]では，収縮期血圧121 mmHgまでの降圧でCVD抑制効果を認めたものの，さらなる降圧ではCVDがむしろ増大した．さらに台湾の2,131例のCKDステージG3，G4を対象としたコホート研究[17]でも，DM合併例において，収縮期血圧111～120 mmHgと比較し，96～110 mmHgでCVDおよび末期腎不全の有意な増加があり，Jカーブが認められた．

以上から，CKDステージG3～G5のDM合併例でも，130/80 mmHg未満への降圧を提案する．また低血圧やめまいなど，過降圧の徴候には注意して血圧管理を行うことを提案する．

### 4. DM非合併CKDステージG3～G5

降圧目標として130/80 mmHg未満を支持するRCTは2編[9,18]ある．いずれも蛋白尿を伴う症例で末期腎不全抑制効果が示された一方，CVD抑制効果は明らかになっていない．DMや高度蛋白尿（尿蛋白/Cr＞2.5 g/gCr）などが除外された，拡張期血圧95 mmHg以上，GFR 20～65 mL/分/1.73 m$^2$の患者を対象としたAASK試験[9]およびその長期コホート研究[10]では，尿蛋白Cr比＞0.22 g/gCrの群で，積極的降圧により複合腎アウトカム（血清Cr値の倍化，末期腎不全，死亡）の有意な低下が確認された．もう1つのRCTであるMDRD試験（Study 1：GFR 25～55 mL/分/1.73 m$^2$，Study 2：GFR 13～24 mL/分/1.73 m$^2$）[18]およびそのサブ解析[19]や長期コホート研究[20]から，蛋白尿が1 g/日以上の症例では，平均血圧≦107 mmHg（140/90 mmHg相当）よりも，≦92 mmHg（125/75 mmHg相当）でGFR低下速度が抑制され，末期腎不全への進展が抑制された．一方，前述のメタ解析[15]の結果においても蛋白尿を有する群で積極的降圧により腎イベントが抑制されることが示された．CKDにおける積極的脂質低下療法の有効性を検討したSHARP試験の追加解析[21]では，CVDの既往がない症例で，収縮期血圧＜130 mmHgへの降圧がCVD抑制につながることが示された．さらに，SPRINT試験のCKD症例における追加解析[22]では，収縮期血圧＜120 mmHgを目指した厳格降圧療法（到達血圧123.3/66.9 mmHg）が有意に全死亡を抑制し，CVD死亡も抑制する傾向がみられた．一方，eGFR別に解析されたpost hoc解析の報告[23]では，eGFR＜45のCKD患者では積極的降圧群においてCVD複合アウトカム減少の効果は少なくなり，AKIなどの有害事象が増えるとも報告されている．しかしながら，SPRINT試験のCKD発症患者における症例対照研究[24]では，厳格降圧療法において腎障害バイオマーカーの上昇はなく，むしろ低下傾向であり腎障害ではなく，腎血流変化を反映している可能性があることが報告されている．eGFR 0～60 mL/分/1.73 $m^2$もしくは蛋白尿を有する高血圧患者3,230例を対象としたCSPPTのサブ解析[25]があり，CKDステージG3もしくは尿蛋白を有する症例で，血圧<130/80 mmHg未満に管理することで，血圧135～140/80～90 mmHgの群と比較して初発脳卒中リスクが低減することが示された．これらの結果から，中等度CKD患者ならば，積極的降圧によるCVD発症抑制効果を期待できる．わが国における多施設前向きコホート研究であるeGFR 10～59 mL/分/1.73 $m^2$を対象としたCKD-JAC研究[26]では，収縮期血圧≧140 mmHgの群と比し，<140 mmHgの群で，RRT開始もしくはeGFR 50%低下からなる腎イベントが有意に抑制されることが報告されている．また，降圧下限値に関しての報告は非常に少ないが，わが国における前向きコホート研究であるGON-RYO研究[27]では，110/70 mmHg未満で脳血管障害を含むCVDやRRT導入前の死亡が増加している．

以上から，蛋白尿区分A1では140/90 mmHg未満を，蛋白尿区分A2，A3では130/80 mmHg未満を降圧目標として提案する．またCKD診療ガイドライン2018では，「収縮期血圧110 mmHg未満へ降圧しないよう提案する」とされていたが，110 mmHg未満という下限値についてのエビデンスは少ないため，今回本提案は採用しないこととした．一方，低血圧やめまいなど，過降圧の徴候には注意して血圧管理を行うことを提案する．

### 5. 血圧測定法について

KDIGO Clinical Practice Guideline 2021から非透析CKD患者の血圧管理に関してアップデートが公表された[28,29]．そのなかでは，「標準化された血圧測定法で，収縮期血圧<120 mmHgを提案する」と記載された．SPRINT試験で用いられているAOBPは，患者が医療機関内の医療従事者がいない1人静かな環境下(unattended)または医療従事者が部屋にいる環境下(attended)で，自動的に3回続けて血圧を測定するようにプログラムされた自動血圧計を用いて測定した血圧値である．KDIGOガイドラインでは，AOBP測定をunattendedおよびattendedの順序を無作為化した研究に限定した解析では，その差は著しく小さいと解説されている[28]．わが国ではAOBPは場所の確保などの問題もあり，ほとんど普及しておらず，家庭血圧測定が高血圧治療ガイド

**表1　CKD患者への降圧目標(診察室血圧)と推奨度**

| ステージ | | | 75歳未満 | 75歳以上 |
|---|---|---|---|---|
| G1，G2 | 糖尿病(－) | 蛋白尿(－) | 140/90 mmHg 未満【1A】 | 150/90 mmHg 未満【2C】注2 |
| | | 蛋白尿(＋) | 130/80 mmHg 未満【1C】 | |
| | 糖尿病(＋) | | 130/80 mmHg 未満【1B】 | |
| ステージ | | | 75歳未満 | 75歳以上 |
| G3～G5 | 糖尿病(－) | 蛋白尿(－) | 140/90 mmHg 未満【2C】注1 | 150/90 mmHg 未満【2C】注2 |
| | | 蛋白尿(＋) | 130/80 mmHg 未満【2C】 | |
| | 糖尿病(＋) | | 130/80 mmHg 未満【2C】 | |

・75歳未満では，CKDステージを問わず，糖尿病および蛋白尿の有無により降圧基準を定めたが，CKDステージにより推奨度が異なる
・蛋白尿(－)：尿蛋白/Cr比0.15 g/gCr未満，または尿アルブミン/Cr比30 mg/gCr未満(A1区分)
・蛋白尿(＋)：尿蛋白/Cr比0.15 g/gCr以上，または尿アルブミン/Cr比30 mg/gCr以上(A2，A3区分)

注1：診察室血圧130/80 mmHg未満への降圧は益と害のバランスを考慮し個別に判断する
注2：脳，心臓，腎臓などの虚血症状，AKI，電解質異常，低血圧関連症状(立ちくらみ・めまい)などの有害事象がなく，忍容性があると判断されれば，診察室血圧140/90 mmHg未満に血圧を維持することを推奨する
いずれの場合も，降圧強化に伴う低血圧やめまいなどに注意して適切な降圧管理を行うことを提案する．

ライン2019でも推奨されている[a]．日本高血圧学会の日本版SPRINT研究検討ワーキンググループから，家庭血圧，AOBP，および通常実施されている方法による診察室血圧値との比較(COSAC研究)が報告されており[30]，AOBPと家庭血圧は全体の平均値が近似しているものの，互いの値がかなり異なっており，特に収縮期血圧では相関係数(r値)が0.1未満であることから，家庭血圧からAOBPを，反対にAOBPから家庭血圧を推定することはほぼ不可能であると考えられた．また，通常実施されている方法により測定された診察室血圧とAOBPの値は，相関が比較的高かった(r値0.73以上)が，通常の診察室血圧は，AOBPに比べて平均で11/4 mmHg高い値(女性では男性より差がさらに3 mmHgほど広がる)になることが示された．そのほかにも，AOBPに比して非AOBPでの診察室血圧が高めになる報告[31, 32]がなされている．以上のことから，わが国の日常診療に適応できるかは今後も慎重な検討が必要と考えられる．また，本ガイドラインの対象患者はCKD症例であり，CKDに当てはまらない症例に関してはわが国のほかの各種ガイドラインを参照されたい．本CQの推奨を表1にまとめた．

## 参考文献

a. 日本高血圧学会高血圧治療ガイドライン作成委員会編．高血圧治療ガイドライン2019．日本高血圧学会．2019.

## 引用文献

1. ACCORD Study Group. N Engl J Med 2010；362：1575–85.
2. Ueki K, et al. Lancet Diabetes Endocrinol 2017；5：951–64.
3. Ogihara T, et al. Hypertens Res 2009；32：248–54.
4. Kawamori R, et al. Diabetes Res Clin Pract 2009；83：241–8.
5. Bangalore S, et al. Circulation 2011；123：2799–810.
6. Emdin CA, et al. JAMA 2015；313：603–15.
7. McBrien K, et al. Arch Intern Med 2012；172：1296–303.
8. Hirayama A, et al. Am J Hypertens 2015；28：1150–6.
9. Wright JT Jr, et al. JAMA 2002；288：2421–31.
10. Appel LJ, et al. N Engl J Med 2010；363：918–29.
11. Lv J, et al. CMAJ 2013；185：949–57.
12. Tsai WC, et al. JAMA Intern Med 2017；177：792–9.
13. Imai E, et al. Nephrol Dial Transplant 2016；31：447–54.
14. Bansal N, et al. Kidney Int 2016；90：1348–56.
15. Anderson AH, et al. Ann Intern Med 2015；162：258–65.
16. Berl T, et al. J Am Soc Nephrol 2005；16：2170–9.
17. Chiang HP, et al. Am J Hypertens 2014；27：1396–407.
18. Klahr S, et al. N Engl J Med 1994；330：877–84.
19. Peterson JC, et al. Ann Intern Med 1995；123：754–62.
20. Sarnak MJ, et al. Ann Intern Med 2005；142：342–51.
21. Herrington W, et al. Hypertension 2017；69：314–22.
22. Cheung AK, et al. J Am Soc Nephrol 2017；28：2812–23.
23. Obi Y, et al. J Intern Med 2018；283：314–27.
24. Zhang WR, et al. Ann Intern Med 2018；169：610–8.
25. Li Y, et al. Nephrol Dial Transplant 2018；33：409–17.
26. Inaguma D, et al. Clin Exp Nephrol 2017；21：446–56.
27. Yamamoto T, et al. Clin Exp Nephrol 2015；19：878–86.
28. KDIGO Blood Pressure Work Group. Kidney Int 2021；99(3S)：S1–87.
29. Tomson CRV, et al. Ann Intern Med 2021；174：1270–81.
30. Asayama K, et al. Hypertens Res 2019；42：1726–37.
31. Agarwal R. J Am Heart Assoc 2017；6：e004536.
32. Drawz PE, et al. JAMA Intern Med 2020；180：1655–63.

＊＊＊

# 2-3 CQ 高血圧を伴う蛋白尿のないCKD患者にACE阻害薬/ARBは推奨されるか？

【推 奨】 高血圧を伴う蛋白尿のないCKD患者においては，DM合併の有無にかかわらず，ACE阻害薬/ARBがCVDイベントおよび腎予後を改善させるという十分なエビデンスはない【なしC】.

【解 説】

ACE阻害薬とARBは，DM合併の有無やCKDステージにかかわらず末期腎不全進展および全死亡を抑制することが，複数のメタ解析[1,2]とRCT[3～8]で報告されている．一方，DM非合併CKDの蛋白尿区分A1に関するRCTは少なく，CKD診療ガイドライン2018[a]ではALLHAT試験[9]の結果に基づきACE阻害薬/ARB, Ca拮抗薬，利尿薬を横並びで推奨薬とした．今回，高血圧を伴う蛋白尿のないCKD患者（蛋白尿区分A1：尿蛋白/Cr比0.15 g/gCr未満または尿アルブミン/Cr比30 mg/gCr未満）にACE阻害薬/ARBが推奨されるか，新たにSRを行い評価した．アウトカムの設定については，益として①総死亡の減少，②脳心血管イベントの減少，③腎予後（血清Cr値の倍化または末期腎不全）の改善，④微量アルブミン尿への進行抑制，害として⑤AKI発症の増加，⑥過降圧の増加，⑦高カリウム血症の増加，とした．

DM合併の有無にかかわらず蛋白尿区分A1に相当する研究を検索したが，DM合併CKDにおいて蛋白尿のない（蛋白尿区分A1）患者のみを対象とした研究は抽出されなかった．蛋白尿のないDM非合併CKD患者において，ACE阻害薬/ARBのCVDイベント抑制および腎予後について検討したRCTが前者で1つ，後者で2つ抽出されたが，いずれもALLHAT試験，AASK試験のpost hoc解析またはサブ解析であり，CKD診療ガイドライン2018以降の新たなRCTや観察研究は抽出されなかった．ALLHAT試験では蛋白尿に関する記載がなく，厳密には研究対象が「蛋白尿のないCKD患者」とはいえず，非直接性に問題があるが，CKD診療ガイドライン2018にて「蛋白尿のない患者を対象とした研究」として扱われているため，今回も同様に扱った．CVDイベント抑制についてはALLHAT試験のpost hoc解析[10]にて，eGFR 60 mL/分/1.73 m$^2$未満のDM非合併高血圧患者を対象に，ACE阻害薬（リシノプリル）とCa拮抗薬（アムロジピン）またはサイアザイド系利尿薬（クロルタリドン）を比較しているが，CVDイベント発症率においてACE阻害薬の優位性は示されなかった（RR 1.098, 95%CI 0.992～1.214）．また同試験では，腎予後（50%以上のGFR低下または末期腎不全の複合）についても検討しているが，同じくACE阻害薬の優位性は示されなかった（RR 1.013, 95%CI 0.724～1.418）[11]．高血圧性腎硬化症患者を対象にしたAASK試験のサブ解析[12]では，ACE阻害薬（リシノプリル）とCa拮抗薬（アムロジピン）を比較し，腎予後（50%以上のGFR低下，25 mL/分/1.73 m$^2$以上のGFR低下，末期腎不全および全死亡の複合）を検証しているが，やはり，ACE阻害薬の優位性は示されなかった（RR 1.56, 95%CI 0.861～2.824）．また両試験を統合し，エビデンス総体として扱った場合，対照群と比較してACE阻害薬で有意に腎予後が悪化した（4.5% vs. 6.4%, RR 1.42, 95%CI 1.086～1.846）．なお，アウトカムとしてAKI発症，過降圧，高カリウム血症の有害事象につき評価できる研究は抽出されなかった．

微量アルブミン尿あるいは蛋白尿のあるDM合併CKD患者におけるACE阻害薬/ARBの腎保護に関するエビデンスは豊富に存在し，腎不全進行抑制に関する有効性・優位性が示されているが，一方で，蛋白尿のないCKD患者においては，DM合併の有無にかかわらず，ACE阻害薬/ARBの優位性を示すエビデンスが十分ではなく「推奨なし」とした．また，蛋白尿のないDM非合併CKD患者において，ACE阻害薬/ARBを使用する際には腎予後を悪化させる可能性に十分注意する必要がある．

**表2　CKD患者への推奨降圧薬**

| | | 75歳未満 | | 75歳以上 |
|---|---|---|---|---|
| CKDステージ | 蛋白尿（＋） | | 蛋白尿（－） | |
| G1～G3 | 第1選択薬 | ACE阻害薬，ARB | ACE阻害薬，ARB，Ca拮抗薬，サイアザイド系利尿薬（体液貯留）から選択 | 75歳未満と同様 |
| | 第2選択薬（併用薬） | Ca拮抗薬（CVDハイリスク）<br>サイアザイド系利尿薬（体液貯留） | | |
| G4，G5 | 第1選択薬 | ACE阻害薬，ARB | ACE阻害薬，ARB，Ca拮抗薬，長時間作用型ループ利尿薬（体液貯留）から選択 | Ca拮抗薬 |
| | 第2選択薬（併用薬） | Ca拮抗薬（CVDハイリスク）<br>長時間作用型ループ利尿薬（体液貯留） | | |

蛋白尿（－）：尿蛋白/Cr比 0.15 g/gCr未満，または尿アルブミン/Cr比 30 mg/gCr未満（A1区分）
蛋白尿（＋）：尿蛋白/Cr比 0.15 g/gCr以上，または尿アルブミン/Cr比 30 mg/gCr以上（A2，3区分）

・降圧薬の選択は，DMの有無にかかわらず，蛋白尿の有無を参考に検討する
・蛋白尿（＋）の第3選択薬（2剤目の選択薬）として，利尿薬またはCa拮抗薬を考慮する
・蛋白尿（－）の第2選択薬は，ACE阻害薬とARBの併用を除く2剤または3剤を組み合わせる
・CKDステージG4，G5でのACE阻害薬，ARB投与は少量から開始し，腎機能悪化や高カリウム血症などの副作用出現時は，速やかな減量・中止またはCa拮抗薬への変更を推奨する
・75歳以上のCKDステージG4，G5でCa拮抗薬のみで降圧不十分な場合は，副作用に十分注意しながらACE阻害薬，ARB，利尿薬を併用する（本ガイドライン第13章を参照）
・経過に伴って推奨降圧薬が変わる場合には主治医の判断で個別に対応する

（参考文献a，改変）

### CKD患者への推奨降圧薬

前述のように，微量アルブミン尿あるいは蛋白尿のあるDM合併CKDにおけるACE阻害薬/ARBの腎保護に関するエビデンスは多く，またDM非合併CKDにおいても微量アルブミン尿または蛋白尿を示す場合には，ACE阻害薬/ARBの有効性・優位性が示されている[a～c]ことから，それらについては従来通り，ACE阻害薬/ARBを第1選択として推奨する．一方で，DM合併の有無にかかわらず，蛋白尿のないCKD患者においてはCa拮抗薬や利尿薬に対してACE阻害薬/ARBの優位性を示すエビデンスが現段階では十分ではなく，患者状況に応じて，適切な降圧薬を選択し血圧管理することを推奨する．ACE阻害薬/ARBはいずれの病態においても第1選択となり得るが，CKDステージG4，G5や75歳以上の高齢者においては，開始直後や脱水・腎虚血が想定される状況，利尿薬やNSAIDsとの併用時には，腎機能悪化や高カリウム血症を助長する可能性があるため，十分な経過観察とともに，これらの出現時には速やかな減量・中止を検討する．MRAとARNIについては，CKD患者における降圧薬としても期待されるが，現段階ではエビデンスが十分ではなく今後の課題である．

本CQにおけるSRおよび，高血圧治療ガイドライン2019[b]，KDIGO 2021[c]の各ガイドラインにおける該当記述も踏まえ，CKD患者における推奨降圧薬としては，CKD診療ガイドライン2018 第4章CQ4-表2を踏襲しつつ若干の修正を加え，DM合併の有無にかかわらず，尿蛋白の有無を参考に降圧薬の選択を検討することとした（表2）[a]．高齢者（75歳以上）における推奨降圧薬については，本ガイドラインの第13章も参照されたい．

### 参考文献


a. 日本腎臓学会編．エビデンスに基づくCKD診療ガイドライン2018．東京医学社，2018．https://cdn.jsn.or.jp/data/CKD2018.pdf　2022.10.25アクセス
b. 日本高血圧学会高血圧治療ガイドライン作成委員会編．高血圧治療ガイドライン2019．日本高血圧学会，2019．
c. KDIGO Blood Pressure Work Group. Kidney Int 2021；99(3S)：S1–87.


### 引用文献


1. Xie X, et al. Am J Kidney Dis 2016；67：728–41.

2. Nistor I, et al. Nephrol Dial Transplant 2018；33：12–22.
3. Brenner BM, et al. N Engl J Med 2001；345：861–9.
4. Kurokawa K, et al. Clin Exp Nephrol 2006；10：193–200.
5. Lewis EJ, et al. N Engl J Med 2001；345：851–60.
6. Kent DM, et al. J Am Soc Nephrol 2007；18：1959–65.
7. Hou FF, et al. N Engl J Med 2006；354：131–40.
8. Hsu TW, et al. JAMA Intern Med 2014；174：347–54.
9. ALLHAT Officers and Coordinators for the ALLHAT Collaborative Research Group. JAMA 2002；288：2981–97.
10. Rahman M, et al. Ann Intern Med 2006；144：172–80.
11. Rahman M, et al. Arch Intern Med 2005；165：936–46.
12. Agodoa LY, et al. JAMA 2001；285：2719–28.

＊＊＊

# 2-4 CQ 心不全を合併するCKD患者に推奨される治療薬剤は何か？

【推奨】 CKDステージや薬剤の種類により推奨される治療薬のエビデンスの強さが異なるため，リスク，ベネフィットを勘案してその使用を検討することを推奨する(推奨クラス・エビデンスレベルは表3を参照).

【解 説】

CKDではCVDが重要な死亡原因であり，そのなかでも心不全が最も多いCVDであることが報告されている．なお，CKD診療ガイドライン2018[a]では，高血圧を合併するCKD患者において，さらに各CVDを合併した場合の降圧薬について述べられていたが，前述のように近年，心不全治療が劇的に変化してきており，治療薬が次々に登場してきているため，特に心不全治療薬について述べることとする．これらの薬剤に関して多くのエビデンスが出されており，CKDステージG3までの患者は，ほとんどのstudyに含まれている．一方，進行したCKDステージで心不全を有する患者は予後不良であることが知られており，診療ガイドラインに基づく標準的治療(GDMT)を受ける割合も低く，エビデンスは不十分である．したがって，CKDステージG3までの患者の治療に関しては日本循環器学会のガイドライン[b]に準拠することとし，CKDステージG4，G5における心不全治療薬のエビデンスについて文献検索を行い，検討した(表3)．なお，HFpEFに関しては，循環器領域において有用なエビデンスが示されたものはほとんどなく，ここではHFrEFを対象とした解説を行うこととした．

**表3　CKDステージG4，G5における心不全治療薬の推奨クラスおよびエビデンスレベル**

| | CKDステージG4，G5 | |
|---|---|---|
| | 推奨クラス | エビデンスレベル |
| ACE阻害薬/ARB | 2 | C |
| β遮断薬 | 2 | B |
| MRA | なし | C |
| SGLT2阻害薬 | 2 | C |
| ARNI | 2 | C |
| イバブラジン | なし | D |

## 1. ACE阻害薬/ARB：【2C】

CKDステージG4，G5においても生命予後の観点から，ACE阻害薬もしくはARBの使用を提案するが，これらの薬剤の投与による腎機能低下や高カリウム血症などの有害事象に十分留意する必要があると考える．

心不全を合併したCKDステージG4，G5の患者を対象としたACE阻害薬またはARBを用いたRCTは存在せず，報告は観察研究に限られていた．GFRでの腎機能の評価はされていなかったが，血清Cr値＞3 mg/dLで虚血性心疾患を有するHFrEF患者において，ACE阻害薬投与群で死亡は有意に低下を認めた(HR 0.63，95％CI 0.48～0.84)と報告されていた[1]．また，CKDステージG4，G5に該当するHFrEF患者において，ACE阻害薬かARBのいずれかの使用，または，その併用による全死亡に対する効果をみた研究は3つ存在し，うち1つでは有意に死亡リスクの低下を認め(HR 0.76，95％CI 0.67～0.86)[2]，もう1つでは低下傾向にあったが(HR 0.76，95％CI 0.550～1.050)[3]，残りの1つでは有効性は認めなかった[4]．全死亡と心不全入院の複合，CVD死亡についても検討がなされているが，これらに関して有効性は認められなかった[3,4]．また，HFrEF患者におけるRA系阻害薬の腎保護効果に関する有用なエビデンスは存在しなかった．

## 2. β遮断薬：【2B】

CKDステージG4, G5を対象としたRCTは存在しないものの，ほかのCKDステージの患者と同様に，

β遮断薬は生命予後の改善やCVDイベントを減らす可能性があると考えられる．

ただし，心不全の生命予後に関してエビデンスのあるβ遮断薬はカルベジロール，ビソプロロール，メトプロロールの3種類の薬剤のみであることに注意すべきである．なお，ビソプロロールは消失経路として，肝代謝，腎排泄ともに重要であり，腎機能高度低下例では使用量に注意を払う必要がある．また，海外での臨床試験におけるメトプロロールはコハク酸メトプロロールであるが，わが国で使用できるものはメトプロロール酒石酸塩である．

心不全を合併したCKDステージG4，G5の患者を対象とした，β遮断薬を用いたRCTやメタアナリシス解析は存在しなかった．主要なRCTのサブ解析やそれらを含むメタアナリシスでCKDステージG4, G5の患者が解析に含まれていたものが3つ存在したが，全体に占めるその割合が非常に少なく，CKDステージG1～G3，透析患者のみならず非CKD患者も含んで解析が行われていた[5~7]．これらの研究では，すべての患者で解析すると全死亡やCVD死亡はβ遮断薬使用群で有意に低下するという結果であったが，このうち1つの研究では，CKDステージG4 197名，G5 1名を含むHFrEF患者1,116名のeGFR＜45 mL/分/1.73 m$^2$の群での解析が行われており，β遮断薬の使用の有無により，全死亡，CVD死亡に関して有意な効果は認められないという結果であった[5]．ただし，患者数がかなり少ないことや，ほとんどがCKDステージG4であることから，この結果からはCKDステージG4，G5におけるβ遮断薬の有用性は判断できないと考えられた．また，拡張型心筋症でHFrEFを合併する透析患者におけるRCTが1つ存在し，この研究結果では，β遮断薬の投与は総死亡(HR 0.51，95%CI 0.32～0.82)，入院(HR 0.44，95%CI 0.25～0.77)，CVD死亡(HR 0.32，95%CI 0.18～0.57)を有意に減少させた[8]．また，心不全を合併したCKDステージG4，G5の患者を対象としたコホート研究は3つ存在した[9~11]．1つの研究[9]では，そのほとんどがHFrEFと考えられ，Ccr＜30 mL/分をカットオフに腎機能別に分析されていたが，この群には全6,427名のうちの466名しかこれらの患者が含まれておらず，β遮断薬の使用は全死亡に影響を与えないという結果であった．また，高齢CKD患者を対象とした研究[10]では，eGFR＜30 mL/分/1.73 m$^2$の群(β遮断薬使用358名，β遮断薬非使用358名)で，β遮断薬の使用は有意に死亡を減少させるという結果であった(HR 0.55，95%CI 0.41～0.73)．ただし，この研究ではHFrEF，HFpEFの詳細は不明であった．さらに別の大規模コホート研究[11]ではeGFR＜30 mL/分/1.73 m$^2$の患者において，β遮断薬の使用は，全死亡(HR 0.85，95%CI 0.75～0.96)，CVD死亡(HR 0.81，95%CI 0.71～0.93)を有意に減少させていた．また，いずれのβ遮断薬に関しても，HFrEF患者における腎保護効果に関する有用なエビデンスは存在しなかった．

### 3. MRA【なしC】

現状の有益性のエビデンスと高カリウム血症などのリスクを勘案すると，CKDステージG4，G5ではMRAの使用の有益性は現在のところ明らかではない．

心不全を合併したCKDステージG4，G5の患者を対象としたMRAを用いたRCTやメタアナリシス解析は存在しなかった．CKDステージG5の患者のみを対象としたpropensity scoreを用いたコホート研究[12]が存在したが，この結果ではMRA使用群において，全死亡(HR 1.35，95%CI 1.24～1.46)および心不全入院(HR 1.35，95%CI 1.08～1.67)が有意に増加しており，CVD死亡(HR 0.97, 95%CI 0.68～1.37)に関しては有意差がないという結果であった．ただし，この研究のHFrEF, HFpEFの割合は不明であった．また，HFrEFを対象とした，CKDステージG4, G5を含むeGFR＜45 mL/分/1.73 m$^2$の群で解析されたコホート研究[13]の結果では，MRAにより，全死亡，心不全再入院は減少しないという結果であった．また，別のコホート研究[14]では，CKDステージG4, G5でサブグループ解析されているが，この群では，MRAの使用は生存率を改善させないという結果であった．なお，この研究には一部，HFpEFが含まれていた．一方，心不全患者を対象とした研究ではないが，2型糖尿病とCKDを合併した患者を対象としたMRAを用いた2つのRCT（FIDELIO-DKD，FIGARO-DKD）の統合解析（FIDELITY）が行われている．この研究には，CKDステージG4を含んだeGFR＜45 mL/分/1.73 $m^2$の患者が33.7％含まれていたが，心不全入院を有意に減少させることが報告されている（HR 0.78，95％CI 0.66～0.92）[15]．また，透析患者では，MRAの使用により総死亡，CVD死亡が減少するというメタアナリシスの結果が示されている[16]．

臨床的には，特にCKDステージG4，G5ではMRAの使用による高カリウム血症と腎機能への影響が，問題となってくることである．CKDではMRAの使用が高カリウム血症の発現を有意に増加させるという報告[17,18]も出されている．腎機能に関しては，影響を与えなかったという報告[19,20]や，悪化させたという報告[21,22]があり，前述の2型糖尿病とCKDを合併した患者を対象としたMRAを用いたRCTの統合解析では，CKDステージG4まででは腎保護効果が示されている[15]．したがって，CKD患者に対するMRAの使用に関しては益と害のバランスを考慮し，慎重な判断が必要である．

#### 4. SGLT2阻害薬【2C】

CKDステージG4，G5におけるSGLT2阻害薬のHFrEFに対する効果は現時点ではeGFR 20～30 mL/分/1.73 $m^2$のエビデンスにとどまり，それ以上に進行したCKD患者におけるエビデンスは乏しいが，CKDステージG4までの患者であれば使用開始する意義はあると考えられる．

SGLT2阻害薬は，DMの有無にかかわらずHFrEFに対するその有益な効果が示されており，これまでに行われたCKD合併のHFrEFを対象としたRCTは2つ存在した．このうちの1つであるDAPA-HF試験では，SGLT2阻害薬が心不全悪化またはCVD死亡のHRを有意に低下させたが（HR 0.74，95％CI 0.65～0.85）[23]，本研究の対象患者のうちeGFR＜60 mL/分/1.73 $m^2$の患者は40.6％で，eGFR＜30 mL/分/1.73 $m^2$の患者は対象から除外されていた．また，もう1つの研究であるEMPEROR-Reduced試験においても，SGLT2阻害薬がCVD死亡または心不全入院を有意に低下させることが示されたが（HR 0.75，95％CI 0.65～0.86）[24]，本研究の対象患者のうちeGFR＜60 mL/分/1.73 $m^2$の患者は48％と比較的多いものの，eGFR 20 mL/分/1.73 $m^2$までの患者であった．これはCKDステージG4までの患者での結果となるが，このRCTサブ解析において，SGLT2阻害薬の効果はベースラインの腎機能による影響は受けなかったことが示されている[25]．

また，これらのサブ解析の結果から，CKDステージG3までに関しては腎予後を改善する可能性が考えられるが[25,26]，CKDステージG4，G5に関してはエビデンスがなく，HFrEFを合併したCKDステージG4，G5の患者では，腎予後を改善させるかどうかは不明である．

#### 5. ARNI【2C】

CKDステージG4，G5でのエビデンスは限定的ではあるものの，ARNIの一般の心不全患者におけるエビデンスは大規模RCTで示されており，降圧薬としての観点からも使用を考慮してよいと考える．

大規模RCTであるPARADIGM-HF[27]によって，HFrEF患者におけるその有用性が証明され，各国の心不全のガイドラインでARNIの積極的な使用が推奨されている．しかしながら，本薬剤を使用した，CKDにおける心不全への有用性を検証したRCTは存在しなかった．検索したところ，ARNI使用の有無による，CVD死亡および心不全入院を調べた前向きコホート研究が1つ存在した[28]．この研究では932名のHFrEF患者が含まれており，ARNIを使用し，適格と判断された患者466名と，ARNIを使用されていない連続したHFrEF患者466名がエントリーされていた．このうち102名（10.9％）がeGFR＜30 mL/分/1.73 $m^2$の患者であった．本研究においてもARNIの各イベントに対する有用性が示されたが，本研究ではCKDステージに分けた解析もなされており，CKDステージG4，G5の患者においてもCVD死亡または心不全入院を有意に減少させていた（HR 0.72，95％

CI 0.52～0.99)．また，透析患者を対象とした観察研究にはなるが，ARNIの投与により，心筋障害マーカーの低下，心臓超音波検査パラメーターの改善が認められたという報告もある[29]．さらに最近のメタアナリシスでは，CKDステージG4，G5に関してはわからないが，ARNIの腎保護作用の可能性に関しても報告されている[30]．ただし，ARNI投与による腎機能低下や高カリウム血症など，有害事象に十分留意する必要があると考える．

### 6．イバブラジン【なしD】

CKDステージG4，G5の心不全患者においてはイバブラジンの有用性は不明である．

心不全患者における，本薬剤の有用性を検証した研究としては，大規模RCTであるSHIFT試験[31]がある．この研究は，心臓に対して陰性変力作用をもたない薬剤であるイバブラジンを用いて，心拍数コントロールを行い，イベントを減少させることができるかを検証した研究である．その結果，イバブラジンによる脈拍数低下はプライマリーエンドポイントである「CVD死亡および心不全入院」のみならず，総死亡，CVD死亡を有意に減少させることが示された．サブ解析の結果，eGFR＜60 mL/分/1.73 $m^2$の患者においてもイバブラジンの臨床的効果は示されているが[32]，本研究では重度の腎疾患をもつ患者は除外となっており，また，研究参加者の平均eGFRが70～75 mL/分/1.73 $m^2$程度であることからも，CKDステージG4，5の患者は含まれていないと考えられた．なお，イバブラジンの消失経路は80％が肝臓でのCYP3Aによるものであり，20％が腎臓からの排泄とされているため，腎不全患者でも使用は可能である．

## 参考文献

a.　日本腎臓学会編．エビデンスに基づくCKD診療ガイドライン2018，東京医学社，2018. https://cdn.jsn.or.jp/data/CKD2018.pdf　2022.10.25アクセス

b.　日本循環器学会，他編．急性・慢性心不全診療ガイドライン(2017年改訂版)，2018. https://www.j-circ.or.jp/cms/wp-content/uploads/2017/06/JCS2017_tsutsui_h.pdf　2023.5.8アクセス

## 引用文献

1. Frances CD, et al. Arch Intern Med 2000；160：2645–50.
2. Edner M, et al. Eur Heart J 2015；36：2318–26.
3. Jang SY, et al. Int J Cardiol 2018；266：180–6.
4. Higuchi S, et al. Eur J Intern Med 2019；62：58–66.
5. Wali RK, et al. Circ Heart Fail 2011；4：18–26.
6. Badve SV, et al. J Am Coll Cardiol 2011；58：1152–61.
7. Lunney M, et al. Cochrane Database Syst Rev 2020；2：CD012466.
8. Cice G, et al. J Am Coll Cardiol 2003；41：1438–44.
9. Ezekowitz J, et al. J Am Coll Cardiol 2004；44：1587–92.
10. Molnar AO, et al. Nephrol Dial Transplant 2020；35：782–9.
11. Fu EL, et al. Circ Heart Fail 2020；13：e007180.
12. Tseng WC, et al. Int J Cardiol 2017；238：72–8.
13. Inampudi C, et al. Am J Cardiol 2014；114：79–82.
14. Oh J, et al. Am Heart J 2015；169：713–20.e3.
15. Agarwal R, et al. Eur Heart J 2022；43：474–84.
16. Chen KT, et al. Clin J Am Soc Nephrol 2021；16：916–25.
17. Yang CT, et al. J Clin Med 2018；7：459.
18. Bolignano D, et al. Cochrane Database Syst Rev 2014；29；CD007004.
19. Butler J, et al. JAMA Cardiol 2017；2：950–8.
20. Pitt B, et al. Eur Heart J 2013；34：2453–63.
21. Rossignol P, et al. Circ Heart Fail 2014；7：51–8.
22. Rossignol P, et al. Circulation 2012；125：271–9.
23. McMurray JJV, et al. N Engl J Med 2019；381：1995–2008.
24. Packer M, et al. N Engl J Med 2020；383：1413–24.
25. Zannad F, et al. Circulation 2021；143：310–21.
26. Jhund PS, et al. Circulation 2021；143：298–309.
27. McMurray JJV, et al. N Engl J Med 2014；371：993–1004.
28. Chang HY, et al. J Cardiol 2019；74：372–80.
29. Lee S, et al. ESC Heart Fail 2020；7：1125–9.
30. Barbosa CV, et al. Nephrol Dial Transplant 2022；37：2418–28.
31. Böhm M, et al. Lancet 2010；376：886–94.
32. Voors AA, et al. Eur J Heart Fail 2014；16：426–34.

＊＊＊

# 前文

患者の高齢化を背景に高血圧性腎硬化症を診療する機会は増えており，透析患者の原疾患割合において腎硬化症は第2位である[1]．また，画像診断の進歩に伴い，腎動脈狭窄症を診療する機会も増えている．高血圧性腎硬化症は特徴的な光学顕微鏡所見として，小動脈以上の血管内膜肥厚を伴う[2]．そのため，本章で取り上げた高血圧性腎硬化症と腎動脈狭窄症は密接に関連すると思われる．互いの合併などに注意し，本ガイドラインを参考に診療されたい．

改訂に当たり本章では，CKD診療ガイドライン2018[a]で取り上げた2つのCQについて，改めてSRを行った．すなわち，腎動脈狭窄を伴うCKDでの降圧薬の選択，および動脈硬化性腎動脈狭窄を伴うCKDでの血行再建術についてアップデートしている．また，新たにテキスト解説3-2「高血圧性腎硬化症の診断と治療」を追加した．「腎動脈狭窄症に対する画像検査」については，新規のエビデンスが限られるため，新たにSRを行わずにテキスト解説3-4として取り上げた．なお，高血圧の管理目標については，第2章「高血圧・CVD（心不全）」を参照されたい．

本ガイドラインは，かかりつけ医と腎臓専門医との連携のなかでの活用を想定している．ことに片側性腎動脈狭窄については，治療方針などについて個別の検討を要する例が多いと思われる．必要に応じて，腎臓専門医・専門医療機関への紹介を検討されたい．

## 参考文献

a. 日本腎臓学会編．エビデンスに基づくCKD診療ガイドライン2018．東京医学社，2018. https://cdn.jsn.or.jp/data/CKD2018.pdf　2022.10.20アクセス

## 引用文献

1. 花房規男，他．日透析医学会誌2021；54：611–57.
2. 佐藤　博，他編．糖尿病性腎症と高血圧性腎硬化症の病理診断への手引き，東京医学社，2015.

## 3-1 CQ 腎動脈狭窄を伴うCKDに対する降圧薬として，RA系阻害薬はほかの降圧薬と比べて推奨されるか？

【推 奨】 片側性腎動脈狭窄を伴うCKDに対し，RA系阻害薬はそのほかの降圧薬に比して末期腎不全への進展および死亡リスクを抑制する可能性があり，使用することを提案する【2C】．
ただし，AKI発症のリスクがあるため，少量より開始し血清CrとK値を確認しつつ注意深く用量を調節する必要がある【なしD】．
両側性腎動脈狭窄が疑われる際は原則として使用しない【なしD】．

【解 説】

腎動脈狭窄を伴うCKDに対する降圧薬について，RA系阻害薬の優位性を示したRCTは存在しておらず，観察研究による検証が行われている．それらの観察研究について，総死亡，CVD関連死亡，末期腎不全，CVD，AKI，高カリウム血症をアウトカムと設定したメタ解析を行った．RA系阻害薬と総死亡減少との関連については，観察研究5編中4編で関連を認め，メタ解析でもHR 0.66(95%CI 0.57～0.76)と有意な関連を認めた[1～5]．また，CVD関連死亡の減少との関連を評価した観察研究2編中1編にて関連を認めた[1,6]．末期腎不全の回避との関連を評価した観察研究では，6編中3編で関連を認め，メタ解析でもHR 0.73(95%CI 0.63～0.84)と有意な関連を認めた[1～6]．CVDの減少については，心不全のリスク軽減と関連を認める報告はあるが[5]，メタ解析ではHR 0.90(95%CI 0.77～1.05)と有意差を認めなかった[2,4,5]．今回の検証では，高カリウム血症のリスク増加については示されなかったものの，AKIの発症については1編で有意な関連が指摘されており[5]，RA系阻害薬開始後の腎機能増悪には注意が必要である．なお，転倒・骨折，血圧低下に関して採用した報告はなかった．以上より，観察研究による検証ではあるが，腎動脈狭窄を伴うCKDにおいて，RA系阻害薬はほかの降圧薬と比して死亡，末期腎不全への進展を抑制する可能性があり，使用を提案する．ただし，AKI発症のリスクがあるため少量より開始し，腎機能増悪，高カリウム血症，過降圧の有無を確認しつつ，注意深い用量調整が必要である．

腎動脈狭窄の原因については，動脈硬化性と明記した報告はあるが[1～4,6,7]，線維筋性異形成，大動脈炎症候群，大動脈解離などの他疾患を含めた原因について言及していない報告もあり，各検証における対象者の年齢，性別，血圧，腎機能，狭窄の性状といった情報も限られているため，実臨床においては原疾患を含めた患者背景を考慮し，治療を慎重に検討する必要がある．

片側性，両側性腎動脈狭窄を明確に区別して検証している報告は少なく，前述した対象者の背景も含めて今後の課題である．両側性腎動脈狭窄でのRA系阻害薬の有用性を提示している報告はあるが[4]，ACE阻害薬による腎機能増悪のリスクが高いことも示されており[7]，添付文書上でも両側性腎動脈狭窄のある患者または片腎で腎動脈狭窄のある患者については注意喚起がされている．

「高血圧治療ガイドライン2019」では，両側性腎動脈狭窄に対してRA系阻害薬は原則禁忌とされている[a]．一方で，「2022年改訂版末梢動脈疾患ガイドライン」では，「両側腎動脈狭窄の場合，ACE阻害薬またはARBの使用を考慮してもよい．ただし，腎機能悪化があり得るため監視下で使用する」とされている[b]．本ガイドラインでは，両側性腎動脈狭窄について治療上やむを得ないと判断される場合を除いて，原則として使用しないこととした．

### 参考文献


a. 日本高血圧学会高血圧治療ガイドライン作成委員会編．高血圧治療ガイドライン2019，日本高血圧学会，2019．https://www.jpnsh.jp/data/jsh2019/JSH2019_noprint.pdf　2022.4.7アクセス
b. 日本循環器学会，他．2022年改訂版 末梢動脈疾患ガイ

ドライン，2022. https://www.j-circ.or.jp/cms/wp-content/uploads/2022/03/JCS2022_Azuma.pdf　2023.1.6アクセス

## 引用文献


1. Deshmukh H, et al. Cardiovasc Ther 2018；36：e12474.
2. Vassallo D, et al. BMC Nephrol 2016；17：198.
3. Misra S, et al. J Vasc Interv Radiol 2016；27：1215–24.
4. Chrysochou C, et al. Nephrol Dial Transplant 2012；27：1403–9.
5. Hackam DG, et al. Am Heart J 2008；156：549–55.
6. Losito A, et al. Nephrol Dial Transplant 2005；20：1604–9.
7. van de Ven PJ, et al. Kidney Int 1998；53：986–93.


＊＊＊

## 3-2 高血圧性腎硬化症の診断と治療



【解説要旨】 高血圧性腎硬化症とは，持続した高血圧により生じた腎臓の病変である．一般的に良性腎硬化症のことを指す．臨床的には高血圧歴を有し，血尿を認めず尿蛋白が高度でない，さらに，糖尿病，原発性あるいは二次性の糸球体腎炎の合併を認めない腎機能低下症例を高血圧性腎硬化症として診断することが多い．診断時に高血圧を伴わない場合でも腎生検では腎硬化症を呈することがあり，過去の高血圧の存在，加齢，虚血の影響が想定される．
治療については血圧管理が重要である．腎機能の低下を抑制する観点とともに，その後のCVDの発症が多くみられることから，CVDの進展抑制の観点からも検討される必要がある．降圧目標および第1選択薬は，本ガイドライン第2章に準拠する．

【解 説】

高血圧性腎硬化症とは，持続した高血圧により生じた腎臓の病変である．一般的に，良性腎硬化症のことを指し，高度の高血圧と急速に進行する腎機能障害やほかの臓器障害を呈する悪性腎硬化症と区別される．診断時に高血圧を伴わない場合でも腎生検では腎硬化症を呈することがあり[1]，過去の高血圧の存在，加齢，虚血の影響が想定される．

高血圧性腎硬化症の明確な診断基準はないが，臨床的には高血圧歴を有し，血尿を認めず，尿蛋白が高度でない，さらに，糖尿病，原発性あるいは二次性の糸球体腎炎の合併を認めない腎機能低下症例を高血圧性腎硬化症として診断することが多い[2]．尿検査は，著しい異常を呈することは比較的少なく，顕微鏡的血尿は存在しても軽度，尿蛋白は1 g/日以下のことが多い．しかし，3 g/日以上の尿蛋白を呈することもある[3]．尿所見が軽微な一次性糸球体疾患，間質尿細管障害，虚血性腎症などとの臨床所見からの判別は，困難であり[4]，臨床的に高血圧性腎硬化症と診断した症例のなかには，これら疾患が含まれている，ないし併存している可能性がある．腎臓の形態的な特徴としては，末期では皮質が菲薄化し，腎表面が粗大顆粒状となり，腎萎縮を認める．腎組織の病理所見としては，動脈の内膜肥厚，細動脈の硝子様変性，糸球体虚脱を呈し，それにより，糸球体硬化，間質線維化，尿細管萎縮といった所見を認める[5,a]．しかしながら，病理学的検討により診断される症例は少ない．病理学的診断だけでは，診断の特異性は高まるが，感度は低くなるといった問題がある[4]．

臨床経過は緩徐な腎機能障害の進行を示し，末期腎不全に至るまで，自覚症状に乏しいとされる．アフリカ系アメリカ人では，進行性腎障害が生じることが明確に示されているが，白色人種やアジア人での腎予後は不明である．わが国では腎機能低下症例，ないし高度な蛋白尿を有する症例では，腎の長期予後が不良であるという報告がある[6]．

治療については，腎機能低下を抑制する観点とともに，その後のCVDの発症が多くみられること[7]から，CVDの進展抑制の観点からも検討される必要がある[b]．降圧目標および第1選択薬は，第2章に準拠する．

高血圧性腎硬化症において，厳格な降圧目標の明確な予後改善効果は示されていない[c]．高血圧性腎硬化症における降圧療法の効果を検証した大規模臨床試験は，アフリカ系アメリカ人を対象としたAASK試験のみとなるが，そのRCTにおいては，目標血圧125/75 mmHg未満の厳格降圧群と140/90 mmHg未満の通常降圧群とでは，腎機能低下速度，腎代替療法を必要とする末期腎不全発症[8]，総死亡[8]，さらにCVD発症[9]において差は認めなかった[b,c]．その後の観察期間を延長したAASK Extension研究[10]では，尿蛋白合併例では，腎機能低下速度，腎代替療法を必要とする末期腎不全発症，総死亡において，優位性がみられたが，尿蛋白非合併例では，厳格降圧群の優位性はみられなかった[b]．したがって，尿蛋白合併例では，厳格な降圧に優位性が見出せる可能性があるものの，尿蛋白非合併例では，厳格な降圧の優位性はみられないと考えられる．ほかの試験においても厳格な降圧の予後改善効果は示されていない[11, 12]．

SPRINT試験は，50歳以上のCVDリスクをもつ高血圧患者を対象として，目標収縮期血圧<120 mmHgの厳格降圧の有効性を収縮期血圧<140 mmHgの通常降圧と比較して検討した試験である．糖尿病や1 g/日以上の尿蛋白の症例は除外されており，本試験で含まれるCKD患者の多くは，高血圧性腎硬化症と考えられる．試験全体では，厳格降圧でCVDのリスク減少の効果がみられた[13]．CKD患者のサブ解析では，総死亡において，有意なリスク減少を認めたものの，CVD，腎イベントともに有意なリスク改善効果はみられなかった[14, c]．厳格降圧群でAKI，高カリウム血症が多く認められ，ベースラインの腎機能が低い患者ほど厳格降圧によるCVD，死亡リスクに対する抑制効果が減弱ないし減少し，AKIのリスクが上昇していた[15]．厳格な降圧によるAKIのリスクを十分に留意する必要がある[c]．

AASK試験では，ACE阻害薬はCa拮抗薬，β遮断薬と比較して，尿蛋白合併例で腎機能障害の進行抑制に優れているとされたが，尿蛋白非合併例では，優位性は証明されなかった[16, b, d]．

## 参考文献


a. Fogo AM, et al. Diagnostic Atlas of Renal Pathology 3rd ed, Elsevier, 2016.
b. 日本腎臓学会編．エビデンスに基づくCKD診療ガイドライン2013，東京医学社，2013.
c. 日本腎臓学会編．エビデンスに基づくCKD診療ガイドライン2018，東京医学社，2018. https://cdn.jsn.or.jp/data/CKD2018.pdf　2022.10.21アクセス
d. 日本腎臓学会編．エビデンスに基づくCKD診療ガイドライン2009，東京医学社，2009.


## 引用文献


1. 佐藤　博．糖尿病性腎症と高血圧性腎硬化症の病理診断への手引き，東京医学社，2015.
2. Fogo A, et al. Kidney Int 1997；51：244–52.
3. Innes A, et al. Q J Med 1993；86：271–5.
4. Hallan SI, et al. J Intern Med 2021；289：69–83.
5. Freedman BI, et al. Am J Nephrol 1994；14：90–4.
6. Sumida K, et al. PLoS One 2016；11：e0147690.
7. Suzuki H, et al. Ther Adv Cardiovasc Dis 2015；9：77–86.
8. Wright JT Jr, et al. JAMA 2002；288：2421–31.
9. Norris K, et al. Am J Kidney Dis 2006；48：739–51.
10. Appel LJ, et al. N Engl J Med 2010；363：918–29.
11. Toto RD, et al. Kidney Int 1995；48：851–9.
12. Ruggenenti P, et al. Lancet 2005；365：939–46.
13. Group SR, et al. N Engl J Med 2015；373：2103–16.
14. Cheung AK, et al. J Am Soc Nephrol 2017；28：2812–23.
15. Obi Y, et al. J Intern Med 2018；283：314–27.
16. Agodoa LY, et al. JAMA 2001；285：2719–28.


＊＊＊

## 3-3 CQ 動脈硬化性腎動脈狭窄症を伴うCKDに血行再建術は推奨されるか？

【推 奨】 動脈硬化性腎動脈狭窄症を伴うCKDに対する血行再建術は，腎障害進行抑制やCVD発症，死亡のリスクを減少させないため，合併症のリスクを考慮し，一般的には行わないよう提案する【2B】.

ただし，治療抵抗性高血圧などを伴う場合には，血行再建術を考慮してもよい【なしD】.

【解 説】

腎動脈狭窄は，CKD患者において治療抵抗性の高血圧ならびにRA系阻害薬による急激な腎機能悪化を引き起こし得る．また，動脈硬化性腎動脈狭窄症では，腎動脈以外の動脈硬化病変も伴うことから，脳梗塞や虚血性心疾患などCVDを高頻度に合併する．本CQでは，腎動脈狭窄と高血圧を伴うCKD患者を対象として，血行再建術(経皮的腎動脈形成術(PTRA))の各種アウトカムへの効果を検証したRCTのメタ解析を行い，血行再建術の効果を評価した．全体でRCT 9編[1～9]が解析に用いられ，そのうち8編[1～6, 8, 9]で両側性腎動脈狭窄症例が対象者の15～50%に含まれ，腎動脈狭窄の狭窄度はさまざまであり，血行再建術としておもにステント留置術[1～7]とバルーン血管拡張術[8, 9]が行われた．

総死亡に対する効果については，RCT 4編[2, 4～6]で血行再建術(ステント留置術)が薬物療法のみと比べて総死亡を抑制する効果を認めず，メタ解析でもRR 0.93(95%CI 0.77～1.11)と総死亡の抑制は認められなかった．CVDについても，RCT 5編[2～6]で血行再建術(ステント留置術)がCVD発症を抑制する効果を認めず，メタ解析でもRR 0.99(0.91～1.08)でありCVD発症の抑制は認められなかった．末期腎不全に対する効果を評価したRCT 5編[2～5, 7]では，血行再建術(ステント留置術)が末期腎不全の発症を抑制する効果を認めず，メタ解析でもRR 1.00(0.74～1.35)と末期腎不全の発症抑制は認められなかった．腎機能(eGFRあるいはCcr)低下に対する効果についても，RCT 4編[2, 7～9]で血行再建術による腎機能低下の抑制は認められなかった．

降圧効果を評価したRCT 4編[5, 7～9]では，収縮期血圧に対する効果は，メタ解析で薬物療法との平均差が−2.37(−5.40～0.65)mmHgと低下傾向はあるものの差は認められなかった．一方で，拡張期血圧に対する降圧効果はRCT 4編中1編[7]で認められ，メタ解析でも平均差−2.23(−3.96～−0.49)mmHgと血行再建術による拡張期血圧の低下を認めた．降圧薬服用数についても，RCT 3編[2, 7, 8]中1編[8]で服用数の減少を認め，メタ解析でも平均差−0.44(−0.72～−0.17)と血行再建術による降圧薬服用数の減少を認めた．

有害事象については，AKIの発症を評価したRCT 6編[2, 4～6, 8, 9]で血行再建術によるAKIの増加を認めず，メタ解析でもRR 0.88(0.70～1.11)と差は認められなかった．患者侵襲を評価したRCTは1編[9]であり，血行再建術(バルーン血管拡張術)と患者侵襲との関連は認めなかった．RCTと観察研究を含めたSRによると，血行再建術の合併症として，30日以内の死亡(0.7%)，重大な出血(1.3%)，腎代替療法(2.3%)，AKI(2.3%)，腎動脈解離・穿孔(2.8%)，腎動脈血栓・閉塞(1.6%)，大腿動脈仮性瘤(1.3%)が報告されている[a].

以上より，腎動脈狭窄と高血圧を伴うCKD患者において，血行再建術は薬物療法のみと比べて死亡，CVD発症ならびに末期腎不全発症に対して効果があるとはいえず，合併症の可能性を考慮し，一般的には行わないよう提案する．一方で，観察研究では血行再建術により，心不全合併例で死亡率や心不全入院率の低下や[b, c]，低腎機能例で腎機能の改善[d]を認めたとする報告もあり，見解が一致していない．血行再建術により降圧効果が得られる可能性もあり，「2022年改訂版 末梢動脈疾患ガイドライン」[e]では，

PTRAを薬物療法に追加する効果は証明されていないものの，薬物療法でコントロール困難な高血圧，腎動脈狭窄による心不全の既往，両側性腎動脈狭窄による進行性腎機能障害などの場合では，PTRAが考慮されるとしている．KDIGOのコンセンサス[f]ではほかに，高度腎動脈狭窄でRA系阻害薬の忍容性が低い場合や腎移植の場合にPTRAの適応が検討されるとしている．血行再建術の効果が期待される症例については今後の検討課題であり，血行再建術適応の可否は，背景や狭窄病変の術前評価ならびに術者の熟練度などを考慮して，個々の症例ごとに慎重に判断する必要がある．

## 参考文献


a. Raman G, et al. Ann Intern Med 2016；165：635–49.
b. Green D, et al. Nephrology（Carlton）2018；23：411–7.
c. Kane GC, et al. Nephrol Dial Transplant 2010；25：813–20.
d. Kalra PA, et al. Catheter Cardiovasc Interv 2010；75：1–10.
e. 日本循環器学会，他．2022年改訂版 末梢動脈疾患ガイドライン，2022. https://www.j-circ.or.jp/cms/wp-content/uploads/2022/03/JCS2022_Azuma.pdf 2022.4.1アクセス
f. Hicks CW, et al. Am J Kidney Dis 2022；79：289–301.


## 引用文献


1. Siddiqui EU, et al. J Vasc Interv Radiol 2018；29：966–70.
2. Zeller T, et al. Trials 2017；18：380.
3. Tuttle KR, et al. Clin J Am Soc Nephrol 2016；11：1180–8.
4. Cooper CJ, et al. N Engl J Med 2014；370：13–22.
5. Wheatley K, et al. N Engl J Med 2009；361：1953–62.
6. Bax L, et al. Ann Intern Med 2009；150：840–8.
7. Coen G, et al. BMC Nephrol 2004；5：15.
8. van Jaarsveld BC, et al. N Engl J Med 2000；342：1007–14.
9. Plouin PF, et al. Hypertension 1998；31：823–9.


＊＊＊

# 3-4 腎動脈狭窄症に対する画像検査

【解説要旨】 スクリーニング検査として腎動脈超音波検査をまず行い，次のステップとして単純MRアンギオグラフィを行うよう提案する．CT血管造影，Gd造影MRアンギオグラフィを実施する場合，造影剤腎症や腎性全身性線維症のリスクを十分に考慮する必要がある．これらの検査で診断に至らない場合や血管形成術の適応を検討する場合は選択的腎動脈造影検査(DSA)を行う．



## 【解 説】

腎血管性高血圧(RVH)は二次性高血圧のなかでも頻度が高く，しばしば治療抵抗性高血圧や腎障害進行の原因となる．地域住民を対象とした研究で65歳以上の高齢者において動脈硬化性による腎動脈狭窄症は7%程度存在すると報告されており，日常診療において本疾患が見逃されることは少なくないと考えられる[a]．RVHの原因としては，中年・高齢者では粥状動脈硬化性，若年者では線維筋性異形成によるものが多い．動脈硬化性RVHの診断契機となる病歴や所見は，腎動脈以外の動脈硬化性病変の存在，3剤以上など複数の降圧薬によっても治療抵抗性を示す高血圧，腹部血管雑音の聴取，片側の腎萎縮や腎サイズの左右差(1.5 cm以上)，低カリウム血症の合併，RA系阻害薬の使用開始後の急激な血圧低下や腎機能悪化，尿所見に乏しいCKDなどがあげられ[b]，これらの所見を認める場合は，腎動脈狭窄症の存在を積極的に疑い，精査を進めることが重要である．最近のACC/AHAのPADガイドラインでは，血行力学的に有意な腎動脈狭窄症は以下のように解説されている[c]．a. 70%以上の狭窄；またはb. 50～69%の狭窄の場合は，安静時または充血時の病変前後の収縮期圧較差≧20 mmHgまたは平均圧較差≧10 mmHg(≦5 Frカテーテルまたは圧力ワイヤーで測定)，または血流予備量比<0.8の場合は有意と判断される．

ここでは，スクリーニング検査として何が適切か，造影剤腎症や腎性全身性線維症(NSF)のリスクも踏まえ，最近のほかのガイドライン[c～e]も参照し概説する．

### 1. 腎動脈超音波検査(duplex ultrasonography)

腎動脈超音波の診断能は高く(感度84～98%，特異度62～99%)[d]，安価で非侵襲的な評価が可能なことから，第1に考慮される検査である[b～e]．日本超音波医学会による「超音波による腎動脈病変の標準的評価法」[a]では，収縮期最高血流速度(PSV)>180 cm/秒，腎動脈/大動脈PSV比>3.5，腎内での動脈血流の特徴的な波形(狭窄後乱流)などで狭窄率60%以上の腎動脈狭窄を疑うとしている．問題点として，本検査の手技には習熟を要し，その精度は施行者の技術に依存すること，肥満や腸管ガスにより描出困難な場合があること，各パラメーターは報告によりばらつきがあることがあげられる．また腎動脈は約15%で複数本あるため，それらの描出にはMRAやCTが有用と考えられる．

### 2. 単純MRアンギオグラフィ(MRA)

近年，単純MRA(SSFP法など)の診断精度が向上し，50%以上の腎動脈狭窄に対する感度と特異度は74～89%，特異度は93～96%とされる[1～3]．CT血管造影やGd造影MRAに比べると診断精度は劣るものの，低侵襲でNSFハイリスク例でも実施可能であるため，超音波検査の次のステップとして行われるべき検査と考えられる．

### 3. CT血管造影(CTA)

50%以上の腎動脈狭窄に対する感度は64～100%，特異度は92～98%とされる[c, d, 4]．3D-CTを含めたCTAはMRAに比べて短時間で，空間分解能が高い所見が得られるが，石灰化病変では狭窄を過大評価することがある[e]．eGFR<45のCKDでは造影剤腎

症のリスクが高く[f]，その適応は慎重に考慮する必要がある．

### 4. Gd造影MRA

DSAと比較したときのGd造影MRAの腎動脈狭窄症診断（50％以上の腎動脈狭窄）における感度は94〜97％，特異度は85〜93％とされ，精度が高い検査である[b]．しかし，CKDではGd造影剤がNSFのリスク因子となるため，eGFR＜30では原則使用を控え，また，eGFR 30〜60でもNSFの報告例があり適応を慎重に考慮する必要がある[g]．

### 5. 腎動脈造影検査（DSA）

前述の非侵襲検査により診断に至らず，血管形成術の適応が検討される場合には，カテーテルを用いた大動脈造影あるいは左右の選択的腎動脈造影が提案される[c〜e]．ただし，造影剤腎症や造影剤へのアレルギー反応，コレステロール塞栓症，動脈穿刺関連合併症などのリスクがあり，第1選択の検査とはならない．

### 6. レノグラム

MRAやCTAと比較して，カプトリル負荷レノグラム（感度45〜94％，特異度81〜100％）の診断能はやや劣るが[b]，カプトリル負荷レノグラムには分腎機能，腎血流の左右差を評価できる利点がある．従来行われてきたこれらの機能的診断は，画像に基づく形態学的診断との精度の比較結果から，スクリーニングとしては適しておらず，補助的に使用することが望ましい[b〜e]．

## 参考文献


a. 日本超音波医学会．超音波による腎動脈病変の標準的評価法，2015. https://www.jsum.or.jp/committee/diagnostic/pdf/jin_42-2.pdf　2022.3.31アクセス

b. Hirsch AT, et al. Circulation 2006；113：e463–654.

c. Bailey SR, et al. J Am Coll Cardiol 2019；73：214–37.

d. Aboyans V, et al. Eur J Vasc Endovasc Surg 2018；55：305–68.

e. 日本高血圧学会高血圧治療ガイドライン作成委員会編．高血圧治療ガイドライン2019，日本高血圧学会，2019. https://www.jpnsh.jp/data/jsh2019/JSH2019_hp.pdf　2022.3.31アクセス

f. 日本腎臓学会・日本医学放射線学会・日本循環器学会共編．腎障害患者におけるヨード造影剤使用に関するガイドライン2012，東京医学社，2012.

g. NSFとガドリニウム造影剤使用に関する合同委員会（日本医学放射線学会・日本腎臓学会）編．腎障害患者におけるガドリニウム造影剤使用に関するガイドライン（第2版），2009.


## 引用文献


1. Sebastià C, et al. Eur J Radiol Open 2016；3：200–6.
2. Albert TS, et al. AJR Am J Roentgenol 2015；204：182–8.
3. Edelman RR, et al. J Magn Reson Imaging 2019；49：355–73.
4. AbuRahma AF, et al. Semin Vasc Surg 2013；26：134–43.


＊＊＊

# 前文



糖尿病患者で，①腎障害の指標(30 mg/gCr以上のアルブミン尿，尿沈渣の異常，尿細管障害による電解質の異常，病理組織検査や画像検査による形態異常，腎移植)，②eGFR 60 mL/分/1.73 $m^2$未満のいずれかが3カ月を越えて存在してCKDと診断され，臨床的に糖尿病がそのおもな原因と考えられる場合，糖尿病性腎臓病(DKD)と診断する[1]．10年以上の糖尿病の病歴，年余にわたる持続的なアルブミン尿の増加とeGFRの低下，糖尿病網膜症の存在，ほかのCKDの原因となる疾患が認められない場合がDKDのなかでも典型的である．

2型糖尿病は発症時期が明らかでない場合が多く，診断時にDKDを合併していることもあり，また2型糖尿病によるDKDでは糖尿病網膜症が存在しない症例もある．DKDに対する治療が確立していなかった過去においては，ネフローゼ症候群に至るとともにeGFRが低下して末期腎不全に至る症例が典型的であった．しかし，アルブミン尿を減少させる治療法の進歩や，高齢化により，eGFRの低下があるがアルブミン尿が増加していない症例が増えてきている．

CKD診療ガイドライン2018出版の際に，日本腎臓学会と日本糖尿病学会の両理事会において典型的な症例を糖尿病性腎症(diabetic nephropathy)，非典型的な症例も含む概念をDKDとした(図1)[2]．本ガイドラインにおいてもこの概念を踏襲するが，後述のように国際的な用語の相違もあり今後の議論が必要である．尿沈渣における顕微鏡的血尿，白血球尿，顆粒円柱の存在，急速なアルブミン尿の増加，急速に発症するネフローゼ症候群，急速なeGFRの低下，糖尿病網膜症が存在しない場合はほかの腎臓病の存在を疑い，腎臓内科に紹介し，腎生検の適応について検討すべきである．腎生検によりメサンギウム基質の増加，結節性病変，糸球体基底膜の肥厚が観察できれば，DKDの診断確定となるが[a]，多くはDKD以外の腎臓病の鑑別のために腎生検が施行されている．CKDの原因となる腎臓病がすでに診断されており，糖尿病も合併した場合はCKD with diabetesという用語が使用される．

一方，わが国の糖尿病性腎症病期分類は，1型糖尿病を対象としたMogensenの分類を参考に，2型糖尿病を含めた糖尿病を対象に策定されたもので，厚生省糖尿病調査研究班によって1991(平成3)年に報告された．アルブミン尿が増加して，その後eGFRの低下が観察される典型的な経過に基づいて策定されており，治療が不十分である場合や，未治療・治療中断がある場合にこのような経過をたどる．しかし，eGFRの低下はあるがアルブミン尿が増加していない症例が増加するに至り，このような症例は病期分類のどこにも当てはまらないことが問題となった．2013年12月，糖尿病性腎症合同委員会によって，そのような非典型的な症例も分類できるように糖尿病性腎症病期分類が改訂された．糖尿病性腎症の病期と予後との関連も検証され，付表「糖尿病性腎症病期分類(改訂)とCKD重症度分類との関係」によってCKD重症度分類との整合性が図られた．さらに2022年の小改訂では，「第1期(腎症前期)」が「正常アルブミン尿期」，「第2期(早期腎症期)」が「微量アルブミン尿期」，「第3期(顕性腎症期)」が「顕性アルブミン尿期」と変更された．

なお，米国糖尿病学会(ADA)のガイドラインではDKD[1]が，KDIGOのガイドラインではDiabetes and CKD[b](糖尿病合併慢性腎臓病)が用いられており，どのように呼称すべきか世界的に統一されていない．糖尿病患者を診療する場合は，糖尿病合併症の1つとしてDKDという診断名を用いているが，CKD患者を診療する場合，腎生検が施行されていない患者では糖尿病の関与を推測するのが困難な場合があり，Diabetes and CKDという用語を用いている．本章ではこうした用語を区別せず，糖尿病合併CKDに関する報告を幅広く収集し，DKDのエビデンスとした．

なお，カナグリフロジンやフィネレノンのように治験のエントリー基準を考慮して，「2型糖尿病を合併する慢性腎臓病」を適応症とする薬剤も登場している．

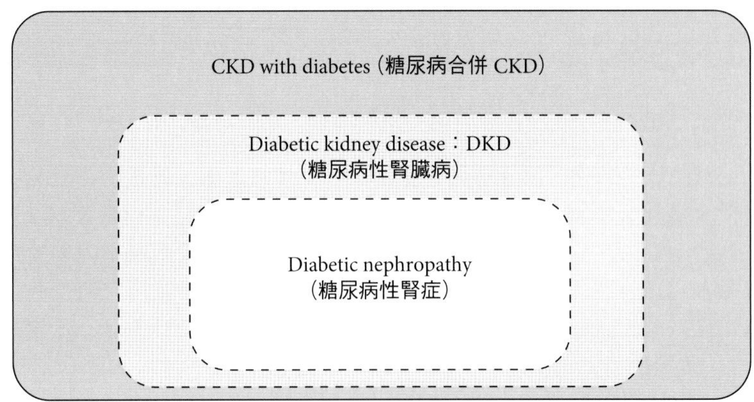


**図1　DKDの概念図**

DKDは典型的な糖尿病性腎症に加え，顕性アルブミン尿を伴わないままeGFRが低下する非典型的な糖尿病関連腎疾患を含む概念である．さらに糖尿病合併CKDは，糖尿病と直接関連しない腎疾患（IgA腎症，PKDなど）患者が糖尿病を合併した場合を含む，より広い概念である．DKDと糖尿病性腎症はCKDの重症度分類と，糖尿病性腎症病期分類によって明確に分類されるが，腎生検なしに糖尿病の関与を推測するのが困難な場合があるため，その範囲は破線で示した．

（文献2，改変）

## 参考文献


a. 日本腎臓学会腎生検ガイドブック改訂委員会．腎生検ガイドブック2020，東京医学社，2020．https://cdn.jsn.or.jp/data/kb_guide_2020.pdf　2022.1.4アクセス

b. KDIGO Diabetes Work Group. Kidney Int 2022；102(Suppl 5S)：S1–S127.


## 引用文献


1. ElSayed NA, et al. Diabetes Care 2023；46：S191–202.
2. 日本腎臓学会編．エビデンスに基づくCKD診療ガイドライン2018，東京医学社，2018．https://cdn.jsn.or.jp/data/CKD2018.pdf　2022.10.25アクセス

# 4-1 CQ　DKD患者の尿アルブミン測定は推奨されるか？

【推 奨】 DKD患者の定期的な尿アルブミン測定は予後判定に有用であり，行うことを強く推奨する【1B】．



【解 説】

糖尿病はCKDや末期腎不全の最も重要な原因である．DKDは糖尿病が原因と考えられるCKDであるが，多くの症例で腎生検が施行されていないので，正確な診断は困難である．日常臨床や多くの臨床試験では糖尿病の病歴，アルブミン尿とeGFRの経時的な変化によって診断されている．典型的な経過をとる症例では，糖代謝異常が長期間持続したのちに，微量アルブミン尿の出現によって検出され，持続性蛋白尿を呈する顕性アルブミン尿期を経て，腎機能が進行性に低下し末期腎不全に至る．糖尿病患者では，正常アルブミン尿(30 mg/gCr未満)から微量アルブミン尿(30～299 mg/gCr)，顕性アルブミン尿(300 mg/gCr以上)への進行に伴い，腎・CVDイベントのリスクが増加することから，アルブミン尿値は2014年に策定された糖尿病性腎症病期分類[a]に含まれており，その測定は早期診断に不可欠である．

一方，2018年に全米腎臓財団(NKF)，米国食品医薬品局(FDA)および欧州医薬品庁(EMA)が共同開催したワークショップにおいて，介入(治療)による尿アルブミンの低下が，早期CKD患者における末期腎不全のサロゲートエンドポイント候補として検討された．CKD患者を対象としたメタ解析[b]において，介入(治療)による尿アルブミンの低下は複合クリニカルエンドポイント(末期腎不全，eGFR＜15 mL/分/1.73 m$^2$，血清Cr値の倍化)のリスク低下を予測し，糖尿病症例を抽出したサブグループ解析においても同様であることが報告された．このような背景を踏まえて本CQでは，DKD患者における，尿アルブミンの変化の予後判定上の有用性について検討を行った．なお，本CQの文献検索とスクリーニングによって抽出した6つのRCTのサブ解析(あるいはRCT後の追跡調査)[1～7]では，尿アルブミンの評価期間，基準となる変化率または対照群の尿アルブミンに関する選択基準が試験ごとに異なり，定量的な評価に必要な情報の入手も困難であったため，定性的SRを実施した．

3つのRCT(CREDENCE[1]，ALTITUDE[2]，RENAAL[3,4])のサブ解析と1つのRCT後の追跡調査(ADVANCE-ON[5])において，尿アルブミンの減少/増加と，末期腎不全・透析導入(またはこれらを含む複合腎イベント)および総死亡のリスクが評価されている．尿アルブミンが6カ月間で30%(CREDENCE[1]，ALTITUDE[2]，RENAAL[3,4])低下した群では末期腎不全・透析導入(またはこれらを含む複合腎イベント)リスクの有意な低下が示されている(詳細は構造化抄録を参照)．逆に，尿アルブミンの増加により(CREDENCE[1] 6カ月間で≧30%，ADVANCE-ON[5] 2年間で≧40%，RENAAL[3] 6カ月で＞40%)，末期腎不全・透析導入(またはこれらを含む複合腎イベント)のリスクが有意に増加することが示されている．なお，LEADER試験のサブ解析[6]において，尿アルブミンの低下(1年間で30%以上)により，末期腎不全・透析導入を含む複合腎イベントの発生リスクの低下が示されている．しかし，複合腎イベントがeGFR 45 mL/分/1.73 m$^2$以下，血清Cr値の倍化，腎代替療法または腎疾患死によって構成されており，「eGFR 45 mL/分/1.73 m$^2$以下」がイベントの大半を占めていることが推測され，本CQにおいて採用したほかのRCTと同等のエビデンスとして扱うことが困難なため評価対象から除外した．また，ONTARGETとTRANSCEND両試験を統合したサブ解析[7]において，尿アルブミンの変化と複合腎アウトカムおよび総死亡との関連が検討されているが，糖尿病患者の割合が全体の36.4%のみであるため，DKD患者を対象とする本CQの評価対象から除外した．観察研究では，わが国で実施されたJDNCS[8]において，尿アルブミンがremission（顕性アルブミン尿が正常あるいは微量アルブミン尿へ改善）に至った症例では，末期腎不全の累積発症率が有意に低値であることが報告されている．

尿アルブミンの増加と総死亡のリスクについて，ADVANCE-ON[5]において尿アルブミンが2年間に40％以上増加した群では，尿アルブミンの変化が少ない（－40％～40％）群と比較し，総死亡リスクが有意に増加することが報告されているが，RCT後の追跡調査であること，バイアスリスクと非直接性が中等度存在することから，推奨文への記載から除外した．

以上より，DKD患者の定期的な尿アルブミン測定は予後判定に有用であり，推奨される．推奨度については，いずれのエビデンスも一貫しているため，「行うことを強く推奨する」とした．エビデンスの強さは，バイアスリスクと非直接性も考慮のうえ，B（中）とした．

本CQの策定に用いたRCTでは，正常アルブミン尿，微量アルブミン尿，顕性アルブミン尿の症例が含まれており，いずれにおいても尿アルブミンの変化の予後判定に関する一定のエビデンスが存在する．また治療法の進歩により顕性アルブミン尿から微量アルブミン尿に，微量アルブミン尿から正常アルブミン尿に改善する症例も多く存在するため，DKDの早期発見，予後・進行度・治療効果の判定のためすべてのDKD患者において3カ月に一度の尿アルブミン測定が有効である．なお，本ガイドラインが刊行された時点で，尿アルブミン定量の保険収載は，「糖尿病又は糖尿病性早期腎症患者であって微量アルブミン尿を疑うもの（糖尿病性腎症第1期又は第2期のものに限る．）に対して行った場合に，3カ月に1回に限り算定できる．」と規定されており，顕性蛋白尿を伴う場合は保険適用外である．しかし，尿アルブミン定量の適応拡大については議論の余地があり，今後の保険収載の動向も随時確認する必要がある．

## 参考文献


a. 糖尿病性腎症合同委員会．日腎会誌2014；56：547–52.
b. Heerspink HJL, et al. Lancet Diabetes Endocrinol 2019；7：128–39.


## 引用文献


1. Oshima M, et al. J Am Soc Nephrol 2020；31：2925–36.
2. Heerspink HJ, et al. Diabetes Obes Metab 2016；18：169–77.
3. de Zeeuw D, et al. Kidney Int 2004；65：2309–20.
4. Eijkelkamp WB, et al. J Am Soc Nephrol 2007；18：1540–6.
5. Ohkuma T, et al. Clin J Am Soc Nephrol 2019；14：862–72.
6. Persson F, et al. Diabetes Care 2021；44：1020–6.
7. Schmieder RE, et al. J Am Soc Nephrol 2011；22：1353–64.
8. Shimizu M, et al. Clin Exp Nephrol 2018；22：377–87.


＊＊＊

# 4-2 CQ DKD患者に利尿薬（ループ利尿薬，サイアザイド系利尿薬，ミネラルコルチコイド受容体拮抗薬など）の使用は推奨されるか？

【推 奨】 DKDの進展予防という観点から，ループ利尿薬，サイアザイド系利尿薬に十分なエビデンスはない【推奨なし】.

DKD患者の尿アルブミンの改善を示す可能性があるため，ミネラルコルチコイド受容体拮抗薬の使用を提案する【2C】.

体液過剰が示唆されるDKD患者において，ループ利尿薬の使用を提案する【2D】.



【解 説】

DKD治療における血圧管理の重要性は数多くの臨床試験により実証されている．その多くがRA系阻害薬を用いた試験であり，血清Cr値の倍化や末期腎不全への進行が抑制されたとする報告である．高血圧治療ガイドライン2019[a]でも「糖尿病合併高血圧患者における第1選択薬となる降圧薬は，ARB, ACE阻害薬のみならず，Ca拮抗薬，サイアザイド系利尿薬も推奨する．ただし，微量アルブミン尿，あるいは蛋白尿を併存する場合は，ARB，ACE阻害薬のいずれかを推奨する．」と記載されている．

本CQではDKD患者における利尿薬（ループ利尿薬，サイアザイド系利尿薬，アルドステロン拮抗薬など）投与の尿アルブミンおよび腎機能に対する効果について，文献検索とスクリーニングによってRCTを抽出した．ミネラルコルチコイド受容体拮抗薬は利尿薬に分類されていないが，作用機序が共通しており，DKDに対するエビデンスを有する薬剤が存在するため本CQでまとめて取り扱った．

ループ利尿薬については，利尿効果は強いものの高血圧治療に関する臨床成績はなく[b]，今回の文献検索でもDKD患者に限ったRCTは抽出されなかった．

降圧利尿薬として一般的にサイアザイド系利尿薬が多く使用されており，1件のRCTが抽出された[1]．2021年に報告された保存期腎不全患者（76％が糖尿病）の高血圧に対するクロルタリドン（国内販売中止）の有効性の検討では，プラセボ群と比較してクロルタリドン群で尿アルブミンの改善が報告されている（−50％（95％CI −60 〜 −37））．しかし，高血圧患者（60％が糖尿病）を対象としベナゼプリル＋アムロジピンとベナゼプリル＋ヒドロクロロチアジドを比較したRCTであるACCOMPLISH試験において，血清Cr値の倍化あるいは末期腎不全をアウトカムとしたサブ解析が行われており，アムロジピン群のリスクはヒドロクロロチアジド群より有意に低くなっており（HR 0.52，95％CI 0.41 〜 0.65，$p<0.0001$）[2]，サイアザイド系利尿薬の使用には腎機能に関する注意が必要である．

スピロノラクトンは腎臓の遠位尿細管および接合集合管のミネラルコルチコイド受容体に作用し，利尿効果をもたらす（K保持性利尿薬）[c]．低レニン性高血圧，治療抵抗性高血圧に対しても降圧効果が期待される．非ステロイド型選択的ミネラルコルチコイド受容体拮抗薬であるエサキセレノンは高血圧症に適応があり，フィネレノンは「2型糖尿病を合併する慢性腎臓病」が適応となっている．

ミネラルコルチコイド受容体拮抗薬については9つのRCT[3〜11]が抽出され，9つすべてのRCTにおいて尿アルブミン減少率が評価されている．評価期間や基準となる変化率はRCTごとに異なるため，定性的SRを実施した．ACE阻害薬・ARB併用下で開始時点，あるいはプラセボと比較して33 〜 68％の尿アルブミン減少がいずれの試験でも一貫して認められた．

2020年に報告された2型糖尿病を合併するCKD患者を対象にした，非ステロイド型選択的ミネラルコルチコイド受容体拮抗薬フィネレノンの有効性を検討したFIDELIO-DKD試験[10]では，フィネレノン群は主要エンドポイントである複合腎エンドポイント（末期腎不全，eGFR 40％以上低下，腎関連死）を有意に低下させた(HR 0.82, 95%CI 0.73 ~ 0.93). FIGARO-DKD試験[11]では，フィネレノン群は複合腎エンドポイントでは有意差はなかったものの，HR 0.87, 95%CI 0.76 ~ 1.01であった．また，この2試験の統合解析であるFIDELITYでも複合腎エンドポイントを有意に改善した(HR 0.77, 95%CI 0.67 ~ 0.88)[12]ことから，腎保護の観点より使用を提案する．

ミネラルコルチコイド受容体拮抗薬については，尿アルブミンの減少は認めるが，長期の腎機能低下をアウトカムとしたRCTは2つであり，腎保護目的に使用することを支持する十分なエビデンスがあるとはいえず，バイアスリスク，非直接性に中等度の懸念もあるため，エビデンスの強さはC(弱)とした．ミネラルコルチコイド受容体拮抗薬はいずれのRCTにおいても高カリウム血症が報告されており，投与前の血清K値と腎機能を確認し，投与後も慎重なモニタリングが必要である．エプレレノンは，微量アルブミン尿または蛋白尿を伴う糖尿病患者，およびCcr 50 mL/分未満の患者には禁忌である．エサキセレノンは血清K値が5.0 mEq/Lを超えた場合，eGFR 30 mL/分/1.73 $m^2$未満が禁忌である．フィネレノンは血清K値が5.5 mEq/Lを超えた患者で禁忌であり，eGFR 25 mL/分/1.73 $m^2$未満の患者ではリスクとベネフィットを考慮して慎重に投与する必要がある．

DKD患者では浮腫をきたすケースが多く，体液過剰の是正目的でループ利尿薬が使用されている．ループ利尿薬抵抗性の場合，サイアザイド系利尿薬やアルドステロン拮抗薬の併用も考慮される[c]．また，ループ利尿薬による体液管理が困難であった心不全を合併する糖尿病性腎症において，トルバプタンの有用性が指摘されている[13, 14]．いずれの場合も，循環血漿量減少・高窒素血症を避け，血清K値を注意深くモニタリングしながらの使用が提案される．

## 参考文献


a. 日本高血圧学会高血圧治療ガイドライン作成委員会．高血圧治療ガイドライン2019, https://www.jpnsh.jp/data/jsh2019/JSH2019_hp.pdf　2022.12.29アクセス
b. KDIGO Blood Pressure Work Group. Kidney Int 2021；99(3S)：S1–87.
c. Hoorn EJ, et al. Brenner BM, ed. Brenner and Rector's The Kidney, 11th ed, Elsevier, 2020, 1708–40.


## 引用文献


1. Agarwal R, et al. N Engl J Med 2021；385：2507–19.
2. Bakris GL, et al. Lancet 2010；375：1173–81.
3. Wada T, et al. Clin Exp Nephrol 2021；25：120–30.
4. Ito S, et al. Clin J Am Soc Nephrol 2020；15：1715–27.
5. Kato S, et al. Clin Exp Nephrol 2015；19：1098–106.
6. Bakris GL, et al. JAMA 2015；314：884–94.
7. Nielsen SE, et al. Diabet Med 2012；29：e184–90.
8. van den Meiracker AH, et al. J Hypertens 2006；24：2285–92.
9. Epstein M, et al. Clin J Am Soc Nephrol 2006；1：940–51.
10. Bakris GL, et al. N Engl J Med 2020；383：2219–29.
11. Pitt B, et al. N Engl J Med 2021；385：2252–63.
12. Agarwal R, et al. Eur Heart J 2022；43：474–84.
13. Sato E, et al. Int Heart J 2014；55：533–8.
14. Takada T, et al. Nephrology(Carlton) 2018；23：883–6.


＊＊＊

# 4-3 CQ 顕性アルブミン尿を呈するDKD患者にHbA1c 7.0%未満の血糖管理は推奨されるか？

【推 奨】 顕性アルブミン尿を呈するDKD患者において，一律の推奨は難しいが，細小血管合併症の発症・進展抑制のため，目標値の目安としてHbA1c 7.0%未満の血糖管理を提案する．ただし，患者の血糖管理目標は臨床的背景を考慮して判断する【2C】．



【解 説】

大規模な介入研究およびその後の観察研究において，厳格な血糖管理が細小血管合併症，総死亡，CVD死亡，末期腎不全に及ぼす影響について検討がなされた論文を検索し，17編のRCTおよび追跡調査を抽出した．このうち，DKDを含む細小血管合併症の発症・進展，腎複合エンドポイントや末期腎不全の発生を評価項目に含むか，もしくは対象に顕性アルブミン尿患者を含むRCTおよびその追跡調査の論文11編を解析対象として定性的SRを行った．細小血管合併症については，1型糖尿病を対象としたDCCT/EDIC[1,2]，2型糖尿病を対象としたKumamoto Study[3]，UKPDS[4]，ADVANCE[5]，ACCORD[6]，VADT[7]において厳格な血糖管理によってDKDを含む細小血管症の発症・進展が抑制されることが示されているが，これらの研究では顕性アルブミン尿を呈するDKD患者が対象に含まれていないか，もしくはその割合が少ない．UKPDS 33では蛋白尿を呈する患者が少数ながらも含まれており，強化療法が細小血管合併症の抑制につながることが報告されている[4]．10年を通じてのHbA1c中央値は，強化療法群で7.0%，従来療法群で7.9%であった．

総死亡，CVD死亡については，UKPDS 80[8]において，両群間のHbA1cの差が消失していたものの，強化療法群において総死亡が低下することが報告された．しかしながら，顕性アルブミン尿を有する群を対象とした解析はなされていない．ADVANCEでは顕性アルブミン尿患者を含む検討において，強化療法群（試験終了時HbA1c 6.5%）と従来療法群（同7.3%）の間にはCVD死亡や総死亡に有意な影響はなかった[9]．一方で，ACCORDでは顕性アルブミン尿患者を含むDKD症例において強化療法群（試験終了時HbA1c 6.7%）では従来療法群（同7.5%）に比して総死亡が増加すると報告され[10]，結果が一定していない．末期腎不全については，ADVANCE終了後の追跡調査であるADVANCE-ON研究においてのみ，試験終了時のHbA1cは両群間で差がなくなっていたものの，強化療法が末期腎不全への進展抑制につながることが報告されている[11]．いずれの研究においても，顕性アルブミン尿を呈するDKD患者への厳格な血糖管理が腎機能に与える影響については報告されていない．

これらの研究は，低血糖リスクのある薬剤を用いて強化療法が実施されている．近年，SGLT2阻害薬やGLP-1受容体作動薬が，顕性アルブミン尿を有するDKD患者において，DKDの進展や末期腎不全，CVDイベントの発症を抑制することが報告されているが，これらの効果はHbA1c低下作用とは独立していると考えられている．進行したDKD患者では，腎機能低下に伴いインスリンや薬物のクリアランスが低下し，腎での糖新生も低下することから重症低血糖のリスクが増加する．また，DKD患者に多く含まれる高齢者においては，年齢や認知機能，身体機能，使用薬剤に応じて個別に血糖管理目標を設定することが，既存のガイドラインで示されている[a]．

KDIGO 2022 Clinical Practice Guideline for Diabetes Management in Chronic Kidney Diseaseでは，DKD患者における糖尿病管理は，患者背景（CKDの重症度，大血管合併症，併存症，年齢，低血糖リスク，無自覚低血糖の有無，使用薬剤など）によってHbA1c目標値を6.5%未満～8.0%未満に個別化して設定することが推奨されている[12]．以上の結果より，細小血管合併症の発症・進展予防としては，HbA1c 7.0%未満の血糖管理を提案するが，CQに直接的に答える研究はいまだ不足しており，顕性アルブミン尿を有するDKD患者に対するHbA1c 7.0％未満の血糖管理におけるベネフィットは明確に示されていない．Kumamoto Studyでは細小血管合併症の発症および進展予防の閾値がHbA1c 6.9％未満であったことや[3]，既存のガイドライン[b]から考えて，低血糖リスクが少ない症例ではHbA1c 7.0％未満を目指すことを提案するが，血糖管理目標は個別化することが望ましい．なお，腎機能低下例では，赤血球寿命の短縮やエリスロポエチン製剤の影響により，HbA1c値が実際の血糖値を適切に反映しない(低値となる)場合がある．安全に治療目標を達成するため，低血糖リスクの少ない薬剤の選択やグリコアルブミンの測定を適宜行い，インスリン使用患者では持続血糖モニターや自己血糖測定を適切に用いることを考慮する．

## 参考文献


a. 日本老年医学会，他．高齢者糖尿病診療ガイドライン2017．南江堂，2017．

b. 日本糖尿病学会．糖尿病診療ガイドライン2019．南江堂，2019．


## 引用文献


1. Diabetes Control and Complications Trial Research Group. N Engl J Med 1993；329：977–86.
2. DCCT/EDIC Research Group. N Engl J Med 2011；365：2366–76.
3. Shichiri M, et al. Diabetes Care 2000；23 Suppl 2：B21–9.
4. UK Prospective Diabetes Study(UKPDS)Group. Lancet 1998；352：837–53.
5. Perkovic V, et al. Kidney Int 2013；83：517–23.
6. Ismail-Beigi F, et al. Lancet 2010；376：419–30.
7. Duckworth W, et al. N Engl J Med 2009；360：129–39.
8. Holman RR, et al. N Engl J Med 2008；359：1577–89.
9. ADVANCE Collaborative Group. N Engl J Med 2008；358：2560–72.
10. Papademetriou V, et al. Kidney Int 2015；87：649–59.
11. Wong MG, et al. Diabetes Care 2016；39：694–700.
12. KDIGO Diabetes Work Group. Kidney Int 2022；102(Suppl 5S), S1–S127.


＊＊＊

# 4-4 CQ 糖尿病患者においてDKD発症・進行抑制のために集約的治療は推奨されるか？

【推 奨】 糖尿病患者においてDKDの発症，アルブミン尿進行抑制が期待されるため，集約的治療を推奨する【1A】.



## 【解 説】

糖尿病患者の生命予後の改善やQOLの維持には，DKDを含む血管合併症の発症・進行を抑制することが重要となる．血管合併症の発症には高血糖以外にも，肥満，高血圧，血清脂質，喫煙などが共通のリスク因子として関与している．そのため，単一のリスク因子のみを厳格に管理するよりも，これらリスク因子を包括的に管理する集約的治療が推奨される．1型または2型糖尿病患者に対して集約的治療の効果を検証した論文を検索し，RCT 12編および観察研究4編を抽出した．このうちDKDステージの進行，アルブミン尿の改善，eGFR低下，腎複合アウトカムが評価項目に含まれる計10編の論文を解析対象として定性的SRを行った．DKDの発症・進行抑制については，日本人2型糖尿病患者を対象としたJ-DOIT3において，血糖，血圧，脂質の厳格な管理がDKDの発症・進行を抑制することが示されており[1]，サブ解析では血糖の厳格な管理はDKDの発症抑制に寄与し，血圧の厳格な管理はeGFR低下抑制に寄与すると報告されている[2]．同様に，DKD発症抑制には血糖・血圧・脂質の厳格な管理目標達成が重要であることが，2型糖尿病患者を対象とした観察研究で示されている[3].

微量アルブミン尿の進行抑制については，集約的治療と通常療法を比較したRCT[4,5]，1型糖尿病[6]および2型糖尿病患者を対象とした観察研究[7]において，集約的治療が有効であることが示されている．また，微量アルブミン尿の寛解には血糖，血圧の厳格な管理目標の達成，RA系阻害薬の使用が有効であることが日本人2型糖尿病患者を対象とした研究で報告されている[8]．CVD複合エンドポイント（CVD死亡，非致死性心筋梗塞，非致死性脳卒中，血行再建術，下肢切断）については，微量アルブミン尿を有する2型糖尿病患者を対象に実施されたSteno-2において，ライフスタイル介入（食事療法，運動療法，禁煙指導）および薬物療法からなる集約的治療によって，これらのリスクが抑制されることが示されている[9]．また，Steno-2研究の観察研究（最長21年）[10,11]においてもCVDイベントのみならず，総死亡リスクが抑制されることが示された．ACCORD，ADVANCE，UKPDS，VADTについては厳格な血糖管理が主眼であり，集約的治療という観点ではそれぞれ介入内容が異なっている．

一方，顕性アルブミン尿と腎機能低下（男性1.2～2.5 mg/dL，女性1.0～2.5 mg/dL）を有する進行したDKD患者を対象に実施されたDNETT-Japanでは，集約的治療は腎複合アウトカム（末期腎不全，血清Cr値の倍化，死亡）を低下させる傾向にあったが，有意差はなかった[10,12]．進行したDKD患者に対する集約的治療効果については，エビデンスが乏しいのが現状である．以上の結果から，DKD発症・進行抑制を得るためには，正常～微量アルブミン尿の段階から集約的治療を実施することが望ましいと考えられる．集約的治療は多剤併用療法が必要となる場合があり，実施に当たっては費用対効果も考慮する．

糖尿病患者においてはDKDの発症・進行抑制のために，現行のガイドライン[a]で推奨されている血糖（HbA1c 7.0％未満），血圧（収縮期血圧130 mmHg未満かつ拡張期血圧80 mmHg未満），血清脂質（LDLコレステロール120 mg/dL未満，HDLコレステロール40 mg/dL以上，中性脂肪150 mg/dL未満（早朝空腹時），non-HDLコレステロール150 mg/dL未満）を管理目標値とした多因子介入による集約的治療を推奨する．しかしながら，多因子の厳格な治療管理目標値を目指す場合には必然的に投与薬剤数の増加と，投与薬剤に関連した低血糖，過降圧，浮腫，高カリウム血症などのリスクが高まる可能性があることに注意が必要である．そのため，適切な身体・検査所見のモニタリングを行うことと，個々の症例の臨床的背景を十分に勘案し，管理目標値を個別に設定することを推奨する．なお，アルブミン尿を伴わないDKDの発症・進展抑制における集約的治療の有効性については，今後の検討課題である．

## 参考文献

a. 日本糖尿病学会．糖尿病診療ガイドライン2019．南江堂，2019.

## 引用文献

1. Ueki K, et al. Lancet Diabetes Endocrinol 2017；5：951–64.
2. Ueki K, et al. Kidney Int 2021；99：256–66.
3. Tu ST, et al. Arch Intern Med 2010；170：155–61.
4. Fogelfeld L, et al. J Diabetes Complications 2017；31：624–30.
5. Oellgaard J, et al. Kidney Int 2017；91：982–8.
6. Perkins BA, et al. N Engl J Med 2003；348：2285–93.
7. Hsieh MC, et al. Eur J Clin Invest 2011；41：870–8.
8. Araki S, et al. Diabetes 2005；54：2983–7.
9. Gaede P, et al. N Engl J Med 2003；348：383–93.
10. Gæde P, et al. N Engl J Med 2008；358：580–91.
11. Gæde P, et al. Diabetologia 2016；59：2298–307.
12. Shikata K, et al. J Diabetes Investig 2021；12：207–16.

＊＊＊

# 4-5 CQ DKD患者に対するSGLT2阻害薬の投与は推奨されるか？

【推 奨】 DKD患者に対して，腎予後の改善とCVD発症抑制が期待されるため，SGLT2阻害薬の投与を推奨する【1A】.



【解 説】

SGLT2阻害薬は近位尿細管でのグルコースの再吸収を阻害することにより血糖降下作用をもたらす薬剤として開発されたが，CVDイベントに関する安全性を評価した複数の臨床試験において腎保護・心保護効果が示され，注目を集めている．SGLT2阻害薬のDKDにおける腎アウトカムを評価したRCTを対象としたSR・メタアナリシスを行った．2021年12月末までで9編のRCTが抽出された（EMPA-REG[1]，CANVAS Program[2]，DECLARE-TIMI 58[3]，CREDENCE[4, 5]，DAPA-CKD[6, 7]，DAPA-HF[8, 9]，VERTIS CV[10]，EMPEROR-Reduced[11]，SCORED[12]）．CVDイベント抑制に関しては，CREDENCEではMACE発現リスク（HR 0.80，95%CI 0.67～0.95，p＝0.01）および心不全による入院リスクが減少しており（HR 0.61，95%CI 0.47～0.80，p＜0.001）[3]，DAPA-CKDにおいてはCVD死亡/心不全入院の発現リスクの低下が正常血糖，前糖尿病，糖尿病の状態にかかわらず一貫して認められている[7]．腎イベントに関しては，末期腎不全に対する確立されたサロゲートエンドポイントである血清Cr値の倍化あるいはeGFR 40%低下のみでなく（HR 0.61，95%CI 0.55～0.67，I2＝0%），透析導入・末期腎不全をアウトカムとした場合でも33%のリスク低下が得られている（HR 0.67，95%CI 0.55～0.82，I2＝0%）．SGLT2阻害薬の血糖降下作用は腎機能が低下すると減弱することが知られているが，腎機能低下が進行した患者（eGFR 30～60 mL/分/1.73 $m^2$）を対象とした場合でも腎保護効果は維持されている．また，CREDENCE試験におけるHbA1c 7%未満の集団や[5]，非糖尿病患者を含むDAPA-CKD試験においても腎保護効果が示されており[6, 7]，血糖降下作用と独立した効果が示唆されている．作用機序として，尿細管糸球体フィードバック機構による糸球体過剰濾過の適正化が指摘されている．近位尿細管におけるグルコースとNaの再吸収が抑制され，遠位尿細管の緻密斑へ到達するNa，Clが増加することで，輸入細動脈の拡張が是正される．実際に臨床試験においてeGFRは初期に一過性に低下し，その後は安定した推移をたどることが示されている．このほか，近位尿細管細胞における低酸素状態の緩和，酸化ストレス・線維化の抑制，血圧低下や体重減少効果，sodium hydrogen exchanger（NHE）に対するオフターゲット効果など，さまざまな作用機序が提唱されている[a]．

先行する4試験でeGFR 30 mL/分/1.73 $m^2$以上の患者において有効性が示された[1～5]．これらの試験においてeGFR 30 mL/分/1.73 $m^2$未満の症例は除外されており，腎不全期の患者における効果は一定の見解が提示されていなかった．2020年のKDIGOガイドラインにおいては，eGFR 30 mL/分/1.73 $m^2$未満ではSGLT2阻害薬を開始しないことが推奨されていたが，それ以降にDAPA-CKD試験[6, 7]ならびにEMPA-KIDNEY試験[13]において，さらに腎機能が低下した症例を組み入れた臨床試験が報告されており，2023年のADAのガイドライン[b]と2022年KDIGOガイドライン[c]ではeGFR 20 mL/分/1.73 $m^2$以上かつ尿アルブミン200 mg/gCr以上のDKDにおいてSGLT2阻害薬開始が推奨されている．eGFR 20 mL/分/1.73 $m^2$未満の症例でのSGLT2阻害薬の開始については，有効性，安全性のいずれについても今後の検討課題である．

CKD治療におけるSGLT2阻害薬の適正使用に関するrecommendation[d]では「eGFR 15 mL/分/1.73 $m^2$未満では新規に開始しない．継続投与して15 mL/分/1.73 $m^2$未満となった場合には，副作用に注意しながら継続する」ことが提案されている．また，尿アルブミン300 mg/gCr未満の症例はCREDENCE試験では除外され，DAPA-CKD試験では尿アルブミン200 mg/gCr未満は組み入れられていない．一方，DECLARE-TIMIでは動脈硬化性CVD既往を有する，あるいは高リスクな集団を対象としているが，尿アルブミン300 mg/gCr未満で層別化した場合も腎保護効果が得られている．また，わが国のリアルワールドデータを用いたJ-CKD-DB-Ex研究においても蛋白尿の有無にかかわらずeGFR 50％低下あるいは末期腎不全のリスクが低下することが示されており[14]，今後の知見の集積が待たれる．

解析可能な7試験においてSGLT2阻害薬による重症低血糖はプラセボと比較して少なく(RR 0.83, 95％CI 0.73～0.95, $I^2=0\%$)，DAPA-CKD，DAPA-HF，EMPEROR-Reducedにおける非糖尿病患者で重症低血糖は認めず，SGLT2阻害薬は比較的低血糖リスクが低い経口血糖降下薬に位置づけられている．糖尿病性ケトアシドーシス(DKA)はDECLARE-TIMI 58試験，SCORED試験においてプラセボに比べ有意に増加がみられた．SGLT2阻害薬内服中のDKAは高血糖を伴わないことがあり(正常血糖ケトアシドーシス)，尿ケトン体のモニタリングを要する．また，DKAリスクのため周術期では術前3日前からの休薬が推奨されている[b]．個々の症例では浸透圧利尿による脱水に注意する必要があるが，AKIの発症リスクについてはむしろ低下することが示されている[a, 15]．また，性器感染症については注意が必要である．下肢切断はCANVAS Program試験においてプラセボと比較し有意に増加していたが，他試験では差を認めていない．そのほか，75歳以上の高齢者もしくは65歳以上で，老年症候群(サルコペニア・認知機能低下・ADL低下など)がある場合には慎重に投与するように注意喚起がなされている[d]．

1型糖尿病においてもイプラグリフロジン，ダパグリフロジンの2剤が承認されているが，前述のようにDKAへの十分な注意が必要と思われる．DEPICT-1試験とDEPICT-2試験のプール解析で尿アルブミンの改善が示されており[16]，心保護・腎保護効果について2型糖尿病と同様に期待されるが，前述の9つのRCTではいずれも1型糖尿病患者は除外されており，今後の報告が待たれる．

血糖降下作用とそれ以外の機序でDKDの進行を遅らせるため，eGFR 20 mL/分/1.73 $m^2$以上かつ顕性アルブミン尿を呈する2型糖尿病のすべての患者において投与開始が考慮される．腎機能が高度に低下している症例，正常から微量アルブミン尿，1型およびそのほかの糖尿病におけるDKDにおいても有効性が期待されるが，今後のエビデンスの集積に応じて適応を考慮する必要がある．

## 参考文献


a. Tuttle KR, et al. Diabetes 2021；70：1–16.

b. American Diabetes Association Professional Practice Committee. Diabetes Care 2023；46：S191–202.

c. KDIGO Diabetes Work Group. Kidney Int 2022；102 (Suppl 5S), S1–S127.

d. SGLT2阻害薬の適正使用に関する委員会．糖尿病治療におけるSGLT2阻害薬の適正使用に関する Recommendation. http://www.fa.kyorin.co.jp/jds/uploads/recommendation_SGLT2.pdf　2022.4.1アクセス


## 引用文献


1. Wanner C, et al. N Engl J Med 2016；375：323–34.
2. Neal B, et al. N Engl J Med 2017；377：644–57.
3. Wiviott SD, et al. N Engl J Med 2019；380：347–57.
4. Perkovic V, et al. N Engl J Med 2019；380：2295–306.
5. Cannon CP, et al. Circulation 2020；141：407–10.
6. Heerspink HJL, et al. N Engl J Med 2020；383：1436–1446.
7. Persson F, et al. Diabetes Care 2021；44：1894–7.
8. McMurray JJV, et al. N Engl J Med 2019；381：1995–2008.
9. Petrie MC, et al. JAMA 2020；323：1353–68.
10. Cannon CP, et al. N Engl J Med 2020；383：1425–35.
11. Anker SD, et al. Circulation 2021；143：337–49.
12. Bhatt DL, et al. N Engl J Med 2021；384：129–39.
13. The EMPA-KIDNEY Collaborative Group. N Engl J Med 2023；388：117–27.
14. Nagasu H, et al. Diabetes Care 2021；44：2542–51.
15. Nadkarni GN, et al. Diabetes Care 2017；40：1479–85.
16. Groop PH, et al. Lancet Diabetes Endocrinol 2020；8：845–54.


＊＊＊

# 前文

高尿酸血症はCKD患者で高頻度に合併し，その治療には，尿酸生成抑制薬または尿酸再吸収阻害薬が用いられる．CKD患者の高尿酸血症には，原則として尿酸生成抑制薬の使用が推奨されているが[a]，従来用いられてきた尿酸生成抑制薬アロプリノールは腎機能に応じて投与量の減量などが必要である．一方，近年使用可能となった尿酸生成抑制薬フェブキソスタット，トピロキソスタットは腎排泄に加え胆汁排泄経路があるため，CKD患者でも比較的安全に使用できる．尿酸再吸収阻害薬としては，従来のベンズブロマロンに加え，選択的尿酸再吸収阻害薬ドチヌラドが使用されるようになった．しかし，高尿酸血症自体がCKDの進展，CVD，死亡の独立したリスク因子となるかについては相反する報告があり，いまだ確立されておらず，近年，使用される薬剤の種類も増えてきている．したがって本章では，CKD診療ガイドライン2018[b]のCQ「CKD患者に尿酸低下療法は推奨されるか？」をタイトルに「保存期」を加えて再度取り上げ，SRを行った．

脂質異常症は冠動脈疾患を，さらにCKDは動脈硬化性CVDを誘発する危険性が高いため，脂質管理はCKD早期から重要とされている[c]．CKD患者への脂質低下療法としては，おもにスタチン，エゼチミブ，およびフィブラート系薬，EPA製剤などが用いられてきたが，近年，PCSK9阻害薬，選択的PPARαモジュレーターなどの薬剤も使用されるようになってきた．これらの薬剤のなかには，腎障害患者では慎重投与または禁忌の薬剤もあり，腎機能や薬剤の種類による違いなども考慮したうえで治療を行う必要がある．その観点から本章では，CKD診療ガイドライン2018[b]のCQ「CKD患者に脂質低下療法は推奨されるか？」をタイトルに「保存期」を加えて再度取り上げ，SRを行った．

## 参考文献

a. 日本痛風・核酸代謝学会ガイドライン改訂委員会編．高尿酸血症・痛風の治療ガイドライン 第3版，診断と治療社，2018.
b. 日本腎臓学会編．エビデンスに基づくCKD診療ガイドライン2018，東京医学社，2018. https://cdn.jsn.or.jp/data/CKD2018.pdf　2022.10.25アクセス
c. 日本動脈硬化学会編．動脈硬化性疾患予防ガイドライン2022年版，レタープレス，2022.

# 5-1 CQ　保存期CKD患者に尿酸低下療法は推奨されるか？

【推 奨】 高尿酸血症を有するCKD患者に対する尿酸低下療法は腎機能悪化を抑制する可能性があり，行うことを考慮してもよい【2C】.

【解 説】

本CQでは，痛風患者を含むCKD患者を対象とし尿酸降下薬の効果を検討したRCT[1~15]に基づいて，アウトカムごとに治療介入の効果を記載する.「高尿酸血症・痛風の治療ガイドライン第3版」[a]において，腎障害合併例の高尿酸血症には原則として尿酸生成抑制薬を用いることが推奨されている．実際，本CQにおけるSRで該当した15編すべてでアロプリノール，フェブキソスタット，トピロキソスタットのいずれかの尿酸生成抑制薬が用いられており，1編[11]のみフェブキソスタットとverinuradの併用であった．一方，近年，新規の選択的尿酸再吸収阻害薬であるドチヌラドが使用可能となっているが腎機能への影響を検討したRCTはない．ベンズブロマロンも含め，尿酸再吸収阻害薬についてはエビデンスがなく，本CQでは記載しなかった.

CKD患者に尿酸生成抑制薬を投与するに当たり，アロプリノールはそれ自体あるいはその代謝物の排泄が遅延し高い血中濃度が持続するため重篤な副作用を生じやすく，腎機能に応じて投与量の減量や投与間隔の延長が必要である．一方，フェブキソスタット，トピロキソスタットは腎排泄に加え胆汁からの排泄経路があるため，CKD患者でも比較的安全に使用できると考えられる.

### 1. 全死亡/CVD抑制効果

尿酸低下療法による全死亡抑制効果を評価したRCT 5編[1~5]はいずれも効果を認めず，メタ解析でもRR 2.02(95%CI 0.89～4.56)と有意な死亡抑制効果を認めなかった．CVD抑制効果を評価したRCT 5編[1,2,6~8]中1編[2]に有意な効果を認めたが，この1編も症例数が少なく結果の解釈には注意が必要である．メタ解析ではRR 0.83(95%CI 0.45～1.53)と有意なCVD抑制効果を認めなかった.

薬剤別では，アロプリノールによる全死亡抑制効果を評価したRCT 4編[1,2,4,5]はいずれも効果を認めなかった．CVD抑制効果を評価したRCT 3編[1,2,8]中1編[2]に有意な効果を認めた．非プリン型選択的キサンチンオキシダーゼ阻害薬(フェブキソスタット，トピロキソスタット)による全死亡抑制効果を評価したRCTは1編[3]，CVD抑制効果を評価したRCTは2編[6,7]あるが，いずれも抑制効果を認めなかった.

### 2. 末期腎不全/腎機能障害の進展抑制効果

末期腎不全進展の抑制効果を評価したRCT 4編[1,2,4,8]中1編[4]で効果を認めたが，4編のメタ解析[1,2,4,8]ではRR 0.78(95%CI 0.28～2.16)と有意差を認めなかった．腎機能障害進展抑制効果を評価したRCT 13編[1~4,7~15]中5編[2~4,12,13]で効果を認めたが，データを使用できた4編[1,3,4,8]のメタ解析ではRR 0.84(95%CI 0.53～1.32)と有意差を認めなかった．腎機能低下速度(eGFRもしくはCcr低下速度)のデータを使用できた9編[1~3,7,8,10,12~14]によるメタ解析では，eGFR変化量の差は2.85(95%CI 1.01～4.68)mL/分/1.73 $m^2$と有意な抑制効果を認めたが，強い異質性を認めた.

薬剤別では，アロプリノールによる末期腎不全進展抑制効果を評価したRCT 4編[1,2,4,8]中1編[1]で効果を認めたが，メタ解析では有意差を認めなかった．腎機能障害進展抑制効果を評価したRCT 7編[1,2,4,8~10,13]中3編[2,4,13]で効果を認めた．腎機能低下率(eGFRもしくはCcr低下速度)データを使用できた5編[1,2,8,10,13]によるメタ解析では，eGFR変化量の差は2.16(95%CI −0.48～4.80)と有意ではなかった．非プリン型選択的キサンチンオキシダーゼ阻害薬(フェブキソスタット，トピロキソスタット)による末期腎不全進展抑制効果を評価したRCTはなかったが，腎機能障害進展抑制効果を評価したRCT 5編[3, 7, 12, 14, 15]中2編[3, 12]で効果を認めた．腎機能低下率（eGFRもしくはCcr低下速度）データを使用できた4編[3, 7, 12, 14]によるメタ解析では，フェブキソスタットでeGFR変化量の差3.75（95％CI －2.97～10.46）mL/分/1.73 m$^2$，トピロキソスタットでeGFR変化量の差1.97（95％CI －0.50～4.45）mL/分/1.73 m$^2$といずれも抑制効果は有意ではなかった．しかし，いずれの研究も試験期間が6カ月から2年程度と短く，eGFRで表現される腎機能低下に対する評価には，さらに長期の観察が必要と思われる．

### 3. 尿酸低下療法で使用する薬剤間の比較（アロプリノールとフェブキソスタットによるCVDイベント発症の違いなど）

CVD合併の痛風患者を対象としたRCTであるCARES研究では，フェブキソスタットの複合CVDイベント発症率はアロプリノールと比較し非劣性であったが，全死亡，CVD死亡の有意な増加がみられた[b]．この研究では離脱例が多く，両薬剤群ともに薬剤中止後CVD死亡の著明な上昇がみられたため，その結果の解釈について議論があった[c]．その後，CVDリスクが高い痛風患者を対象にフェブキソスタットのアロプリノールに対する非劣性を検証したFAST研究では離脱率が低く，主要評価項目であるCVDイベントに差を認めなかった[d]．これらの研究の対象は痛風患者であってCKD患者ではなく，さらにアロプリノールとの相対的なリスク比を示したもので，フェブキソスタット自体がCVDイベントを増加させるか検証したものではない．わが国で行われたFREED研究はCKDを含むCVDリスクを有する65歳以上の高尿酸血症患者を対象に，フェブキソスタット群と非フェブキソスタット群を比較したRCTで，フェブキソスタット群で主要評価項目である脳心腎血管複合エンドポイントには有意な発症低下を認めた．また，フェブキソスタット群でのCVDイベントの増加は認められなかった[e]．しかし，非フェブキソスタット群でのアロプリノール服用は27.2％であることから，結果の解釈に注意が必要な点が多い．近年，わが国のレセプト情報・特定健診等情報データベース（NDB）の解析結果からアロプリノールに対してフェブキソスタットまたはトピロキソスタットでCVDイベント発現リスクの上昇は認められなかったことが報告されている（医薬品等安全報告部会）．

2019年に刊行された「高尿酸血症・痛風の治療ガイドライン第3版」[a]では，「腎障害を有する高尿酸血症の患者に対して，腎機能低下を抑制する目的に尿酸降下薬を用いることを条件つきで推奨する．（B中）」とされている．本ガイドラインでは，それ以降のエビデンスを加え検証を行い，推奨度を2Cとした．

5

### まとめ

高尿酸血症を有するCKD患者に対し，尿酸降下薬による治療は広く行われているが，無症候性高尿酸血症に対しては，欧米のレビューではエビデンスがないとされ推奨されていない[f]．最近のメタ解析の結果から腎機能障害の進展抑制効果が示されるものの，観察期間やアウトカムの設定に研究間でばらつきがあり，エビデンスレベルは高くないのが現状である[g～j]．今回は，上記の全死亡/CVD抑制効果，末期腎不全/腎機能障害の進展抑制効果，尿酸低下療法で使用する薬剤間の比較についての解析結果をもとにGRADEグリッド法で推奨度を決定した．無症候性高尿酸血症を有するCKD患者に対し尿酸降下薬を使用すべきかについては，より質の高いRCTによる優れたエビデンスが必要である．

尿酸値の管理目標に関しては，目標値の設定に関するRCTが存在しておらず，RCTに基づいた推奨値を示すことは困難である．

### 参考文献


a. 日本痛風・核酸代謝学会ガイドライン改訂委員会編．2019年改訂 高尿酸血症・痛風の治療ガイドライン 第3版，診断と治療社，2019.
b. White WB, et al. N Engl J Med 2018；378：1200–10.
c. Johnson TA, et al. Arthritis Rheumatol 2019；71：1966–7.
d. Mackenzie IS, et al. Lancet 2020；396：1745–57.
e. Kojima S, et al. Eur Heart J 2019；40：1778–86.
f. Sampson AL, et al. Cochrane Database Syst Rev 2017；

10(10)：CD009460.
g. Sapankaew T, et al. BMC Nephrol 2022；23：223.
h. Tsukamoto S, et al. Clin Rheumatol 2022；41：911–9.
i. Chen Q, et al. Clin J Am Soc Nephrol 2020；15：1576–86.
j. Chewcharat A, et al. Intern Med J 2021；51：752–62.

## 引用文献

1. Badve SV, et al. N Engl J Med 2020；382：2504–13.
2. Goicoechea M, et al. Clin J Am Soc Nephrol 2010；5：1388–93.
3. Sircar D, et al. Am J Kidney Dis 2015；66：945–50.
4. Siu YP, et al. Am J Kidney Dis 2006；47：51–9.
5. Shi Y, et al. Kidney Blood Press Res 2012；35：153–60.
6. Mukri MNA, et al. EXCLI J 2018；17：563–75.
7. Kimura K, et al. Am J Kidney Dis 2018；72：798–810.
8. Doria A, et al. N Engl J Med 2020；25：2493–503.
9. Golmohammadi S, et al. Iran J Kidney Dis 2017；11：286–93.
10. Perrenoud L, et al. Kidney Med 2020；2：155–61.
11. Stack AG, et al. Am J Kidney Dis 2021；77：481–9.
12. Wada T, et al. Clin Exp Nephrol 2018；22：860–70.
13. Liu P, et al. Clin Endocrinol(Oxf)2015；83：475–82.
14. Hosoya T, et al. Clin Exp Nephrol 2014；18：876–84.
15. Saag KG, et al. Arthritis Rheumatol 2016；68：2035–43.

＊＊＊

# 5-2 CQ 保存期CKD患者に脂質低下療法は推奨されるか？

【推 奨】 脂質異常症を有するCKD患者に対するスタチンおよびスタチンとエゼチミブ併用による脂質低下療法は，CVDイベント発症を抑制し，腎機能悪化を抑制する可能性があり，行うよう提案する【2B】.

脂質異常症を有するCKD患者に対するフィブラート系薬による脂質低下療法は，CVDイベント発症の抑制において有用な可能性はあるが，中～高度腎障害患者では慎重投与，もしくは禁忌であり注意を要する【なしD】.



【解 説】

本CQでは，CKD患者を対象とした脂質低下療法の効果を検討したRCT[1～20]に基づいてアウトカムごとにその治療効果を記載する．おもにスタチン，エゼチミブ，およびフィブラート系薬について記載しているが，PCSK9阻害薬に関してはRCTが1編[20]のみであり推奨度を結論づけるには不十分であった．また，選択的PPAR$\alpha$モジュレーターやEPA製剤に関するRCTはなく，現時点でCKD患者に対する明確な推奨はできない．

## 1．スタチン，エゼチミブ

抽出されたRCTはスタチン単独が大半であり，スタチン＋エゼチミブ併用が1編，エゼチミブ単独のRCTはなかった．スタチンまたはスタチン＋エゼチミブ併用の全死亡抑制効果は9編[1～9]中2編[7,9]で認めたが，今回のメタ解析では有意差を認めなかった．CVD発症抑制効果は10編[1,3～11]中7編[5～11]で認め，今回のメタ解析でもRR 0.72(95%CI 0.63～0.82)と有意差を認めた．末期腎不全進展抑制効果は3編[2～4]中いずれも有意差を認めなかった．尿蛋白減少や腎機能変化(Cr＞2 mg/dL，ベースラインeGFRより25%もしくは50%低下)で定義したCKD進行抑制効果は9編[1～4,10,12～14,16]中4編[12～15]で有意差を認めた．腎機能低下(Cr＞2 mg/dL，もしくはベースラインeGFRより25%低下)の抑制効果は5編[2,4,10,13,14]中1編[14]で認めたが，データの使用できた3編[2,10,14]での今回のメタ解析では有意差を認めなかった．腎機能低下速度(eGFRもしくはCcr低下速度)の抑制効果は7編[1～3,5,12,13,15]中3編[12,13,15]で認め，データの使用できた5編[1～3,5,15]での今回のメタ解析でもRR 1.03(95%CI 0.18～1.89)mL/分/1.73 $m^2$と有意差を認めた．

## 2．フィブラート系薬

フィブラート系薬の効果を検討したRCTは2研究(3編)あり，CVD発症抑制効果を評価したRCT 2編(冠動脈疾患患者対象のVAHIT試験サブ解析[17]，2型糖尿病患者対象のFIELD試験サブ解析[19])中1編[19]で有効性を認めた．この2つの研究を統合した989名でのメタ解析では，RR 0.73(95%CI 0.59～0.90)とCVD発症抑制効果を認めた．全死亡抑制を評価した2編[18,19]では，いずれも有効性を認めなかった．この2研究は腎アウトカムにおいても評価されており，腎機能低下率を検討した1編[18]および末期腎不全発症抑制を検討した1編[19]のいずれにおいても有効性を認めなかった．一方，CKD患者においてフィブラート系薬の使用は腎障害のリスク因子となる可能性があること，添付文書上で慎重投与もしくは禁忌となっていることから，フィブラート系薬の適応は慎重に考慮すべきである．

## まとめ

LDLコレステロール低下薬であるスタチン，エゼチミブのCKD患者に対する有効性はCVD抑制効果としては確立しているが，全死亡に対する効果は明確ではない．また，腎アウトカムに関しては末期腎不全やCKD進展抑制によるハードアウトカムでの有効性は示されていないものの，腎機能低下率の抑制効果は示されている．また，PCSK9阻害薬に関しては今回のガイドラインでは明確な推奨はできなかったが，今後のエビデンス集積が期待される．

トリグリセリド低下薬であるフィブラート系薬に関するエビデンスについては，前回のガイドラインからの新しいエビデンスによる更新はなく，CVD抑制効果は示されているものの，CKD患者での使用は慎重に検討されるべきである．一方で，肝代謝である選択的PPARα モジュレーター（ペマフィブラート）は，2022年に添付文書が改訂されたため高度腎不全でも使用が可能となったが，CKD患者でのエビデンスはまだ十分ではない．

## 引用文献


1. Kimura G, et al. Clin Exp Nephrol 2017；21：417–24.
2. Haynes R, et al. J Am Soc Nephrol 2014；25：1825–33.
3. Fassett RG, et al. Atherosclerosis 2010；213：218–24.
4. Rahman M, et al. Am J Kidney Dis 2008；52：412–24.
5. Koren MJ, et al. Am J Kidney Dis 2009；53：741–50.
6. Lemos PA, et al. Am J Cardiol 2005；95：445–51.
7. Nakamura H, et al. Atherosclerosis 2009；206：512–7.
8. Colhoun HM, et al. Am J Kidney Dis 2009；54：810–9.
9. Ridker PM, et al. J Am Coll Cardiol 2010；55：1266–73.
10. Kendrick J, et al. Am J Kidney Dis 2010；55：42–9.
11. Baigent C, et al. Lancet 2011；377：2181–92.
12. Bianchi S, et al. Am J Kidney Dis 2003；41：565–70.
13. Tonelli M, et al. Circulation 2005；112：171–8.
14. Huskey J, et al. Atherosclerosis 2009；205：202–6.
15. Amarenco P, et al. Stroke 2014；45：2974–82.
16. Ohsawa M, et al. Lipids Health Dis 2015；14：161.
17. Tonelli M, et al. Kidney Int 2004；66：1123–30.
18. Tonelli M, et al. Am J Kidney Dis 2004；44：832–9.
19. Ting RD, et al. Diabetes Care 2012；35：218–25.
20. Charytan DM, et al. J Am Coll Cardiol 2019；73：2961–70.


＊＊＊

# 前文



CKDの発症および重症化には生活習慣ならびに生活習慣病が深くかかわっている．生活習慣のなかからCKDのリスクとなる因子を抽出し，一般人や患者にリスクとなる生活習慣を啓発し，行動変容を起こすことはCKDの発症予防，重症化予防に重要である．また，生活習慣を改善し，その持続維持のために医療従事者によるサポートの有効性も注目されている．

本ガイドラインでは生活習慣病にかかわるテーマとして，高血圧症，糖尿病，脂質異常症，高尿酸血症，肥満・メタボリックシンドローム，栄養・食事療法が別章で述べられており，本章ではこれら以外の生活習慣についてCQを策定した．

CKD診療ガイドライン2018の第2章「生活習慣」では，喫煙，飲酒，睡眠時無呼吸症候群に対する治療，ワクチン接種(肺炎球菌ワクチン・インフルエンザワクチン)がCQとして取り上げられた[a]．今回はこのなかで睡眠時間に着目し，「CKD患者において適度な睡眠時間を確保することが推奨されるか？」をCQとした．また，ワクチン接種は前回と同様に「保存期CKD患者にワクチン接種は推奨されるか？」をCQとするとともに，現在猛威を振るっている新型コロナウイルスのワクチン接種についても検索期間内で検証を行い，コラムに概説した．

今回新たなCQとして，飲水，運動，教育的介入を追加した．飲水量については「保存期CKD患者において，通常よりも意図的に飲水量を増やすことは推奨されるか？」について検証を行った．運動については，包括的腎臓リハビリテーションの1つであり「肥満を伴わない保存期CKD患者において運動は推奨されるか？」の検証を行った．教育的介入については，生活習慣に対する行動変容のサポートがCKD患者にもたらす効果について，「成人の保存期CKD患者に対して，多職種による生活習慣に関する教育的介入は推奨されるか？」として多職種による教育的介入の検証を行った．

さらにテーマとして，CKD診療ガイドライン2018でCQとして取り上げられた，喫煙，飲酒に加えて，臨床的に注目すべきCKDリスクではあるが，十分なSRの対象となるエビデンスのない，コーヒー摂取，口腔ケア，便秘，新型コロナウイルス感染についてテキスト解説でまとめた．

## 参考文献

a. 日本腎臓学会編．エビデンスに基づくCKD診療ガイドライン2018，東京医学社，2018. https://cdn.jsn.or.jp/data/CKD2018.pdf　2022.10.25アクセス

# 6-1 CKD患者における禁煙

【解説要旨】 CKD患者に対する禁煙の介入効果は明らかではないが，禁煙は一般人にも推奨されており，CKD患者でも禁煙を強く勧める．

## 【解 説】

CKD進行やCVD発症および死亡リスクを抑制するために，CKD患者の禁煙は推奨される（CKD診療ガイドライン2018：推奨B1）[a]．この根拠はおもに，現在喫煙，過去喫煙，喫煙なしの群間において，CKD発症あるいは進展のリスク比較をした観察研究による．また，喫煙本数とリスクには量反応性関係が存在することからも，CKD患者には禁煙を勧めるべきと考えられた．しかしながら，禁煙のタイミングおよび禁煙期間については不明である点が課題であった．本ガイドライン作成において，CKD診療ガイドライン2018からの文献的進捗を確認したが，それらの課題を解決する質の高いエビデンスは存在しなかった．さらに，一般的な生活習慣改善の介入試験の難しさについても言及する必要がある．禁煙指導は，運動や食習慣といったほかの生活指導と組み合わされて行われる．すなわち，いまだもってCKD患者に対して介入による禁煙の特異的効果を検証した臨床試験は見出せない．観察研究では韓国における非喫煙967名，喫煙歴あり984名の，喫煙歴ありの早期CKD（平均±標準偏差：52.9±29.2 mL/分/1.73 $m^2$）患者のコホート研究によれば，禁煙歴10年未満，10～19年，20年以上における非喫煙と比較した末期腎不全リスクは，調整HRで1.84（95%CI 1.28～2.66），1.44（95%CI 0.85～2.42），1.35（95%CI 0.80～2.28）であった[1]．すなわち，10年以上の禁煙であればCKD進展リスクを軽減できる可能性が示唆され，CKD患者に対する禁煙の有用性が示唆される．

### 参考文献

a. 日本腎臓学会編．エビデンスに基づくCKD診療ガイドライン2018．東京医学社，2018. https://cdn.jsn.or.jp/data/CKD2018.pdf　2022.10.25アクセス

### 引用文献

1. Lee S, et al. Nicotine Tob Res 2021；23：92–8.

＊＊＊

# 6-2 CKD患者における飲酒

【解説要旨】CKD患者におけるCKD進展や死亡に関する飲酒のエビデンスは十分ではない.

【解 説】

飲酒に関しては,「CKD患者を対象とした観察研究が少なく，適度な飲酒量についての推奨は困難である(CKD診療ガイドライン2018：Dなし)」とされている[a]. 過度の飲酒は血圧上昇をきたす可能性もあり，わが国では節度ある適度な飲酒として1日20 g程度のアルコール摂取が提案されており，CKDの発症リスクとしての飲酒が抑制的に効果する可能性はある[1]. また，その傾向は肥満度に依存し，抑制効果は標準体型(BMI 18.5〜24.9 kg/$m^2$)かつ適量(20 g/日未満飲酒あり)に限定的でHR 0.78(95%CI 0.65 〜0.95)であり，痩せ型(BMI＜18.5 kg/$m^2$)かつ過量飲酒(40 g/日以上)ではHR 3.21(95%CI 1.23〜8.37)となり，リスクである[2]. 生活習慣に関する最新のメタアナリシスでも，国内外14の疫学研究(221,072名)において飲酒とCKDの新規発症が解析され，20 g/日未満の飲酒量と比較すると，RRは中等量で0.86(95%CI 0.79 〜 0.93)，多量で0.87(95% CI 0.79 〜 0.95)であり，非CKD患者における飲酒がCKD発症を抑制することが示された[3]. しかし,CKD患者におけるCKD進展や死亡に関する飲酒のエビデンスは十分ではない. CKD患者では動脈硬化などを合併している頻度が高く，推奨量以下のアルコール摂取においても脳血管障害の発症が増加するなどのさまざまな残余交絡の影響が考えられるため，非CKDとCKDの対比は重要である.

平均4.7年観察期間の，日本の一般人におけるアルコール摂取20 g/日未満の飲酒歴は，20 g/日以上を対照としたHR(全死亡)で，非CKD群213,549名：1.12(95%CI 1.01 〜 1.25)，CKD群48,462名：1.01(95%CI 0.85 〜 1.20)であり，CKDにおいてのみ飲酒量の多寡での有意差が認められなかった[4]. 以上から，CKD患者に対して一律に禁酒を指導すべきとはいえない. 今後，CKD患者におけるCKD進展，末期腎不全発症においても全死亡と同様に，少量の飲酒がリスクになり得るかの検討結果が待たれる.

## 参考文献

a. 日本腎臓学会編. エビデンスに基づくCKD診療ガイドライン2018. 東京医学社, 2018. https://cdn.jsn.or.jp/data/CKD2018.pdf　2022.10.25アクセス

## 引用文献

1. Yamagata K, et al. Kidney Int 2007；71：159–66.
2. Hashimoto Y, et al. Sci Rep 2021；11：20440.
3. Kelly JT, et al. J Am Soc Nephrol 2021；32：239–53.
4. Wakasugi M, et al. Intern Med 2021；60：2189–200.

＊＊＊

# 6-3 コーヒー摂取によるCKDの進展抑制の効果

【解説要旨】 コーヒー摂取はCKDの進展抑制効果が期待できる．

## 【解説】

コーヒーにはカフェインなど抗酸化作用や抗炎症作用を示す物質が豊富に含まれており，CKD進行の抑制効果が期待されている．最新のメタアナリシス[1]では，国内外12の疫学研究(505,841人)において，コーヒー摂取は新規CKDの発症抑制効果(RR 0.86, 95%CI 0.76～0.97)を認め，コーヒー摂取量が1日2杯以上では1杯以下に比し，CKD発症抑制効果がより大きかった．また，末期腎不全への進展抑制効果(RR 0.82，95%CI 0.72～0.94)，アルブミン尿のリスク減少(RR 0.81，95%CI 0.68～0.97)，CKD関連死亡の抑制効果(RR 0.72，95%CI 0.54～0.96)も示された．CKD患者のみを対象とした観察研究[2]では，カフェイン摂取量の多さと総死亡率の低下に関連が示されたが，CVD死亡やがん死亡との関連は認めなかった．以上から，コーヒーがCKD発症や進展を抑制する効果が期待され，少なくともコーヒーが腎臓に害を与える可能性は低いといえる．コーヒーには嗜好性があり，コーヒーを飲む人は，喫煙，高血圧，高BMI，男性，年齢などのCKDリスク因子に曝露される機会も多く[3]，これまでの研究結果はコーヒーの有効性を過小評価している可能性もある．今後，CKD患者を対象としたRCTや十分にデザインされた観察研究結果が待たれる．

## 引用文献


1. Kanbay M, et al. J Ren Nutr 2021；31：5–20.
2. Bigotte Vieira M, et al. Nephrol Dial Transplant 2019；34：974–80.
3. Nordestgaard AT, et al. Int J Epidemiol 2015；44：551–65.


＊＊＊

# 6-4 CKD患者における口腔ケア

【解説要旨】 口腔不健康状態はCKDステージの悪化に伴い漸増し，フレイルや死亡率上昇との関連も示唆されるため，CKD患者においても口腔ケアを勧める．

【解 説】

CKD患者は非CKD患者と比較して唾液流量が低下し，口腔乾燥状態が増加することに加え，口腔内のpHも上昇する[1]ことが明らかになっている．加えて，慢性炎症の状態にあることから，歯周病の罹患率も一般人と比較しても高い[2]．これらの口腔不健康状態は，CKDステージの悪化に伴い漸増[3]し，QOLの低下[4]，フレイルとの関連[5]や死亡率上昇との関連[6,7]も示されている．しかしながら，CKD領域において現状では口腔健康への関心は低く，口腔ケア(非外科的歯周病治療)の効果は検討されはじめた段階[8]にあり，エビデンスは乏しいのが現状である．今後，CKD患者の口腔健康についてさらに検討され，効果的な介入効果が発表されることが望まれる．

## 引用文献


1. Pham TAV, et al. Int J Dent Hyg 2019；17：253–60.
2. Sharma P, et al. J Clin Periodontol 2014；41：653–61.
3. Shiraishi A, et al. Gerodontology 2021；38：300–7.
4. Oliveira LM, et al. J Clin Periodontol 2020；47：319–29.
5. Kosaka S, et al. BMC Nephrol 2020；21：357.
6. Sharma P, et al. J Clin Periodontol 2016；43：104–13.
7. Ruokonen H, et al. J Periodontol 2017；88：26–33.
8. Grubbs V, et al. Kidney Med 2019；2：49–58.


＊＊＊

# 6-5 CKDにおける便秘

【解説要旨】 便秘はCKD発症・進展のリスクになる可能性がある．

【解 説】

便秘はCKD診療において高頻度に遭遇する臨床症候であり，CKDリスクとなるかの検証はまだ歴史が浅いが，近年の研究ではCKD患者における腸内細菌叢の乱れが尿毒症物質の増加や全身臓器の合併症に関与している可能性が示唆されている[1,2]．便秘の発生は下剤処方，リンやカリウム吸着薬，透析内容や飲水指導などの診療パターンが関与する．患者側の生理学的要因としては，糖尿病などの合併症，高繊維食，運動習慣の変化などもあげられる[a]．腸内環境とCKDの関連性についての研究は，現時点では基礎的研究が多く，疫学的研究としては米国の退役軍人コホートの解析により，便秘とCKDの発症(HR 1.13，95%CI 1.11～1.14)，末期腎不全の発症(HR 1.09，95%CI 1.01～1.18)の関連性が報告されている[3]．現時点では疫学的なエビデンスにとどまるものの，今後の介入試験に期待されるところである．

## 参考文献

a. Sumida K, et al. Kidney Int Rep 2019；5：121–34.

## 引用文献

1. Mishima E, et al. J Am Soc Nephrol 2015；26：1787–94.
2. Kikuchi K, et al. Nat Commun 2019；10：1835.
3. Sumida K, et al. J Am Soc Nephrol 2017；28：1248–58.

＊＊＊

# 6-6 CKDにおける新型コロナウイルス感染症予防対策

【解説要旨】CKDは新型コロナウイルス感染症（COVID-19）重症化因子の1つであり，感染予防対策は特に重要である．

## 【解 説】

2019年末に発生した新型コロナウイルス感染症は世界的に広がり，2022年4月21日現在，日本国内の累積感染者数は753万人を超え，死亡者数も29,201人にのぼる．新型コロナウイルス感染症の感染経路は，飛沫感染，エアロゾル感染および接触感染である．日常生活においては飛沫感染対策が特に重要であり，ウイルスを含む飛沫を吸入しないためには，他人から1～2 m以上の距離を保つフィジカルディスタンスの確保，マスク着用が有用である．目，鼻，口の粘膜を触って感染することを防ぐための頻繁な手指衛生と，適切な空間の換気も重要である[a]．CKDは新型コロナウイルス感染症重症化因子の1つであり[1]，感染予防対策は特に重要である．新型コロナワクチンについては本章6-10（CQ）「保存期CKD患者にワクチン接種は推奨されるか？」を参照されたい．


## 参考文献

a. 厚生労働省．新型コロナウイルス感染症（COVID-19）診療の手引き 第7.2版，2022. https://ajhc.or.jp/siryo/covid19-72.pdf　2022.6.1アクセス

## 引用文献

1. Portolés J, et al. Nephrol Dial Transplant 2020；35：1353–61.


＊＊＊

# 6-7 CQ 保存期CKD患者において，通常よりも意図的に飲水量を増やすことは推奨されるか？

【推 奨】 保存期CKD患者では，飲水量を増やしても生命予後の改善や腎保護効果は期待できないため，通常よりも意図的に飲水量を増やすことは行わないよう提案する【2B】.

【解 説】

飲水は日常生活で欠かすことのできない行為である．飲水量を増やすことは尿路結石の再発予防になり[a]，腎機能悪化の抑制効果が期待される一方，過度な飲水は頻尿など下部尿路症状の悪化[b〜d]，低ナトリウム血症など重篤な副作用のリスクも懸念される．飲水量はCKD患者自身で変更可能な要因であるため，どのくらいの飲水量が最適なのかを知ることは，CKD患者にとっても切実な問題である．

保存期CKD患者に対し，意図的に飲水量を増やすことの是非について，全死亡，末期腎不全，eGFR低下速度，CVD，低ナトリウム血症のアウトカムの観点から，既報の介入研究および観察研究について検討を行った．網羅的文献検索の結果，最終的にRCT 4編[1〜4]，観察研究3編[5〜7]が評価対象となった．

全死亡と飲水の関連についてRCTは1編[1]のみであったが，バイアスリスクは低く質の高い研究であった．CKDステージG3の631名を対象に，介入群では1年間飲水量を通常より1〜1.5 L/日増やしたが，全死亡の低下は認められなかった(RR 0.712，95%CI 0.228 〜 2.220)．介入群で尿量が常に0.5 L/日以上増えていたのは28.2%のみであり，実際に意図的に飲水量を増やし続けることは困難であることが示唆された．1編の観察研究[5]では，最も総水分摂取量の少ない(≦2.1 L/日)群に対し，最も総水分量の多い(≧3.6 L/日)群では全死亡はHR 0.741(95% CI 0.566 〜 0.970)と低下したが，エビデンスレベルは非常に弱く，RCT結果を覆すエビデンスではないと判断した．

末期腎不全と飲水量の関係をみたのは1編の観察研究[6]のみであった．水分摂取量1.0 〜 1.5 L/日に比べ，>2.0 L/日では末期腎不全のリスクは上昇した(HR 1.55，95%CI 1.03 〜 2.32)．なお，飲水量が1.0 L/日より少ない場合も末期腎不全のHRは上昇し(HR 1.59，95%CI 1.06 〜 2.38)，飲水量と腎不全の関連はU-shapeであった．

eGFR低下速度と飲水量の関係をみたのはRCT 2編[1,2]，観察研究2編[6,7]であった．RCT[1]では飲水量を通常よりも1〜1.5 L/日増やしてもeGFR低下速度を抑制しない結果であった(飲水介入群 −2.2 mL/分/1.73 $m^2$/年，コントロール群 −1.9 mL/分/1.73 $m^2$/年，群間差 −0.3 mL/分/1.73 $m^2$/年(95%CI −1.8 〜 1.2)．もう1つは多発性嚢胞腎(PKD)患者に限定した小数例のRCT[2]で，飲水を増やすことはeGFR低下速度を悪化させた．しかし，バイアスリスクや非直接性を考慮すると，前者RCT[1]の結果を覆すものではないと判断した．2編の観察研究について，1編[6]では飲水1.0 〜 1.5 L/日に比べ>2.0 L/日ではeGFR低下速度は悪化したが，その差は −0.69 mL/分/1.73 $m^2$/年であった．もう1編[7]では尿量<2.0 L/日に対し，>2.85 L/日ではeGFR低下速度がnon PKD −2.0，PKD −1.5 mL/分/1.73 $m^2$/年と悪化した．どちらの結果も飲水を増やすほうがeGFR低下速度を悪化させるものであったが，エビデンスレベルは低く，RCTの結果を覆すものではないと判断した．ClarkらのRCT[1]ではPPSによる解析が実施されていた．観察期間中尿量が0.5 L/日以上増えていた介入群89例と，尿量の変化が0.5 L/日未満であった対照群184例において，eGFRの変化は介入群で −1.5 mL/分/1.73 $m^2$/年，対照群 −1.6 mL/分/1.73 $m^2$/年で，その差は0.2 mL/分/1.73 $m^2$/年(95%CI −1.9〜2.3)で有意差はなかった．

CKD患者を対象にCVDと飲水量の関係をみたのは観察研究1編[5]のみであった．総水分摂取量が2.1 L/日以下の場合と比べ，3.6 L/日以上ではCVD死亡リスクは差がなかった(HR 0.827，95%CI 0.643 〜

1.115）．しかし，アウトカムはCVDによる死亡でありCVD発症ではなかったため，CVD発症の影響は過小評価された可能性がある．

低ナトリウム血症と飲水量の関係について，該当したRCT 4編[1~4]のメタ解析を実施した．飲水介入による低ナトリウム血症のリスクは認めなかった（RR 3.68，95％CI 0.61～22.23）．飲水介入群347例中5例の低ナトリウム血症の報告があったが，いずれも指導により次回受診時までに改善していた．

### まとめ

質の高いRCTより，CKD患者では意図的に飲水量を増やしても全死亡，eGFR低下速度について有益性が得られないこと，また，意図的な飲水で重篤な低ナトリウム血症は増えないことが示された．末期腎不全およびCVDについては限られた観察研究のみで，意図的な飲水の有益性を示す質の高いエビデンスは得られなかった．意図的に飲水量を増やすことは患者負担となる可能性があり，飲水介入試験[1]結果から実際には継続が困難と予想される．以上から，保存期CKD患者では，通常よりも意図的に飲水量を増やすことは行わないよう提案する．

CKD患者の適切な飲水量については明確ではないが，CKDステージG3，G4を対象とした観察研究[6]では，1日の飲水量1～1.5 Lで末期腎不全のリスクが最も小さかった．また，飲水量1 L/日未満の少ない飲水習慣では末期腎不全のリスクが上昇することも示されており，飲水を制限することにも注意が必要である．

### 参考文献


a. 日本泌尿器科学会，他編．尿路結石症診療ガイドライン第2版，金原出版，2013.

b. 日本排尿機能学会，他編．夜間頻尿診療ガイドライン［第2版］，リッチヒルメディカル，2020.

c. 日本泌尿器科学会編．男性下部尿路症状・前立腺肥大症診療ガイドライン，リッチヒルメディカル，2017.

d. 日本排尿機能学会，他編．女性下部尿路症状診療ガイドライン［第2版］，リッチヒルメディカル，2019.


### 引用文献


1. Clark WF, et al. JAMA 2018；319：1870–9.
2. Higashihara E, et al. Nephrol Dial Transplant 2014；29：1710–9.
3. El-Damanawi R, et al. QJM 2020；113：258–65.
4. Clark WF, et al. BMJ Open 2013；3：e003666.
5. Wu LW, et al. BMJ Open 2016；6：e010708.
6. Wagner S, et al. Nephrol Dial Transplant 2022；37：730–9.
7. Hebert LA, et al. Am J Kidney Dis 2003；41：962–71.


＊＊＊

# 6-8 CQ　CKD患者において適度な睡眠時間を確保することが推奨されるか？

【推 奨】 CKD患者において適度な睡眠は，透析導入やCVDの発症を減らす可能性があり，適度な睡眠時間を確保することを提案する【2D】.

## 【解 説】

適度な睡眠時間は身体の代謝やさまざまな生理機能を維持するうえで非常に重要である．短時間や長時間の睡眠が糖尿病，肥満，高血圧，CVDと関連し，死亡率が増加することが報告されている[a～e]．一般人を対象とした横断研究においては，睡眠時間とCKD，睡眠時間と蛋白尿とのORはU-shapeであり[f]，睡眠時間は短くても長くてもリスクとなり得る．CKD患者における適度な睡眠時間を確保することの臨床的意義は明らかでない．そこで，CKD患者において適度な睡眠時間を確保することが臨床的に有意義かどうかを示すことは重要であり，CQとして検討した．本CQにおいて論文を評価する際に，睡眠時間の群分けに注意を払った．前述の理由から6～8時間を適度な睡眠時間と定義することとした．

CKD患者を対象とした前向き研究で，睡眠時間により層別化し，死亡の減少，透析導入・腎移植の減少，CVDの新規発症の抑制，蛋白尿の減少をアウトカムとして評価した．SRでは検索式を用いて1,518編の文献を抽出した．タイトル，構造化抄録から一次スクリーニングを行い64編に，さらに本文を確認して二次スクリーニングを行い，最終的に4編の前向き観察研究が確認された[1～4]．

死亡をアウトカムとした観察研究は2編の論文が存在し，1編では適度な睡眠時間とそれ以外のRRは0.80(95%CI 0.63～1.01)であり有意な差は認めず[1]，もう1編の論文はHRで記載されており，6～8時間の標準時間睡眠に対して短時間睡眠はHR 0.97(95%CI 0.79～1.20)，長時間睡眠はHR 1.15(95% CI 0.89～1.49)であり，有意な差は認めず[2]，適度な睡眠時間によっても死亡リスクを低下することはなかった．透析導入・移植については2編の論文が存在し[3,4]，適度な睡眠時間群はそれ以外の睡眠時間に比べて，末期腎不全発症のRRは0.74(95%CI 0.63～0.87)であった(ただし，1編の論文[4]は対象として健常人も含まれており，CKD患者のみを対象としたものではない)．CVDの発症については1編の論文しか存在しなかった．その1編の論文において適度な睡眠時間(本論文においては7～8時間)に比べ，それ以外の睡眠時間によるCVDのRR 0.62(95%CI 0.40～0.97)で有意差を認め，適度な睡眠時間(7～8時間)におけるCVDの発症が少ないという結果であった[1]．蛋白尿の減少について評価を計画していたが，適切な論文がなく評価ができなかった．

透析導入・移植の減少，CVD発症の抑制という点においては適度な睡眠時間を確保することの有用性が示唆されたが，睡眠という生理的な現象に対して薬剤を用いずに介入研究を行うのは難しく，検索し得たすべてが観察研究であり，論文数の少なさといった点から，適切さについての確信は限定的であり，非常に弱い推奨(2D)とした．今後のエビデンスの蓄積が重要と考えられる．

### 参考文献


a. Shan Z, et al. Diabetes Care 2015；38：529–37.
b. Wu Y, et al. Sleep Med 2014；15：1456–62.
c. Wang Y, et al. J Clin Sleep Med 2015；11：1047–56.
d. Yang X, et al. Heart Lung Circ 2015；24：1180–90.
e. Shen X, et al. Sci Rep 2016；6：21480.
f. Hao Q, et al. Int Urol Nephrol 2020；52：1305–20.


### 引用文献


1. Ricardo AC, et al. Kidney Int Rep 2017；2：866–73.
2. Lee HJ, et al. Am J Nephrol 2021；52：396–403.
3. Yamamoto R, et al. Clin J Am Soc Nephrol 2018；13：1825–32.
4. Park S, et al. J Am Soc Nephrol 2020；31：2937–47.

# 6-9 CQ 肥満を伴わない保存期CKD患者において運動は推奨されるか？

【推 奨】 肥満を伴わない保存期CKD患者において，日常的な運動は蛋白尿増加をもたらすことはなく，腎機能や身体的QOLの改善をもたらす可能性があるため，合併症や心肺機能を含む身体機能を考慮しながら可能な範囲で行うことを提案する【2C】．

【解 説】

保存期CKD患者に対する運動療法については，日本腎臓リハビリテーション学会のガイドライン[a]ですでにSRされており，「生命予後や腎予後，入院リスクを改善させるという確固たるエビデンスはないが，運動耐容能や身体機能に関するQOLを改善・維持する可能性がある」という結論に至っている[a]が，採用された多くの論文が肥満患者を対象としたものであり，われわれが日常臨床で目の当たりにするCKD患者と必ずしも一致しない可能性が示唆された．CKD診療ガイドライン2018でも運動療法に関するSRがなされており「CKD患者の減量および最高酸素摂取量の改善に有効」と結論づけられているが，肥満・メタボリックシンドロームを伴うCKD患者を対象としたものであった[b]．そこで，本ガイドラインでは「肥満を伴わない保存期CKD患者」に限定して先出の腎臓リハビリテーションガイドライン[a]と同様の手法を用いて，1990年初頭から2021年末までの論文をPubMedで検索しSRを行った．

抽出された6,273編についてタイトルと構造化抄録による一次スクリーニングを行い，残った78編に対しフルテキスト分析を含めた二次スクリーニングを行った．その結果19編が残り，腎機能（13編）[1～13]，QOL（6編）[7, 14～18]，尿蛋白（3編）[3, 8, 19]などの事前に設定した臨床アウトカムについて評価した．本ガイドラインの性質上，運動耐容能に関するアセスメントは割愛した．

腎機能については，12編のRCT[1, 3～13]と1編の前向き介入研究[2]が採択された．多くはCKDステージG3，G4を対象としたもので，3編[3, 11, 13]でCKDステージG2が含まれた．盲検化が困難であることを除けば，バイアスリスクは全般的に低いものであった．ITT解析を行ったものは少なく，多くはPPSによる解析であった．腎機能の評価には血清Crをベースとした GFR推算式が多く用いられており，介入前後でのeGFR変化量を抽出できたものが8編[2～4, 6, 7, 10～12]，介入後の値のみ抽出できたものが4編[5, 8, 9, 13]あったため，それらについてメタ解析したところ，運動介入群で対照群に比べて有意なeGFRの改善がみられた（＋2.56（95％CI ＋0.39～＋4.74）mL/分/1.73 $m^2$，P＝0.02）．いずれも小規模な研究であり結果に異質性（$I^2$＝59％）が示唆されたが，一方で，eGFRが有意に悪化したという報告はなかった．肥満を伴ったCKDを対象にすると明示した研究はスクリーニングの段階で除外したが，一般に海外のCKD患者はわが国のCKD患者に比べてBMIが高く，実際採択された論文の半数以上で介入前のBMIの平均値ないし中央値が30 kg/$m^2$を超えていた．そのため，感度分析としてそれらを除いてメタ解析を行ったところ，異質性が増加し（$I^2$＝79％），効果の方向性は維持されたものの有意ではなくなった（＋4.39（95％CI －0.00～＋8.79）mL/分/1.73 $m^2$，P＝0.05）．なお，Castanedaらはイオサラメートを用いてGFRを実測し，運動介入により有意なGFRの改善を認めた（＋1.18 vs. －1.67 mL/分，P＝0.048）と報告しているが[1]，十分な数値抽出ができなかったためメタ解析には含まれていない．

QOLはpatient reported outcomeとして近年重要視されており，生命予後には直接寄与しないものの，臨床的に意義のある重要な指標である．今回抽出された6編の研究[7, 14～18]は，いずれもRCTで，盲検化ができていないという点で測定バイアスのリスクが高いと考えられた．いずれの報告でも運動介入により身体的なQOL指標の改善が報告されており，一貫性を認めた．QOL評価指標としてはSF-36を含むものが5編あり，そのうち各ドメインについてデータが抽出できた4編[7, 14, 16, 17]についてメタ解析を行ったところ，身体機能に関連する多くのドメインで有意なQOLの改善が認められた．全般的に異質性が低く，介入前のBMIの平均値ないし中央値が30 kg/m$^2$を超えていた報告を除くと2編のみ[7, 14]となったが，傾向は類似した．なお，QOLに関しては，いずれの研究においても盲検性が担保できないことによるバイアスが大きいと考えられた．

尿蛋白に関しては，かつてCKD患者には安静が必要とされた時期もあったが，エビデンスに基づかないとして現在では推奨されていない．今回3編のRCT[6〜8]が採択され，いずれも運動介入により有意な蛋白尿増加はみられなかったと報告しているが，そのうち2編はBMI 30 kg/m$^2$以上が多数を占めていたことから，肥満を伴わない保存期CKD患者における報告は1編[19]に限られ，結論づけるには至らなかった．

以上より，肥満を伴わない保存期CKD患者に対する運動療法は，短期的に腎機能改善につながることはあっても悪化させる可能性は低く，身体機能に関連するQOLの維持・改善につながることから，合併症や心肺機能を含む身体機能を考慮しながら可能な範囲で行うことを提案する【2C】．

一方で，運動療法が透析導入や血清Cr値の倍化といった長期腎予後に与える影響についての確固たるエビデンスはなく，その臨床的意義は不明瞭である．

## 参考文献


a. 日本腎臓リハビリテーション学会編．腎臓リハビリテーションガイドライン．南江堂，2018.

b. 日本腎臓学会編．エビデンスに基づくCKD診療ガイドライン2018．東京医学社，2018. https://cdn.jsn.or.jp/data/CKD2018.pdf　2022.10.25アクセス


## 引用文献


1. Castaneda C, et al. Ann Intern Med 2001；135：965–76.
2. Toyama K, et al. J Cardiol 2010；56：142–6.
3. Headley S, et al. Med Sci Sports Exerc 2012；44：2392–9.
4. Howden EJ, et al. Clin J Am Soc Nephrol 2013；8：1494–501.
5. Shi ZM, et al. J Phys Ther Sci 2014；26：1733–6.
6. Greenwood SA, et al. Am J Kidney Dis 2015；65：425–34.
7. Van Craenenbroeck AH, et al. Am J Kidney Dis 2015；66：285–96.
8. Hiraki K, et al. BMC Nephrol 2017；18：198.
9. Miele EM, et al. Clin Kidney J 2017；10：524–31.
10. Small DM, et al. Redox Rep 2017；22：127–36.
11. Barcellos FC, et al. J Hum Hypertens 2018；32：397–407.
12. Ikizler TA, et al. J Am Soc Nephrol 2018；29：250–9.
13. Corrêa HL, et al. Physiol Behav 2021；230：113295.
14. Mustata S, et al. Int Urol Nephrol 2011；43：1133–41.
15. Kosmadakis GC, et al. Nephrol Dial Transplant 2012；27：997–1004.
16. Headley S, et al. Am J Kidney Dis 2014；64：222–9.
17. Rossi AP, et al. Clin J Am Soc Nephrol 2014；9：2052–8.
18. Rahimimoghadam Z, et al. Complement Ther Clin Pract 2019；34：35–40.
19. Howden EJ, et al. Am J Kidney Dis 2015；65：583–91.


＊＊＊

# 6-10 CQ 保存期CKD患者にワクチン接種は推奨されるか？

【推 奨】保存期CKD患者に感染症予防対策として，B型肝炎ウイルス，インフルエンザウイルス，肺炎球菌に対するワクチン接種を実施することを強く推奨する【1D】.

【解 説】

CKD患者は腎機能障害の進行に伴い免疫機能が低下し，感染症関連の入院リスクや死亡リスクが上昇する[a~c]．末期腎不全患者における死因の上位に感染症（21.5%，心不全22.4%に次いで第2位）があり，感染症を予防するうえでワクチン接種は重要な役割を果たしている．

CKD診療ガイドライン2018で取り上げられたワクチン接種に関するCQでは引用文献が小児対象のものが多く[d]，本ガイドラインでは改めて対象患者を「18歳以上の保存期CKD患者」と設定し，Minds診療ガイドライン作成マニュアルに則り，過去のすべての文献に検索式を設定し，PubMedで検索を行った．抽出された文献は，B型肝炎ウイルス，インフルエンザウイルス，肺炎球菌の3種にほぼ限定されていた．

この3種のワクチン接種において，プラセボを対照群とした比較試験は存在しない．また，生命予後改善や入院の有無といったハードアウトカムを主体に検討したが，ハードアウトカムを評価した論文は存在せず，3種の病原体に対する各種抗体価上昇をアウトカムとして評価しているものが主体であった．

新型コロナワクチンについては，2022年4月末時点では十分なエビデンスがなく，本CQには含めていないが，後述のように情報が得られている．

## 1. B型肝炎ワクチン

保存期CKD患者が慢性B型肝炎に罹患した場合，肝細胞がんの発現や治療で造影剤が使用しにくく診断や治療に影響があることや，肝硬変を併発した場合の体液管理がより困難になる．また将来，腎移植でリツキシマブなど免疫抑制療法を行うことで*de novo* B型肝炎発症の危険性がある[e~j]．さらに，維持血液透析時の血液汚染により他者が感染する危険性がある[k]．以上の観点から，保存期CKD患者においてもB型肝炎ワクチン接種をする意義は大きい．

ヒト遺伝子組み換えB型肝炎ワクチン低用量（20 μg）4回接種群と高用量（40 μg）4回接種群の比較では，接種後12カ月で高用量投与群のほうで有意にseroconversion率が高かった（80% vs. 100%，p＝0.040）[1]．

低用量（20 μg）3回接種群と高用量（40 μg）4回接種群の比較でも，接種後6カ月で高用量4回接種群のほうが抗体価に有意にseroprotection率が高かった（57.6% vs. 87.5%，p＜0.05）[2]．以上より，ヒト遺伝子組み換えB型肝炎ワクチンは高用量4回接種群で抗体獲得がより継続した．

血漿由来ワクチン（5 μg）5回接種群とDNA遺伝子組み換えワクチン（20 μg）5回接種群の比較では，接種後6カ月で有意に血漿由来ワクチン（5 μg）5回接種群のほうがseroconversion率が高かった（66.7% vs. 85%，p＝0.018）[3]．

前向きコホート研究で，B型肝炎ワクチン接種後の抗体獲得の有無に関連する要因について多変量解析を行い，eGFR＜10 mL/分にてOR 0.103（95%CI 0.027～0.398）であり，腎機能障害があるとB型肝炎ワクチン接種後の抗体陽性率が低かった[4]．副反応の報告は特になかった．

以上より，保存期CKD患者におけるB型肝炎ワクチン接種を推奨する．エビデンスとしては高度腎機能低下では接種後の抗体陽性率が低いため，ヒト遺伝子組み換えB型肝炎ワクチンを高用量4回以上接種することを推奨する．しかし，2022年6月現在，日本国内では予防接種法に基づく定期接種としてB型肝炎ワクチン接種を行う場合，3回接種と規定されており，日本環境感染学会のガイドラインでは「ワ

6

クチン接種シリーズ後の抗体検査で免疫獲得(10 mIU/mL以上)と確認された場合は，その後の抗体検査や追加のワクチン接種は必要ではない」とされていることに留意する必要がある[l].

### 2. インフルエンザワクチン

インフルエンザワクチン接種後に抗体価上昇を認めるが，ウイルスのサブタイプにより抗体獲得率に差があること(H3N2 60%, Hsw1N1 90%)[5]や(Hsw1は現在のH1に相当)，接種後の有意な抗体価の上昇が健常人と比較して低い傾向にある(42.4% RR 0.72, 95%CI 0.5 ～ 1.02)[6]ことが報告されている.

以上から，保存期CKD患者におけるインフルエンザワクチン接種は健常人と同様に接種することを推奨するが，抗体陽性率は健常人と比べて低いことに留意する必要がある.

インフルエンザワクチンについては忍容性が良好であり，ワクチン接種7日以内に10.2%において副反応がみられたが，いずれも軽微なものであった．ワクチン接種部位の疼痛63%，全身性反応が10%(そのうち発熱が80%，筋肉痛80%，頭痛20%，めまい10%)であった[6].

### 3. 肺炎球菌ワクチン

スペインからの後ろ向きの観察研究で，3,800名中CKD患者が203名ある集団において，肺炎のリスク因子として加齢(1歳上がるたびにOR 1.25)があがる一方，肺炎球菌ワクチン接種は発症リスクを下げる(OR 0.05)という報告がある[m]．また，電子カルテのデータベースからの後ろ向き観察研究にて，64歳未満でもCKDは肺炎球菌性肺炎および侵襲性肺炎球菌感染症のリスク因子(OR 5～23)であることが示唆されている[n~p]．23価莢膜多糖体肺炎球菌ワクチン(PPV23)接種後の抗体価上昇を健常人と比較したところ，保存期CKD患者は21%が低反応性であった[7]．感染症発生に関して，保存期CKD患者でもPPV23正反応性群は健常人と有意差は認められなかったが，PPV23低反応性群は有意に肺炎，副鼻腔炎，中耳炎，気管支炎，慢性下痢症罹患の危険性が高かった[7].

14価莢膜多糖体肺炎球菌ワクチン(PPV14)接種前後に6種の莢膜抗原に対する抗体価を測定し，健常人，保存期CKD患者，血液透析患者，腎移植後患者で比較して評価した．各群とも抗体価は上昇するが12カ月後は低下し，抗体価上昇の程度は，健常人，保存期CKD患者，腎移植後，血液透析患者の順であった[8]．副反応の報告は特になかった.

なお海外では肺炎球菌ワクチンの接種法については13価肺炎球菌結合型ワクチン-23価肺炎球菌莢膜ポリサッカライドワクチン(PCV-13-PPSV23)の連

Column

#### 保存期CKD患者における新型コロナワクチン

2022年4月26日現在，SARS-CoV-2ワクチン接種後の臨床疫学的な評価で保存期CKD患者に特化した解析はまだ行われていない．前向きコホート研究でワクチンにより誘導されたスパイクタンパクIgG抗体価を健常人と比較し，保存期CKD患者における抗体陽性率は100%であるが，抗体価は腎機能正常者と比較して低いという報告がある[q]．また，後ろ向きコホート研究において，抗体陽性化しなかった人はリンパ球数が低く，免疫抑制療法を受けていたとの報告がある[r]．特にリツキシマブ治療中はワクチン接種後の抗体産生が低いという報告がある[s].

保存期CKD患者に対する新型コロナワクチン接種に関する情報は極めて限られているが，CKDが各種重症化リスク因子の1つとして同定されており[t]，抗体陽性率が健常人と同等であることを考えると，ワクチン接種をするメリットは大きいと考えられる.

ただし，新型コロナワクチン接種後にANCA関連血管炎や自己免疫性肺炎，微小変化型ネフローゼ症候群，IgA腎症，膜性腎症などを新規発症した報告や，既存のIgA腎症の活動性が上がったとの報告[u~zb]があり，ワクチン接種後は注意を要する.

続接種がCKD患者の全ステージで推奨されている[9]が，わが国ではPPSV23接種が推奨され，65歳以上の成人においてはPCV13-PPSV23の連続接種も可能な選択肢として提唱されている[10].

以上から，保存期CKD患者における肺炎球菌ワクチン接種は健常人と同様に接種することを推奨するが，健常人に比べて抗体価上昇が低いことに留意する必要がある.

ワクチン接種は任意接種であり，プラセボ比較研究といったエビデンスレベルの高い研究やハードアウトカムを評価した研究は認められない．また，抗体価測定がアウトカムの主体であり，保存期CKD患者において臨床的な疾病予防効果は明らかではない．今後，各種ワクチン接種による臨床的有効性を明らかにする必要があると考えられる.

## 参考文献


a. Ishigami J, et al. Clin Exp Nephrol 2019；23：437–47.
b. 宇野健司．日内会誌2019；108：2275–85.
c. 日本透析医学会統計調査委員会，他．日透析医学会誌 2021；54：611–57.
d. 日本腎臓学会編．エビデンスに基づくCKD診療ガイドライン2018，東京医学社，2018. https://cdn.jsn.or.jp/data/CKD2018.pdf　2022.10.25アクセス
e. Kanaan N, et al. J Clin Virol 2012；55：233–8.
f. Yilmaz VT, et al. Ann Transplant 2015；20：390–6.
g. Savas N, et al. Transpl Int 2007；20：301–4.
h. Jiang H, et al. Am J Transplant 2009；9：1853–8.
i. Wachs ME, et al. Transplantation 1995；59：230–4.
j. Fabrizio F, et al. J Nephrol 2002；15：605–13.
k. 菊地　勘．厚生労働省科学研究費補助金　平成30年度分担研究報告書 2018：93–7. https://mhlw-grants.niph.go.jp/system/files/2018/182131/201820001A_upload/201820001A0008.pdf　2023.3.17アクセス
l. 日本環境感染学会ワクチン委員会．日環境感染会誌 2020；35 Suppl Ⅱ：S1–32.
m. Viasus D, et al. Nephrol Dial Transplant 2011；26：2899–906.
n. Zhang D, et al. BMC Infect Dis 2018；18：436.
o. Imai K, et al. BMJ Open 2018；8：e018553.
p. Matthews I, et al. BMC Public Health 2020；20：1584.
q. Sanders JF, et al. Transplantation 2022；106：821–34.
r. Kervella D, et al. Clin J Am Soc Nephrol 2021；16：1872–4.
s. Demoulin N, et al. Clin Kidney J 2021；14：2132–3.
t. Williamson EJ, et al. Nature 2020；584：430–6.
u. Shakoor MT, et al. Am J Kidney Dis 2021；78：611–3.
v. Chen Y, et al. Immunology 2022；165：386–401.
w. Lebedev L, et al. Am J Kidney Dis 2021；78：142–5.
x. Kobayashi S, et al. Clin Kidney J 2021；14：2606–7.
y. Plasse R, et al. Kidney Int 2021；100：944–5.
z. Gueguen L, et al. Kidney Int 2021；100：1140–1.
za. Matsuzaki K, et al. Clin Exp Nephrol 2022；26：316–22.
zb. Watanabe S, et al. BMC Nephrol 2022；23：135.


## 引用文献


1. Krairittichai U, et al. J Med Assoc Thai 2017；100：S1–7.
2. Siddiqui S, et al. J Infect Dev Ctries 2010；4：389–92.
3. Jungers P, et al. J Infect Dis 1994；169：399–402.
4. DaRoza G, et al. AM J Kidney Dis 2003；42：1184–92.
5. Osanloo EO, et al. Kidney Int 1978；14：614–8.
6. Watcharananan SP, et al. Transplant Proc 2014；46：328–31.
7. Mahmoodi M, et al. Eur Cytokine Netw 2009；20：69–74.
8. Nikoskelainen J, et al. Kidney Int 1985；28：672–7.
9. 日本呼吸器学会呼吸器ワクチン検討委員会，他．6歳から64歳までのハイリスク者に対する肺炎球菌ワクチン接種の考え方（2021年3月17日）https://www.jrs.or.jp/activities/guidelines/statement/20210521172047.html 2023.3.17アクセス
10. 日本呼吸器学会呼吸器ワクチン検討WG委員会，他．65歳以上の成人に対する肺炎球菌ワクチン接種に関する考え方（第3版 2019-10-30）https://www.jrs.or.jp/activities/guidelines/statement/20191106170251.html 2023.3.17アクセス


＊＊＊

# 6-11 CQ 成人の保存期CKD患者に対して，多職種による生活習慣に関する教育的介入は推奨されるか？

**【推 奨】 成人の保存期CKD患者に対する多職種による教育的介入は，腎機能低下抑制効果およびCVDイベント発生減少をもたらす可能性があり，多職種による生活習慣に関する教育的介入を行うよう提案する【2C】.**

【解 説】

成人の保存期CKD患者において，定期的な治療の継続に加え，食事管理や服薬管理，血圧管理，禁煙など，患者自身の日々の自己管理行動がCKDの進行とCVDイベント発症に大きく影響を及ぼす．そのため，医療従事者には患者の腎機能に合わせた自己管理行動の変容を促し，患者自身が治療や療養法を継続できるような支援が求められる．さらに，保存期CKD管理では血圧，血糖，脂質など総合的なコントロールに加え，生活習慣に関する教育的介入は多岐にわたる．わが国においてCKD患者の重症化予防のために診療システムの検証を行った研究[a]では，かかりつけ医における多職種による生活指導介入は10年後のCVDイベント数を有意に抑制し，CKDステージG3a患者の腎機能低下を有意に抑制する成果[b]が示されている．各々の専門的知識をもつ職種(看護師，管理栄養士，薬剤師，理学療法士など)が異なる視点から多面的な指導を行うことによって，患者に対する教育効果の促進が期待される．加えて，末期腎不全に至り腎代替療法が必要になった場合も，早い段階から多職種による教育的介入を受けた患者は，腎代替療法導入後も合併症を防ぐことで，よりよい生存率やQOLを保つことが期待される．

本CQでは，成人の保存期CKD患者に対する多職種による生活習慣に関する教育的介入効果について，全死因による死亡率，CVD発症，腎機能低下，QOLの4つのアウトカムの観点から検討した．SRは検索式を設定し，PubMedで352編の論文が検索された．タイトル・抄録による一次スクリーニング，および本文による二次スクリーニングを経て，最終的にRCT 8編(うち1編SR)，観察研究8編の論文が評価対象となり，定性的SRを行った．本CQに対するSRにおいて多職種による生活習慣に関する教育的介入は，看護師・栄養士・薬剤師などにより行われたが，介入頻度，具体的な内容については，報告により差異がみられた．

全死因による死亡率をアウトカムとしたRCTは5編[1～5]，保存期の患者に対して実施したRCT 7研究からなる対象者合計4,321名としたSR 1編[6]，観察研究は3編[7～9]であったが，多職種による教育により総死亡が有意に低下した報告は1編もなく十分なエビデンスがなかった．CVD発症抑制については，保存期の多職種連携による教育群149名と医師のみの教育群149名を対象とした観察研究[9]において，多職種による教育が行われた群は，医師のみの教育群と比較して，CVD発症のHRが0.24(95％CI 0.08～0.78，p＝0.017)であった．しかしその他RCT 2編中2編[1,5]，ならびに観察研究1編[8]では多職種による教育の有無による有意差がなく，CVDイベント抑制効果は可能性にとどまる．

腎機能低下については，評価指標が末期腎不全発症・eGFR変化量・血清Cr値の倍化など一貫性がなく評価に困難をきたした．ただし，RCTでは非介入群と比較して介入群においてeGFR低下を有意に抑制した報告は6編[1～5,10]中2編[1,5]，SRで1編[6]，観察研究では6編[8,9,11～14]中2編[8,12]，末期腎不全発症が有意に抑えられた報告はRCTで4編[1～3,5]中1編[2]，観察研究では，3編[7,11,15]中2編[7,11]あり，一定の腎機能低下抑制効果が示唆された．

QOLについては，RCT 3編[3,10,16]，SRで1編[6]の報告があったが有意な改善がみられた研究はなかった．また，使用しているQOL尺度は統一されておらず，評価基準にもばらつきがあるためQOL改善については十分な評価はできなかった．

まとめ

日本において，2012年度の診療報酬改定後，外来糖尿病患者に対し，「糖尿病透析予防指導管理料」がチーム医療として新規に制定され，糖尿病性腎臓病患者に対しての多職種による教育的介入に対し，診療報酬が算定されることとなった．本CQでは，糖尿病のみならず，保存期CKD患者全般に対し，CKD療養指導に関する基本知識を有した多職種が協働し，生活習慣に関する教育的介入を行うことで，腎機能低下抑制効果およびCVDイベント発生減少が期待できる可能性が示唆された．今後は，腎機能低下およびQOLに関するアウトカム指標に一貫性をもたせたうえで，介入後に長期的な観察期間を設け，効果的な介入頻度や教育内容を検証するためのRCTを行い，エビデンスを強化していくことが必要である．

2017年に腎臓病療養指導士制度が設立され，2020～2022年度厚生労働省研究事業として，現在，「慢性腎臓病(CKD)患者に特有の健康課題に適合した多職種連携による生活・食事指導等の実証研究」が進行中である．これらの研究により，日本の多職種連携によるCKD療養指導の現状と課題が明らかになり，多職種による生活習慣に関する教育的介入の有効性が検証されることが期待される．

## 参考文献


a. Yamagata K, et al. PLoS One 2016；11：e0151422.

b. Imasawa T, et al. Nephrol Dial Transplant 2023；38：158–66.


## 引用文献


1. Jiamjariyapon T, et al. BMC Nephrol 2017；18：83.
2. Fogelfeld L, et al. J Diabetes Complications 2017；3：624–30.
3. Cooney D, et al. BMC Nephrol 2015；16：56.
4. Howden EJ, et al. Am J Kidney Dis 2015；65：583–91.
5. Barrett BJ, et al. Clin J Am Soc Nephrol 2011；6：1241–7.
6. Nicoll R, et al. Nephrology(Carlton)2018；23：389–96.
7. Bravo-Zúñiga J, et al. Rev Saude Publica 2020；54：1–10.
8. Chen YR, et al. Nephrol Dial Transplant 2013；28：671–82.
9. Cho EJ, et al. Nephrology(Carlton)2012；17：472–9.
10. Helou N, et al. J Clin Med 2020；9：2160. doi：10.3390/jcm9072160.
11. Imamura Y, et al. Int Urol Nephrol 2021；53：1435–44.
12. Imamura Y, et al. Clin Exp Nephrol 2019；23：484–92.
13. Cueto-Manzano AM, et al. Kidney Int Suppl 2013；3：210–4.
14. Senior PA, et al. Am J Kidney Dis 2008；51：3：425–34.
15. Chen JH, et al. Medicine(Baltimore)2019；98：e16808. doi：10.1097/MD.0000000000016808.
16. Hopkins RB, et al. Clin J Am Soc Nephrol 2011；6：1248–57.


＊＊＊

# 前文

日本ではBMI≧25 kg/m$^2$をもって肥満とし，減量を要する健康障害がある場合や内臓脂肪の蓄積がある場合を肥満症と定義している[1]．そして肥満症の診断にかかわる健康障害の1つに肥満関連腎臓病が含まれている．内臓脂肪の蓄積については，ウエスト周囲長（男性85 cm，女性90 cm以上）でスクリーニングして，可能な限り腹部CTを施行し，内臓脂肪面積100 cm$^2$以上で確認する．また肥満（BMI≧25 kg/m$^2$）の有無を問わず，内臓脂肪の蓄積に加えて，空腹時高血糖，高トリグリセライドかつ/または低HDLコレステロール血症，血圧高値のうち2項目以上を満たすものをメタボリックシンドローム（MetS）と定義している[2]．一方，WHO基準では，肥満はBMI≧30 kg/m$^2$と定められ，現時点では，肥満症ならびに，MetSの国際的に統一した診断基準は明確化されていない．このような状況のなかではあるが，国内外から肥満，特にMetSを伴う肥満がCKDの進展に対する独立したリスク因子であることが多数報告されている[a〜d]．さらに，日本を含む40カ国540万人以上を対象としたメタアナリシスで，世界的にはBMIが25 kg/m$^2$，アジア地域ではBMIが20 kg/m$^2$を超えると，eGFR低下リスクが直線的に上昇することも示されている[e]．しかし，CKD患者における肥満，あるいはMetSに対する治療介入が，CKDの進展リスクを軽減するかどうか，加えてCVD，さらには死亡リスクを軽減するかは不明である．またその介入方法についても明確な推奨は示されていない[f]．

日常診療において，肥満，あるいはMetSに対する治療の基本は，それらの改善を目的とした生活習慣の修正，つまり食事療法および運動療法である．その観点から，本章では「肥満あるいはメタボリックシンドローム（MetS）を伴うCKD患者における生活習慣に対する介入（食事療法・運動療法）は推奨されるか？」をCQとし，SRを行った．また，CKD診療ガイドライン2018でCQとしていた「CKD患者において肥満・メタボリックシンドローム（MetS）は，死亡，CVD，末期腎不全，CKD進行の危険因子か？」は，本ガイドラインの，RCTを含む臨床研究の結果により，推奨度を検証する趣旨から逸脱するため，テキスト解説7-2「CKD患者における肥満・メタボリックシンドローム（MetS）が生命予後，心血管予後，腎予後に及ぼす影響」とした．さらに，おもに海外で蓄積されているエビデンスをもとに新たなテキスト解説7-3「肥満を伴うCKD患者に対する減量・代謝改善手術の生命予後，心血管予後，腎予後改善に対する有用性」として取り上げ，概説する．

## 参考文献


a. Ejerblad E, et al. J Am Soc Nephrol 2006；17：1695–702.
b. Hsu CY, et al. Ann Intern Med 2006；144：21–8.
c. Tsujimoto T, et al. J Epidemiol 2014；24：444–51.
d. Iseki K, et al. Kidney Int 2004；65：1870–6.
e. Chang AR, et al. BMJ 2019；364：k5301.
f. Lambert K, et al. Nephrology（Carlton）2018；23：912–20.


## 引用文献


1. 日本肥満学会編．肥満症診療ガイドライン2022，ライフサイエンス出版，2022.
2. Matsuzawa Y. J Atheroscler Thromb 2005；12：301.

## 7-1 CQ 肥満あるいはメタボリックシンドローム(MetS)を伴うCKD患者における生活習慣に対する介入(食事療法・運動療法)は推奨されるか？

【推 奨】 肥満あるいはMetSを伴うCKD患者に対する生活習慣への介入(食事療法・運動療法)は，アルブミン尿・蛋白尿の減少やeGFR低下の抑制に有効である可能性があるため，行うよう提案する【2C】.
ただし，個々の年齢や併存症，生活背景，価値観や嗜好，忍容性が異なるため，その方法や程度については個別の判断が必要である【なしD】.

【解 説】

肥満を伴うCKD患者を対象とするRCT 10編(CKD 6編，2型糖尿病3編，IgA腎症1編)[1～10]と，MetSを伴う肥満が対象のRCT 1編[11]の計11編を抽出した．介入方法別には，体重の減量を目的とした食事療法(エネルギー制限食)＋運動療法が5編[4, 5, 7, 9, 11]，全例が低たんぱく食を摂取したうえでの運動療法(有酸素運動)が3編[1～3]，減量を目的とした食事療法のみが2編[6, 10]，運動療法のみが1編であった[8]．11編のRCTが抽出されたが，それぞれの介入方法やアウトカムが一致していないため，メタ解析は実施していない．また，CVDや総死亡をアウトカムとしたRCTは十分量存在しないため，アルブミン尿・蛋白尿の増加，eGFRの低下，末期腎不全への進展をアウトカムとしてSRを行った．その結果，生活習慣に対する介入(食事療法・運動療法)は，CKDの進展を抑制する可能性があるため，行うよう提案する．しかし，各試験における対象患者数が少なく，観察期間が十分でないこと，それぞれの試験デザインや患者背景の違いを考慮し，エビデンスの強さはCとした．なお，肥満関連腎臓病を対象としたRCTは，検索した範囲では抽出されなかった．

### 1. 生活習慣への介入によるアルブミン尿・蛋白尿に対する効果

アルブミン尿・蛋白尿を，主要あるいは副次評価，探索的評価項目として含むRCTは8編が抽出された[1, 5, 6～11]．BMI≧27 kg/m$^2$のCKD合併2型糖尿病患者に対する運動療法のみの介入試験1編と[8]，BMI≧25 kg/m$^2$のCKDステージG3，G4患者に対する低たんぱく食＋運動療法の介入試験1編は[1]，試験終了時のアルブミン尿において，介入群と対照群との間に有意差を認めなかった．減量を目的とした食事療法(エネルギー制限食)＋運動療法による介入を行った3編の報告において[5, 7, 11]，介入群と対照群の間で減量が達成されず，アルブミン尿の変化量に差を認めなかったとする報告が1編[7]，また，有意な減量効果を認めたものの，平均アルブミン尿あるいは微量から顕性アルブミン尿への進展が抑制できなかったとする報告が2編であった[5, 11]．一方，BMI≧25 kg/m$^2$の2型糖尿病患者5,145名を対象としたLook AHEAD試験(観察期間：中央値8年)のサブ解析では，アルブミン尿を連続変数として比較した場合，食事・運動を含む生活習慣に対する介入により，アルブミン尿の増加に対する有意な抑制効果が示された[9]．また，減量を目的とした食事療法(エネルギー制限食)による介入試験2編では，それぞれ，BMI≧27 kg/m$^2$のIgA腎症患者を対象にした低たんぱく食(0.6～0.8 g/kg/日)を摂取したうえでのエネルギー制限が体重および脂肪量の減少と関連した蛋白尿の有意な改善を示すこと[6]，BMI≧27 kg/m$^2$のCKD患者30例を対象にしたエネルギー制限食による介入が，減量とともに蛋白尿が有意に減少することが示された[10]．ただし，Look AHEAD試験では，CKD非合併2型糖尿病患者も含んだ試験であることには留意が必要である．

### 2. 生活習慣への介入によるeGFR低下に対する効果

eGFRの変化をアウトカムに含んでいるRCTは11編が抽出され[1～11]，その多くは観察期間が1年未満であった．運動療法のみの介入を行った1編の試験では，ベースラインからのeGFRの変化量において，介入群と対照群の間に有意差を認めなかった[8]．

食事療法および運動療法による介入を行った7試験のうち[4~7,9~11]，1編では介入による減量効果が得られず，eGFRの変化量においても介入群と対照群の間に差を認めなかった[7]．一方，介入による減量効果を認めた6編のなかでは[4~6,9~11]，3編は対照群と介入群の間にeGFRの変化に差を認めず[4~6]，1編は対照群のeGFRが低下するのに対して，介入群ではeGFRが維持され[10]，2編が対照群と比べ介入群においてeGFRの低下に対する有意な抑制を示すという結果であった[9,11]．この2編について，大規模で観察期間が長いLook AHEAD試験におけるサブ解析において，介入群では対照群に比較して末期腎不全への進展率は有意な低下を認めなかったものの，eGFR＜45 mL/分/1.73 $m^2$への進展率の改善が示された[9]．また6,719名を対象としたPREDIMED-Plus研究でも，介入群において，対照群と比較してeGFR＜60 mL/分/1.73 $m^2$の発生率の低下と，45≦eGFR＜60 mL/分/1.73 $m^2$から60≦eGFR＜90 mL/分/1.73 $m^2$への回復率の上昇が示された[11]．

低たんぱく食＋運動療法の3編のうち[1~3]，1編では自宅もしくは施設での運動療法の介入群で，対照群と比べて観察期間におけるeGFRの変化量に有意差を認められなかった[1]．一方，1編では週3回の運動介入群で対象群と比較してeGFRの有意な増加を認め[2]，さらにもう1編でも，対照群，自宅での運動介入群，施設での運動介入群の比較において，施設での運動介入群でeGFRの有意な増加が示された[3]．

### 3. 今後の課題

肥満あるいはMetSを有するCKD患者に対する生活習慣への介入が，CKDの進展抑制につながる可能性が示された．一方で，食事療法や運動療法は，患者ごとに年齢，既往歴，併存症，嗜好や身体能力が異なるため，食事内容や運動療法の強度や方法については個別の検討が必要である．また，今回抽出した各RCTの試験デザインとして，症例数および観察期間が十分ではない研究が多いこと，患者背景・介入方法にばらつきが多いことに留意が必要である．さらに，食事療法や運動療法によるCKDの進展抑制に対する介入効果が減量を介したものか，あるいは独立したものか，減量を介する効果であるとすればどの程度の減量がCKDの進展抑制に必要か，有効性を発揮する食事療法・運動療法の内容など，解決すべき課題は残されている．加えて，抽出した11編のなかで食事療法＋運動療法を行った研究1編において，低血圧，運動時の関節痛，アキレス腱の痛み，心房細動，運動中の胸痛などの出現に関する記載があること[5]，食事療法では電解質異常や急な体液量の減少，便秘，糖尿病薬物療法患者において低血糖が生じる可能性など，介入開始後の有害事象の発現にも注意が必要である．また，肥満あるいはMetSを有するCKD患者に対する生活習慣への介入における，CVDや総死亡をアウトカムとした研究は十分量存在せず，今後のエビデンス集積が必要である．

食事療法や運動療法の継続にはリテラシーやアドヒアランスに対する問題への取り組みが不可欠であるが，これには心理・行動的要因が関係するため，多職種によるアプローチが提案され，また心理学やソーシャルワーク，公衆衛生の専門家などとの学際的協力体制をつくることも必要である（第6章6-11（CQ）成人の保存期CKD患者に対して，多職種による生活習慣に関する教育的介入は推奨されるか？を参照）．

## 引用文献

1. Aoike DT, et al. Clin Exp Nephrol 2018；22：87–98.
2. Aoike DT, et al. Int Urol Nephrol 2015；47：359–67.
3. Baria F, et al. Nephrol Dial Transplant 2014；29：857–64.
4. Howden EJ, et al. Clin J Am Soc Nephrol 2013；8：1494–501.
5. Ikizler TA, et al. J Am Soc Nephrol 2018；29：250–9.
6. Kittiskulnam P, et al. J Ren Nutr 2014；24：200–7.
7. Leehey DJ, et al. Am J Nephrol 2016；44：54–62.
8. Leehey DJ, et al. Cardiovasc Diabetol 2009；8：62.
9. Look AHEAD Research Group. Lancet Diabetes Endocrinol 2014；2：801–9.
10. Morales E, et al. Am J Kidney Dis 2003；41：319–27.
11. Diaz-Lopez A, et al. Am J Nephrol 2021；52：45–58.

# 7-2 CKD患者における肥満・メタボリックシンドローム(MetS)が生命予後，心血管予後，腎予後に及ぼす影響

【解説要旨】 CKD患者において，肥満は，死亡，CVD，CKD進行の明らかなリスクとはいえないが，MetSはこれらのリスク因子となる可能性がある．ただし，おもに観察研究あるいは，コホート研究の結果に基づいた評価であることに留意が必要である．

【解 説】

2000年1月1日から2021年12月31日までの検索期間で抽出された，CKD患者における肥満・MetSが生命予後，心血管予後，腎予後に及ぼす影響を検証した観察研究あるいはコホート研究の結果をもとに検討した．

### 1. 肥満とCKD患者の生命予後，心血管予後，腎予後

CKD患者における肥満と死亡リスクとの関係を検証した観察研究として13編が抽出された[1～13]．BMI≧30 kg/m$^2$の男性CKD患者や，BMI≧35 kg/m$^2$のCKDステージG3a，G3b患者では，BMIの上昇が死亡リスクの上昇と関連するという報告があり[2,3]，患者背景により，肥満がCKD患者の死亡リスクとなる可能性は否定できないが，多くの報告では，肥満は死亡のリスク因子とは同定されず[5～11,13]，逆に肥満が死亡リスクの低下に関与するとの報告もみられた[1,4,12]．

CKD患者において，肥満とCVDの発症リスクについての観察研究は5編が抽出されたが，肥満によりそのリスクが上昇したとの報告はなかった[1,2,9,10,14]．

CKD患者における肥満と末期腎不全リスクの関係を検証した観察研究として6編が抽出された．そのなかの1編の報告において，CKDステージG3aでは，BMI 35 kg/m$^2$以上で末期腎不全に対するリスクが上昇する傾向にあるが，CKDステージG3bおよびG4ではその傾向は認められず[3]，その他の報告でも，肥満の末期腎不全に対するリスク上昇は認められていない[4,6,7,10,14]．

肥満と腎機能低下に対するリスクを検証した研究は，5編が抽出された．そのなかの2編において，それぞれCKDステージG3aあるいはG3～G5でBMI 35 kg/m$^2$以上の肥満が腎機能低下のリスクを上昇させる関係性が示されたが[3,15]，その他の報告では，その関係性は認められていない[4,6,7]．

以上より，肥満はCKD患者の死亡，CVDのリスク因子になるとはいえず，また末期腎不全や腎機能低下への関連性も限定的といえる．しかし，日本からの報告は少なく，この結果をそのまま日本人に適用するには注意が必要である．事実，日本を含む40カ国，540万人以上の非CKD症例を含む一般住民コホートを対象としたメタアナリシスでは，世界的にはBMI 25 kg/m$^2$を超えるとeGFR低下リスクが直線的に上昇するのに対し，アジア地域ではBMI 20 kg/m$^2$を超えるとeGFR低下リスクが上昇するといった人種差が確認されている[a]．肥満を有するCKD患者の予後に関して，日本人独自のエビデンスが求められる．

### 2. MetSとCKD患者の生命予後，心血管予後，腎予後

国際的に統一されたMetS診断基準は示されていないものの，日本人CKD患者におけるMetSの生命予後，心血管予後，腎予後に対する影響を検討した報告は少ないため，本項では国内外の報告を同様に取り上げる．CKD患者の生命予後および心血管予後に対するMetSの影響に関しては，その合併によりCVDイベントの新規発症リスクが上昇し[16～19]，さらに総死亡リスクも上昇することが報告されている[16,17]．また，経皮的冠動脈形成術(PCI)後のCKD患者においては，MetS合併によるCVD死亡，非致死的心筋梗塞，PCI再実施率の上昇が報告されている[20]．

MetSの腎予後に対する影響に関しては，CKDステージG3，G4を対象とした後ろ向き観察研究において，MetSの合併が末期腎不全への進展リスクを上

昇させることが示されている[21]．また，普通体重群(BMI 18.5～24.9 kg/m$^2$)と比較して，MetS合併の過体重群(BMI 25.0～29.9 kg/m$^2$)ならびに肥満群(BMI 30 kg/m$^2$以上)では末期腎不全に対するリスクが上昇するが，MetSを合併しない場合，過体重群ならびに肥満群では，そのリスクが低下するとの報告もあり[22]，MetSの合併の有無が，腎予後に対して重要な因子である可能性が示唆される．さらに，CKDステージG1，G2の患者において，MetS構成因子数の増加に伴いCKDの進展リスクが上昇することも報告されている[23]．一方，CKDステージG1～G3ではMetSがCKDの進展リスクとなるが，CKDステージG4，G5や糖尿病合併例では，そのリスクは上昇しないとの報告もあることから[24]，MetS以外の患者背景の影響も考慮する必要がある．

以上より，CKD患者におけるMetSの合併はCKDの進展リスクとなるだけでなく，総死亡とCVDのリスク因子となる可能性が高いといえる．ただし，前述のようにCKDとMetSとの関係性を検証した疫学研究では，MetSの定義・診断に国際的な相違もあり，MetSに合併する糖尿病や高血圧などの交絡因子を調整する必要がある．

## 参考文献


a. Chang AR, et al. BMJ 2019；364：k5301.


## 引用文献


1. Navaneethan SD, et al. Kidney Int 2016；89：675–82.
2. Huang JC, et al. PloS One 2015；10：e0126668.
3. Lu JL, et al. J Am Soc Nephrol 2014；25：2088–96.
4. Huang WH, et al. Medicine(Baltimore)2014；93：e41.
5. Hanks LJ, et al. Clin J Am Soc Nephrol 2013；8：2064–71.
6. Mohsen A, et al. J Nephrol 2012；25：384–93.
7. Brown RN, et al. Nephrol Dial Transplant 2012；27：2776–80.
8. Kramer H, et al. Am J Kidney Dis 2011；58：177–85.
9. Elsayed EF, et al. Am J Kidney Dis 2008；52：49–57.
10. Madero M, et al. Am J Kidney Dis 2007；50：404–11.
11. Kwan BC, et al. Clin J Am Soc Nephrol 2007；2：992–8.
12. Kovesdy CP, et al. Am J Kidney Dis 2007；49：581–91.
13. Navaneethan SD, et al. BMC Nephrol 2014；15：108.
14. Russo D, et al. Blood Purif 2014；38：1–6.
15. Garland JS, et al. J Ren Nutr 2013；23：4–11.
16. Kim CS, et al. Metabolism 2013；62：669–76.
17. Chien KL, et al. Atherosclerosis 2008；197：860–7.
18. Iwashima Y, et al. Am J Hypertens 2010；23：290–8.
19. Johnson DW, et al. Nephrology(Carlton)2007；12：391–8.
20. Kunimura A, et al. J Cardiol 2013；61：189–95.
21. Navaneethan SD, et al. Clin J Am Soc Nephrol 2013；8：945–52.
22. Panwar B, et al. Kidney Int 2015；87：1216–22.
23. Lin JH, et al. Ren Fail 2015；37：29–36.
24. Lee CC, et al. Clin Nephrol 2011；75：141–9.


＊＊＊

# 7-3 肥満を伴うCKD患者に対する減量・代謝改善手術の生命予後，心血管予後，腎予後改善に対する有用性

【解説要旨】 減量・代謝改善手術は，肥満を伴うCKD患者のCKD進行だけでなく，総死亡，CVD発症のリスクを軽減する可能性がある．

## 【解 説】

高度肥満(BMI≧35 kg/m$^2$)では生活習慣や社会環境，遺伝的素因，パーソナリティや認知・行動の特性などの複合的な要因により，内科的治療抵抗性であることが多い．そのような減量困難な肥満症に対して，適応を判断したうえで減量・代謝改善手術が選択される場合がわが国でも増えてきている．また，35＞BMI≧32で代謝改善が十分得られない症例に対しても，一定の基準を満たす場合は減量・代謝改善手術が治療選択肢となり，日本人の代謝異常に見合った手術適応基準について言及されるようになってきた．

減量・代謝改善手術には，スリーブ状胃切除術，胃バンディング術，胃バイパス術，スリーブバイパス術があるが，日本でおもに行われている術式は腹腔鏡下スリーブ状胃切除術である．主流の術式や適応基準も各国それぞれであるため，減量・代謝改善手術としての効果を日本人にそのまま適応することには問題があるが，わが国の報告は極めて少ないため，ここではおもに海外からの報告をもとに，CKD患者における減量・代謝改善手術の意義について概説する．

### 肥満CKD患者における減量・代謝改善手術が生命予後，心血管予後，腎予後に及ぼす影響

CKD患者における減量・代謝改善手術の死亡リスクやCVD発症リスクを検討した報告は少ないが，末期腎不全患者において手術群は，非手術群と比較して術後7年間の総死亡とCVD発症のリスクがともに低下したとの報告がある[1]．また，微量アルブミン尿を呈する肥満2型糖尿病患者において，減量・代謝改善手術が術後10年間のCVD発症リスクを低下させたとの報告もある[2]．

腎予後に関してもその有益性が報告されている．LABS-2 Studyに参加した，年齢中央値46歳の成人2,144名を対象とした報告では，術後7年で，5名が末期腎不全に至ったものの，KDIGO基準で評価したCKDリスクが進行した患者の割合は10％以下であり，特に，CKDリスクが中等度から非常に高い患者において，術後1年と7年の時点でCKDリスクの改善が観察された[3]．ほかにも，減量・代謝改善手術によるCKD進行抑制効果を示す報告は多数あるが[4～7]，一方で，CKDステージG4のCKD患者では腎機能低下リスクが改善しなかったとする報告もあり[7]，CKD進行抑制を目的として減量・代謝改善手術を受ける場合の，最適なCKDステージについては今後の知見集積が必要である．また，わが国の報告として高度肥満を呈する日本人340名を腹腔鏡下スリーブ状胃切除術群と標準的内科治療群とで比較した場合，手術群で尿中アルブミン量が減少したものがあるが[8]，その報告は極めて少ないのが現状である．

以上より，減量・代謝改善手術は，肥満CKD患者のアルブミン尿やCKD進行のリスクを低下させるだけでなく，総死亡，CVDイベントの発症リスクを抑える可能性がある．このように，内科的治療に反応が悪い肥満CKD患者に対して，減量・代謝改善手術が有効となる可能性はあるものの，推奨に至るためには，今後，わが国からの良質なエビデンスの集積が必要である．

## 引用文献


1. Sheetz KH, et al. JAMA Surg 2020；155：581–8.
2. Alkharaiji M, et al. Obes Surg 2020；30：1685–95.
3. Friedman AN, et al. J Am Soc Nephrol 2018；29：1289–1300.
4. Cohen RV, et al. JAMA Surg 2020；155：e200420.
5. Funes DR, et al. Ann Surg 2019；270：511–8.
6. Imam TH, et al. Am J Kidney Dis 2017；69：380–8.
7. Kassam AF, et al. Surg Obes Relat Dis 2020；16：607–13.
8. Watanabe K, et al. Obes Facts 2021；14：613–21.

# 前文

近年，CKDの領域においてSGLT2阻害薬やミネラルコルチコイド受容体拮抗薬，GLP-1受容体作動薬などの腎保護効果が期待される薬剤が使用可能になってきた．現在もいくつかの薬剤の治験が進んでおり，今後，この分野におけるさらなる進展が期待されている．一方で，そのような薬剤使用が進むほど，CKD診療における栄養管理の重要性が増してくると推察されている．すなわち，肥満や，痩せ・消耗をきたすような食事を摂取していると，前述の薬剤の腎保護効果を相殺してしまう可能性があるからである．例えば，RA系阻害薬においては高食塩摂取下ではその効果が減弱することが以上より知られている．このような背景を抱える現在においてこそ，日々のCKD診療における栄養管理が重要であると考えられる．

本章においては，CKD診療ガイドライン2018の第３章「栄養」の項[a]を改訂する形で５つのCQに対して，推奨ステートメントの作成作業を進めてきた．しかし，栄養の分野は以前から，食事という極めて多様性のあるものを対象としているがゆえに，エビデンスを取得しにくい分野であり，CKDの領域においても同様である．今回はおもに，CKD診療ガイドライン2018以降の論文を中心にSRを行ってきたが，新たな報告が比較的少ないCQも存在した．また，その多様性などもあって，RCTを行いにくい分野であることから，観察研究における結果も含めた検討を行わざるを得なかったことにも注意して，解説文を参照されたい．また，食事は国や地域により，その様式や内容が大きく異なることから，海外のエビデンスがそのままわが国に流用可能かという問題も存在する．今後，CKD診療における栄養管理の分野において，わが国からのさらなる検討や報告を期待するものである．

本章の作成は管理栄養士を含めたチームで進めてきた．本ガイドラインの対象は，CKD症例の診療にかかわる可能性のある医療従事者および医療施設とされているが，本章においては腎臓専門医，一般医家だけでなく，管理栄養士や看護師などメディカルスタッフにも参照いただき，日々の療養指導に活用されることを強く期待する．一方で，各CQにおける推奨ステートメントに対して，どのようなアプローチで管理を行っていくかの詳細については，それぞれの解説文のなかで多くを述べることはできていないと思われる．エビデンスの不足がおもな原因であることから，この点においても今後のさらなる詳細な検討が望まれる．また，次回以降のガイドライン改訂においても重要な課題の1つと考えられる．

## 参考文献

a. 日本腎臓学会編．エビデンスに基づくCKD診療ガイドライン2018，東京医学社，2018. https://cdn.jsn.or.jp/data/CKD2018.pdf　2022.5.1アクセス

# 8-1 CQ　CKD患者診療に管理栄養士の介入は推奨されるか？

【推 奨】 CKDのステージ進行および腎代替療法への導入を抑制する可能性があるため，管理栄養士が介入することを推奨する【1C】.

【解 説】

CKD診療ガイドライン2018[a]により，CKD診療における管理栄養士(を含むチーム医療)の介入の重要性が示された．本CQではSRのアップデートに伴い，2008年以降の研究を対象とした．文献検索の結果，管理栄養士(もしくは管理栄養士を含むチーム医療)によるCKD患者への介入を行った研究としてRCTは11編，観察研究は6編が抽出された．そのなかで1年以上の観察期間をもつ研究を抽出し，透析導入をアウトカムとした研究RCT 3編[1～3]，観察研究5編[4～8]を対象にメタ解析を行ったところ，透析導入をアウトカムとする解析ではOR 0.58(95%CI 0.46～0.73)であり，管理栄養士の非介入群と比較し，介入群における透析導入抑制効果が認められた．腎機能低下速度をアウトカムとする報告は，その研究期間が短いものが多いなど，定量的な評価ができなかった．しかし，少なくとも管理栄養士の介入が腎機能低下速度に悪影響を及ぼしたという報告は認められなかった．このように，メタ解析結果として管理栄養士の介入による腎代替療法導入の抑制効果が示されたが，抽出された研究のデザインやバイアスリスクの観点から，エビデンスの強さB(中)以上は該当しないと考えられる．

管理栄養士の介入を評価したRCTでは，研究デザインや介入方法，扱うアウトカムがさまざまであった．わが国で行われたFROM-J研究では管理栄養士による定期的な生活食事指導を行うことによって，血清Cr値の倍化とCKDステージG3患者のeGFR低下に対する抑制効果が認められた[3]．また，Paes-BarretoらのRCTでは管理栄養士の介入はたんぱく質摂取量の遵守に効果的であったが，腎機能予後やCVD発症，死亡率などほかのアウトカムは扱われていなかった[9]．一方で，CampbellらのRCTでは，摂取エネルギー量の適正化に管理栄養士の介入が効果を示したが，たんぱく質摂取量には効果を認めておらず，eGFRの変化にも差はなかった[10]．さらに，SánchezらのRCTでは管理栄養士の介入が摂取エネルギー量の適正化には効果がなく，たんぱく質摂取量低下には効果があったとする報告もあり[11]，食事療法の遵守に対する管理栄養士(を含むチーム医療)介入の効果は研究デザインごとに異なっているのが現状である．

観察研究として，管理栄養士の介入・教育を受けていたCKD患者は，それを受けていなかったCKD患者と比較して，eGFR低下が抑制され透析導入を遅らせることができたという報告があった[4～7, 12]．また，Baylissらの報告では管理栄養士を含むチーム医療の介入により，CKDステージG3患者のeGFR低下速度を抑制することができたとされていた[5]．さらに，透析導入前の死亡を管理栄養士(を含むチーム医療)の介入により抑制できたという報告だけでなく[13]，観察研究を対象にわれわれが行ったメタ解析でもOR 0.63(95%CI 0.40～0.99)であったことから，管理栄養士の介入は透析前死亡を抑制する傾向にあると考えられる．

以上のように管理栄養士の介入による影響を検討した報告や研究は蓄積されつつあるが，その数は限られており，対象患者の病態や介入方法の多様性により効果はいまだ限定的であると考えられた．一方で，CKD患者の栄養管理を行う際には，管理栄養士の参画なしには実施困難である．今回アップデートしたSRによる文献検索で，管理栄養士の介入が害となる報告が新たに抽出されたということはなく，CKD診療における管理栄養士の介入を妨げるものではない．特に最近，腎臓病療養指導士(日本腎臓学会，日本腎不全看護学会，日本栄養士会，日本腎臓

8

病薬物療法学会）や腎臓病病態栄養専門管理栄養士（日本病態栄養学会，日本栄養士会）制度が設立されたが，これらの資格をもつ管理栄養士の介入による治療効果の向上が期待される．

## 参考文献


a. 日本腎臓学会編．エビデンスに基づくCKD診療ガイドライン2018．東京医学社．2018. https://cdn.jsn.or.jp/data/CKD2018.pdf　2022.5.1アクセス


## 引用文献


1. Fogelfeld L, et al. J Diabetes Complications 2017；31：624–30.
2. Ishani A, et al. Am J Kidney Dis 2016；68：41–9.
3. Yamagata K, et al. PLoS One 2016；11：e0151422.
4. Baragetti I, et al. Clin Kidney J 2019；13：253–60.
5. Bayliss EA, et al. Clin J Am Soc Nephrol 2011；6：704–10.
6. Ino J, et al. Intern Med 2021；60：2017–26.
7. Notaras S, et al. Nephrology（Carlton）2020；25：390–7.
8. Kaiser P, et al. J Med Internet Res 2020；22：e17194.
9. Paes-Barreto JG, et al. J Ren Nutr 2013；23：164–71.
10. Campbell KL, et al. Am J Kidney Dis 2008；51：748–58.
11. Sánchez C, et al. Magnes Res 2009；22：72–80.
12. de Waal D, et al. J Ren Nutr 2016；26：1–9.
13. Pérez-Torres A, et al. Nutrients 2021；13：621.


＊＊＊

# 8-2 CQ CKD患者にたんぱく質摂取量を制限することは推奨されるか？

【推 奨】 CKDのステージ進行を抑制することが期待されるため，腎臓専門医と管理栄養士を含む医療チームの管理のもとで，必要とされるエネルギー摂取量を維持し，たんぱく質摂取量を制限することを推奨する【1B】.

【解 説】

過剰なたんぱく質の摂取は，GFRの増加から過剰濾過の原因となり，また進行した腎不全患者においては，たんぱく質の代謝産物である窒素化合物が尿毒症物質として蓄積することと関連する[a]．たんぱく質摂取量を減少させることによって，過剰濾過に対する効果として，腎機能低下および尿蛋白の抑制，尿毒素の蓄積の抑制から腎代替療法開始の遅延につながる可能性があり，腎機能低下患者においては，たんぱく質摂取量を制限する低たんぱく質食(LPD)が，臨床的プラクティスの1つとして行われてきた[b].

試験食のたんぱく質摂取量を制限したLPDは，従来，数多くのRCT[1～10]，メタ解析[11～16]において，腎保護，尿蛋白抑制，尿毒症物質の貯留抑制または腎代替療法の開始時期の遅延を目的に用いられてきた．これらの結果を踏まえ，CKD診療ガイドライン2018[c]においては，個々の患者の病態やリスク，アドヒアランスなどを総合的に判断し，腎臓専門医と管理栄養士を含む医療チームの管理のもと，各患者に応じ個別性をもった対応が必要とされるものの，CKDの進行を抑制するためにたんぱく質摂取量を制限することを推奨するとしている．その目安としては，「慢性腎臓病に対する食事療法基準2014年版」においてCKDステージ別のたんぱく質摂取量の基準(ステージG3a 0.8～1.0 g/kg標準体重/日，G3b以降0.6～0.8 g/kg標準体重/日)が示されている[d].

CKD診療ガイドライン2018以降，CKD患者において，LPDの影響を評価した臨床試験では，介入試験はみられず，観察試験が5報みられた[17～21]．LPD遵守群において，腎機能の低下が少なかったとする報告[17, 18]や，たんぱく質摂取量の最も少ない五分位に含まれる患者で腎代替療法の開始が優位に少なかったとする報告[21]がある一方，たんぱく質摂取量が多い群において，腎予後が良好[20]，あるいは生命予後が良好[19]であったとする報告もみられる．しかしながら，いずれも観察試験であり，CKD診療ガイドライン2018までに収集されたエビデンスの評価を大きく変更するものではなかった.

CKD診療ガイドライン2018以降，たんぱく質摂取量を制限することのCKD患者への影響を検証したRCTのメタ解析は，DM患者を対象とした2報を含む6報がみられた[22～27]．CKD患者を対象としたRCT 16報を含むメタ解析において，LPD(＜0.8 g/kg/日)では，対照群(≧0.8 g/kg/日)に比較して，末期腎不全への進行が少なく，全死亡率は低い傾向にあった．ケト酸アナログ(わが国では未発売)を併用した超低たんぱく質食(VLPD)(＜0.4 g/kg/日)では，LPD(0.4～0.8 g/kg/日)に比較して，末期腎不全への進行が少なく，1年後のGFRが良好であった[22]．CKD患者を対象とし，介入期間が24週間以上のRCT 19報を含むメタ解析では，LPDでは腎予後(eGFR 25％以上の低下，血清Cr値の倍化，末期腎不全)が有意に良好で，eGFRの低下速度も抑制され，蛋白尿も改善した[24]．CKD患者を対象としたRCT 29報のメタ解析では，LPDはGFR値には差がみられなかったが，Ccrは有意に増加させ，尿蛋白は有意に減少させた．用量反応解析では，0.1 g/kg/日のたんぱく質摂取量の減少は，GFRの0.14(95％CI 0.05～0.22)mL/分/1.73 $m^2$の上昇と関連した．特にeGFR＜60 mL/分/1.73 $m^2$の患者を対象とした試験において，LPD群でGFRが有意に高値であったとしている(加重平均差1.61，95％CI 0.15～3.07 mL/分/1.73 $m^2$)[26]．しかし，12カ月以上の介入期間をもつ17試験に限定したメタ解析では，VLPDによって末期腎

8

不全への進展が抑制されたが，末期腎不全，GFR値，死亡には差がみられなかったとするものもある[27]．糖尿病性腎症患者を対象としたRCT 11報のメタ解析では，LPDはGFRや尿蛋白の改善には影響しなかったとするものの[23]，別のRCT 20報を含むメタ解析では，LPDは血清Cr，GFRには差がみられなかったが，尿中アルブミン排泄率，尿蛋白の減少が認められたとしている[25]．

また，これらのメタ解析ではLPDの栄養状態への影響も検証されていた．protein-energy wasting（PEW）の増加を報告したstudyはなかったとするものの[22]，アルブミンは低下させなかったがBMIを減少させた[24]，さらには長期間（≧12カ月），高齢者（≧60歳）においてBMIの低下が大きかったとする報告もあった[26]．

糖尿病の有無，あるいは病型別のサブ解析もいくつかのメタ解析で行われている．Kasiskeらの検討では，糖尿病群で有意にGFRの低下速度が抑制されたとしているが[11]，2型糖尿病群ではGFRの変化に差がみられなかったが2型糖尿病を除外した検討ではGFRの変化に差がみられたとする報告[16]，GFRの25%もしくは50%の低下，血清Cr値の倍化，末期腎不全への進行で表される腎不全イベントは非糖尿病群のみで有意であったとする報告[24]，糖尿病性腎症かどうかによらずGFRの変化は有意ではなかったとする報告[26]まであり，結果に大きな不均一性が存在する．なお，糖尿病性腎症に限定し病型別に検討したメタ解析では，1型糖尿病，2型糖尿病のいずれもLPDはGFRの変化に有意な効果を認めなかった[12, 23]．

以上より，CKD患者に対するたんぱく質摂取制限は，末期腎不全への進展抑制に対して有効である可能性があり[22, 24, 27]，GFRの低下抑制に対しても有効である可能性がある[22, 24, 26]．こうした効果は対象群として腎機能が低下したstudy[26]，介入としてはたんぱく質摂取量がより少ないstudy[22, 26]で大きかった．このため，末期腎不全開始，GFRの低下で表されるCKDの進行については，LPDが抑制効果をもつ可能性が示唆される．しかし，長期間・高齢者においては，BMIの低下と関連する可能性が示唆されているため[26]，得られる効果・懸念される悪影響を考慮する必要がある．

一方，実際にたんぱく質摂取量を制限するに当たっては，複数の課題が存在する．

第1には，エネルギー摂取の重要性である．複数のメタ解析でLPDとBMIの減少との関連が示唆されている．このことは，エネルギー摂取量が確保できなかったことと関連する可能性がある[24]．LPDの長期効果をみた検討で，LPD群で生命予後が不良であったとする報告があるが，LPD群では推奨されるエネルギー摂取量（25 ～ 35 kcal/kg/日）[d]よりも少ないエネルギーしか摂取できていなかったことが示されている（LPD群21.9±4.6，VLPD群22.0±4.7 kcal/kg/日）[e]．エネルギー摂取の減少により異化亢進が生じ[f]，栄養状態が悪化するだけではなく，体蛋白の崩壊による窒素化合物の血中への増加がもたらされる懸念がある．このため，たんぱく質制限を行う場合には十分量に摂取エネルギーを確保することが重要である．

第2に，アドヒアランスの向上である．MDRD試験においても，VLPD（0.28 g/kg/日），LPD（0.58 g/kg/日）に割りつけられた患者のたんぱく質摂取量はそれぞれ0.4 g/kg/日，0.8 g/kg/日程度にとどまっている[5]など，これまでの多くの臨床試験において，たんぱく質制限のアドヒアランスが保てないことが問題となっている．たんぱく質摂取制限が適正に行われたときのみGFRの低下抑制効果が得られていたとの報告[15]もあり，アドヒアランス向上は大きな課題である．そのような中で，必要なエネルギーを確保しながら，たんぱく質制限のアドヒアランスを向上させるためには特殊食品の使用が有効である可能性がある[g]．一方で，たんぱく質・アミノ酸は旨味の成分であり，こうした特殊食品には必ずしも食味が良好ではないものがあったり[h]，通常の食品に比較すると高価であるという問題もある．

第3には，栄養状態の悪化に対する懸念である．腎機能が低下した患者においては，しばしばサルコペニア，フレイル，PEWといった病態が認められる[i]．栄養摂取量の低下は，その増悪因子として非常に重要である[j]．一般的に高齢者ほど食欲が低下していることが示されているが，LPDによって食事摂取量が減少すると，さらなるサルコペニア，フレイル，PEWなど低栄養・消耗状態の進展をもたらす可能性がある．2019年に公開された「サルコペニア・フレイルを合併した保存期CKDの食事療法の提言」[k]においても，サルコペニアを合併したCKD患者においては，個々の病態における末期腎不全リスクと死亡リスクとを考慮し，たんぱく質制限の優先・緩和を検討するとしている．

第4にはモニタリングの重要性である．多くのメタ解析において血清アルブミンは低下していないが，BMIの低下は報告されている．このため，LPDを行う場合においても，たんぱく質・エネルギーの摂取量を含む食事摂取量や，栄養状態の定期的なモニタリングを行い，食事療法が安全に，適切に行われているかを評価する必要がある．

以上のような課題が存在するため，たんぱく質の制限において画一的な指導は行うべきではなく，CKDの重症度，サルコペニア，フレイル，PEWなど栄養状態・消耗の有無を含む病態，栄養障害のリスク，食事療法に対するアドヒアランスを評価し，適応および制限の程度を判断することが必要である．LPDを継続して施行するに当たっても単なるたんぱく質の制限にとどまらず，総合的な栄養療法の一環として，腎臓専門医および管理栄養士の医療チームと患者・家族の協力が不可欠である．こうしたことから，今回のガイドラインにおいては一律のたんぱく質の目標値は設定しなかったが，個別性を考慮したたんぱく質・エネルギー摂取量の処方においては，「慢性腎臓病に対する食事療法基準2014年版」[d]，および「サルコペニア・フレイルを合併した保存期CKDの食事療法の提言」[i]が参考になる．

## 参考文献


a. Kalantar-Zadeh K, et al. N Engl J Med 2017；377：1765–76.
b. Kopple JD, et al. Nephrol Dial Transplant 2018；33：373–8.
c. 日本腎臓学会編．エビデンスに基づくCKD診療ガイドライン2018，東京医学社，2018. https://cdn.jsn.or.jp/data/CKD2018.pdf　2022.5.1アクセス
d. 日本腎臓学会編．慢性腎臓病に対する食事療法基準2014年版，東京医学社，2014. https://cdn.jsn.or.jp/guideline/pdf/CKD-Dietaryrecommendations2014.pdf　2022.5.1アクセス
e. Menon V, et al. Am J Kidney Dis 2009；53：208–17.
f. Kopple JD, et al. Kidney Int 1986；29：734–42.
g. Hosojima M, et al. Kidney360 2022；3：1861–70.
h. D'Alessandro C, et al. J Ren Nutr 2013；23：367–71.
i. Fouque D, et al. Kidney Int 2008；73：391–8.
j. Kim JC, et al. J Am Soc Nephrol 2013；24：337–51.
k. 日本腎臓学会学術委員会サルコペニア・フレイルを合併したCKDの食事療法検討WG．日腎会誌2019；61：525–56.


## 引用文献


1. Ihle BU, et al. N Engl J Med 1989；321：1773–7.
2. Brouhard BH, et al. Am J Med 1990；89：427–31.
3. Zeller K, et al. N Engl J Med 1991；324：78–84.
4. Williams PS, et al. Q J Med 1991：81：837–55.
5. Klahr S, et al. N Engl J Med 1994；330：877–84.
6. Hansen HP, et al. Kidney Int 2002；62：220–8.
7. Pijls LT, et al. Eur J Clin Nutr 2002；56：1200–7.
8. Meloni C, et al. J Ren Nutr 2004；14：208–13.
9. Koya D, et al. Diabetologia 2009；52：2037–45.
10. Cianciaruso B, et al. Am J Kidney Dis 2009；54：1052–61.
11. Kasiske BL, et al. Am J Kidney Dis 1998；31：954-61.
12. Pan Y, et al. Am J Clin Nutr 2008；88：660–6.
13. Fouque D, et al. Cochrane Database Syst Rev 2009；CD001892.
14. Robertson L, et al. Cochrane Database Syst Rev 2007；CD002181.
15. Nezu U, et al. BMJ Open 2013；3：e002934.
16. Rughooputh MS, et al. PLoS One 2015；10：e0145505.
17. Rizzetto F, et al. Ren Fail 2017；39：357–62.
18. Hung KY, et al. Int J Med Sci 2017；14：735–40.
19. Watanabe D, et al. Nutrients 2018；10：1834.
20. Lee SW, et al. Nutrients 2019；11：121.
21. Tauchi E, et al. Clin Exp Nephrol 2020；24：119–25.
22. Rhee CM, et al. J Cachexia Sarcopenia Muscle 2018；9：235–45.
23. Zhu HG, et al. Lipids Health Dis 2018；17：141.
24. Yan B, et al. PLoS One 2018；13：e0206134.
25. Li XF, et al. Lipids Health Dis 2019；18：82.
26. Yue H, et al. Clin Nutr 2020；39：2675–85.
27. Hahn D, et al. Cochrane Database Syst Rev 2020；10：CD001892.

# 8-3 CQ　CKD患者の血清K値を管理することは推奨されるか？

【推 奨】 総死亡，CVDのリスクを低下させる可能性があるため，CKD患者の血清K値を4.0 mEq/L以上，5.5 mEq/L未満に管理することを推奨する【1C】.

【解 説】

CKD診療ガイドライン2018[a]作成後，血清K値と総死亡に関する観察研究が10報，報告されている．前回のガイドラインで対象となった報告と同様に，今回対象となった観察研究においても血清K値と総死亡との間にU字型関係が認められ，国内の多施設研究でもU字型関係が確認された[1].

これまでの観察研究から，血清K値が5.5 mEq/L以上の群で総死亡，CVD発症のリスクが上昇すると報告されている[2〜4].

今回のSRの対象となった論文のうち，血清K値5.5 mEq/L以上と総死亡の関連を評価した観察研究が3報あり，日本人を対象としたKashiharaらの観察研究では，CKDステージG3a〜G5のいずれのステージにおいても，血清K値正常群(3.6〜5.0 mEq/L)と比較して血清K値5.5〜5.9 mEq/Lの群で3年死亡率の上昇が示されている[1]．英国のCKDステージG3a〜G5の患者を対象とした検討でも，血清K値4.5 mEq/L以上，5.0 mEq/L未満の群と比較して血清K値5.5 mEq/L以上，6.0 mEq/L未満の群では総死亡のHRが1.60に上昇すると報告している[5]．CKDステージG3a〜G5を対象としたスウェーデンの研究も，血清K値5.5 mEq/L以上の群で総死亡のHRが有意に上昇すると報告している[6].

CKD診療ガイドライン2018[a]で対象となった観察研究では，血清K値4.0 mEq/L未満で総死亡のリスク増加と関連することが示されている[3, 4, 7, 8]．今回のSRの対象となった観察研究のうちFukushima CKD Cohort Studyでは，血清K値4.0〜4.4 mEq/Lと比較し血清K値3.9 mEq/L未満の群では総死亡のHRは1.45(95%CI 0.72〜2.94)と有意差は認められなかった[9]．一方，PARAGON-HF試験の事後解析では，CKD患者を対象としたサブ解析において，血清K値4.0〜5.0 mEq/Lと比較し血清K値4.0 mEq/L未満で，総死亡のHRが1.88(95%CI 1.45〜2.43)と有意に高くなると報告している[10].

いずれのアウトカムも観察研究から得られた結果であり，血清K値異常と総死亡の因果関係や，血清K値を管理することによる予後への影響を直接的に示すものではない．しかしながら，血清K値5.5 mEq/L以上および4.0 mEq/L未満においてCKD患者の総死亡，CVDのリスクが上昇するとの報告が複数あり，本ガイドラインでは，CKD診療ガイドライン2018[a]と同様に，血清K値4.0 mEq/L以上，5.5 mEq/L未満での管理を推奨する．血清K値5.1〜5.4 mEq/Lにおける総死亡やCVDのリスク上昇については，研究間や調整因子によっても差異があり[5, 6, 8]，現時点では個別での対応が適切と考えられる．血清K値が高い場合の管理手段としては，レニン-アンジオテンシン-アルドステロン系(RAAS)阻害薬などの血清K値を上昇させる薬剤の減量・中止，代謝性アシドーシスの補正，食事指導・排便管理，K吸着薬の処方などがあり，CKDのステージ・合併疾患・社会的背景などに応じて個別に検討する．なお，心不全においてはRAAS阻害薬の使用を優先した結果として生じ得る高カリウム血症を条件つきで許容する趣旨のガイドラインもあるものの，高カリウム血症を推奨するものではなく，総死亡のリスクとの関連や管理の重要性が明記されている[11]．血清K値が管理目標より低い場合には，原因検索とともに血清K値を低下させる薬剤(ループ利尿薬・サイアザイド系利尿薬・K吸着薬など)の減量・一時中止を考慮する．血清K値のコントロールが困難な場合には，腎臓専門医や専門医療機関への紹介を検討する．

野菜・果物の摂取量と総死亡については介入研究が1報，観察研究が2報であったが，介入試験については総死亡の統計解析がなされていない[12]．観察研究では，野菜・果物の制限を支持する報告はなく，いずれも野菜・果物を多く含む健康的な食事と総死亡率の低下との関連を報告している[13, 14]．ただし，これらの観察研究は野菜・果物以外にもさまざまな栄養素のバランスを総合的に評価しており，CKD患者におけるカリウム摂取の影響を直接的に示すものではない．高カリウム血症を呈するCKD患者においては，管理栄養士とも連携し，食事内容・食事量などが血清K値上昇の要因となっていないかを探ることが大切である．一方で，現状のエビデンスからはCKD患者への画一的な野菜・果物の制限は勧められず，患者の忍容性に応じて個別化医療も検討されてよいと考えられる．

## 参考文献

a.　日本腎臓学会編．エビデンスに基づくCKD診療ガイドライン2018．東京医学社，2018. https://cdn.jsn.or.jp/data/CKD2018.pdf　2022.5.1アクセス

## 引用文献

1. Kashihara N, et al. Kidney Int Rep 2019；4：1248–60.
2. Einhorn LM, et al. Arch Intern Med 2009；169：1156–62.
3. Korgaonkar S, et al. Clin J Am Soc Nephrol 2010；5：762–9.
4. Nakhoul GN, et al. Am J Nephrol 2015；41：456–63.
5. Furuland H, et al. BMC Nephrol 2018；19：211.
6. Trevisan M, et al. Clin Kidney J 2022；15：153–61.
7. Bowling CB, et al. Circ Heart Fail 2010；3：253–60.
8. Luo J, et al. Clin J Am Soc Nephrol 2016；11：90–100.
9. Tanaka K, et al. Clin Exp Nephrol 2021；25：410–7.
10. Ferreira JP, et al. Eur J Heart Fail 2021；23：776–84.
11. McDonagh TA, et al. Eur Heart J 2021；42：3599–726.
12. Goraya N, et al. Am J Nephrol 2019；49：438–48.
13. Hu EA, et al. Am J Kidney Dis 2021；77：235–44.
14. Wai SN, et al. J Ren Nutr 2017；27：175–82.

＊＊＊

# 8-4 CQ　CKD患者への食塩制限は推奨されるか？

【推 奨】 CKD患者において高血圧と尿蛋白が抑制されるため，6 g/日未満の食塩摂取制限を推奨する【1C】.
ただし，末期腎不全，総死亡，CVDイベントに対する効果は不明である【なしD】.

【解 説】

SRでは観察研究19編[1～19]（CKD診療ガイドライン2018以降は3編）とわが国からの1研究[20]を含むRCT 12編[20～31]（CKD診療ガイドライン2018以降はSRで1編＋ハンドサーチで6編追加）の計31編の研究を対象とした．最も多く評価されていたアウトカムが血圧で，対象としたRCT 12編のすべてで評価されており，その大部分で食塩摂取制限により有意に血圧低下を呈していた（8/11編）[20～22,25～29]．次に評価の多かったアウトカムは尿蛋白で8編あり（尿蛋白のみが3編[23,26,27]，アルブミン尿のみが2編[22,24]，尿蛋白とアルブミン尿が3編[21,25,28]），アルブミン尿の1編[22]を除くすべてで食塩摂取制限により有意に尿蛋白は低下していた．McMahonらによるメタ解析によると，1日食塩摂取量4.2 g減少ごとに収縮期/拡張期血圧は6.1/3.5 mmHg低下し，1日食塩摂取量4.8 g減少ごとに尿蛋白は34％減少，アルブミン尿は36％減少していた[32]．また，食塩摂取制限とRA系阻害薬などの降圧薬は，降圧・尿蛋白減少に対して相乗的に働くことも示唆されている[25,27].

そのほかの重要なアウトカムである末期腎不全，総死亡，CVDイベントについて評価したRCTは存在しなかった．腎機能（eGFR，Ccr）に関して評価したRCTは散見されるものの，有意な効果を示したものは限定的で観察期間も短かった（中央値7週間1～36週間）．観察研究でアウトカムを末期腎不全，総死亡，CVDイベントとしたものは（腎予後9編[1,2,6～8,10,12,16,17]，生命予後3編[7,16,17]，CVDイベント3編[11,12,17]），観察期間が数年に及ぶものも存在するが，交絡調整を行っているものは限定的で，結果に一貫性はなかった.

有害事象としてAKIの発症を評価したRCTはないが，食塩摂取制限によって症候性の血圧低下のリスクは6.3倍に増加した[21,25,27,28,32]．しかしながら，低血圧のほとんどは軽症であり，併用薬（利尿薬，RA系阻害薬）の中止による処置で対応可能であった[21,32].

以上より，CKD患者において食塩摂取制限による効果は高血圧，蛋白尿改善という点でエビデンスレベルが高いと判断される．しかしながら，経過観察期間が数週程度と短いうえに，そのほかの重要なアウトカムである末期腎不全，総死亡，CVDイベントなどについての効果は不明で，臨床アウトカム全般に対するエビデンスレベルは低い.

食塩摂取制限の目標値に関しては，各RCTにおける食塩摂取制限群の摂取量がおおむね6 g/日前後であったことから，上限値としては6 g/日未満を推奨するのが妥当と考える．一方で，下限値に関してアウトカム評価したRCTは存在しなかった．過度な食塩摂取制限が低栄養などの有害事象を起こすことは予想されるが，エビデンスという観点から下限値を設定することは難しいと判断した[a].

## 参考文献

a.　瀬川裕佳，他．日腎会誌2019；61：574–8.

## 引用文献

1. Zhang YM, et al. Front Bioeng Biotechnol 2020；8：662.
2. Mazarova A, et al. BMC Nephrol 2016；17：123.
3. Tyson CC, et al. Clin Kidney J 2016；9：592–8.
4. Nerbass FB, et al. Br J Nutr 2015；114：936–42.
5. Koo HS, et al. J Korean Med Sci 2014；29（Suppl 2）：S117–22.
6. Kanauchi N, et al. Clin Exp Nephrol 2015；19：1120–6.
7. Fan L, et al. Kidney Int 2014；86：582–8.
8. Smyth A, et al. Kidney Int 2014；86：1205–12.

9. Yu W, et al. Int Urol Nephrol 2012；44：549–56.
10. Vegter S, et al. J Am Soc Nephrol 2012；23：165–73.
11. O'Donnell MJ, et al. JAMA 2011；306：2229–38.
12. Heerspink HJL, et al. Kidney Int 2012；82：330–7.
13. Weir MR, et al. Am J Nephrol 2012；36：397–404.
14. Mills KT, et al. JAMA 2016；315：2200–10.
15. Martinez MG, et al. Nephron 2019；143：62–7.
16. McQuarrie EP, et al. Hypertension 2014；64：111–7.
17. He J, et al. J Am Soc Nephrol 2016；27：1202–12.
18. Koh KH, et al. Med J Malaysia 2018；73：376–81.
19. Nerbass FB, et al. Eur J Clin Nutr 2015；69：786–90.
20. Konishi Y, et al. Hypertension 2001；38：81–5.
21. Keyzer CA, et al. J Am Soc Nephrol 2017；28：1296–305.
22. Saran R, et al. Clin J Am Soc Nephrol 2017；12：399–407.
23. Meuleman Y, et al. Am J Kidney Dis 2017；69：576–86.
24. Hwang JH, et al. Clin J Am Soc Nephrol 2014；9：2059–69.
25. Kwakernaak AJ, et al. Lancet Diabetes Endocrinol 2014；2：385–95.
26. Vogt L, et al. J Am Soc Nephrol 2008；19：999–1007.
27. Slagman MCJ, et al. BMJ 2011；343：d4366.
28. McMahon EJ, et al. J Am Soc Nephrol 2013；24：2096–103.
29. de Brito-Ashurst L, et al. Heart 2013；99：1256–60.
30. Mühlhauser I, et al. Diabetologia 1996；39：212–9.
31. Ruilope LM, et al. Drugs 1992；44 Suppl 1：94–8.
32. McMahon EJ, et al. Cochrane Database Syst Rev 2021；6：CD010070.

＊＊＊

# 8-5 CQ　CKD患者の代謝性アシドーシスに対する食事療法による介入は，推奨されるか？

【推 奨】 代謝性アシドーシスを有するCKD患者では，内因性酸産生量を抑制し，腎機能悪化を抑制する可能性があるため，アルカリ性食品(野菜や果物の摂取など)による食事療法を提案する【2C】.

【解 説】

CKD診療ガイドライン2018の作成において，文献検索の結果，CKD患者において$HCO_3^-$濃度もしくは内因性酸産生量(NEAP)とGFR低下速度，腎アウトカム(末期腎不全またはGFR低下)の関連を示したメタ解析が1編[1]，RCTが2編[2,3]，観察研究が8編[4～11]抽出された．また，アルブミン尿との関連を示すRCTが3編[2,3,12]，観察研究が1編[13]抽出された．今回さらに，CKDにおける代謝性アシドーシスに対する食事療法の効果を検討した結果，メタ解析が1編[14]，RCTが2編[15,16]抽出された．

CKDにおいて代謝性アシドーシス($HCO_3^-$濃度低値)は，腎アウトカム増加やアルブミン尿高値と関連していた．さらに，CKDステージG3a～G4(15＜eGFR＜60 mL/分/1.73 m$^2$)におけるNEAP高値は，GFRの低下や末期腎不全への進展に関連していることが，複数の前向き研究[4,10]・後ろ向き研究[7,8]において認められた．以上のことから，CKD患者において代謝性アシドーシスを改善するべきと考えられた．なお，前述の観察研究で21 mmol/L未満はすべて$HCO_3^-$濃度低値群に含まれており，GorayaらのCKDステージG3a～G4を対象としたRCTでも$TCO_2$ 22 mM($HCO_3^-$換算で約21 mmol/L)を選択基準としていたことから[2,3]，21 mmol/L未満を治療開始基準とする．NEAPを減少させ，代謝性アシドーシスを改善させる方法として，野菜や果物の摂取を増加させる食事療法や，重炭酸Na(重曹)などによるアルカリ投与といった薬物療法が行われているのが現状である．

CKDステージG3a～G4において，野菜・果物による食事療法は，非介入群と比較して重炭酸Na投与などによるアルカリ薬物療法と同等のGFR低下抑制効果を認めた[2,3,14～16]．また，重炭酸Naによるアルカリ療法は，Na負荷による体液過剰に伴う浮腫や血圧上昇を引き起こすことが示されている[a,14～16]（本ガイドライン第11章を参照)が，野菜・果物による非薬物療法には，そのリスクが少ないことが示されている[14]．さらに，野菜・果物による食事療法は重炭酸Naによるアルカリ療法と比較してアルブミン尿低値を認めたこと[17]や，脳心血管障害の発症が少なかったことが報告されている[18]．野菜・果物による食事療法は，アミノ酸摂取の変化(イオウ含有アミノ酸の減少など)，蛋白摂取量の減少，K代謝(K摂取による血圧低下作用)，P代謝(植物由来のフィチン酸Pは，ヒトは吸収できない)，Mg代謝，便通への効果などもあり，NEAPの減少以外にCKDの進行を抑制する可能性も考えられている[b]．

野菜・果物は，Kが豊富な食品であることから，CKDにおいて，RA系阻害薬投与やDKD患者の割合が高いことなど，高カリウム血症のハイリスク患者が多い背景が考慮され，CKD診療ガイドライン2018では「代謝性アシドーシスの治療を目的として野菜・果物摂取を推奨することはできない」とされていた[19]．今回新たに行ったSRにおいては，CKDステージG3a～G4を対象とし，前述した野菜・果物による食事療法の効果を検討したRCTにおいて，高カリウム血症の発症の増加は認められなかった[2,3,17,18]．しかし，これらの報告では高カリウム血症のリスクの高い症例(RA系阻害薬投与例やDKDなど)は除外されており，CKD患者において，野菜・果物摂取による高カリウム血症発症リスク増加を否定できるものではない．しかしながら，進行したCKD症例においてもK摂取量と血清K濃度が相関しないという報告[c～e]があることや，野菜・果物による食事療法の，蛋白代謝，K代謝，P代謝，Mg代謝などへの効果も考慮すると，一律に野菜・果物摂取を推奨しないのは問題であるという意見がある[b,e]．以上のことから，代謝性アシドーシスを合併したCKD患者に対し，アルカリ性食品(野菜や果物の摂取など)による食事療法はNEAPを抑制し，代謝性アシドーシスを改善させ，腎機能悪化を抑制する可能性があるため，行うことを提案する．ただし，高カリウム血症の発症に十分に注意すべきである．また，果物に含まれる果糖の過剰摂取による耐糖能の悪化にも注意すべきである．

## 参考文献


a. Hultin S, et al. Kidney Int Rep 2020；6：695–705.
b. Ikizler TA, et al. Am J Kidney Dis 2020；76(3 Suppl 1)：S1–107.
c. Gritter M, et al. Nephron 2018；140：48–57.
d. Ramos CI, et al. Nephrol Dial Transplant 2021；36：2049–57.
e. Clase CM, et al. Kidney Int 2020；97：42–61.


## 引用文献


1. Susantitaphong P, et al. Am J Nephrol 2012；35：540–7.
2. Goraya N, et al. Clin J Am Soc Nephrol 2013；8：371–81.
3. Goraya N, et al. Kidney Int 2014；86：1031–8.
4. Banerjee T, et al. J Am Soc Nephrol 2015；26：1693–700.
5. Dobre M, et al. Am J Kidney Dis 2013；62：670–8.
6. Dobre M, et al. J Am Heart Assoc 2015；4：e001599.
7. Kanda E, et al. Am J Nephrol 2014；39：145–52.
8. Kanda E, et al. BMC Nephrol 2013；14：4.
9. Schutte E, et al. Am J Kidney Dis 2015；66：450–8.
10. Scialla JJ, et al. Kidney Int 2012；82：106–12.
11. Scialla JJ,et al. Kidney Int 2017；91：204–15.
12. Goraya N, et al. Kidney Int 2012；81：86–93.
13. Lee YJ, et al. Clin Nephrol 2014；81：405–10.
14. Navaneethan SD, et al. Clin J Am Soc Nephrol 2019；14：1011–20.
15. Dubey AK, et al. Nephrol Dial Transplant 2020；35：121–9.
16. de Brito-Ashurst I, et al. J Am Soc Nephrol 2009；20：2075–84.
17. Goraya N, et al. Am J Nephrol 2019；49：438–48.
18. Goraya N, et al. J Ren Nutr 2021；31：239–247.
19. 日本腎臓学会編．エビデンスに基づくCKD診療ガイドライン2018．東京医学社，2018. https://cdn.jsn.or.jp/data/CKD2018.pdf　2022.5.1アクセス


＊＊＊

# 前文

腎性貧血は腎予後，CVDの発症や生命予後，QOLの低下などさまざまな病態との関連が示唆されている．腎性貧血の主因はエリスロポエチンの産生低下および反応性の低下によるものである．ESA投与によるCKD早期からの治療介入により，臓器保護効果を含めた生命予後の改善が期待されてきた．CKD患者の貧血を是正することにより，心機能の改善が認められるほか，運動耐容能が向上し，QOLも改善するため有益であると考えられる．しかし，保存期CKDの目標Hb値についてはこれまでにさまざまな議論が行われてきた．Hbの目標値を＞13 g/dLにするとCVD発症リスクが増加する可能性が報告されているが，これらの研究のほとんどは海外のものであり，わが国のCKDに当てはめてよいかどうかは不明であった．また，腎性貧血治療において，ESAやHIF-PH阻害薬の効果を発揮するためには鉄欠乏を診断し，適切に鉄補充を行う必要がある．しかし，鉄剤の過剰投与による有害作用も示されている．保存期CKDを対象として各学会などから提示されている，鉄欠乏の診断や鉄剤投与の基準となるフェリチン値とトランスフェリン飽和度(TSAT)には差がみられていた．

CKD診療ガイドライン2018[a]ではCQ1「腎性貧血を伴うCKD患者での赤血球造血刺激因子製剤(ESA)治療における適切なHb目標値はどれくらいか？」，CQ2「貧血を有するCKD患者のうち鉄欠乏状態にあるものに，鉄剤投与は推奨されるか？」の2つが取り上げられた．今回はその後に発表されたRCTを採用し，再度同じCQを取り上げ，エビデンスに基づいて検討した．

さらに，2019年11月に世界に先駆けて，内服の腎性貧血治療薬であるHIF-PH阻害薬がわが国で発売され，2年以上が経過した．有効性と安全性に関する知見が蓄積されつつあるが，本ガイドライン作成時点において，安全性に関する新知見は報告されていない．2020年9月以降に発表された，保存期CKD患者を対象とする安全性に関する知見の要約もテキスト解説として追加した．

目標Hb値を決めるうえでは，CVDイベントを増加させずに，身体機能，認知機能，性機能を改善し，腎機能や心機能にも好影響を及ぼす目標Hb値を設定する必要がある．ただし，これまではESAを使用した場合を前提で目標Hb値が設定されていた．現時点では，HIF-PH阻害薬によるCKD進展抑制効果やCVDイベント抑制効果などのエビデンスは存在しない．また，HIF-PH阻害薬による目標Hb値はESAによる従来の目標値と異なるのか不明であり，今後の検討課題である．

## 参考文献

a. 日本腎臓学会編．エビデンスに基づくCKD診療ガイドライン2018．東京医学社．2018. https://cdn.jsn.or.jp/data/CKD2018.pdf　2022.10.21アクセス

# 9-1 CQ 腎性貧血を伴うCKD患者での赤血球造血刺激因子製剤(ESA)治療における適切なHb目標値はどれくらいか？

【推 奨】 保存期CKD患者の腎性貧血に対するESA投与時にはHb13 g/dL以上を目指さないことを推奨する【2B】.

根拠となるエビデンスは不足しているが，目標Hbの下限値は10 g/dLを目安とし，個々の症例のQOLや背景因子，病態に応じて判断することを提案する【なしD】.

## 【解 説】

CKD診療ガイドライン2018[a]から新たに3編のRCTを採用した．このうち2編はわが国からのエビデンス(PREDICT試験[1]，RADIANCE-CKD Study[2])であり，1編はTREAT試験のpost hoc解析である[3].

欧米の保存期CKD患者を対象にした大規模RCT[4~6]ではHb 13.0～13.5 g/dL以上を目標にしたESA投与が予後を改善させず，むしろCVDイベントのリスクを上昇させる可能性が指摘された．今回新たに採用されたTREAT試験のpost hoc解析でも同様の傾向が確認された[3]．この結果を受け，KDIGOはESAによってHbを13 g/dL以上へ意図的に上昇させないよう推奨した[7]．また，Hb 11.5 g/dL以上での維持を避けるよう提案しており，その根拠として大規模RCT[4~6]の対照群におけるHbの上限がおおむね11.5 g/dLを超えていないことを論じている.

一方，CKD診療ガイドライン2018ではESA投与時の目標Hb 11～13 g/dLを提案した．その根拠は，わが国の保存期CKD患者321例を対象にしたA21試験であった[8]．A21試験はHb 9～11 g/dLと11～13 g/dLを比較した非盲検RCTである．主要アウトカムである血清Cr値の倍化，透析導入，死亡についての主解析では群間に有意差を認めなかった．ただし，年齢，性別，Cr，Hbなどで調整した多変量Cox比例ハザードモデルでは，目標Hb 11～13 g/dL群において有意に予後良好であった．欧米とは背景因子が大きく異なるわが国のCKD患者のエビデンスを重視する観点から，CKD診療ガイドライン2018では目標Hb 11～13 g/dLを提案した.

しかしながら，A21試験の主解析で，目標Hb 11～13 g/dLの優越性が示されなかったことなどを踏まえると，わが国の保存期CKD患者の目標Hb設定にはさらなるエビデンスの集積が望まれた．このような経緯から，以下のPREDICT試験とRADIANCE-CKD Studyの結果が注目された.

PREDICT試験は，わが国の保存期CKD 479例(非糖尿病，eGFR 8～20 mL/分/1.73 m$^2$)を対象にした非盲検RCTであり，ダルベポエチンアルファ投与下で目標Hb 9～11 g/dLと11～13 g/dLが比較された[1]．主要アウトカムである透析導入，腎移植，eGFR 6 mL/分/1.73 m$^2$以下への低下，eGFR 50%以上の低下からなる複合エンドポイントは群間に有意差を認めなかった．イベント数は少ないが，CVDイベントや全死亡についても有意差を認めなかった．なお，主要アウトカムのうち，eGFR 50%以上の低下のみを単独で解析すると，目標Hb 11～13 g/dLで有意なハザードの低下が示されているが，post hoc解析であることや，多重比較検定の問題を孕むため，この結果の解釈は慎重となるべきである.

RADIANCE-CKD Studyは，ESA低反応性の保存期CKD患者362例を対象にした非盲検RCTである[2]．エポエチンベータペゴルにより，Hb 11 g/dL以上を目標とする集中治療と試験エントリー時のHbを維持する保存療法にランダム化された．集中治療群の平均Hb値は試験開始時が9.9 g/dL，試験開始後7カ月目が11.0 g/dLであり，試験期間全体を通じた平均値は10.44 g/dLであった．保存療法群のHbはエントリー時が9.9 g/dL，試験期間中の平均値が10.05 g/dLであった．主要アウトカムである腎代替療法への移行，eGFR 6 mL/分/1.73 m$^2$以下への低下，eGFR 30%以上の低下は群間に有意差を認めなかった．CVDイベントも同様に有意差を認めなかった.

このように，今回新たに採用したわが国の2つのRCTでは，目標Hb 9～11 g/dLに対する11～13 g/dLの腎アウトカムや生命予後に対する優越性が支持されなかった．これらのエビデンスを総合的に判断すると，目標Hb下限値を11 g/dLとする根拠は希薄と考えられる．現時点では，目標Hb下限値をエビデンスに基づいて設定することは困難であるが，A21試験，PREDICT試験，RADIANCE-CKD Studyにおける対照群の平均Hbが，いずれもおおむね10 g/dLで推移していたことから，目標Hb下限値として10 g/dLを目安としつつ，個々の症例のQOL，背景因子，病態に応じて柔軟に目標値を設定することが望ましいと考えられる．目標Hb上限値については，大規模RCT[4～6]の結果から13 g/dLを踏襲することが妥当と考えられる．

## 参考文献


a. 日本腎臓学会編．エビデンスに基づくCKD診療ガイドライン2018．東京医学社，2018. https://cdn.jsn.or.jp/data/CKD2018.pdf　2022.10.21アクセス


## 引用文献


1. Hayashi T, et al. Clin J Am Soc Nephrol 2020；15：608–15.
2. Tsuruya K, et al. Clin Exp Nephrol 2021；25：456–66.
3. Mc Causland FR, et al. Am J Kidney Dis 2019；73：309–15.
4. Singh A, et al. N Engl J Med 2006；355：2085–98.
5. Drüeke TB, et al. N Engl J Med 2006；355：2071–84.
6. Pfeffer MA, et al. N Engl J Med 2009；361：2019–32.
7. KDIGO Clinical Practice Guideline for Anemia in Chronic Kidney Disease. Kidney Int Suppl 2012.
8. Tsubakihara Y, et al. Ther Apher Dial 2012；16：529–40.


＊＊＊

# 9-2 CQ 貧血を有するCKD患者に，鉄剤投与は推奨されるか？

【推奨】 貧血を有するCKD患者に対して鉄欠乏状態があれば，鉄剤投与を推奨する【2B】．

【解説】

本ガイドラインでも，CKD診療ガイドライン2018[a]で採用したTSAT＜20％または血清フェリチン値＜100 ng/mLという基準が貧血を有する保存期CKD患者の鉄剤投与の目安と考えられる．本ガイドラインには，CKD診療ガイドライン2018以降に発表された2編のRCTを採用した．進行した保存期CKD患者(eGFR＜20 mL/分/1.73 $m^2$)に対する鉄含有リン吸着薬投与の小規模多施設RCT[1]では，対象患者は少数であるが複合エンドポイント(総死亡，透析導入，腎移植)で鉄含有リン吸着薬投与群は有意な改善を認めた．

本研究のベースラインの平均値は血清フェリチン値(鉄剤投与群202 vs. 非投与170(ng/mL))，TSAT(鉄剤投与群25 vs. 非投与群23(％))であり，明らかな低値ではない状況下でも鉄剤投与の有効性が示唆される報告であった．しかしながら，本研究では鉄剤単体ではなく鉄含有リン吸着薬が使用されており，その解釈には十分な注意を要する．

心機能の低下した(左室駆出率＜50％)急性心不全患者を対象に，鉄剤静注投与を行ったAFFIRM-AHF試験[2]は，保存期CKD患者が約40％含まれたRCTであった．本試験で採用された鉄欠乏の基準は，血清フェリチン＜100 ng/mL，または血清フェリチン100～299 ng/mLかつTSAT＜20％の場合と定義された．全追跡期間(52週)での主要アウトカム(全心不全入院/CVD死亡)は有意差なく，初回心不全入院のリスクを減少させると報告された．本試験はCOVID-19の影響を受けた試験であったため，パンデミック下での患者管理，追跡を考慮した感度解析では，鉄剤投与群で主要アウトカムのリスクが有意に低下したと報告された．本試験においては，eGFR低下の有無での交互作用は有意でなく，eGFR 60 mL/分/1.73 $m^2$以上・未満にかかわらず，鉄剤投与の一貫した有効性が示された．本研究においては，腎予後の解析はなく，心不全入院やCVD死亡が主要アウトカムとなっており，この点に関しては留意を要する．またCKD診療ガイドライン2018[a]では，保存期CKD患者においてTSAT＜20％または血清フェリチン値＜100 ng/mLを鉄剤投与の目安と記載したが，現在までこれを直接検証したRCTはなかった．

CKD診療ガイドライン2018作成以降に報告された観察研究の概略を記載する．

Awanら[3]は，絶対的鉄欠乏(血清フェリチン値＜100 ng/mLかつTSAT≦20％)，機能的鉄欠乏(血清フェリチン値100～500 ng/mLかつTSAT≦20％)と定義して，保存期CKD患者(eGFR＜60 mL/分/1.73 $m^2$)を対象とした観察研究を行った．鉄欠乏のない群と比して，機能的鉄欠乏群，血清フェリチン値高値群(＞500 ng/mL)では総死亡リスクが有意に上昇し，透析導入のリスクは絶対的，機能的鉄欠乏群どちらも有意差はなかった．

Choら[4]は，鉄欠乏群(血清フェリチン値＜55 ng/mLかつTSAT≦16％)，機能的鉄欠乏群(血清フェリチン値109～2,783 ng/mLかつTSAT≦16％)，鉄高値群(血清フェリチン値205～500 ng/mLかつTSAT 28～99％)，対照群(血清フェリチン値55～205 ng/mLかつTSAT 16～28％)と定義して観察研究を行った．対照群と比して，鉄欠乏群，機能的鉄欠乏群，鉄高値群すべての群において総死亡リスクが有意に上昇した．さらに，Choら[5]は同様のコホート研究で心不全入院についても検討し，鉄欠乏群，機能的鉄欠乏群では心不全入院リスクが上昇し，鉄高値群では心不全入院リスクが低下したと報告した．Guedesら[6]は，TSATを6分位(TSAT≦15，16～20，21～25，26～35，36～45，≧46％)，血清フェリチン値を4分位(血清フェリチン＜50，50～99，100～299，≧300 ng/mL)に分け，保存期CKD患者における死亡リスクを検討した．TSAT 26～35％を対照群とし，総死亡リスクが最も低いのは，TSAT 36～45％の群であった．フェリチン100～299 ng/mLを対照群として，総死亡リスクが最も高いのは，フェリチン≧300 ng/mLの群であった．これらの観察研究は直接の因果関係を証明するものではなく，これらの報告の結果が必ずしも一致しているわけではないが，現状では参考になる報告であると考える．

現状では冒頭で記載したTSAT＜20％または血清フェリチン値＜100 ng/mLという基準が保存期CKD患者の鉄剤投与の目安と考えられる[b]．一方，鉄剤投与中止時期に関しては，これまでの海外のガイドラインでは，血清フェリチン値が500 ng/mLを超えないように留意するとの記述がみられる[7,8]．前述の観察研究を参考にすると300～500 ng/L程度で鉄剤投与を減量・中止するのがよいと考える．しかしながら，フェリチン値の上限に関しては明確なエビデンスが乏しく，今後の臨床研究で明らかにされるべき課題である．なお，鉄投与の方法としては経口・経静脈のいずれかに限定しない．対象が保存期CKD患者であれば，受診間隔や侵襲性なども考慮すると，一般的には内服のほうが患者は受容しやすいと想定される．

HIF-PH阻害薬に関しては，投与開始後から鉄利用能が向上し，血清フェリチン値，TSATが低下していくことがわかっている．鉄欠乏状態でのHIF-PH阻害薬の投与は，血栓塞栓症のリスク上昇が懸念されており，わが国の「HIF-PH阻害薬適正使用に関するrecommendation」[9]でも，フェリチン＜100 ng/mLまたはTSAT＜20％の状態になれば，速やかな鉄補充療法を推奨している．ただし，HIF-PH阻害薬に関しても，鉄剤開始基準，中止基準は今後の臨床研究で明らかにすべき課題である．

## 参考文献


a. 日本腎臓学会編．エビデンスに基づくCKD診療ガイドライン2018．東京医学社，2018. https://cdn.jsn.or.jp/data/CKD2018.pdf　2022.10.21アクセス
b. Babitt JL, et al. Kidney Int 2021；99：1280–95.


## 引用文献


1. Block GA, et al. J Am Soc Nephrol 2019；30：1495–504.
2. Ponikowski P, et al. Lancet 2020；396：1895–904.
3. Awan AA, et al. Nephrol Dial Transplant 2021；36：129–36.
4. Cho ME, et al. Kidney Int 2019；96：750–60.
5. Cho ME, et al. Clin J Am Soc Nephrol 2021；16：522–31.
6. Guedes M, et al. J Am Soc Nephrol 2021；32：2020–30.
7. Ratcliffe LEK, et al. Am J Kidney Dis 2016；67：548–58.
8. Drüeke TB, et al. Kidney Int 2012；82：952–60.
9. 内田啓子，他．日腎会誌2020；62：711–6.


＊＊＊

# 9-3 「HIF-PH阻害薬適正使用に関するrecommendation（2020年9月29日版）」に対する追記

【解説要旨】 HIF-PH阻害薬の適正使用に関して，日本腎臓学会より「HIF-PH阻害薬適正使用に関するrecommendation（2020年9月29日版）」が公表されている．本recommendationの公表より日が浅く，主旨に大きな変更点はない．そのため，2020年9月以降に集約された，おもに安全性に関する知見を概説する．

【解 説】

2019年11月に，世界に先駆けて内服の腎性貧血治療薬であるHIF-PH阻害薬がわが国で発売された．本治療薬使用時の注意点として，日本腎臓学会より「HIF-PH阻害薬適正使用に関するrecommendation（2020年9月29日版）」[a]が公表されている．その後，有効性と安全性に関する知見が蓄積されつつあるが，本項執筆時点において，安全性に関する新たな知見は認められず，リスク・ベネフィットを考慮しつつ治療選択を行うべきであるというrecommendationの主旨に変更点はない．2020年9月以降に得られた，おもに保存期CKD患者を対象とする安全性に関する知見を以下に要約した．

CVDイベントリスクへの影響を評価した，ロキサデュスタット，バダデュスタット，ダプロデュスタットの第Ⅲ相試験結果が公表されている．試験間で結果に差がみられ，これまでの情報をもとに一定の方向性を有する結論には至っていない．ダプロデュスタットの国際第Ⅲ相試験では，対象群（ESA）に対して主要CVDイベント（MACE）（全死因死亡，非致死性心筋梗塞，または非致死性脳卒中）に関する非劣勢が示された（ASCEND-ND試験[1]）．また，ロキサデュスタットの第Ⅲ相試験プール解析でも，MACEおよびMACE＋（MACEおよび不安定狭心症，心不全入院）のリスクは対照群（プラセボ）と同等であったことが報告されている[2,3]．一方，バダデュスタットの国際共同第Ⅲ相試験では，MACEの非劣勢が証明されなかった（PRO2TECT試験[4]）．本試験のサブグループ解析において，非米国地域でESAに対する非劣勢が示されなかったことから，病態や人種などの患者背景のほか，地域ごとに異なる目標Hb値が設定されていた可能性などが影響したのではないかと想定されている．

また，HIF-PH阻害薬の添付文書には血栓塞栓症のリスクに対する注意喚起が記載されている．その背景となる詳細な分子機構は必ずしも明らかでない．多くの大規模臨床試験ではESAと同程度の頻度で生じる有害事象として報告されているものの，一部の臨床試験，例えば欧州で行われたロキサデュスタットの第Ⅲ相試験（DOLOMITES試験）では，深部静脈血栓症/肺塞栓症のイベント発生率が対照群（ダルベポエチンアルファ）より1.8%（2.5% vs. 0.7%）多かった[5]．

CVDイベントリスクについては欧米のCKD患者と日本人CKD患者で大きく異なるため，日本人CKD患者を対象とする検討報告も重要である．報告は限定的であるが，例えばダプロデュスタットの国内第Ⅲ相試験プール解析（保存期，透析期患者を含む）においては，規模や介入期間に一定の制約があるものの，MACEに対するリスクはダプロデュスタット群とESA群で同等であった．また，血栓塞栓症のリスクに関しても，既往症の有無にかかわらずESA群と比較してリスクは同等であった[6]．網膜イベントについては，国内第Ⅲ相試験においてリスクはESA群と同等であった．ロキサデュスタットの国内第Ⅲ相試験プール解析においても，網膜出血の新規発症や増悪，網膜肥厚，視力低下，硬性白斑，軟性白斑，網膜内液，網膜下液などから構成される眼イベントリスクはESA群と同等であった[7]．悪性腫瘍関連死に関しても同様に，多くの大規模臨床試験においてESAに対するリスク増加のシグナルは認められていない．一部の臨床試験，例えば前述の

ASCEND-ND試験では悪性腫瘍関連死，腫瘍進展または再発の頻度がESA群に対して多く報告されていたが，服薬間隔の違いに伴って生じる観察期間の相違を考慮した探索的解析では，その不均衡は減衰していた．また，これらは低頻度合併症であるため，プール解析による知見の集約も重要であるが，例えばダプロデュスタットの国内第Ⅲ相試験プール解析で腫瘍の進展や再発に関する検討を行ったところ特定の腫瘍型や部位に偏在する傾向は認められなかった[6]．ただし，観察期間やサンプルサイズの影響を受けており，保守的な解釈が必要である．本薬剤の投与開始前には悪性腫瘍の精査を行うこと，悪性腫瘍の治療中もしくは治療後で再発リスクが考えられる患者においては，利点と欠点を慎重に考慮し投与決定を行うこと，注意深い患者診察とともに特に腎では適切な画像検査による定期的な経過観察を行うこと，が推奨される点は，前出のrecommendationと同様である．ADPKD患者における嚢胞増大に関する懸念についても同様で，今後のプール解析や市販後調査による知見の蓄積を待たなければならない．

2022年11月，市販後の症例の集積をもとにロキサデュスタットの添付文書が改訂され，重要な基本的注意および重大な副作用として中枢性甲状腺機能低下症が追記された．本剤投与中は定期的に甲状腺機能検査を行うなど，患者の状態を十分に観察することが必要である．

将来的には，治療利益が最も期待される患者像の特定や長期有効性の実証をはじめ，CVDイベントやその他のイベントに関するリスクを最小化できるような最適Hb値の探索や鉄補充療法など，最適な治療法や治療目標に対する議論が深まることが期待される．

## 参考文献

a. 内田啓子，他．日腎会誌2020；62：711–6.

## 引用文献

1. Singh AK, et al. N Engl J Med 2021；385：2313–24.
2. Provenzano R, et al. Clin J Am Soc Nephrol 2021；16：1190-200.
3. Barratt J, et al. Adv Ther 2021；38：5345–60.
4. Chertow GM, et al. N Engl J Med 2021；384：1589–600.
5. Barratt J, et al. Nephrol Dial Transplant 2021；36：1616–28.
6. Nangaku M, et al. Ther Apher Dial 2022；26：1065–78.
7. Sepah, YJ, et al. Kidney Int Rep 2022；7：763–75.

＊＊＊

# 前文

腎臓は，副甲状腺ホルモン(PTH)や骨細胞により分泌されるfibroblast growth factor 23(FGF 23)による調節を受けて，カルシウム(Ca)・リン(P)を尿中に排泄する一方，活性型ビタミンDの産生臓器として，腸管でのCa・P吸収や骨代謝の維持にも関与する．このためCKD患者では腎機能の低下とともに，Ca・P代謝，ビタミンD代謝に異常を生じる．このような病態をCKDに伴う骨・ミネラル代謝異常(CKD-MBD)と呼ぶ．

CKD-MBDの病態は，Pの相対的過剰状態によってはじまると考えられる．CKDによりGFRが低下すると，Pバランスを維持するため単一ネフロン当たりのP排泄量を増やすことが必要となり，P利尿ホルモンであるFGF 23やPTHの分泌が亢進する．これらの作用によりPバランスは一定に保たれるが，FGF 23は同時に腎臓での活性型ビタミンD産生を抑制するため，CKD早期から活性型ビタミンDの血中濃度が低下しはじめる．CKDが進行すると，早期ではPTHやFGF 23の作用によって代償されていたP蓄積が顕在化し，高リン血症が出現する．この段階に至るとFGF 23の作用・腎尿細管障害に加え，高リン血症の影響もあり，活性型ビタミンD産生はさらに低下する．高リン血症・活性型ビタミンD低下はともに低カルシウム血症の原因となり，PTH分泌はさらに亢進し，二次性副甲状腺機能亢進症は重篤となる．

このため，CKD患者を診療する場合は定期的に血清Ca値(低アルブミン血症を認める場合は補正を要する)，血清P値，血清または血漿PTH値(intact PTH値またはwhole PTH値)を測定し，これらの値の変化を認める場合は介入を検討する必要がある．前述の通り，保存期ではCKDステージ進行とともに，血中活性型ビタミンD濃度低下，高リン血症，低カルシウム血症が出現するため，P降下療法と活性型ビタミンD製剤の投与がCKD-MBDの中心的な治療手段となる．

P降下療法に関しては，CKD診療ガイドライン2018[a]ではP吸着薬に限定してCQが作成されていたが，本ガイドラインではこれに関するエビデンスのアップデートに加え，P制限食に関しても取り上げることとした．また，CKD診療ガイドライン2018と同様，Ca非含有P吸着薬に関しても取り上げ，エビデンスをアップデートした．近年，血清P値が上昇しはじめる前からP管理を行うことの是非に関心が向けられている一方，高リン血症が出現してからの介入研究はほとんど行われていないことから，CKD診療ガイドライン2018と同様，血清P値が正常範囲にある研究も採用することとした．

活性型ビタミンD製剤に関してもCKD診療ガイドライン2018と同様に，本ガイドラインでも取り上げ，エビデンスをアップデートした．また，骨粗鬆症に対する薬物治療に関しても，エビデンスをアップデートした．骨粗鬆症を有する患者の大部分がCKD患者であることから，骨粗鬆症に対して薬物治療を行う際は，腎機能やCKD-MBDの病態・検査値への影響に十分配慮する必要がある．しかし，実際には，これらの項目に関して適切なモニタリングが行われず，医原性の高カルシウム血症や低カルシウム血症，AKIの発見が遅れ，重篤化することもまれではない．本ガイドラインが腎臓専門医に限らず，骨代謝疾患・骨粗鬆症の診療にかかわるすべての医療従事者の参考となり，CKD患者に適切な治療が提供されることを期待する．

## 参考文献

a. 日本腎臓学会編．エビデンスに基づくCKD診療ガイドライン2018，東京医学社，2018. https://cdn.jsn.or.jp/data/CKD2018.pdf　2022.10.25アクセス

# 10-1 CQ 保存期CKD患者において，リン降下療法は推奨されるか？

【推 奨】 高リン血症を認める場合は，末期腎不全への進展のリスクを抑える可能性があるため，P吸着薬の使用を提案する【2C】.
P制限食については，生命予後に及ぼす効果は明らかではなかった【なしD】.

【解 説】

CKD患者では腎機能低下とともにP過剰状態となり，最終的に高リン血症に至る．このようなPバランスの乱れは，二次性副甲状腺機能亢進症や血管石灰化，腎機能低下の要因となる可能性がある．CKD診療ガイドライン2018[a]では，高リン血症の管理はP吸着薬に限定して取り扱われていたが，今回はP降下療法として，P吸着薬に加えP制限食についてもエビデンスを検索した．主要なアウトカムを死亡，末期腎不全/腎機能低下，CVDイベント，血管石灰化とし，観察期間が半年以上のRCTをおもな対象として検討した．

P吸着薬については新たに4編のRCT[1~4]を採用し，このうち死亡は4編[1~4]，末期腎不全は3編[1~3]，腎機能低下は3編[2~4]，血管石灰化は2編[1,4]において検討がなされていた．これらの研究におけるベースラインの血清P値は3.6～4.5 mg/dLで，CKD診療ガイドライン2018で採用されたRCTと同様，高リン血症を有する患者の割合は低いと考えられた．CVDイベントの評価に値する研究は見つからなかった．死亡，末期腎不全については，CKD診療ガイドライン2018で採用された4編のRCT[5~8]を含めて統合し，定量的に評価した．また，別の1編のRCT[9]が二次スクリーニングでも残ったが，P吸着薬とP制限食との比較であったため，P吸着薬に関するSRからは除外した．

結果は，末期腎不全に関して1編のRCT[3]でクエン酸第二鉄群において標準治療群より有意にリスクが低下し(相対リスク 0.59(95%CI 0.41 ～ 0.85)，クエン酸第二鉄群38例(29%，透析導入31例，腎移植7例)，標準治療群32例(48%，透析導入32例))，5つのRCT[1~3,6,8]を統合した結果でも相対リスクは0.65(95%CI 0.46 ～ 0.91)と有意に低下していた．腎機能低下についても，前述のRCT[3]でクエン酸第二鉄群において標準治療群と比較し，有意な改善が認められた．しかし，ほかの研究[4,8]では有意な差は認めなかった．

死亡についてはいずれのRCTもイベント数は少なく，8つのRCT[1~8]を統合した結果では相対リスクは0.55(95%CI 0.22 ～ 1.35)と明確な効果は示されなかった．血管石灰化については，前回[5,6]同様，今回新たに採用したRCT[1,4]でも有意差は認めなかった．

今回，腎機能に関連するアウトカムに関してP吸着薬の有意な効果が示されたが，これらの研究の多くで血清P値が正常範囲にある症例が多く含まれていたことから，高リン血症の有無にかかわらず，P吸着薬が有効である可能性が示唆される．ただし，この結果に強く影響したRCT[3]は探索的な非盲検試験であり，ベースラインの血清P値がクエン酸第二鉄群4.5±0.9 mg/dL，標準治療群4.4±0.7 mg/dLでほかのRCTに比べ高リン血症の患者を多く含んでおり，またP低下作用だけでなく鉄補充の効果が結果に影響した可能性も考えられる．実際，ベースラインの血清P値が3.9±0.6 mg/dL，3.2±0.5 mg/dLであった2つのRCT[4,8]では腎機能への効果に差が示されていない．以上の点から，高リン血症のない保存期CKD患者にまで一律にP吸着薬の使用を提案するだけのエビデンスは十分にはないと判断した．

一方，高リン血症を有する保存期CKD患者に関しては，この集団に限定したRCTは存在しないものの，理論上はP吸着薬の効果は血清リン値が高いほど大きくなると想定され，さらに前述の通り，ベースラインの血清P値が比較的高いRCT[3]において腎機能に関するアウトカムに有意な結果が示されている．また，CKD診療ガイドライン2018で採用された観察研究[10]でも，P吸着薬の使用が死亡リスク低下に関連していたことが示されている．以上の点から，高リン血症を有する保存期CKD患者に対してはP吸着薬の使用を提案することとした．

今回，新たに検討したP制限食の効果に関しては，2編のRCT[11, 12]を採用した．いずれのRCTにおいても，死亡や末期腎不全への影響に関して有意差は認めなかった．Ccrの低下では，1編のRCT[11]で通常食群に比べ低たんぱく低P食群のほうが緩やかであった（0.81±0.20 vs. 0.33±0.12 mL/分/月）が，もう1編のRCTでは有意差を認めなかった（0.69±0.11 vs. 0.44±0.07 mL/分/1.73 $m^2$/月）．いずれのRCTも1991年発表と非常に古く，症例数も多くないため，エビデンスは非常に弱いと判断し，推奨の強さもグレードなしとした．

保存期CKD患者の血清P値の目標値については，前回と同様，今回も評価に値するエビデンスは見つからなかった．このため，ほかのガイドライン[b, c]と同様，可能であれば正常範囲内を目標として，高リン血症の治療を行うことが望ましいと考えられる．高リン血症の定義については，保存期CKD患者での至適な血清P値は明らかではないため，各施設の基準値上限を超えるものを高リン血症とすることとした．

P吸着薬とP制限食の優先順位に関して，CKD診療ガイドライン2018では，P吸着薬を使用する前に，まずは食事療法でPの管理を行うべきとされていた．しかし今回，P制限食に関して明確なエビデンスがないことが確認され，また1編のRCT[9]ではP吸着薬とP制限食の効果が同等であったことから，この点に関しては再考が必要と考えられる．年齢や栄養状態，CKDの進展速度，P吸着薬の副作用などを考慮のうえ，個々の状況に応じて両者を選択・併用することが現状では望ましいと思われる．

## 参考文献


a. 日本腎臓学会編．エビデンスに基づくCKD診療ガイドライン2018．東京医学社，2018. https://cdn.jsn.or.jp/data/CKD2018.pdf　2022.10.25アクセス

b. 日本透析医学会．日透析医学会誌2012；45：301–56.

c. KDIGO CKD-MBD Update Work Group. Kidney Int Suppl 2017；7：1–59.


## 引用文献


1. Lemos MM, et al. Clin Nephrol 2013；80：1–8.
2. Ix JH, et al. J Am Soc Nephrol 2019；30：1096–108.
3. Block GA, et al. J Am Soc Nephrol 2019；30：1495–504.
4. Toussaint ND, et al. J Am Soc Nephrol 2020；31：2653–66.
5. Russo D, et al. Kidney Int 2007；72：1255–61.
6. Block GA, et al. J Am Soc Nephrol 2012；23：1407–15.
7. Seifert ME, et al. Am J Nephrol 2013；38：158–67.
8. Chue CD, et al. J Am Soc Nephrol 2013；24：842–52.
9. Kovesdy CP, et al. Kidney Int Rep 2018；3：897–904.
10. Kovesdy CP, et al. Am J Kidney Dis 2010；56：842–51.
11. Zeller K, et al. N Engl J Med 1991；324：78–84.
12. Williams PS, et al. Q J Med 1991；81：837–55.


＊＊＊

# 10-2 CQ 保存期CKD患者にリン吸着薬を処方する際，カルシウム非含有リン吸着薬は推奨されるか？

【推 奨】 保存期CKD患者における高リン血症に対する治療において，Ca非含有P吸着薬はCa含有P吸着薬に比べて，死亡，末期腎不全のリスクや，血管石灰化の進行を軽減する可能性があることから，提案する【2C】.

【解 説】

今回，Ca非含有P吸着薬に関して，主要なアウトカムを死亡，末期腎不全/腎機能低下，CVDイベント，血管石灰化とし，観察期間が半年以上のRCTをおもな対象として，検討した．その結果，新たに2編のRCT[1,2]を採用し，このうち死亡は1編[1]，血管石灰化は2編[1,2]で検討されていた．末期腎不全/腎機能低下やCVDイベントの評価に値する研究は見つからなかった．

Kovesdyらの研究[1]は，保存期CKD患者を炭酸ランタン(La)(N＝40)，酢酸Ca(N＝41)，P制限食(N＝39)の3群に分けて検討したもので，12カ月間の観察期間において炭酸La群と酢酸Ca群に死亡例は存在しなかった．冠動脈石灰化スコアの変化は，炭酸La群が137±351，酢酸Ca群が84±243で，P制限食群の－198±1,762を含め3群間に有意差を認めなかった．

Gaoらの研究[2]は，活性吸着炭の効果を検討することを主目的とした研究であるが，このなかに活性吸着炭(N＝17)と炭酸Ca(N＝17)と炭酸La(N＝16)の3群における冠動脈石灰化についての検討がある．この研究において，新規冠動脈石灰化発症は炭酸Ca群に比べ，炭酸La群のほうが有意に少なかった．

CKD診療ガイドライン2018[a]では採用された3編のRCT[3〜5]のうち，1編[3]の研究でCa非含有P吸着薬群において総死亡，透析導入，総死亡＋透析導入の有意な低下が示されており，また別の1編[4]の研究でCa含有P吸着薬群では冠動脈石灰化スコアが有意に増加したが，Ca非含有P吸着薬群では有意な増加を認めなかったことが示されている．ただし，これらの研究では，わが国では保存期CKDで使用できないセベラマーでの検討であったこと，またわが国の一般的なCKD患者とは患者背景や臨床経過が異なる可能性があることから，Ca非含有P吸着薬の使用は強くは推奨されず，使用を考慮してもよいとなっていた．今回新たに採用した2編のRCTは，症例数も多くなく，結果も一貫していないため，CKD診療ガイドライン2018の推奨を変更するものではないと判断した．

Ca非含有P吸着薬の効果を検討するに際し，今回も過去のガイドラインと同様，すべてのCa非含有P吸着薬をひとまとめに扱った．本ガイドライン作成時点において，それぞれのCa非含有P吸着薬が予後に及ぼす影響を比較した十分なエビデンスはないと考えられる．しかし，あるCa非含有P吸着薬で示されたことがほかのCa非含有P吸着薬に当てはまる保証はなく，その点は留意すべきと思われる．

## 参考文献

a. 日本腎臓学会編．エビデンスに基づくCKD診療ガイドライン2018，東京医学社，2018. https://cdn.jsn.or.jp/data/CKD2018.pdf　2022.10.25アクセス

## 引用文献

1. Kovesdy CP, et al. Kidney Int Rep 2018；3：897–904.
2. Gao Y, et al. J Nephrol 2019；32：265–72.
3. Di Iorio B, et al. Clin J Am Soc Nephrol 2012；7：487–93.
4. Russo D, et al. Kidney Int 2007；72：1255–61.
5. Block GA, et al. J Am Soc Nephrol 2012；23：1407–15.

＊＊＊

# 10-3 CQ 保存期CKD患者において，活性型ビタミンD製剤の投与は推奨されるか？

【推 奨】 保存期CKD患者において，活性型ビタミンD製剤は適応を症例ごとに検討し，投与を考慮してもよい【2C】.
ただし，高カルシウム血症を認めた場合は減量・中止することを提案する【2D】.

【解 説】

CKD患者において，活性型ビタミンDの低下はPTHの産生を刺激し，二次性副甲状腺機能亢進症の発症・進展の要因となる．そこで活性型ビタミンD製剤がPTH値に及ぼす効果に関して検索し，新たに6編のRCTを採用した[1~6]．これらのうち5編の研究において，活性型ビタミンD製剤によりPTH値が有意に低下したことが示されていた．CKD診療ガイドライン2018[a]で採用されたRCTの結果を含め，PTH値への効果に関しては十分なエビデンスがあると考えられる．しかし，活性型ビタミンD製剤の投与が骨折リスクの低下につながるかどうかは明らかではない(本章10-4(CQ)を参照)．また，保存期CKD患者において骨代謝や生命予後の観点から望ましいと考えられるPTH値の範囲は明らかでなく，活性型ビタミンD製剤の開始基準も明らかではない．CKD患者はビタミンD不足の頻度が高いことが知られるが，くる病・骨軟化症を呈した場合を除き，ビタミンD不足に対して活性型ビタミンD製剤を投与することの意義・効果は明らかではない．PTH値を下げることを目的に活性型ビタミンD製剤を使用することには一定の妥当性はあるが，その適応や生命予後への効果は明らかでなく，個々の症例に応じて検討することが望ましいと考えられる．

活性型ビタミンD製剤が血清Ca値に及ぼす影響に関しては，前述の6編のRCT[1~6]のうち，3編で有意な血清Ca値の上昇が示されていた．また，活性型ビタミンD製剤の投与患者を対象とする観察研究3編[7~9]においても，高カルシウム血症が一定の頻度で発生することが示されていた．CKD診療ガイドライン2018と同様，活性型ビタミンD製剤による高カルシウム血症のリスクが確認されたものと考えられる．活性型ビタミンD製剤を使用する際はPTH値とともに血清Ca値を注意深くモニタリングし，少量から慎重に開始すべきと考えられる．

活性型ビタミンD製剤が尿蛋白(あるいは尿中アルブミン)に及ぼす効果に関しては，5編のRCTが新たに採用された[1~4,6]．このなかで，有意な低下が観察されたのは1編のみであった．CKD診療ガイドライン2018では採用された複数のRCTで尿蛋白の低下が示されており，メタ解析でも同様の結果が示されていたが[b]，今回，これを支持する結果は得られなかった．ただし，いずれの研究も国外で行われたものであり，わが国では未承認のparicalcitolが使用された研究が多く含まれることから，これらの研究結果は限定的に捉える必要がある．また，前述のメタ解析で示された尿蛋白低下効果は平均－16％にとどまり[b]，これが腎予後や生命予後の改善につながるかどうかは明らかではない．

活性型ビタミンD製剤は腎機能に影響を及ぼす可能性が考えられるが，この点に関して前述の5編のRCTでは一貫した結果は認められなかった．観察研究では，新たに採用した1編の研究で活性型ビタミンD製剤の使用とCKD進展のリスク低下との関連性が示されていたが[10]，バイアスリスクが高いと考えられた．活性型ビタミンD製剤に尿蛋白を抑えることによる長期的な腎保護作用があるのか，あるいは高カルシウム血症に伴うAKIのリスクが上昇するのか，現時点では明らかではないと考えられる．

活性型ビタミンD製剤が心肥大に及ぼす影響に関しては，CKD診療ガイドライン2018で採用された2編のRCTにおいて有意な効果は示されていなかった[c,d]．今回，この可能性を改めて検討したRCTは見つからなかった．生命予後・CVDイベントに及ぼす影響に関しては，CKD診療ガイドライン2018の際と同様，この点を検討したRCTは見つからなかった.

## 参考文献


a. 日本腎臓学会編．エビデンスに基づくCKD診療ガイドライン2018．東京医学社，2018. https://cdn.jsn.or.jp/data/CKD2018.pdf　2022.10.25アクセス
b. de Borst MH, et al. J Am Soc Nephrol 2013；24：1863–71.
c. Thadhani R, et al. JAMA 2012；307：674–84.
d. Wang AY, et al. J Am Soc Nephrol 2014；25：175–86.


## 引用文献


1. Zoccali C, et al. Hypertension 2014；64：1005–11.
2. Levin A, et al. Clin J Am Soc Nephrol 2017；12：1447–60.
3. Keyzer CA, et al. J Am Soc Nephrol 2017；28：1296–305.
4. Susantitaphong P, et al. BMC Nephrol 2017；18：19.
5. Panwar B, et al. BMC Nephrol 2018；19：35.
6. Xiaowei L, et al. Int Urol Nephrol 2020；52：129–36.
7. Obermüller N, et al. Int J Mol Sci 2017；18：2057.
8. Saito H, et al. J Bone Miner Metab 2017；35：456–63.
9. Kondo S, et al. J Bone Miner Metab 2019；37：292–300.
10. Arai Y, et al. Clin Exp Nephrol 2017；21：481–7.


＊＊＊

# 10-4 CQ 骨粗鬆症を伴う保存期CKD患者において，骨粗鬆症に対する薬物治療は推奨されるか？

【推 奨】 骨粗鬆症を伴う保存期CKD患者（CKDステージG3a，G3b）において，骨粗鬆症に対する薬物治療は介入しない場合に比べて骨折リスクを減らす効果が期待できるため，薬剤特有の副作用に注意しながら慎重に治療することを提案する【2C，2D】.

ただし，エビデンスの強さは薬剤により異なる（表1）.

CKDステージG4，G5に関しては根拠となるエビデンスが乏しく，明確な推奨はできない．個々の患者の病態に基づき，リスクとベネフィットを考慮する【なしD】.

なお，CKDステージG1，G2に関しては，健常人同等と考えられるため，「骨粗鬆症の予防と治療ガイドライン」に準じる.

【解 説】

骨粗鬆症は「骨強度の低下を特徴とし，骨折のリスクが増大した骨格疾患」と定義される[a]．保存期CKD患者では腎機能低下とともに骨密度の減少と骨質の悪化がみられ，健常人に比して骨折リスクは高くなる[1]．保存期CKD患者においても骨密度高値が骨折リスク低下と関連することが報告されており[2]，2017年に改訂されたKDIGO CKD-MBDガイドラインでは骨密度を臨床指標の1つとすることが提案されている[b]．また，骨折はその後の死亡リスクの上昇とも強く関連しており，これを未然に防ぐことは患者のADL維持のみならず生命予後の改善にもつながる可能性が期待される．一方，腎機能低下に伴って，骨粗鬆症治療に伴う副作用に関して，より多くの注意が必要となる．そうした観点から，骨代謝と腎機能の切っても切れない関係を念頭におきつつ，CKD患者を診る際には骨粗鬆症を，骨粗鬆症治療を行う際には腎機能を，同時に評価する姿勢が肝要である．

本CQでは，CKD診療ガイドライン2018[c]をもとにPubMedを用いて検索期間を延長する形でSRを行った．検索対象期間に含まれなかったが，その後報告された重要な研究に関してはハンドサーチで追加した．骨粗鬆症を伴うCKD患者を対象としたRCT

**表1　保存期CKDにおける骨粗鬆症治療のエビデンス**

| CKDステージ | 骨粗鬆症治療薬 | 推奨の強さ | エビデンスレベル | 備考 |
|---|---|---|---|---|
| G1，G2 | 健常人同等と考えられるため，「骨粗鬆症の予防と治療ガイドライン」に準じる | | | |
| G3a，G3b | ビスホスホネート製剤* | 2 | C | |
| | ロモソズマブ* | 2 | C | |
| | デノスマブ* | 2 | C | 低カルシウム血症に注意 |
| | PTH製剤 | 2 | C | 二次性副甲状腺機能亢進症合併例では避ける |
| | 選択的エストロゲン受容体調整薬 | 2 | D | 男性および閉経前女性には不適 |
| | 活性型ビタミンD製剤 | 2 | D | 高カルシウム血症に注意 |
| G4，G5 | 根拠となるエビデンスが乏しく，明確な推奨はできない | | | |

注：表はエビデンスレベル順，備考のない順にまとめており，推奨の順番を表すものではない

＊：骨吸収抑制薬を使用する際には事前に歯科受診を行い，骨吸収抑制薬関連顎骨壊死（ARONJ）の合併予防・早期発見に努める[d]

は希少なため，RCTのサブ解析も含めて，4つのアウトカム指標(骨折頻度の減少，骨密度の増加，ADLの改善，電解質異常の増加)について評価した．

検索の結果，構造化抄録にあげた23編の論文が採択された．それぞれの薬剤の特異性を鑑みて，骨粗鬆症治療薬全体としてのメタ解析は行っていない．RCTのサブ解析が主体であり，多くの研究で血清Cr＞2 mg/dL(またはeGFR＜30 mL/分/1.73 $m^2$)の症例は除外されていた．加齢による腎機能低下が多くを占め，若年CKD症例でのエビデンスは極めて限定的と考えられた．また，ステロイド治療中のCKD患者における骨粗鬆症についてもエビデンスは限られている．CKDでは腎不全の進行に伴って骨のPTH抵抗性が生じ，必ずしも高回転型の骨代謝異常をきたすとは限らない．そのため閉経後骨粗鬆症を対象としたRCTの結果の(特に男性CKD患者への)外挿には注意を要する．構造化抄録には含まれなかったが，その後に報告のあった薬剤や臨床上重要と思われた報告に関しては解説への追記にとどめ，推奨には含めていない．また，2022年4月末時点でわが国未承認のparicalcitolについては解説に含めなかった．以下に薬効別にエビデンスをまとめる．

### 1. 活性型ビタミンD製剤：4編[3～6]

活性型ビタミンD製剤(アルファカルシドール，カルシトリオール)については，骨密度を有意に増加したと3編[3, 4, 6]で報告されているが，骨折を減らしたとする報告は1編[5]に限られ，いずれも小規模でバイアスリスクは比較的高いと考えられた．一方，どの薬剤でも高カルシウム血症を惹起することが報告されており，治療介入の際には定期的に血清Ca値をモニタリングするなど注意を要する【2D】．

より骨粗鬆症治療に特化したエルデカルシトールについては，CKDを対象としたRCTの報告はなく，わが国で行われた市販後調査で腎機能低下に従って高カルシウム血症のリスクが高まることが示されており[7]，医薬品副作用報告[8]やレセプト情報[9]を用いた解析でもAKIを惹起しやすいことが報告されているため注意が必要である．

### 2. ビスホスホネート製剤：10編[10～19]

ビスホスホネート製剤(アレンドロン酸，リセドロン酸，ゾレドロン酸)については，閉経後骨粗鬆症を対象としたRCTのサブ解析3編[10, 13, 19]で軽度から中等度の腎機能障害(Ccr 30～80 mL/分程度に相当)を伴った症例においても有意な椎体骨折リスクの減少と腰椎骨密度の増加が報告されている．大腿骨近位部の骨密度についてはアレンドロン酸[10]およびゾレドロン酸[19]で有意な改善が報告されている．いずれも大規模でバイアスリスクは低いと考えられるが，あくまで二次解析であり閉経後女性に特化した内容であることに留意したい．一方，ステロイド加療中の腎炎患者[14～16]やCKDステージG3[11, 17, 18]を対象とした研究では，おもに腰椎骨密度の改善ないし維持が報告されているが，骨折リスクについては検討されていない．電解質異常に関しては，血清Ca値や血清P値の低下およびPTH値の上昇がみられたとする報告[11, 13]があったが，腎機能への影響は特に報告されていない【2C】．

### 3. 選択的エストロゲン受容体調整薬(SERM)：2編[20, 21]

SERM(ラロキシフェン，バゼドキシフェン)については，閉経後骨粗鬆症を対象としたRCTのサブ解析各1編[20, 21]と報告数は限られるが，腎機能に関係なく有意に椎体骨折を減らし，大腿骨頸部の骨密度を上昇させたと報告されている．電解質異常についての報告はなく，腎機能への影響も特に報告されていない【2D】．

ラロキシフェンについては，腎機能に関してRCTの後付解析において，腎疾患合併リスクの高い集団(eGFR＜45 mL/分/1.73 $m^2$・糖尿病・蛋白尿・ACE阻害薬/ARB使用の1つ以上を満たす)においてもプラセボ群と比べて3年間のeGFRの傾きに有意差はみられなかったと報告されている[22]．

### 4. PTH製剤：3編[23～25]

PTH製剤(テリパラチド，アバロパラチド)については，2編[23, 25]で椎体/非椎体骨折リスクを有意に低下させ，3編[23～25]で腰椎/大腿骨頸部の骨密度を有意に増加させたと報告されている．いずれのRCTも閉経後女性を対象とし，二次性副甲状腺機能亢進症が除外されていることから，男性を含めた幅広いCKD患者に適応できるか不明であり，ダウングレードの対象とした．また，高カルシウム血症を惹起することも報告されており，治療介入の際には注意を要する【2C】．

### 5. デノスマブ（抗RANKL抗体）：3編[26～28]

デノスマブに関しては，二次性副甲状腺機能亢進症のないCKDステージG3，G4が対象となったプラセボとのRCTサブ解析1編[26]に限られるが，CKDステージG3患者でも有意に椎体骨折を抑制し，腰椎骨密度を増加させたと報告されている．同様に大腿骨頸部の骨密度も有意に改善したが，非椎体骨折の抑制効果は有意ではなかった．また，ステロイド治療中の腎炎患者を対象に行われた小規模なアレンドロン酸との比較試験では，デノスマブ群でのみ有意な腰椎骨密度の上昇が得られたと報告されている[27]．一方で，進行したCKD患者では投与後に遷延性の低カルシウム血症を合併しやすいことが報告されており[28]，治療介入の際には十分な注意を要する【2C】．

最近，前述したRCTの延長試験の結果が報告され，7～10年という長期にわたるデノスマブ投与でも腰椎・大腿骨近位部の骨密度の増加は持続し，プラセボ投与時に比べて椎体骨折が抑えられ，腎機能も維持されたことが示されている[29]．

### 6. ロモソズマブ（抗スクレロスチン抗体）：1編[30]

ロモソズマブは骨吸収抑制と骨形成促進の両方の作用をもつ強力な骨粗鬆症治療薬で，骨折リスクが高い症例に対して適用される．プラセボおよびアレンドロン酸を比較対象とした2つのRCTの腎機能別解析[30]では，ロモソズマブは12カ月の投与でCKDステージG3においてもプラセボおよびアレンドロン酸に比し有意に腰椎・大腿骨近位部・大腿骨頸部の骨密度を増加し，新規椎体骨折を減少させた．いずれのRCTでも治療前後で腎機能は維持されたが，CVDリスクに関してはプラセボとは同等（G3 1.6% vs. 1.6%）であったものの，アレンドロン酸に比べると高い傾向（G3 2.8% vs. 1.7%）がみられた．同様の腎機能別解析が同じRCTの日本人サブ解析でも行われているが，イベント数が少なく有意差はみられなかった[31]．いずれも閉経後骨粗鬆症の女性を対象としたRCTであるため，男性CKD患者への効果は不明瞭であり，ダウングレードの対象とした【2C】．

以上より，十分なエビデンスがあるとはいえないが，CKDステージG3a，G3bに関してはいくつかの薬剤で骨折リスクの低減や骨密度の増加を期待できることから（表1），副作用に注意しながら治療介入することを提案する．CKDステージG1，G2に関しては，健常人と同等と考えられることから，「骨粗鬆症の予防と治療ガイドライン」に準じて対応を検討し，CKDステージG4，G5に関しては，根拠となるエビデンスが乏しく明確な推奨はできないため，個々の患者の病態に基づきリスクとベネフィットを考慮する．またRCTの多くで二次性副甲状腺機能亢進症が除外されていることから，実臨床での適用には注意が必要である．なお，骨粗鬆症治療を介したADLの改善に関してはまとまった報告がなく，今回評価に含めることはできなかった．



## 参考文献


a. 折茂　肇編．骨粗鬆症の予防と治療ガイドライン2015年版，日本骨粗鬆症学会，他，2015.
b. KDIGO CKD-MBD Update Work Group. Kidney Int Suppl 2017；7：1–59.
c. 日本腎臓学会編．エビデンスに基づくCKD診療ガイドライン2018，東京医学社，2018. https://cdn.jsn.or.jp/data/CKD2018.pdf　2022.10.25アクセス
d. 顎骨壊死検討委員会．骨吸収抑制薬関連顎骨壊死の病態と管理：顎骨壊死検討委員会ポジションペーパー2016.


## 引用文献


1. Chen H, et al. Osteoporos Int 2018；29：2129–38.
2. Yenchek RH, et al. Clin J Am Soc Nephrol 2012；7：1130–6.
3. Hamdy NA, et al. BMJ 1995；310：358–63.
4. Rix M, et al. Nephrol Dial Transplant 2004；19：870–6.
5. Ringe JD, et al. Rheumatol Int 2004；24：189–97.
6. Przedlacki J, et al. Nephron 1995；69：433–7.
7. Saito H, et al. J Bone Miner Metab 2017；35：456–63.
8. Hosohata K, et al. J Clin Pharm Ther 2019；44：49–53.

9. Takeuchi Y, et al. J Bone Miner Metab 2022；40：275–91.
10. Jamal SA, et al. J Bone Miner Res 2007；22：503–8.
11. Toussaint ND, et al. Am J Kidney Dis 2010；56：57–68.
12. Aggarwal HK, et al. Pril(Makedon Akad Nauk Umet Odd Med Nauki)2018；39：5–13.
13. Miller PD, et al. J Bone Miner Res 2005；20：2105–15.
14. Fujii N, et al. Nephrol Dial Transplant 2007；22：1601–7.
15. Kikuchi Y, et al. Nephrol Dial Transplant 2007；22：1593–600.
16. Takei T, et al. Intern Med 2010；49：2065–70.
17. Shigematsu T, et al. BMC Nephrol 2017；18：66.
18. Sugimoto T, et al. J Bone Miner Metab 2019；37：730–40.
19. Eastell R, et al. J Clin Endocrinol Metab 2009；94：3215–25.
20. Ishani A, et al. J Am Soc Nephrol 2008；19：1430–8.
21. Adami S, et al. Climacteric 2014；17：273–84.
22. Melamed ML, et al. Kidney Int 2011；79：241–9.
23. Nakano T, et al. J Bone Miner Metab 2014；32：441–6.
24. Bilezikian JP, et al. Curr Med Res Opin 2019；35：2097–102.
25. Miller PD, et al. Osteoporos Int 2007；18：59–68.
26. Jamal SA, et al. J Bone Miner Res 2011；26：1829–35.
27. Iseri K, et al. PLoS One 2018；13：e0193846.
28. Block GA, et al. J Bone Miner Res 2012；27：1471–9.
29. Broadwell A, et al. J Clin Endocrinol Metab 2021；106：397–409.
30. Miller PD, et al. J Bone Miner Res 2022；37：1437–45.
31. Miyauchi A, et al. J Bone Miner Metab 2022；40：677–87.

＊＊＊

# 前文

昨今，CKDをターゲットとした新規治療薬の開発・上市が相次いでいる．従来は原疾患治療に加え，レニン-アンジオテンシン（RA）系阻害薬による降圧治療が主流であったが，最近では2型糖尿病合併CKDへのSGLT2阻害薬やミネラルコルチコイド受容体拮抗薬，そして，非糖尿病CKDに対するSGLT2阻害薬の有用性が報告されている．抗好中球細胞質抗体（ANCA）関連血管炎に対しても，選択的C5a受容体拮抗薬が承認され，使用が可能となった．さらに，2型糖尿病合併CKDに対するバルドキソロンメチルの治験が現在進行中であり，その結果が期待される．CKD患者の多くは，糖尿病，高血圧，脂質異常症などの生活習慣病を合併し，悪性腫瘍，感染などの罹患リスクも高い．したがって，CKDの経過中に生じる併発症，合併症に対して，薬剤によって治療介入される機会も多い疾患集団であるといえる．本章では，読者が日常診療において重要かつ疑問に思う5つのCQおよびテキスト解説4項目を設定した．CKD診療ガイドライン2018[a]では，第15章に「薬物投与」として6つのCQが設定されたが，今回は11章「薬物治療」として，論文検索と解析を行った．11-1（CQ）「CKD患者に球形吸着炭の使用は推奨されるか？」については，CKD診療ガイドライン2018のCQを踏襲し再度解析を行った．11-2（CQ）「代謝性アシドーシスを伴うCKD患者への炭酸水素ナトリウム投与は推奨されるか？」については，CKD診療ガイドライン2018の第3章「栄養」のCQが「CKD患者の代謝性アシドーシスに対する介入は腎不全進行抑制のために推奨されるか？」であったが，今回は薬物療法としてSRを行った．さらに，最近注目されているSGLT2阻害薬の2型糖尿病合併CKD患者に対する有効性については，本ガイドライン第4章4-5（CQ）「DKD患者に対するSGLT2阻害薬の投与は推奨されるか？」で検討されており，本章では11-3（CQ）「糖尿病非合併のCKD患者に対するSGLT2阻害薬の投与は推奨されるか？」と設定し，非糖尿病CKD患者を対象にSRを行った．また新たに，11-4（CQ）「CKDステージG4，G5の患者にRA系阻害薬の中止は推奨されるか？」を取り上げたが，エビデンスが観察研究2編，RCT1編に限定され，対象患者の背景を揃えることが困難であった．そのため，論文を統合した解析は行わず，3編の論文それぞれについて解説した．また，「薬剤性腎障害診療ガイドライン2016」[b]，「がん薬物療法時の腎障害診療ガイドライン2016」[c]，「腎障害患者におけるヨード造影剤使用に関するガイドライン2018」[d]に記載がなく，かつ日常診療で処方機会が多いプロトンポンプ阻害薬とCKDとの関連について，SRを実施した．

一方，CKD診療ガイドライン2018でCQとして掲載されたが，エビデンスの質・量からSR実施が難しいとワーキンググループで判断した内容については，次の通りテキスト解説で記載した．まず，CKD診療ガイドライン2018の第15章「薬物投与」のCQ6「CKD患者へ腎排泄性薬物を投与する際に，腎機能に応じた投与方法・量とすることは推奨されるか？」は，「腎機能別薬剤投与量設定に用いる腎機能評価法」として新たに解説した．同じくCQ1「疼痛のあるCKD患者にNSAIDsかアセトアミノフェンのいずれが推奨されるか？」，CQ3「ヘルペスウイルス感染症に罹患したCKD患者に，腎機能に応じた抗ウイルス薬の減量は推奨されるか？」に関しては，CKD診療ガイドライン2018作成時点で未承認であった新規治療薬を含め，記載内容を更新した．さらに近年，糖尿病診療分野で対応が進むシックデイに関しても，CKD診療の観点から重要なトピックとしてテキスト解説で取り上げた．本章が日常診療におけるCKD患者への薬物治療の一助となれば幸いである．



## 参考文献

a. 日本腎臓学会編．エビデンスに基づくCKD診療ガイドライン2018．東京医学社，2018. https://cdn.jsn.or.jp/data/CKD2018.pdf　2022.10.25アクセス

b. 薬剤性腎障害の診療ガイドライン作成委員会．日腎会誌2016；58：477–555.
c. 日本腎臓学会，他編．がん薬物療法時の腎障害診療ガイドライン2016，ライフサイエンス出版，2016.
d. 日本腎臓学会・日本医学放射線学会・日本循環器学会共編．腎障害患者におけるヨード造影剤使用に関するガイドライン2018，東京医学社，2018.

# 11-1 CQ CKD患者に球形吸着炭の使用は推奨されるか？

【推 奨】 CKD患者への球形吸着炭の投与による末期腎不全への進展，死亡といったハードエンドポイントの抑制効果は明確でないが，腎機能低下速度を遅延させる可能性があるため使用を考慮してもよい【2C】.

## 【解 説】

これまで球形吸着炭の使用による腎機能低下抑制効果に関して多くの研究が報告されており，試験薬による単一群(single arm)の試験[1~3]および後ろ向き観察研究[4~6]で，腎機能低下抑制効果[1~3]または末期腎不全への進展遅延効果[4~6]が報告されてきた．さらに，これまでに多くのRCTが実施されてきた[7~19]．末期腎不全への進展抑制を評価した7編のRCTによるメタ解析では，有意な末期腎不全への進展抑制は認められなかった[9, 12~14, 16, 18, 19](図1)．代表的なRCTとして，1,999例のCKD症例(血清Cr値＜5.0 mg/mL)を9 g/日の球形吸着炭投与群とプラセボ群に割りつけたEPPIC試験があり[18]，1次評価項目として末期腎不全への進展，腎移植，血清Cr値の倍化が評価されたが，両群に有意差は認めなかった．韓国で行われた末期腎不全，血清Cr値の倍化，50％以上のGFR低下を1次評価項目として538例のCKD症例(eGFR 15～59)を6 g/日の球形吸着炭群と非投与群で比較したRCT(K-STAR研究)においても，両群に有意差は認めなかった[19]．わが国で行われた460例のCKD症例(血清Cr値＜5.0 mg/dL)を従来の低たんぱく食と降圧薬投与のみを行う対象群と，それに球形吸着炭6 g/日を加えた群に割りつけたRCT(CAP-KD試験)においても，血清Cr値の倍化，血清Cr値6.0 mg/dL以上への上昇，末期腎不全への進展および死亡の1次評価項目で有意差を認めなかった[14]．さらに，死亡を評価した4編のRCT[14, 16, 18, 19]のメタ解析おいて，球形吸着炭による有意な生命予後改善は認められなかった(図2)．以上より，大規模RCTの1次評価項目からは，末期腎不全への進展，死亡の抑制といったハードエンドポイントの抑制効果は示されていない．

また，腎機能低下抑制を評価した試験でメタ解析

| Study | Treatment Yes | Treatment No | Control Yes | Control No | RR with 95% Cl | Weight (%) |
|---|---|---|---|---|---|---|
| Schulman G, et al. | 1 | 76 | 0 | 38 | 1.50 (0.06, 35.98) | 0.15 |
| Konishi K, et al. | 1 | 5 | 4 | 6 | 0.42 (0.06, 2.91) | 0.39 |
| Yorioka N, et al. | 0 | 15 | 1 | 12 | 0.29 (0.01, 6.60) | 0.15 |
| Akizawa T, et al. | 2 | 229 | 0 | 229 | 4.96 (0.24, 102.68) | 0.16 |
| Wu IW, et al. | 4 | 15 | 2 | 19 | 2.21 (0.46, 10.73) | 0.59 |
| Schulman G, et al. | 307 | 693 | 321 | 678 | 0.96 (0.84, 1.09) | 88.05 |
| Cha RH, et al. | 43 | 229 | 48 | 218 | 0.88 (0.60, 1.27) | 10.50 |
| Overall | | | | | 0.95 (0.84, 1.07) | |

Favours AST-120　Favours Control

Heterogeneity：$T^2$＝0.00，$I^2$＝0.00％，$H^2$＝1.00

Test of $\theta_i = \theta_i$：Q(6)＝3.75，p＝0.71

Test of $\theta$＝0：Z＝−0.83，p＝0.41

0.02　0.25　1　4　64

Random-effects REML model

Sorted by：id

**図1　末期腎不全に関するメタ解析**



11

| Study | Treatment Yes | Treatment No | Control Yes | Control No | RR with 95% CI | Weight (%) |
|---|---|---|---|---|---|---|
| Akizawa T, et al. | 0 | 231 | 2 | 227 | 0.20 (0.01, 4.11) | 0.68 |
| Wu IW, et al. | 0 | 19 | 1 | 20 | 0.37 (0.02, 8.50) | 0.63 |
| Schulman G, et al. | 98 | 902 | 103 | 896 | 0.95 (0.73, 1.24) | 90.37 |
| Cha RH, et al. | 9 | 263 | 11 | 255 | 0.80 (0.34, 1.90) | 8.23 |
| Overall | | | | | 0.92 (0.72, 1.18) | |

Favours AST-120　Favours Control

Heterogeneity：$T^2=0.00$, $I^2=0.00\%$, $H^2=1.00$

Test of $\theta_i=\theta_j$：$Q(3)=1.47$, $p=0.69$

Test of $\theta=0$：$Z=-0.64$, $p=0.52$

0.02　0.1　1　8

Random-effects REML model

Sorted by：id

**図2　総死亡に関するメタ解析**

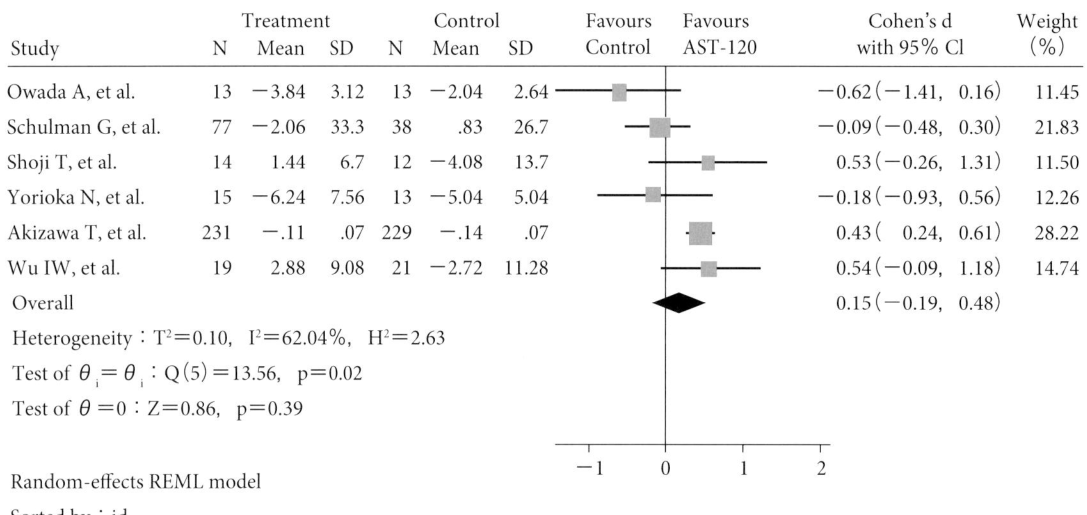

Study　Treatment N Mean SD　Control N Mean SD　Favours Control　Favours AST-120　Cohen's d with 95% CI　Weight (%)
Owada A, et al.　13　−3.84　3.12　13　−2.04　2.64　−0.62 (−1.41, 0.16)　11.45
Schulman G, et al.　77　−2.06　33.3　38　.83　26.7　−0.09 (−0.48, 0.30)　21.83
Shoji T, et al.　14　1.44　6.7　12　−4.08　13.7　0.53 (−0.26, 1.31)　11.50
Yorioka N, et al.　15　−6.24　7.56　13　−5.04　5.04　−0.18 (−0.93, 0.56)　12.26
Akizawa T, et al.　231　−.11　.07　229　−.14　.07　0.43 (0.24, 0.61)　28.22
Wu IW, et al.　19　2.88　9.08　21　−2.72　11.28　0.54 (−0.09, 1.18)　14.74
Overall　0.15 (−0.19, 0.48)
Heterogeneity：T²=0.10, I²=62.04%, H²=2.63
Test of θi=θj：Q(5)=13.56, p=0.02
Test of θ=0：Z=0.86, p=0.39
−1　0　1　2
Random-effects REML model
Sorted by：id


**図3　腎機能低下に関するメタ解析**

として評価可能であった6編の解析において，有意な腎機能低下抑制は認められなかった[7, 9, 11, 13, 14, 16]（図3）．しかし，対象論文6編のeGFR中央値による層別解析を行ったところ，eGFRの中央値が19.6 mL/分/1.73 $m^2$より高いRCTのメタ解析では，球形吸着炭の使用による腎機能低下抑制効果が認められた（図4）．さらに，CAP-KD試験において1次評価項目ではなかったが，推定Ccr値およびeGFR低下に関する評価で有意な遅延効果が認められたこと[14]，そのほかのRCTでも腎機能低下に関する項目（血清Cr値，1/血清Cr値，推定Ccr値，eGFRおよびそれらの変化速度）で抑制効果を示したこと[7, 8, 11〜13, 15, 16]，EPPIC試験のサブ解析において，蛋白尿1 g/gCr以上の群およびACE阻害薬/ARB使用群において，eGFR低下遅延効果が認められたこと[20]などより，RCTにて末期腎不全への進展といったハードエンドポイントの抑制効果は証明されていないが，特にCKDステージが進行する前において腎機能低下速度を遅延させる可能性が複数のRCTで示されている．

大規模RCTにて球形吸着炭による腎機能低下抑制効果の結果が一定でない理由として，球形吸着炭は食間内服であるため，アドヒアランスが低下しやすいことが影響した可能性がある．EPPIC試験の米国症例において服薬コンプライアンス≧67%であっ

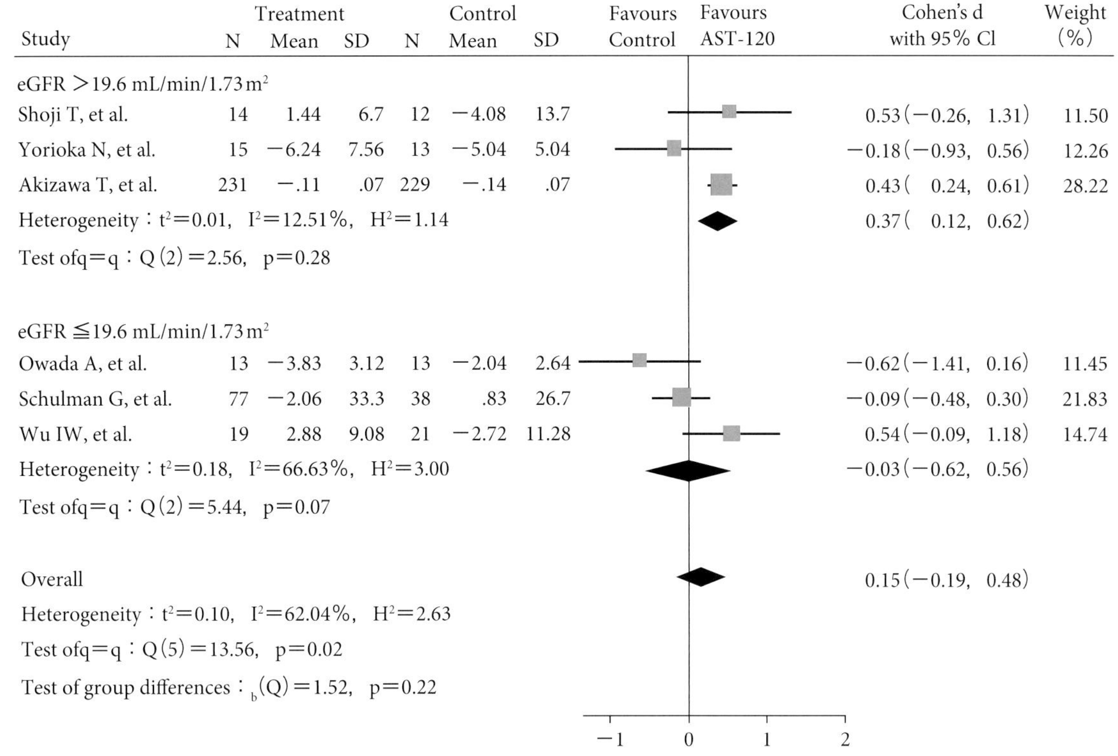


**図4　腎機能低下に関するメタ解析，eGFR中央値による層別解析**



た患者群によるサブ解析（投与期間8週以上のper protocol population）では，有意なeGFR低下遅延効果が認められた[21]．さらに，K-STAR研究における服薬コンプライアンス96.5%以上の患者群におけるサブ解析でも，末期腎不全への進展を有意に抑制した[22]．このように，本薬剤のRCTにおいて正確なエビデンスを示すためには，アドヒアランスの評価を正確に行うプロトコール設定が必要である．

費用対効果の点で解析した研究では，3年間における推定費用は球形吸着炭の使用により減少するとの結果が得られている[23]．さらにCAP-KD試験のサブ解析においても，球形吸着炭の使用により非使用例と比較してQOLがよく，コストの面で優れていた[24]．

副作用に関しては，一部のRCTで便秘など消化器症状の頻度上昇が報告されている[14, 19]．

以上より，末期腎不全への進展，生命予後改善などハードエンドポイントを考慮したCKD患者への球形吸着炭の使用は推奨できないが，腎機能低下速度を遅延させる可能性があるため，その使用を考慮してもよい．

## 参考文献


a. Wu HM, et al. Cochrane Databese Syst Rev. 2014；10：CD007861.


## 引用文献


1. Sanaka T, et al. Am J Kidney Dis 2003；41：S35–7.
2. Sanaka T, et al. Ther Apher Dial 2004；8：232–40.
3. Takahashi N, et al. Int J Urol 2005；12：7–11.
4. Ueda H, et al. Ther Apher Dial 2007；11：189–95.
5. Hatakeyama S, et al. Int J Nephrol 2012；2012：376128.
6. Sato E, et al. Heart Vessels 2016；31：1625–32.
7. Owada A, et al. Kidney Int Suppl 1997；63：S188–90.
8. Nakamura T, et al. Kidney Blood Press Res 2004；27：121–6.
9. Schulman G, et al. Am J Kidney Dis 2006；47：565–77.
10. Marier JF, et al. Am J Nephrol 2006；26：136–41.
11. Shoji T, et al. Nephron Clin Pract 2007；105：c99-107.
12. Konishi K, et al. Diabetes Res Clin Pract 2008；81：

310–5.
13. Yorioka N, et al. J Nephrol 2008；21：213–20.
14. Akizawa T, et al. Am J Kidney Dis 2009；54：459–67.
15. Nakamura T, et al. Metabolism 2011；60：260–4.
16. Wu IW, et al. Nephrol Dial Transplant 2014；29：1719–27.
17. Toyoda S, et al. Int J Cardiol 2014；177：705–7.
18. Schulman G, et al. J Am Soc Nephrol 2015；26：1732–46.
19. Cha RH, et al. Clin J Am Soc Nephrol 2016；11：559–67.
20. Schulman G, et al. Clin Exp Nephrol 2018；22：299–308.
21. Schulman G, et al. BMC Nephrol 2016；17：141.
22. Cha RH, et al. Kidney Res Clin Pract 2017；36：68–78.
23. Takahashi T, et al. Nephrology（Carlton）2008；13：419–27.
24. Hayashino Y, et al. Diabetes Res Clin Pract 2010；90：154–9.

＊ ＊ ＊

# 11-2 CQ　代謝性アシドーシスを伴うCKD患者への炭酸水素ナトリウム投与は推奨されるか？

【推 奨】 代謝性アシドーシスを伴う保存期CKD(CKDステージG3～G5)において，炭酸水素Naなどによる介入は腎機能低下を抑制する可能性があり，浮腫悪化に注意しながら行うよう提案する【2B】.

【解 説】

文献検索の結果，CKD患者への炭酸水素Na(以下，重曹)投与効果について，死亡や腎代替療法(RRT)移行を含む臨床的に重要なアウトカムを検討したRCTが複数ヒットした．今回，SRの対象とした5つのアウトカムを含んだRCTとして，死亡リスクの低下5編[1～5]，RRT移行の遅延4編[3,4,6,7]，eGFR低下11編[1～4,6～12]，アルブミン尿(蛋白尿)の抑制2編[6,13]，体液貯留(浮腫)[2,6]の悪化2編が検出された．それぞれのアウトカムについてメタ解析を行ったところ，サロゲートマーカーとしてのeGFR低下進行を抑制する結果であり，CKD診療ガイドライン2018のSR結果を再現するものであった．一方，今回新たにメタ解析を追加した，最重要と位置づけられる死亡およびRRT移行といったハードアウトカムについては有意ではなかった．また，アルブミン尿については一定の傾向は認められず，浮腫悪化については有意な結果であった．すべてのRCTはOpen-label試験であり，個々の試験のサンプルサイズが100例未満のものも半数近く含まれていた．これらを踏まえて，エビデンスレベルはB(中)，そして推奨の強さは2(行うことを弱く推奨，あるいは提案する)とした．以下にアウトカム別に解説する．

### 1. 死亡リスクの低下

1編のRCT[3]にて有意な死亡リスクの低下が認められたが，残る4編[1,2,4,5]はいずれも有意でなく，一定の傾向も認められていない．今回行ったメタ解析でも有意な結果は得られず，現時点で死亡リスクに対する影響については結論づけることはできないと考えられる(図5).

### 2. RRT移行の遅延

4編[3,4,6,7]，計635例を対象としたメタ解析では，有意な結果ではなかったものの，RRT移行リスク低下の傾向が認められた(RR 0.56，95%CI 0.30～1.06，$p=0.08$)．採用したRCTのうち，介入時のeGFR<20 mL/分/1.73 $m^2$であった2編[4,7]は有意でなかった一方，介入時のeGFRが20～35 mL/分/1.73 $m^2$前後と比較的保たれていた2編[3,6]では有意な結果であった(図6).

### 3. eGFR低下抑制

11編[1～4,6～12]，計855例を対象としたメタ解析では，コントロール群と比較して重曹投与が有意にeGFR低下を抑制する結果であった(観察終了時のeGFR差の平均値Mean difference＋2.64 mL/分/1.73 $m^2$，95%CI 1.09～4.19，$p=0.0008$)．また解析対象としたRCT 11編のうち，重曹投与による観察終了時のeGFR保持効果が最も大きかった2編は介入時のeGFRがそれぞれ30.62および42.611 mL/分/1.73 $m^2$であり，介入開始時の腎機能が比較的保たれていた(図7).

### 4. アルブミン尿(蛋白尿)の抑制

検出された2編のRCTはそれぞれアルブミン尿(蛋白尿)が同等あるいは増加傾向[6]，抑制[13]の結果であった．2編，計99例のメタ解析においても有意ではなく，一定の傾向は認められなかった(図8).

### 5. 体液貯留(浮腫)の悪化

2編[2,6]，計161例を対象としたメタ解析では，コントロール群と比較して有意な体液貯留(浮腫)の悪化が認められた(RR 1.49，95%CI 1.04～2.14，p＝

11

| Study or Subgroup | Bicarbonate Events | Bicarbonate Total | Control Events | Control Total | Weight | RR M-H, Random, 95% Cl |
|---|---|---|---|---|---|---|
| Avinash Kumar Dubey 2018 | 1 | 94 | 1 | 94 | 5.4% | 1.00 (0.06, 15.75) |
| Biagio R. Di lorio 2019 | 12 | 376 | 25 | 364 | 43.1% | 0.46 (0.24, 0.91) |
| BiCARB 2020 | 15 | 152 | 11 | 148 | 39.2% | 1.33 (0.63, 2.80) |
| Nimrit Goraya 2021 | 1 | 36 | 3 | 36 | 8.1% | 0.33 (0.04, 3.06) |
| Wenjun Yan 2016 | 1 | 42 | 0 | 42 | 4.2% | 3.00 (0.13, 71.61) |
| Total (95% Cl) |  | 700 |  | 684 | 100.0% | 0.77 (0.40, 1.50) |
| Total events | 30 |  | 40 |  |  |  |

Heterogeneity：Tau²=0.15；Chi²=5.50, df=4 (P=0.24)；I²=27%

Test for overall effect：Z=0.77 (P=0.44)

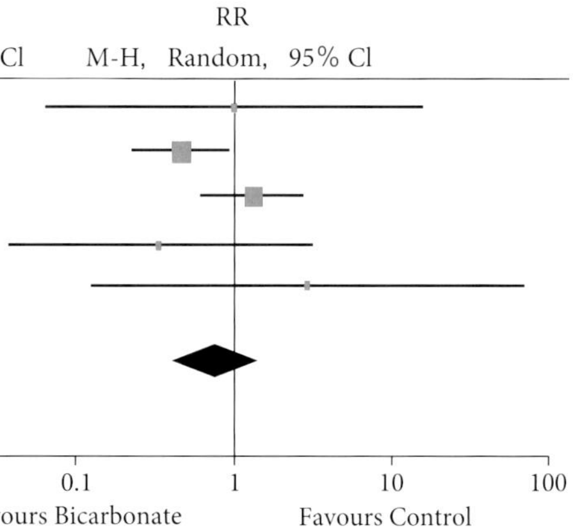

RR M-H, Random, 95% Cl

0.01 0.1 1 10 100

Favours Bicarbonate Favours Control

**図5 死亡リスク低下に対する影響**

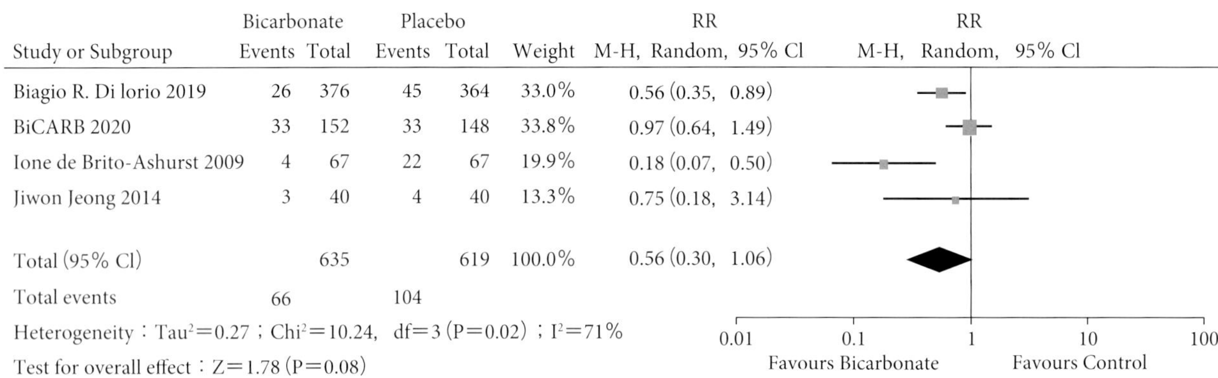

| Study or Subgroup | Bicarbonate Events | Bicarbonate Total | Placebo Events | Placebo Total | Weight | RR M-H, Random, 95% Cl |
|---|---|---|---|---|---|---|
| Biagio R. Di lorio 2019 | 26 | 376 | 45 | 364 | 33.0% | 0.56 (0.35, 0.89) |
| BiCARB 2020 | 33 | 152 | 33 | 148 | 33.8% | 0.97 (0.64, 1.49) |
| Ione de Brito-Ashurst 2009 | 4 | 67 | 22 | 67 | 19.9% | 0.18 (0.07, 0.50) |
| Jiwon Jeong 2014 | 3 | 40 | 4 | 40 | 13.3% | 0.75 (0.18, 3.14) |
| Total (95% Cl) |  | 635 |  | 619 | 100.0% | 0.56 (0.30, 1.06) |
| Total events | 66 |  | 104 |  |  |  |

Heterogeneity：Tau²=0.27；Chi²=10.24, df=3 (P=0.02)；I²=71%

Test for overall effect：Z=1.78 (P=0.08)



**図6 RRT移行に対する影響**

| Study or Subgroup | Bicarbonate Mean | Bicarbonate SD | Bicarbonate Total | Control Mean | Control SD | Control Total | Weight | Mean Difference IV, Random, 95% Cl |
|---|---|---|---|---|---|---|---|---|
| Alva 2019 | 22.65 | 5.92 | 28 | 19.88 | 3.92 | 30 | 9.4% | 2.77 (0.17, 5.37) |
| Bellasi 2016 | 32 | 15 | 71 | 31 | 16 | 74 | 5.4% | 1.00 (−4.05, 6.05) |
| BICARB (With am) 2020 | 19.5 | 10.2 | 79 | 18 | 8.2 | 78 | 8.8% | 1.50 (−1.39, 4.39) |
| de Brito-Ashurst 2009 | 20 | 5 | 63 | 17 | 5 | 45 | 10.7% | 3.00 (1.09, 4.91) |
| Disthabanchong 2010 | 18.9 | 9.2 | 21 | 17.4 | 7.5 | 20 | 5.3% | 1.50 (−3.63, 6.63) |
| Dubey 2018 | 32.7 | 1.2 | 88 | 28.2 | 1.2 | 89 | 12.7% | 4.50 (4.15, 4.85) |
| Goraya 2020 | 27.3 | 5.7 | 36 | 20.7 | 5.8 | 36 | 9.3% | 6.60 (3.94, 9.26) |
| Jeong 2014 | −2.03 | 3.39 | 37 | −4.84 | 5.15 | 36 | 10.5% | 2.81 (0.80, 4.82) |
| Kendrick 2018 | 23 | 10 | 18 | 23 | 9 | 18 | 4.2% | 0.00 (−6.22, 6.22) |
| UBI (Di lorio) 2019 | 24.6 | 10.9 | 376 | 22.6 | 11.2 | 364 | 11.2% | 2.00 (0.41, 3.59) |
| Yan 2017 | −2.5 | 0.76 | 38 | −3.25 | 1.6 | 39 | 12.5% | 0.75 (0.19, 1.31) |
| Total (95% Cl) |  |  | 855 |  |  | 829 | 100.0% | 2.64 (1.09, 4.19) |

Heterogeneity：Tau²=4.92；Chi²=137.39, df=10 (P<0.00001)；I²=93%

Test for overall effect：Z=3.34 (P=0.0008)

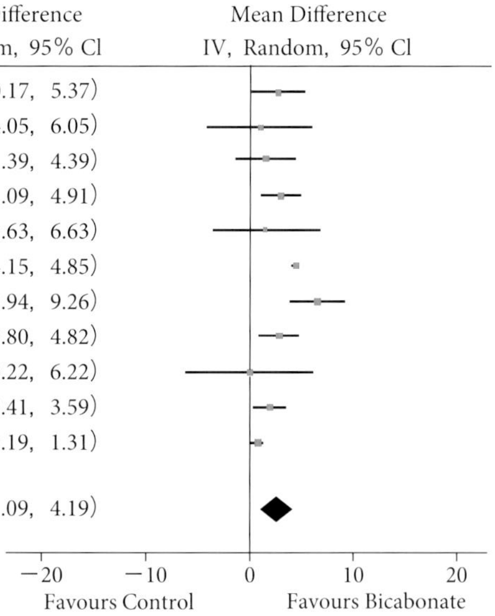

Mean Difference IV, Random, 95% Cl

−20 −10 0 10 20

Favours Control Favours Bicabonate

**図7 GFR値に対する影響**

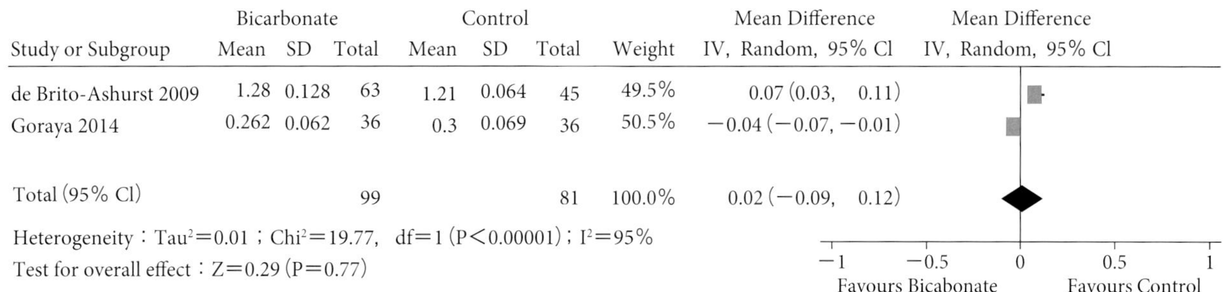


**図8　アルブミン尿に対する影響**

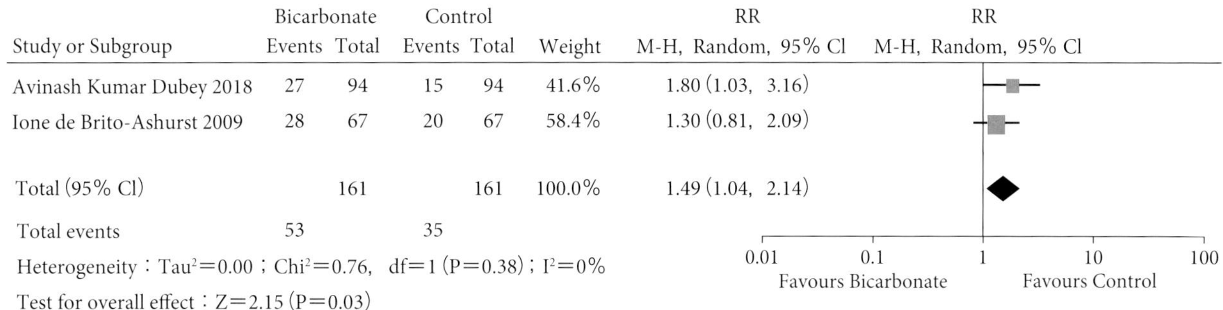


**図9　体液貯留(あるいは浮腫)に対する影響**

0.03)．なかでも高用量の重曹(0.5 mEq/kg/日≒42 mg/kg/日)を投与するプロトコールを採用したRCT[2]において，RRが高い結果であった(図9)．

重曹投与の治療開始基準と治療目標については情報が限られている．選択基準としての$HCO_3^-$濃度，あるいは重曹投与による目標$HCO_3^-$濃度は，目標値が設定されていないものも含めてRCTごとに異なる．しかしながら，多くのRCTにおいて選択基準$HCO_3^-$約21 mmol/L以下，目標値$HCO_3^-$22 mmol/L以上であることから，22 mmol/L未満を治療開始基準とする．

具体的には，CKDステージG3bから血液検査に静脈血ガス分析を加え，22 mmol/L未満で重曹1日当たり1.0ないし1.5 g(約12～18 mmol)から治療を開始することを提案する．

ただし，RRT移行，eGFR低下抑制ともに介入開始時のeGFRが比較的保たれている試験において介入群で良好な結果である傾向が認められており，早期介入がRRT移行抑制につながる可能性も期待される．$HCO_3^-$濃度が明らかに低下する以前からの早期介入の意義は現時点で不明であるが，ベネフィットが得られる可能性も否定できず，今後さらなる検討が望まれる．

一方，わが国のCKD患者1,058例を対象にした後ろ向きコホート研究において，重炭酸濃度21.5 mEq/L以下の症例でのアシデミア(pH 7.32未満)の頻度は59%にとどまり，pH基準範囲内が38%，アルカレミア(pH>7.42)が3%であった[14]．すなわち，重炭酸濃度低値は必ずしもアシデミアや代謝性アシドーシスを意味しない．このため，重炭酸濃度低値のみに基づいて治療を開始した場合，呼吸性アルカローシスに重曹が投与されることが起こり得る(例えば，心不全患者では呼吸性アルカローシスの頻度は高く，CKD診療でこのような状況がまれとはいえない)．また重炭酸濃度低値と腎予後不良の関連はpH 7.32未満の場合は有意であったのに対し，pH 7.32以上では有意でなく，pHによる効果修飾が認められた．わが国の大半の施設では重炭酸濃度の測定が血液ガス分析装置により行われており，重炭酸濃度とともにpHを得ることが可能である．重曹投与による予後の改善にはpHが影響する可能性があり，pHを考慮した診療が望ましいと考えられる．また，治療目標値の上限については，さらに情報が少ない．$HCO_3^-$ 26 mmol/Lを超えるとうっ血性心不全や死亡リスクと関連したという観察研究はあるが[15]，循環血漿量減少によるアルドステロン分泌亢進を介した$HCO_3^-$再吸収亢進や利尿薬の使用を反映している可能性もあり，アルカローシスとの因果関係は不明であり，重曹投与の影響については未検討である．ただし，アルカローシスはKやCaなどの電解質バランスに悪影響を及ぼす可能性があるため，基準値の24 mmol/L前後とするのが妥当と考えられる．

今回SR対象のアウトカムには含まれなかったが，代謝性アシドーシスを伴うCKD患者における高カリウム血症管理は重要である．今回の文献検索でヒットしたRCTのうち，高カリウム血症のアウトカムを評価していた論文が4編[3, 4, 6, 7]含まれていたが，腎機能，観察期間，重曹投与量，さらには併用薬，食事制限などの条件も異なることから一定の傾向は確認できなかった．しかしながら，介入時の血清K値が約5.9 mEq/L，$HCO_3^-$濃度16〜20 mmol/Lと比較的強い高カリウム血症および代謝性アシドーシスを呈する患者群を対象としたRCT[6]においては観察終了時の有意な血清K濃度改善が報告されている．CKD患者における代謝性アシドーシスおよび高カリウム血症の病態，RAAS阻害薬のなかでもミネラルコルチコイド受容体拮抗薬による酸排泄低下およびK排泄低下の機序などを考慮すると，K管理の観点から重曹などによる代謝性アシドーシスの補正を考慮して診療に当たることは重要と考えられる．

veverimer（別名TRC101；2022年3月時点，FDA未承認）はCKD患者の代謝性アシドーシス治療を目的として開発中の新規ポリマー薬であり，Na負荷を起こすことなくプロトンおよびクロールイオンを選択的に消化管内で吸着する．eGFR 20〜40 mL/分/1.73 $m^2$かつ$HCO_3^-$濃度12〜20 mmol/LのCKD患者を対象として行われた第3相試験TRCA-301[16]および観察期間を40週延長して実施された試験TRCA-301E[17]では，veverimer投与開始翌週より血中重炭酸濃度の増加が認められ，投与期間を通じて効果が持続していた．加えて身体活動能力の改善も報告されている．

## 引用文献


1. Yan W, et al. J Nephrol 2017；30：557–65.
2. Dubey AK, et al. Nephrol Dial Transplant 2020；35：121–9.
3. Di Iorio BR, et al. J Nephrol 2019；32：989–1001.
4. BiCARB study group. BMC Med 2020；18：91.
5. Goraya N, et al. J Ren Nutr 2021；31：239–47.
6. de Brito-Ashurst I, et al. J Am Soc Nephrol 2009；20：2075–84.
7. Jeong J, et al. Electrolyte Blood Press 2014；12：80–7.
8. Alva S, et al. Indian J Nephrol 2020；30：91–7.
9. Bellasi A, et al. BMC Nephrol 2016；17：158.
10. Disthabanchong S, et al. Am J Nephrol 2010；32：549–56.
11. Goraya N, et al. Am J Nephrol 2019；49：438–48.
12. Kendrick J, et al. Clin J Am Soc Nephrol 2018；13：1463–70.
13. Goraya N, et al. Kidney Int 2014；86：1031–8.
14. Kajimoto S, et al. Am J Kidney Dis 2021；77：35-43.
15. Dobre M, et al. J Am Heart Assoc 2015；4：e001599.
16. Wesson DE, et al. Lancet 2019；393：1417–27.
17. Wesson DE, et al. Lancet 2019；394：396–406.


＊＊＊

# 11-3 CQ 糖尿病非合併のCKD患者に対するSGLT2阻害薬の投与は推奨されるか？

【推 奨】 糖尿病非合併CKD患者において，蛋白尿を有する場合，SGLT2阻害薬は腎機能低下の進展抑制およびCVDイベントと死亡の発生抑制が期待できるため，投与を推奨する【1B】．
蛋白尿を有さない場合や，eGFR 20 mL/分/1.73 m$^2$未満でのSGLT2阻害薬の開始についてはエビデンスがない【なしD】．

【解 説】

糖尿病非合併CKD患者を対象患者に含むSGLT2阻害薬を用いたRCTは5編[1~5]で，そのうち1編(DIAMOND試験)[1]はN＝53と小規模かつプラセボ投与とSGLT2阻害薬を6週間ずつ投与するクロスオーバー試験で，試験期間が短期間であり，プライマリーエンドポイントが24時間蛋白尿の変化率とソフトエンドポイントであることから除外し，ほか4編[2~5]についてメタ解析を行った．

4編のRCT[2~5]について，「末期腎不全(RRTの導入もしくはeGFR 15 mL/分/1.73 m$^2$未満への進行)」「eGFRの40%以上の低下もしくは血清Cr値の倍化」「CVDイベント(心不全を含む)」「全死亡」のアウトカムに関してメタ解析を行った結果(図10)，糖尿病非合併CKD患者を対象患者に含む場合でも，SGLT2阻害薬投与により，腎機能低下の進展抑制およびCVDイベントと死亡の発生抑制を期待できる可能性が示された．

ただし，今回メタ解析に採用した4編のRCT[2~5]はいずれも対象患者に糖尿病合併CKD患者が含まれていたこと，特にうち2編[2,3]は左室駆出率の低下した心不全(HFrEF)患者を対象に，SGLT2阻害薬を用いたRCT(DAPA-HF試験[6]，EMPEROR-Reduced試験[7])のベースラインにおけるCKDの有無によるサブグループ解析であったことから，対象患者に関して非直接性の問題がある．

DAPA-CKD試験[4]は，蛋白尿(尿アルブミン/Cr比200 mg/g以上，5,000 mg/g以下)を有するCKD(eGFR 25～75 mL/分/1.73 m$^2$)患者4,304例を対象に行われた無作為二重盲検プラセボ並行群間試験で，今回のCQの対象となる主要な試験であるため，サブグループ解析を含めて解説する．

DAPA-CKD試験では，糖尿病非合併CKD患者が32%含まれており[8]，SGLT2阻害薬投与群でプラセボ群と比較して，主要複合エンドポイント(eGFRの50%以上の持続的な低下，末期腎不全への進展，CVD死亡または腎死)，腎複合エンドポイント(eGFRの50%以上の持続的な低下，末期腎不全への進展または腎死)，心血管複合エンドポイント(CVD死亡・心不全入院)，全死亡の発生がいずれも有意に抑制されていた[4]．DAPA-CKD試験の解析項目の設定を事前に行ったサブ解析として，ベースラインにおける糖尿病合併の有無別の解析結果も報告されており，SGLT2阻害薬の主要複合エンドポイント，腎複合エンドポイント，心血管複合エンドポイントに対する有効性は，糖尿病非合併CKD患者でも一貫していた[9]．また，ベースラインにおけるHbA1cの値で，正常血糖群(HbA1c<5.7%)，前糖尿病群(5.7%≦HbA1c<6.5%)，2型糖尿病群(糖尿病の既往歴あり，またはHbA1c≧6.5%)に分類したサブグループ解析でも，SGLT2阻害薬の主要複合エンドポイントに対する効果は一貫していた(P for interaction＝0.19)[10]．重篤な有害事象の発生率や有害事象のために試験薬が中止となった被検者の割合についても，糖尿病の有無で差は認めなかった[9]．以上より，サブグループ解析の結果からは糖尿病非合併CKD患者でもSGLT2阻害薬が有用であると考えられる．

DAPA-CKD試験では，624例(14.5%)のCKDステージG4の患者が含まれており[8]，SGLT2阻害薬のCKDステージG4における有効性・安全性についても検討されている[11]．その結果，CKDステージG4群のSGLT2阻害薬の主要複合エンドポイント，腎複

「末期腎不全（RRTの導入もしくはeGFR 15 mL/分/1.73 m$^2$未満への進行）」

| Study or Subgroup | SGLT T2 inhibitor Events | Total | Placebo Events | Total | Weight | RR M-H, Random, 95%Cl |
|---|---|---|---|---|---|---|
| DAPA-CKD | 109 | 2152 | 161 | 2152 | 36.5% | 0.68 (0.53, 0.86) |
| EMPA-KIDNEY | 158 | 3304 | 221 | 3305 | 51.5% | 0.72 (0.59, 0.87) |
| Jhund PS, 2021 | 18 | 962 | 19 | 964 | 5.0% | 0.95 (0.50, 1.80) |
| Zannad F, 2021 | 20 | 981 | 38 | 997 | 7.1% | 0.53 (0.31, 0.91) |
| Total (95%CI) | | 7399 | | 7418 | 100.0% | 0.70 (0.60, 0.80) |
| Total events | 305 | | 439 | | | |

Heterogeneity：Tau$^2$=0.00, Chi$^2$=1.97, df=3 (P=0.58), I$^2$=0%

Test for overall effect：Z=4.98 (P<0.00001)

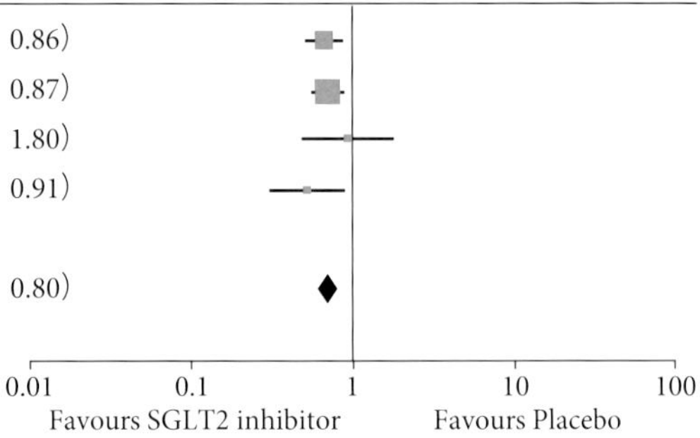

RR M-H, Random, 95% Cl: 0.01 0.1 1 10 100 — Favours SGLT2 inhibitor / Favours Placebo

「eGFRの40%以上の低下もしくは血清Cr値の倍化」

| Study or Subgroup | SGLT T2 inhibitor Events | Total | Placebo Events | Total | Weight | RR M-H, Random, 95%Cl |
|---|---|---|---|---|---|---|
| DAPA-CKD | 112 | 2152 | 201 | 2152 | 32.8% | 0.56 (0.45, 0.70) |
| EMPA-KIDNEY | 359 | 3304 | 474 | 3305 | 40.4% | 0.76 (0.67, 0.86) |
| Jhund PS, 2021 | 17 | 962 | 36 | 964 | 12.8% | 0.47 (0.27, 0.84) |
| Zannad F, 2021 | 20 | 981 | 38 | 997 | 14.0% | 0.53 (0.31, 0.91) |
| Total (95%CI) | | 7399 | | 7418 | 100.0% | 0.61 (0.48, 0.78) |
| Total events | 508 | 749 | | | | |

Heterogeneity：Tau$^2$=0.03；Chi$^2$=8.12, df=3 (P=0.04), I$^2$=63%

Test for overall effect：Z=3.97 (P<0.0001)

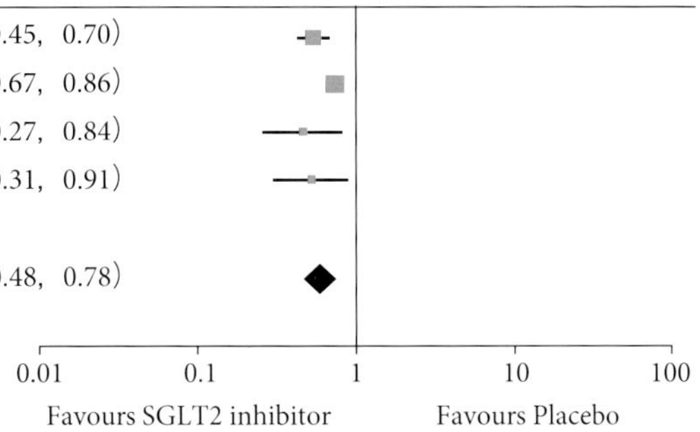

RR M-H, Random, 95% Cl: 0.01 0.1 1 10 100 — Favours SGLT2 inhibitor / Favours Placebo

「CVDイベント（心不全を含む）」

| Study or Subgroup | SGLT2 inhibitor Events | Total | Placebo Events | Total | Weight | RR M-H, Random, 95%Cl |
|---|---|---|---|---|---|---|
| DAPA-CKD | 100 | 2152 | 138 | 2152 | 14.0% | 0.72 (0.56, 0.93) |
| EMPA-KIDNEY | 131 | 3304 | 152 | 3305 | 16.8% | 0.86 (0.69, 1.08) |
| Jhund PS, 2021 | 191 | 962 | 254 | 964 | 32.3% | 0.75 (0.64, 0.89) |
| Zannad F, 2021 | 219 | 981 | 273 | 997 | 36.9% | 0.82 (0.70, 0.95) |
| Total (95%CI) | | 7399 | | 7418 | 100.0% | 0.79 (0.72, 0.87) |
| Total events | 641 | | 817 | | | |

Heterogeneity：Tau$^2$=0.00；Chi$^2$=1.49, df=3 (P=0.68), I$^2$=0%

Test for overall effect：Z=4.95 (P<0.00001)

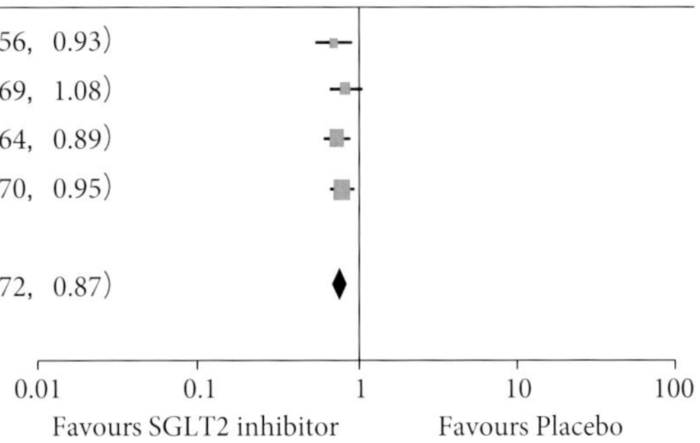

RR M-H, Random, 95% Cl: 0.01 0.1 1 10 100 — Favours SGLT2 inhibitor / Favours Placebo

「全死亡」

| Study or Subgroup | SGLT2 inhibitor Events | Total | Placebo Events | Total | Weight | RR M-H, Random, 95%Cl |
|---|---|---|---|---|---|---|
| DAPA-CKD | 101 | 2152 | 146 | 2152 | 19.7% | 0.69 (0.54, 0.89) |
| EMPA-KIDNEY | 148 | 3304 | 167 | 3305 | 24.8% | 0.89 (0.71, 1.10) |
| Jhund PS, 2021 | 143 | 962 | 168 | 964 | 27.3% | 0.85 (0.70, 1.05) |
| Zannad F, 2021 | 153 | 981 | 168 | 997 | 28.1% | 0.93 (0.76, 1.13) |
| Total (95%CI) | | 7399 | | 7418 | 100.0% | 0.85 (0.75, 0.95) |
| Total events | 545 | | 649 | | | |

Heterogeneity：Tau$^2$=0.00；Chi$^2$=3.52, df=3 (P=0.32), I$^2$=15%

Test for overall effect：Z=2.82 (P=0.005)

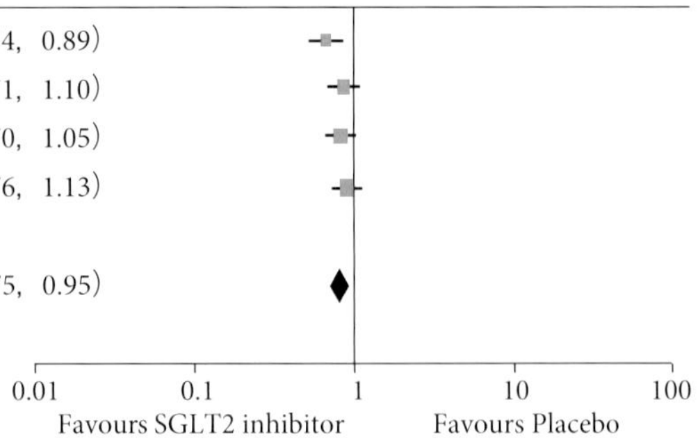

RR M-H, Random, 95% Cl: 0.01 0.1 1 10 100 — Favours SGLT2 inhibitor / Favours Placebo

**図10　CKD患者におけるSGLT2阻害薬の心腎アウトカムに対する効果**

合エンドポイント，心血管複合エンドポイントへの効果はCKDステージG2，G3と同等で，1年間のeGFR低下速度についても，CKDステージG4の患者のSGLT2阻害薬投与群で−2.15 mL/分/1.73 $m^2$，プラセボ投与群で−3.38 mL/分/1.73 $m^2$と，SGLT2阻害薬投与により有意に抑制されていた(P＝0.005)[11]．有害事象について，糖尿病性ケトアシドーシス，腎臓関連の有害事象，重症低血糖，脱水などはいずれも，CKDステージG4の患者のSGLT2投与群とプラセボ投与群で有意な差は認められなかった[11]．したがって，糖尿病合併/非合併CKD患者で蛋白尿を有している場合，CKDステージG4と腎機能低下が進行している患者でもSGLT2阻害薬は治療選択肢として検討してよいと考える．

CKDの原疾患について，DAPA-CKD試験では，多発性嚢胞腎，ループス腎炎，ANCA関連血管炎の患者が除外されており[4]，糖尿病性腎症以外の原疾患が41.7%含まれていた[8]．CKDの原疾患別に，糖尿病性腎症，腎硬化症，糸球体腎炎，そのほかの4群に分けて，SGLT2阻害薬の主要複合エンドポイント，腎複合エンドポイント，心血管複合エンドポイントへの効果が検討されたが，いずれの群でもSGLT2阻害薬の効果は一貫していた[9]．

DAPA-CKD試験と同様に，今回のCQの対象となるもう1つの主要な試験として，EMPA-KIDNEY試験が2022年に発表された[5]．本試験では，蛋白尿の有無にかかわらずeGFR 20〜45 mL/分/1.73 $m^2$のCKD患者，もしくは蛋白尿(尿アルブミン/Cr比200 mg/g以上)を有するeGFR 45〜90 mL/分/1.73 $m^2$のCKD患者6,609名を対象に行われた無作為二重盲検プラセボ並行群間試験である[5]．EMPA-KIDNEY試験でも糖尿病非合併CKD患者が54%含まれており[5]，SGLT2阻害薬投与群でプラセボ群と比較して，主要複合エンドポイント(末期腎不全への進展，eGFR 10 mL/分/1.73 $m^2$未満への持続的な低下，eGFRの40%以上の持続的な低下，腎死，CVD死亡)が有意に抑制された[5]．このSGLT2阻害薬による主要複合エンドポイントの改善効果は，ベースラインにおける糖尿病合併の有無別，eGFRのレベル別に行われたサブグループ解析においても一貫していた[5]．その一方で，心血管複合エンドポイント(心不全入院またはCVD死亡)や全死亡のアウトカムについては，SGLT2阻害薬投与群とプラセボ投与群で有意差を認めなかった[5]．また，本試験ではベースラインにおける蛋白尿のレベル別のサブグループ解析も行われており，SGLT2阻害薬投与による主要複合エンドポイントの改善は，尿アルブミン/Cr比＞300 mg/gの群では認められた(HR 0.67，95%CI 0.58〜0.78)が，尿アルブミン/Cr比＜30 mg/g，30〜300 mg/gの群では認められなかった(＜30 mg/g群：HR 1.01，95%CI 0.66〜1.55，30〜300 mg/g群：HR 0.91，95%CI 0.65〜1.26)[5]．ただし，eGFRの1年の減少率は尿アルブミン/Cr比が＜30 mg/g，30〜300 mg/g，＞300 mg/gのいずれの群でも，SGLT2阻害薬投与により，プラセボ投与と比較して緩やかになる傾向がみられた．

以上より，「糖尿病非合併CKD患者において，蛋白尿を有する場合，SGLT2阻害薬は腎機能低下の進展抑制およびCVDイベントと死亡の発生抑制が期待できるため，投与を推奨する」とした．対象となるRCT[2〜5]に非直接性があるが，CKD患者を対象としたDAPA-CKD試験[4,9]，EMPA-KIDNEY試験[5]において，糖尿病非合併CKDのサブグループでもSGLT2阻害薬投与により腎予後を改善する結果が示されており，エビデンスの強さはB(中)，強く推奨するとした．また，DAPA-CKD試験[4]では，選択基準として"蛋白尿(尿アルブミン/Cr比200 mg/g以上，5,000 mg/g以下)を有するCKD(eGFR 25〜75 mL/分/1.73 $m^2$)患者"とされており"蛋白尿を有さない"CKD患者が含まれていなかったこと，EMPA-KIDNEY試験[5]では，"蛋白尿を有さない"CKD患者ではSGLT2阻害薬投与による腎予後の明らかな改善が示されなかったことから，蛋白尿を有さない糖尿病非合併CKD患者への明確なエビデンスはない．

また，eGFR＜20 mL/分/1.73 $m^2$でのSGLT2阻害薬の新規導入についても同様にエビデンスはない．なお，2022年11月に日本腎臓学会が，SGLT2阻害薬の有効性や安全性を理解したうえでCKD患者に対してSGLT2阻害薬が適正に使用されるよう，日本糖尿病学会と連携して"CKD治療におけるSGLT2阻害薬の適正使用に関するrecommendation”を発出した[12]．そのなかでは，SGLT2阻害薬投与後にeGFRの低下（initial dip）を認める場合があり，早期（2週間〜2カ月）のeGFRの評価と，過度に低下する場合は腎臓専門医への紹介を考慮することが推奨されている．

## 引用文献


1. Cherney DZI, et al. Lancet Diabetes Endocrinol 2020；8：582–93.
2. Jhund PS, et al. Circulation 2021；143：298–309.
3. Zannad F, et al. Circulation 2021；143：310–21.
4. Heerspink HJL, et al. N Engl J Med 2020；383：1436–46.
5. The EMPA-KIDNEY Collaborative Group. N Engl J Med 2023；388：117–27.
6. McMurray JJV, et al. N Engl J Med 2019；381：1995–2008.
7. Packer M, et al. N Engl J Med 2020；383：1413–24.
8. Wheeler DC, et al. Nephrol Dial Transplant 2020；35：1700–11.
9. Wheeler DC, et al. Lancet Diabetes Endocrinol 2021；9：22–31.
10. Persson F, et al. Diabetes Care 2021；44：1894–97.
11. Chertow GM, et al. J Am Soc Nephrol 2021；32：2352–61.
12. 「CKD治療におけるSGLT2阻害薬の適正使用に関するrecommendation」作成委員．日腎会誌2023；65：1–10.


＊＊＊

# 11-4 CQ CKDステージG4，G5の患者にRA系阻害薬の中止は推奨されるか？

【推 奨】 RRTへの移行リスクに対する影響は不確定であるが，生命予後を悪化させる可能性があるため，CKDステージG4，G5では使用中のRA系阻害薬を一律には中止しないことを提案する【2C】.

【解 説】

RA系阻害薬は，高血圧，尿蛋白を伴うCKD，駆出率低下型心不全，冠動脈疾患などの治療において重要な薬剤であるが[1～6]，急激な腎機能の低下や高カリウム血症などのリスクも知られている[4,7,8].

KDIGOガイドラインにおいては，GFRが60 mL/分/1.73 $m^2$未満で重篤な疾患を合併している場合には急性腎障害（AKI）のリスクが高まるため，RA系阻害薬の一時的な中止を推奨している．一方，腎保護作用などの観点からGFR 30 mL/分/1.73 $m^2$未満における慣習的なRA系阻害薬の中止を行うべきではないとも強調している[a].

RA系阻害薬が尿蛋白を伴うCKDの進展抑制に有効であることは，多くの臨床研究で示されてきたが[9～15]，進行したCKDにおける有効性や安全性については，明確な結論が得られていなかった.

これらを背景として，今回CKDステージG4，G5患者におけるRA系阻害薬の中止に関する文献を検索したところ，期間内では適切なRCTはなく，本CQでは3,909名の後ろ向きコホート[16]および10,254名の後ろ向きコホート研究[17]を採用した．前者では傾向スコアマッチングにより背景因子の調整が行われ，後者はcloning，censoring，weightingにより背景因子の調整が行われていたため，それぞれの観察研究の結果を個別に記述し評価した．また，2022年11月に多施設共同RCTである“STOP-ACEi trial”の結果が発表されたため[18]，文献検索期間外ではあったが重要性を考慮して追記した.

観察研究である2編においては，ともにサンプルサイズは十分であったが，バイアスリスクとして，観察研究であること，欧米の多施設データであり日本人を対象にしていないこと，RA系阻害薬の投与量や期間が一定ではないことがあげられた．最も重大なアウトカムである全死亡，およびRRTへの移行，CVDイベントについてそれぞれの文献で評価した.

Fuらの報告では，RA系阻害薬中止により全死亡は絶対リスク差13.6％（95％CI 7.0～20.3）（継続群40.9％（95％CI 38.9～42.8）vs.中止群54.5％（95％CI 48.5～61.2））とリスクが増大した．CVDイベント発症についても絶対リスク差11.9％（95％CI 5.7～18.6）（継続群47.6％（95％CI 45.9～49.4）vs.中止群59.5％（95％CI 53.8～66.1））であり，害の影響が示唆された．RRTへの移行については，絶対リスク差−8.3％（95％CI −12.8～−3.6）（継続群36.1％（95％CI 34.7～37.7）vs.中止群27.9％（95％CI 23.5～32.5））とRA系阻害薬中止によりリスクが軽減することが示唆された[17]．Qiaoらの報告ではRA系阻害薬中止により全死亡はHR 1.39（95％CI 1.20～1.60）とリスクが増大し，CVDイベント発症もHR 1.37（95％CI 1.20～1.56）と害の影響が示唆された．RRTへの移行についてはHR 1.19（95％CI 0.86～1.65）と両群間で有意差を認めなかった[16].

2022年11月に発表された多施設共同RCTである“STOP-ACEi trial”では，411名のCKDステージG4，G5患者を対象としてRA系阻害薬中止群に206名，継続群に205名が割りつけられ，3年間観察し，主要評価項目としてeGFR，副次評価項目としてRRTへの移行や死亡，CVDイベントを評価した．おもなバイアスリスクとして，オープンラベル試験であり盲検化されていないこと，対象者のうち非白色人種の割合が14.6％と低いこと，RCTが1編のみでありサンプルサイズが小さいことがあげられた．結果として，主要評価項目とした3年後のeGFRやRRT移行リスクは有意差を認めず，RA系阻害薬を中止しても

11

腎機能の変化に益の影響を及ぼさなかった．死亡リスクやCVDイベントの発症についても両群間で差を認めず，RA系阻害薬継続の優位性も示されなかったが，サンプルサイズが小さいこともあり，この試験ではそれらを評価するのに十分な検出力はないと筆者らは結論づけている．

このように，われわれが最も重大なアウトカムとした全死亡およびCVDイベントについて，RCTで十分な評価はされなかったが，観察研究2編の結果は一致しており，RA系阻害薬中止による害の影響が示唆された．一方，重大なアウトカムの1つとしたRRTへの移行については，観察研究2編でアウトカムが異なっていたもののRCTでは有意差を認めず，RA系阻害薬継続による害は確認されなかった．つまり，進行したCKD患者において，RA系阻害薬の画一的な中止は根拠が乏しいことが示された．

以上から，生命予後やCVDイベントの観点からの有用性を考慮し，CKDステージG4，G5においてRA系阻害薬は中止しないことを提案する．ただし，高カリウム血症のコントロールが困難な場合や，過度な降圧，AKIの出現などRA系阻害薬を中止せざるを得ない状況も想定されるため，継続に当たってはリスクも含めた総合的な判断が必要である．

## 参考文献


a. KDIGO CKD Work Group. Kidney Int Suppl 2013；3：1–150.


## 引用文献


1. Agodoa LY, et al. JAMA 2001；285：2719–28.
2. Lewis EJ, et al. N Engl J Med 2001；345：851–60.
3. Marin R, et al. J Hypertens 2001；19：1871–6.
4. Whelton PK, et al. J Am Coll Cardiol 2018；71：e127–e248.
5. Ponikowski P, et al. Rev Esp Cardiol 2016；69：1167.
6. Ferrari R, et al. Cardiovasc Drugs Ther 2010；24：331–9.
7. Ahuja TS, et al. Am J Nephrol 2000；20：268–72.
8. Tomlinson LA, et al. PLoS One 2013；8：e78465.
9. The GISEN Group（Gruppo Italiano di Studi Epidemiologici in Nefrologia）. Lancet 1997；349：1857–63.
10. Brenner BM, et al. N Engl JMed 2001；345：861–9.
11. Jafar TH, et al. Ann Intern Med 2001；135：73–87.
12. Kent DM, et al. J Am Soc Nephrol 2007；18：1959–65.
13. Lewis EJ, et al. N Engl J Med 2001；345：851–60.
14. Maschio G, et al. N Engl J Med 1996；334：939–45.
15. Ruggenenti P, et al. Lancet 1998；352：1252–6.
16. Qiao Y, et al. JAMA Intern Med 2020；180：718–26.
17. Fu EL, et al. J Am Soc Nephrol 2021；32：424–35.
18. Bhandari S, et al. N Engl J Med 2022；387：2021–32.


＊＊＊

# 11-5 CQ 消化管潰瘍，逆流性食道炎の治療や低用量アスピリン投与時における，その再発抑制を目的とした長期的なプロトンポンプ阻害薬併用はCKD発症・進展のリスクとなるか？

【推 奨】 プロトンポンプ阻害薬(PPI)の長期的な併用はCKD発症・進展のリスクとなる可能性があり，治療上必要な場合のみ使用することを提案する【2C】.

【解 説】

PPIは急性間質性腎炎の原因薬剤としては有名であるが，CKDとの関連については，長らく指摘されていなかった．しかし近年，長期的なPPI併用とCKDの関連について多く報告されている．その機序は明らかとはなってはいないものの，PPIがリソソームの蛋白質の恒常性を阻害し内皮細胞の酸化ストレスを増加させる可能性や[1]，PPIによって引き起こされる低マグネシウム血症の関与が示唆されている[2]．後者については，PPIが低マグネシウム血症のリスク因子であり[3]，低マグネシウム血症がCKD[4,5]発症のリスクとなることで説明される．これらの機序でPPIがCKDを惹起することの一部は説明可能であろう．

今回のSRではRCTはなく，観察研究が19編[2,6～23](後ろ向き17編，前向き2編)であった．

各研究はCKD発症やeGFRの低下，末期腎不全などをアウトカムとしていた．対照群としては，非PPI使用群をおく研究と$H_2$受容体拮抗薬($H_2$RA)を対照におく研究に大きくわかれた．

まずは，対照に非PPI使用群をおく研究について報告する．

アウトカムをCKD発症にした研究には以下のようなものがあった．非CKD患者84,600名を対象としたコホートでは，PPI内服群は対照群と比べてCKD発症リスクが補正OR 1.2倍であった[6]．ニューヨーク州北部の退役軍人健康管理ネットワークシステムを使用した非CKD患者76,462名を対象としたコホートでは，PPI内服群はCKD発症のOR 1.10であった[7]．10,482名の非CKD患者を対象とした研究では，PPI使用群は非PPI使用群($H_2$RAの使用の有無は問わず)に比して，CKD発症とHR 1.45で関連していた[8]．台湾で20歳以上の新規CKD患者群16,704名と16,704名の対照群を比較した症例対照研究では，PPI内服群におけるCKD発症のORは1.41であった[9]．新規に糖尿病と診断され，かつPPIを内服していない非CKD患者5,994名を対象にした台湾の後ろ向きコホートでは，PPIを内服開始した群でCKD発症リスクの増加が報告された[10]．

アウトカムを末期腎不全にした研究もある．AKIによる透析療法を受け，その後，透析療法を離脱した患者を対象に，PPI使用群とPPI非使用群で末期腎不全のリスクを比較した研究では，サブHR 1.40とPPI使用群で末期腎不全のリスクは高かった[11]．

アウトカムをeGFRの低下やCKDステージの進行とした報告もある．高齢(平均年齢74.5歳)152名の検討では，高用量PPI内服群では3年間でeGFRの低下を認めたが，低用量PPI内服群はPPI非内服群と差を認めなかった(低用量群はオメプラゾール10 mg，エソメプラゾール10 mg，ランソプラゾール15 mg，ラベプラゾール5 mg or 10 mgとなっている)[12]．低用量であれば，eGFR低下を起こさない可能性はあり，今後の追加検証が待たれる．

アウトカムが蛋白尿やアルブミン尿となると，有意差を認めた報告は探索範囲であげられなかった．日本人糖尿病患者レジストリで，アルブミン尿のない1,711名のうち599名が4年間のフォローアップでアルブミン尿を発症し，微量アルブミン尿を有する1,279名では，4年間で290名にアルブミン尿の進行，3.8年間で257名にeGFRの低下を認めたが，PPI使用はこれらのいずれとも関係せず，糖尿病患者におけるPPI使用とアルブミン尿の発症・進行やeGFR低下との関連性は指摘できなかった[13]．前向き研究となるが，2型糖尿病患者におけるPPI使用の腎障害やCVDに対する影響をPPI非使用群686名，PPI使用群174名，PPI開始群109名，PPI中止群67名で5

年間追跡した．PPI内服は尿アルブミン/Cr比の変化には影響しなかった．しかし，PPI開始は腎障害進展に関係していた[14]．この報告の注意点としては脱落例の多さがあげられる．ACE阻害薬/ARB内服開始や中止などによる脱落で1,551名から1,016名まで症例が減ってしまっている．

次に，PPIと$H_2$RAを比較した研究について報告する．新規に酸分泌抑制薬を処方された患者214,467名を対象として，PPI内服群と$H_2$RA内服群を比較した試験ではCKDによる死亡率が増加することが報告された[15]．AKI発症のないPPI内服患者125,596名，$H_2$RA内服患者18,436名を5年間の経過で観察すると，PPI内服群でeGFR 60 mL/分/1.73 $m^2$未満への低下，CKDの発症，eGFR 30％以上の低下，末期腎不全あるいはeGFR 50％以上低下のHRはそれぞれ1.19，1.26，1.22，1.30であった[16]．前述の10,482名の非CKD患者を対象とした研究ではCKD発症のリスクを$H_2$RA内服群と比較した場合，HR 1.39倍であった[8]．また，新規にPPIあるいは$H_2$RAを処方された非CKD患者を対象とした研究では，$H_2$RA群と比較したPPI群のCKD発症，血清Cr値の倍化，末期腎不全のHRはそれぞれ1.22, 1.53, 1.96であった[2]．また，ビッグデータとして，FDA副作用報告システムに集積された1,000万件以上の報告の解析から，PPI内服群と$H_2$RA内服群でCKD発症に関するシグナルを比較した研究もある[17]．その結果，H2RA内服群と比較しPPI内服群においてCKD発症に関するシグナルが検出されているが，自発報告を用いた研究であることから，その結果の解釈には注意が必要である[17]．

わが国の消化性潰瘍診療ガイドライン2020では，基本的にPPIによる消化性潰瘍の治療・予防を推奨しており，$H_2$RAによる治療も併記している[24]．例えば，低用量アスピリンによる上部消化性潰瘍の再発抑制に，PPIまたはボノプラザンを推奨しており，$H_2$RAは提案という形で記載されている．消化性潰瘍の予防・治療の面でPPIに比して$H_2$RAは劣るものの，症例によってはCKD管理も含めた観点から，適切に用量調節したうえで$H_2$RAを選択することが推奨される場合もあろう．

以上より，観察研究が中心ではあるが，長期的なPPIの併用はCKD発症・進展のリスクとなる可能性があり，治療上必要な場合のみ使用することを提案する．

## 引用文献


1. Yepuri G, et al. Circ Res 2016；118：e36–e42.
2. Xie Y, et al. J Am Soc Nephrol 2016；27：3153–63.
3. Kieboom BC, et al. Am J Kidney Dis 2015；66：775–82.
4. Van Laecke S, et al. Am J Med 2013；126：825–31.
5. Tin A, et al. Kidney Int 2015；87：820–7.
6. Hart E, et al. Pharmacotherapy 2019；39：443–53.
7. Arora P, et al. BMC Nephrol 2016；17：112.
8. Lazarus B, et al. JAMA Intern Med 2016；176：238–46.
9. Hung SC, et al. Fam Pract 2018；35：166–71.
10. Yang H, et al. Diabetes Res Clin Pract 2019；147：67–75.
11. Tsai IJ, et al. Clin Pharmacol Ther 2020；107：1434–45.
12. Wakabayashi T, et al. J Int Med Res 2021；49：30006052 11006653.
13. Hayashino Y, et al. Diabetes Res Clin Pract 2018；138：1–7.
14. Davis TME, et al. J Clin Endocrinol Metab 2017；102：2985–93.
15. Xie Y, et al. BMJ 2019；365：l1580.
16. Xie Y, et al. Kidney Int 2017；91：1482–94.
17. Makunts T, et al. Sci Rep 2019；9：2282.
18. Peng YC, et al. Medicine（Baltimore）2016；95：e3363.
19. Guedes JVM, et al. PLoS One 2020；15：e0229344.
20. Klepser DG, et al. BMC Nephrol 2013；14：150.
21. Leonard CE, et al. Pharmacoepidemiol Drug Saf 2012；21：1155–72.
22. Klatte DCF, et al. Gastroenterology 2017；153：702–10.
23. Grant CH, et al. QJM 2019；112：835–40.
24. 日本消化器病学会編．消化性潰瘍診療ガイドライン2020 改訂第3版，南江堂，2020.


＊＊＊

# 11-6 腎機能別薬剤投与量設定に用いる腎機能推算式

【解説要旨】

・患者腎機能推算式は添付文書の腎機能別薬剤投与量設定に使用されている腎機能評価法(治験時の評価法)を用いることが原則である(ただし，腎機能別薬剤投与量設定がeCcr(jaffe法)の場合は患者腎機能にはeGFRを使用)

・特殊な体格(サルコペニアや肥満など)の患者では，より影響が少ない腎機能評価法の使用を考慮する

・腎機能別薬剤投与量設定は目安であり，極端に過剰・過少投与にならないことが重要である．ハイリスク薬や特殊な体格では，より慎重に腎機能評価を行い，個々の患者の体格，病態を加味した投与量の設定が必要である

【解 説】

1. 腎機能別薬剤投与量に用いる腎機能推算式

患者のより正確な腎機能評価には糸球体で濾過され，尿細管で分泌も再吸収もされないイヌリン[a]を用いた実測GFRが適しているが，実測GFRの測定は非常に煩雑であるため，日常臨床において腎機能別薬剤投与量設定のために実施することはなく，CKD患者や腎移植ドナーなどで厳密な腎機能評価が必要な場合に用いられる．また，実測による腎機能評価法としては実測Ccrが古くから使用されている．CcrではCrが尿細管からも分泌されるためGFRよりも20～30%高い値となり[1]，GFRの正常値は100 mL/分であるが，Ccr(酵素法)は120～130 mL/分となる．実測Ccrは実測GFRよりは簡便であるがやはり手間を要するため，腎機能別薬剤投与量設定のために測定することはない．一般的には，腎機能別薬剤投与量設定のためには推算式を使用する(表1)．

腎機能別薬剤投与量設定に使用する血清Crを用いた推算式は，現在，わが国では日本人のGFR推算式(eGFR)，または以前から使用されているCockcroft-Gault(CG)式によるCcrの推算式(推算Ccr)が用いられる[1]．推算Ccr式はeGFRより加齢や体格による影響を受けやすい[2]．また，eGFRはるい痩患者では高値になりやすい特徴がある．

日本人のeGFR式は，日本腎臓学会が日本人のイヌリンクリアランスと血清Cr(isotope dilution mass spectrometry traceable(IDMS)標準Crを用いた較正を経たシステムによる中央測定値)，Ccr測定をもとに開発した[3]．

血清Crを用いる推算式以外にシスタチンC(CysC)を用いた日本人のGFR推算式(eGFRcys)がある[4]．血清Crによる腎機能評価法では筋肉量の影響を受

**表1　薬剤投与量設定に用いられる腎機能推算式**

| | |
|---|---|
| Ccr推算式(推算Ccr)<br>(Cockcroft-Gault式) | eCcr(mL/分)＝(140－年齢)×体重/(72×血清Cr)(×0.85：女性の場合) |
| 血清Crによる日本人のGFR推算式<br>(eGFR) | eGFRcr(mL/分/1.73 m$^2$)＝194×血清Cr$^{-1.094}$×年齢$^{-0.287}$(×0.739：女性の場合)<br>腎機能別投与量の腎機能評価が個別化(mL/分)の場合：×BSA/1.73 |
| シスタチンCによる日本人のGFR推算式<br>(eGFRcys) | eGFRcys(mL/分/1.73 m$^2$)＝{(104×CysC$-1.019$×0.996$^{年齢}$(×0.929：女性の場合))－8}<br>腎機能別投与量の腎機能評価が個別化(mL/分)の場合：×BSA/1.73 |

BSA＝体重$^{0.425}$ × 身長$^{0.725}$ × 0.007184(DuBois式)

けるが，eGFRcysは筋肉量の影響を受けないため，筋肉量が標準から外れる患者の腎機能の評価に適している．

日本人のeGFRは75％の症例が実測GFR±30％の範囲に入る程度の正確度とされるが，血清CrおよびシスタチンCを用いたさまざまな推算式の多くが30％以上異なることが報告されている[5]．

腎機能別投与量は，治験時の薬物動態試験で実施された腎機能評価法を用いて，腎機能に応じたAUCの上昇率（クリアランスの低下度）に基づき，有効性・安全性も考慮した投与量が設定されている．したがって，個々の患者腎機能をより正確に評価することは重要であるが，腎機能別薬剤投与量設定においては，投与量設定の根拠となった添付文書に記載されている腎機能評価法（治験時の評価法）を用いることが原則である．

## 2. 添付文書などの腎機能別薬剤投与量設定におけるeGFRとCcrの混在に関する注意点

薬剤投与量設定を行う際に，GFRとCcrの推算式（体格補正の有無を含む）が混在している状況では，選択する推算式により腎機能別投与量に違いが生じる可能性があり，複雑な臨床的判断および補正などが必要になる．腎機能別薬剤投与量設定に用いる腎機能評価法は，患者の体格を考慮した個別化eGFR（mL/分）をベース[6]に統一することが望ましい．しかし，新たに承認される薬剤の腎機能別薬剤投与量設定は引き続きCcrとeGFRが混在しているため，各々の推算式の特徴や違いを理解したうえで，腎機能の評価に注意を払う必要がある（表2）．

### 1）添付文書の腎機能別薬剤投与量設定がCcr（mL/分）の場合

以前の添付文書のCcrは現在の酵素法より血清Crが0.2 mg/dL程度高いJaffe法によるCcr（jaffe法）[7]であった．現在の酵素法によるCcr（酵素法）は，尿細管分泌分だけGFRより20～30％高いため，eCcr（jaffe法）ではそれらが相殺されてGFRとほぼ近似する．したがって，明らかに古くからある薬ではeGFR（患者腎機能）≒Ccr（jaffe法）（添付文書表記）とみなすことができる．以上より，患者の標準化eGFR（mL/分/1.73 m$^2$）の体表面積補正を外して（×体表面積（BSA）/1.73），個別化eGFR（mL/分）≒添付文書eCcr（jaffe法）（mL/分）として，腎機能に応じた用量を設定する．カルボプラチンのCalvert式は実測GFRで設定された投与量算出式である．そのためeGFRをそのまま代入するか，Ccrを用いる場合は現在の血清Cr測定法は酵素法のため，血清Cr＋0.2値を用いて算出する方法もある[8]．このように血清Cr+0.2を用いて$eCcr_{enz}$を$Ccr_{jaffe}$≒eGFRと補正する方法もある．ただし，Jaffe法から酵素法への変更の過渡期においては，Jaffe法か酵素法か不明なものが多く，両法が混在してCcrが算出されていた薬もあると推測される．このため，CCr算出法が不明の場合には，eGFRとCcr（酵素法）の両方で評価したうえで，投与量を判断する．

Ccrの場合はほとんどが推算Ccrを用いた個別化腎機能（mL/分）表記であるが，アシクロビル[9]のように実測値で試験している薬では，添付文書には標準化腎機能Ccr（jaffe法）（mL/分/1.73 m$^2$）で表記されている．この場合は，Ccr（jaffe法）≒eGFRなので患者の標準化eGFR（mL/分/1.73 m$^2$）をそのまま当てはめて投与量設定をする．

最近の新薬では添付文書の腎機能別薬剤投与量設定は推算Ccr（酵素法）値となっており，ダビガトラン（プラザキサ®）においても発売時期から考えて推算Ccr（酵素法）と考えられる．市販直後調査で重篤な出血事象が発現した症例では腎障害を有していた患者が多く，22例は投与禁忌である高度腎障害患者であった．このうち15名は推算Ccr（酵素法）（mL/分）では30 mL/分未満で禁忌となるが，高齢で小柄な患者が多く[b]，標準化eGFR（mL/分/1.73 m$^2$）では30 mL/分/1.73 m$^2$以上と禁忌とはならない値になっていた．本来，添付文書に記載されている個別化推算Ccr（酵素法）（mL/分）を使用すべきところを，標準化eGFR（mL/分/1.73 m$^2$）をそのまま当てはめてしまったか，または筋肉量が少ないこれらの患者にそのまま血清Crに基づく推算式を当てはめたことなどが要因として考えられている．最近の新薬では添付文書の腎機能別薬剤投与量設定には推算Ccr（酵

表2 添付文書などの腎機能別投与量の血清Crによる患者腎機能推算式の選択

| | | 添付文書の腎機能別投与量の腎機能評価法 | | |
|---|---|---|---|---|
| | | GFR | Ccr*3 | |
| | | eGFR<br>mL/分/1.73 $m^2$ | 推算Ccr(jaffe法)<br>mL/分 | 推算Ccr(酵素法)<br>mL/分 |
| 患者腎機能 | eGFR(mL/分/1.73 $m^2$) | そのまま適応*1 | ×BSA/1.73 | —*2 |
| | 推算Ccr(酵素法)(mL/分) | —*2 | —*2 | そのまま適応 |
| 薬剤例 | | バリシチニブ，オマリグリプチンなど | 酵素法が普及する前の薬：ファモチジン，ガンシクロビル，バルガンシクロビルなど | 酵素法が普及してからの薬：ミロガバリン，ダビガトランなど |

*1 体格が標準から離れている場合は体格補正を考慮
*2 補正値や係数を利用することも可能だが，原則，腎機能別薬剤投与量設定をした腎機能評価法を用いる
*3 推算Ccr(jaffe法)か推算Ccr(酵素法)か不明なものは両方で評価し判定する

素法)が使用されるため，患者の腎機能評価は推算Ccr(酵素法)(mL/分)をそのまま使用することを原則とする．

2)添付文書の腎機能別薬剤投与量設定がeGFR(mL/分/1.73 $m^2$)の場合

現在，添付文書の腎機能別薬剤投与量設定にeGFRが使用された際には，一部を除いて標準化eGFR(mL/分/1.73 $m^2$)，すなわち1.73 $m^2$の体格であるとした場合の腎機能別投与量が示されているため，そのまま患者腎機能は標準化eGFR(mL/分/1.73 $m^2$)を使用する．固定用量(例：mg/回，mg/日など)の薬剤では体格に関係なく同じ用量で投与されているため，体格が標準から外れている患者では体格に応じた減量がされていなかった点を考慮し，投与量調節を検討する必要がある．これは，固定用量の場合は腎機能正常患者においても，もともとが体格を考慮した投与量となっていないためで，腎機能に関係なく常に体格を考慮した用量調節を行う必要がある．また，新型コロナウイルス感染症治療薬のニルマトレルビル・リトナビル(パキロビッド®パック)では，腎機能別薬剤投与量設定において個別化GFR(mL/分)が用いられている．個別化GFR(mL/分)の場合は標準化eGFR(mL/分/1.73 $m^2$)にBSA/1.73を掛けた個別化腎機能(mL/分)を用いる[c]．近年FDAでは薬剤投与量設定を行う場合，腎機能別薬剤投与量設定が個別化腎機能であっても，個別化eGFR(mL/分)を使用することを推奨している[10]．体格用量(mg/kgやmg/$m^2$)で用量が定められている薬でも同様で，添付文書の腎機能別薬剤投与量設定が個別化腎機能であっても，使用されている腎機能評価法を用いることが原則である．

3. 患者の体格，筋肉量および肥満を考慮した腎機能評価

1)特殊な体格の患者

標準化と個別化の腎機能評価は，体格(BSAなど)に応じて腎機能(GFR)が比例するという前提に基づいている[11]．一方で，GFRはBSAの線形関数として増加しないとする報告や[12]，BSAと実測GFRの相関性は低く[13]，糸球体数[14]とは相関していないとの報告もある．体表面積補正の根本的な問題として，体格に応じて腎機能が線形比例するかに関しては今後のさらなるエビデンスの蓄積が必要である．サルコペニアや長期臥床患者など筋肉量の少ない患者や肥満患者など標準体型から外れる特殊な体格の患者では，推算値は実測値と誤差が大きくなる．そのため，添付文書と同じ評価法(推算式)をそのまま腎機能別投与量に適応すること自体に問題がある．このような場合には，特殊な体格による誤差を少なくする対応を考慮する必要がある．eGFRcrとeGFRcysの平均値[15]やeGFRと推算Ccrの両方法，かつ標準化，個別化の両方[16]を算出しておき，その値の一致性や解離性を評価し，患者個々で評価するのもよい

11

と考えられる．また，可能であれば，CcrやGFRを実測することを検討する．

### 2）筋肉量が標準から外れる患者

Crが筋肉で産生されるため，血清Crを用いた推算式では筋肉量が影響する[17]．サルコペニアやフレイル，四肢切断患者，痩せた高齢者，長期臥床患者など筋肉量が極端に少ない患者では，GFRおよびCcrが過大評価される傾向が高くなり，反対にボディビルダーやアスリートなど筋肉量の多い患者では過小評価される．eGFRcysは筋肉量の影響を受けないだけでなく，食事，運動，年齢，性差，炎症などの影響も受けにくいため，血清CrによるeGFRでは評価が困難な場合に有用である．しかし，血清シスタチンCは早期の腎機能マーカーとして有用である一方で腎機能が低下しすぎると頭打ちになるため，進行した腎不全における腎機能評価では正確に反映できない[4]．また，3カ月に1回の測定しか保険診療で認められていないため，使用する機会は限られる．ダビガトランでは高齢で小柄な患者で重篤な出血症例が多かったことから，Ccrの過大評価も要因として考えられる．このような筋肉量が標準から外れる患者では，実測Ccrを用いるか，シスタチンCによるeGFRで腎機能を評価することを考慮する．

### 3）肥満患者

肥満患者では標準化GFRでより誤差が大きいとする報告がある[18]．Ccr推算式の場合，肥満患者では，脂肪分の増加による体重増加では腎機能は体格に応じて増大しないにもかかわらず，推算式では高くなるため[19]，補正体重または理想体重を用いることも提案されている[20]．一方で，理想体重を使用することにより，腎機能を過小評価することも報告されている[21]．肥満ではGFR，腎血漿流量の増加があり，糸球体過剰濾過が報告されており，GFRが上昇する要因も存在する[22]．また，シスタチンCはヒト脂肪細胞で産生が増加するため，シスタチンCがBMIと関連していることも示唆されている[23]．このようなことから，肥満患者ではシスタチンCを含むさまざまな推定式においても実測値の予測性は低い．また，標準化GFRは，個別化GFRより腎機能の過小評価につながっているため[24]，肥満患者では標準化eGFRよりも個別化eGFRのほうが薬剤投与量設定を適正化できる可能性が報告されている[24,25]．わが国では海外のような肥満患者は少ないが，肥満患者では推算式の予測性が低いことを認識したうえで投与量を設定する必要がある．

### まとめ

薬剤投与量設定における腎機能評価は，以上の内容が複雑に絡み合っているため，極めてわかりにくくなっている．そのため日常診療では，これらを厳密に考慮して評価していくことは困難である．患者の腎機能評価があくまで推定式であり，予測性も必ずしも高くない．また，腎機能別薬剤投与量設定を行った臨床試験自体も被験者が少なく，必ずしも厳密なものではない．さらに腎機能別投与量は本来連続的に減量すべきものを，GFRやCcrを30や60 mL/分といったカットオフ値で段階的に区切っているにすぎないなど，ある部分だけを厳密に設定することの意味は大きくはない．したがって，腎機能別薬剤投与量設定はあくまで目安であり，極端に過量投与や過少投与にならないことが重要（体内動態学的補正を行う）で，特にハイリスク薬や標準体格から極端に外れている患者では厳密に管理し，常に個々の患者の病態や状態を加味した投与量の設定が必要である．

## 参考文献


a. 日本腎臓学会編．エビデンスに基づくCKD診療ガイドライン2009．東京医学社，2009．

b. 日本ベーリンガーインゲルハイム．プラザキサ®市販直後調査・最終報告. https://www.bij-kusuri.jp/information/attach/pdf/pxa_cap_info_201111.pdf 2022.4.24 アクセス

c. ファイザー．パキロビッド®パック インタビューフォーム（第1版）．2022．


## 引用文献


1. Cockcroft DW, et al. Nephron 1976；16：31–41.
2. Park EY, et al. Nephrol Dial Transplant 2010；25：1347–50.

3. Matsuo S, et al. Am J Kidney Dis 2009；53：982–92.
4. Horio M, et al. Am J Kidney Dis 2013；61：197–203.
5. Porrini E, et al. Nat Rev Nephrol 2019；15：177–90.
6. Hudson JQ, et al. Adv Chronic Kidney Dis 2018；25：14–20.
7. Pifer TB, et al. Kidney Int 2002；62：2238–45.
8. Ando M, et al. Clin Cancer Res 2000；6：4733–8.
9. de Miranda P, et al. J Antimicrob Chemother 1983；12 Suppl B：29–37.
10. FDA. Pharmacokinetics in patients with impaired renal function-study design, data analysis, and impact on dosing and labeling, 2020. https://www.fda.gov/media/78573/download　2022.5.6アクセス
11. Holt JP, et al. Am Heart J 1976；92：465–72.
12. Turner ST, et al. Am J Physiol 1995；268：R978–88.
13. Dooley MJ, et al. Cancer Chemother Pharmacol 2000；46：523–6.
14. Nyengaard JR, et al. Anat Rec 1992；232：194–201.
15. Inker LA, et al. N Engl J Med 2012；367：20–9.
16. Matzke GR, et al. Kidney Int 2011；80：1122–37.
17. Nankivell BJ, et al. EClinicalMedicine 2020；29–30：100662.
18. Delanaye P, et al. Nephrol Dial Transplant 2009；24：3593–6.
19. Bouquegneau A, et al. Br J Clin Pharmacol 2016；81：349–61.
20. Pai MP, et al. Adv Chronic Kidney Dis 2010；17：e53–e62.
21. Brown DL, et al. Ann Pharmacother 2013；47：1039–44.
22. Chagnac A, et al. J Am Soc Nephrol 2003；14：1480–6.
23. Knight EL, et al. Kidney Int 2004；65：1416–21.
24. López-Martínez M, et al. Int J Obes（Lond）2020；44：1129–40.
25. Chang AR, et al. Adv Chronic Kidney Dis 2018；25：31–40.

＊＊＊

# 11-7 ヘルペスウイルス感染症に罹患したCKD患者への抗ウイルス薬選択

【解説要旨】 単純ヘルペス/帯状疱疹ウイルス感染症治療薬である，アシクロビル，バラシクロビル，ファムシクロビルは腎排泄型薬物であるため，CKD患者への投与の際には，排泄遅延による血中濃度上昇が認められることから，投与量を減量する．ただし，減量投与を実施したにもかかわらず，一定頻度の有害事象が発現するため，投与開始後は，注意深くモニタリングを行うことが望ましい．肝代謝型薬物であるアメナメビルは，腎機能に基づく薬物投与設計が不要であるが，CYP3Aで代謝されるため，薬物相互作用に留意し，CKD患者への投与を行う．

【解 説】

単純ヘルペス/帯状疱疹ウイルス感染症に対する治療薬として，アシクロビル，バラシクロビル，ファムシクロビルが汎用されているが，CKD患者では排泄遅延による血中濃度上昇[1,2]および有害事象の発現リスクが高まる[3〜5]．特にAKI発症によりCKD患者の腎予後を悪化させる[6]だけでなく，これら薬剤の血中濃度が上昇することで精神神経症状が誘発される可能性もある[7]．しかしながら，上記薬物を使用した患者に対し，CKDの有無が与える影響を解析したRCTおよびメタ解析は実施されていない．また，単純ヘルペス/帯状疱疹ウイルス感染症を罹患するCKD患者の多くは高齢者であるが，同様にRCTおよびメタ解析は実施されておらず，観察研究のみ報告されている．

成人のCKD患者を対象としたコホート研究では，ウイルス感染が腎予後増悪因子であること，抗ウイルス薬の投与剤形により，腎障害リスクが異なることが示されている[7]．65歳以上の高齢者(CKD患者を含む)を対象とした，アシクロビルもしくはバラシクロビル群とファムシクロビル群間における，AKI発症頻度を比較した観察研究では，いずれにおいても1%前後のAKI発症率(アシクロビルまたはバラシクロビル群1,174例，ファムシクロビル群1,555例)であり，薬物間で発症頻度に統計学的有意差が認められなかった[8]．また，腎機能に応じた投与量調節を行い，高用量群-低用量群間で比較したところ，脳CT所見を伴う急性神経毒性を理由とした入院の頻度に有意差は認められず，CKDの有無による影響も軽微であった[9]．ただし，上記研究はカナダ人を対象としたpopulation-based studyであり，日本人との体格差などを考慮し，特に高用量投与は慎重に実施する．CKD患者を含む自発報告データベースを用いた解析では，バラシクロビル関連AKIの発症は夏場に報告件数が増加することが示されている[10]．また，CKD患者を対象としていない報告ではあるが，アシクロビル投与後にハイドレーションを実施することで，その後の腎障害が軽減されることも示されている[11]．以上より，アシクロビル，バラシクロビル，ファムシクロビルについては，腎機能に基づく薬物投与設計が必要であること，投与量調整を行った場合でも，AKI発症予防を目的とした飲水の励行，ハイドレーションも考慮した適切な補液，有害事象モニタリングを行うことが望ましい．

アメナメビルはヘリカーゼ・プライマーゼ阻害薬であり，わが国では2019年に上市された．従来の治療薬とは異なり，アメナメビルは肝代謝型薬物である．CKD患者を対象とした第1相オープンラベル試験では，健常人(Ccr＞80 mL/分)と比較してCKD患者(Ccr＜30 mL/分)では，20%程度の半減期延長(8.1±1.6時間→9.8±1.4時間)および最高血中濃度の上昇(1,612±537→1,890±684)が認められた[12]ものの，従来の抗単純ヘルペス/帯状疱疹ウイルス薬に比して腎機能が薬物動態パラメーターに与える影響は軽微であった．以上より，アメナメビルは腎機能に応じた投与量調整を行うことなく投与が可能である．ただし，CYP3Aで代謝されるため，ケトコナゾール(CYP3A阻害薬)併用による血中濃度増加およびリファンピシン（CYP3A誘導薬）併用による血中濃度低下が認められる[13]．そのため，リファンピシンは併用禁忌となっている．加えて，ミダゾラム（CYP3A基質），シクロスポリン（CYP3A基質および阻害薬）およびリトナビル（CYP3A阻害薬）との相互作用も報告されている[14]．上記薬物相互作用のみならず，CYP3A阻害活性を有するフラノクマリンを含む柑橘類との相互作用を避ける指導も必要である．また，特に高齢者ではアメナメビルの薬物クリアランスが低下するため[15]，アメナメビルとの相互作用が認められる上記薬物を併用する場合，モニタリングの実施もしくは他剤への変更を検討する．前述の通り，CKD患者への用量調節は不要であるものの，腎機能低下時にCYP3A阻害薬を併用する場合，腎と肝の両方の消失経路が障害され，アメナメビル血中濃度が上昇しやすい．以上より，アメナメビルとの相互作用が認められる上記薬物を併用する場合，モニタリングの実施もしくは他剤への変更を検討する．血液透析患者については，単回投与での薬剤除去率が28.1％であり，用量調整が不要である[16]．ただし，CYP3A阻害薬を併用していない透析患者を対象とした報告であり，CKD患者と同様に上記薬剤の併用は避けることが望ましい．

## 引用文献


1. Laskin OL, et al. Am J Med 1982；73：197–201.
2. Boike SC, et al. Clin Pharmacol Ther 1994；55：418–26.
3. Eck P, et al. N Engl J Med 1991；325：1178–9.
4. Yoshimura T, et al. Intern Med 2018；57：3213–6.
5. Helldén A, et al. Nephrol Dial Transplant 2003；18：1135–41.
6. Carlon R, et al. Intensive Care Med 2005；31：1593.
7. Lin SY, et al. Eur J Clin Microbiol Infect Dis 2014；33：1809–15.
8. Lam NN, et al. Am J Kidney Dis 2013；61：723–9.
9. Lam NN, et al. BMC Pharmacol Toxicol 2014；15：48.
10. Inaba I, et al. Front Pharmacol 2019；10：874.
11. Kim S, et al. Biol Res Nurs 2015；17：55–61.
12. Kusawake T, et al. Adv Ther 2017；34：2612–24.
13. Kusawake T, et al. Adv Ther 2017；34：2466–80.
14. Adeloye T, et al. Clin Pharmacol Drug Dev 2018；7：844–59.
15. Kusawake T, et al. Adv Ther 2017；34：2625–37.
16. Tsuruoka S, et al. Adv Ther 2020；37：3234–45.


＊＊＊

# 11-8 疼痛のあるCKD患者への鎮痛薬選択

【解説要旨】 CKD患者に対する鎮痛薬の選択・使用量や期間は，個々の患者の状態に応じて副作用の発現に注意しつつ，使用量・頻度を最小限にとどめることが望ましい．本項では以下の鎮痛薬に関し概説する．

1. 非ステロイド性抗炎症薬：併用薬剤に注意し，常用しないことが望ましい．選択的シクロオキシゲナーゼ2阻害薬，特にセレコキシブの腎への安全性に関する明確なエビデンスはない
2. アセトアミノフェン：他剤との併用や常用した場合の長期安全性に関する明確なエビデンスはない
3. ワクシニアウイルス接種家兎炎症皮膚抽出液：CKD患者に対する大規模試験は存在しない
4. ガバペンチノイド：少量から開始し，副作用に注意する必要がある
5. オピオイド：高い専門性を要する．使用する際は，少量から開始し，副作用に注意する必要がある
6. 抗てんかん薬，抗うつ薬，抗不安薬，中枢性筋弛緩薬：CKDに限定した効果や副作用を検討した比較対象試験はない．一部の薬剤はCKDにおいて慎重投与もしくは禁忌となっている

【解 説】

成人CKD患者の疼痛に関するSRによると60%(95%CI 56～64)が疼痛を有し[1]，41%(95%CI 35～48)が何らかの鎮痛薬を使用している[2]とされる．しかし，長期的な使用に関し安全性が確立されている鎮痛薬はない．また，腎機能障害に伴う薬物代謝速度の低下がみられるため，血中濃度の上昇を招きやすく[3]，治療有益性を考慮し投与量・期間を検討する．本項ではCKD患者の非がん性慢性疼痛に対する鎮痛薬[a]使用時の注意点に関して概説する．

## 1. 非ステロイド性抗炎症薬(NSAIDs)

NSAIDsはシクロオキシゲナーゼ(COX)を阻害することで疼痛の発現増強因子であるプロスタグランジン(PG)産生を抑制し，鎮痛効果を発揮する．しかし，消化管出血や鎮痛薬として使用しない低用量アスピリンを除く多くのNSAIDsは，心筋梗塞・脳卒中といったCVDリスク[4]があり使用は最小限にとどめることが望ましい．さらに，腎関連合併症としてPGの1つであるプロスタサイクリンの産生阻害による糸球体血流の減少や尿細管細胞への毒性などにより，急性および慢性の腎機能障害，高カリウム血症，低ナトリウム血症，体液貯留，高血圧の原因となり得るが，NSAIDsの使用量増加およびCKDステージの進行により発生リスクが増大する可能性がある[5]．KDIGOのガイドライン[b]ではeGFR＜30 mL/分/1.73 m$^2$の症例およびRA系阻害薬，利尿薬，リチウム製剤使用中にはNSAIDsの投与を避け，eGFR＜60 mL/分/1.73 m$^2$の症例では継続的な投与を避けることが提案されている．したがって，NSAIDsを使用する際は併用薬に注意するとともにできる限り短期間にとどめ，常用しないことが望ましい．

COX-2の選択性と腎障害に関する疫学研究結果は，成人で関節痛を有する患者を対象としたセレコキシブとイブプロフェンのRCTの副次アウトカムに限定されるが，セレコキシブ投与群において腎イベント(血清Crの上昇もしくは高カリウム血症)発症頻度は低い結果であった(HR 0.61，95%CI 0.44～0.85)[6]．ただし，有害事象の発生率を検討した報告の多くはCKDが除外されており，CKD患者における有害事象の詳細な発生率は不明であり，今後の研究が待たれる．

### 2. アセトアミノフェン

アセトアミノフェンは鎮痛作用を有するものの，COXを阻害しないため，糸球体血流は減少させない．このため，腎血流やGFRの減少している患者では，鎮痛薬としてNSAIDsよりアセトアミノフェンが使用されている．かつてわが国を含む諸外国で供給されていたフェナセチンは体内で代謝され，アセトアミノフェンとなる薬剤であるが，長期投与時には腎間質障害や，腎乳頭壊死が報告されていた．フェナセチンの供給停止以降，鎮痛薬による腎乳頭壊死の報告は減少している[7,8]．しかし，アセトアミノフェンの他剤との併用や常用した場合の長期安全性に関する大規模臨床試験は存在せず，明確なエビデンスはない．

### 3. ワクシニアウイルス接種家兎炎症皮膚抽出液

ワクシニアウイルス接種家兎炎症皮膚抽出液は持続性電位依存性カリウムチャネル電流の増強を介して疼痛の発生を抑制すると考えられ[9]，腰痛症，頸肩腕症候群，帯状疱疹後神経痛に対し，わが国で古くから使用されている．CKD患者に対する有益性を評価した質の高い臨床研究は存在しないものの，神経障害性疼痛薬物療法ガイドライン改訂第2版[c]では，神経障害性疼痛に対する第2選択薬に位置づけられており，標準治療で改善しない疼痛に対し使用が考慮される[a,c,d]．

### 4. ガバペンチノイド

ガバペンチノイドにはガバペンチン，プレガバリン，ミロガバリンが含まれる．これらは浮動性めまいや傾眠といった中枢神経に対する副作用が起こりやすいが，少量から開始し漸増することで発現率が低下する可能性がある[10]．副作用出現時には薬剤用量の調整が必要となる可能性があり，鎮痛コントロールの程度のみならず，有害事象の発現がないかをモニタリングすることが望ましい．また，おもに腎から排泄されるため，腎機能に合わせた用量調節が必要である．ガバペンチノイドは脊髄後角に発現する電位依存性$Ca^{2+}$チャネルに結合し，シナプス前終末への$Ca^{2+}$の流入を阻害することで，興奮性神経伝達物質の放出量を減少させ鎮痛効果を発揮する[11]．ガバペンチンは投与量により生体利用率が変化する(200 mg，70.1%/400 ～ 800 mg，約40%)が[e]，プレガバリンでは一定(83.9～97.7%)である[f]．またミロガバリンは，神経障害性疼痛にかかわる受容体への選択性がプレガバリンよりも高く，中枢神経に対する副作用が少ないことが予測される[12]．透析患者を対象としたガバペンチンとプレガバリンのRCT[13]では，末梢神経痛に対する効果は同等であったと報告されている．なお，わが国においてガバペンチンの保険適用は「ほかの抗てんかん薬で十分な効果が認められないてんかん患者の部分発作(二次性全般化発作を含む)に対する抗てんかん薬との併用療法」となっているが，神経障害性疼痛に対し1日投与量900 mgを上限に認められることがある．

### 5. オピオイド

オピオイド製剤のなかで，トラマドール，トラマドール・アセトアミノフェン配合錠，ブプレノルフィン貼付剤，一部のモルヒネ速放製剤，フェンタニル貼付剤，一部のオキシコドン徐放錠が，わが国で慢性疼痛に対し保険適用となっている．なかでも，モルヒネ，フェンタニル，オキシコドンはオピオイド鎮痛薬(強度)に該当し，投与には乱用・依存に対する高い知識が必要とされる[a,g]．特にモルヒネの代謝産物であるM3GおよびM6Gは鎮痛・鎮静作用をもつとともに，ほとんどが腎排泄であるためCKD患者では体内蓄積が起こりやすく，呼吸抑制を含む有害事象の発生リスクが高いと推定される．また，慢性疼痛鎮痛薬・鎮咳薬・止痢薬・鎮静薬として使用され得るコデイン，ジヒドロコデインはモルヒネの誘導体であり市販薬に含まれることがある[g]ため，使用時および患者の服薬歴に注意を払う必要がある．

トラマドール，トラマドール・アセトアミノフェン配合錠はCKD患者においてトラマドールの血中半減期およびAUC 0～∞が健常性腎と比較し，それぞれ最大で1.5倍および2倍になるため用量調整が必要であり，忍容性の観点から少量からの開始が必要とされる[14,h]．さらに，慢性背部痛を有する成人患者に対するトラマドールとプラセボを比較したRCTのメタアナリシスによると，トラマドール群において代表的な副作用である嘔気(リスク差9%，95%CI 5～13)，便秘(リスク差5%，95%CI 2～9)，傾眠(リスク差6%，95%CI −1～13)はプラセボ群と比較して高い頻度で出現を認めたと報告されている[15]．CKD患者では血中濃度の上昇によりさらに高い頻度で副作用を呈する可能性があり，処方開始後は慎重な経過観察が望ましい．

一方，ブプレノルフィンはおもに肝臓でCYP3A4により代謝され，胆汁排泄されるため，腎機能に応じた用量調整は不要である[16]．

CKD患者を対象としたメタアナリシスでは，モルヒネ換算で50～60 mg/日以上の継続的なオピオイド使用が，死亡(HR 1.89，95%CI 0.9～3.94)や入院(HR 1.38，95%CI 1.32～1.54)と関連することが示されており[2]，投与量および期間には注意する必要がある．

## 6. 抗てんかん薬，抗うつ薬，抗不安薬，中枢性筋弛緩薬

上記の薬剤も鎮痛薬として使用され，神経障害性疼痛薬物療法ガイドライン改訂第2版[c]ではデュロキセチン，アミトリプチリン，ノルトリプチリン，イミプラミンはガバペンチノイドとともに神経障害性疼痛に対する第1選択薬となっている．しかし，CKD患者に限定した効果や副作用を検討した比較対象試験は実施されていない．デュロキセチン，チザニジンはともに肝代謝腎排泄性[i,j]の薬剤であるが，腎機能低下に伴ったAUC上昇への懸念から高度腎機能低下患者に対しては，添付文書上，前者は禁忌，後者は慎重投与となっている．

### 参考文献


a. 慢性疼痛診療ガイドライン作成ワーキンググループ編．慢性疼痛診療ガイドライン，真興交易医書出版部，2021.
b. Stevens PE, et al. Ann Intern Med. 2013；158：825–30.
c. 日本ペインクリニック学会 神経障害性疼痛薬物療法ガイドライン改訂版作成ワーキンググループ編．神経障害性疼痛薬物療法ガイドライン改訂第2版，真興交易医書出版部，2016.
d. 日本整形外科学会診療ガイドライン委員会，他編．腰痛診療ガイドライン2019改訂第2版，南江堂，2019.
e. 富士製薬工業．ガバペン®錠インタビューフォーム(第1版)，2019.
f. エーザイ．リリカ®インタビューフォーム(第1版)，2021.
g. 日本ペインクリニック学会 非がん性慢性疼痛に対するオピオイド鎮痛薬処方ガイドライン作成ワーキンググループ編．非がん性慢性疼痛に対するオピオイド鎮痛薬処方ガイドライン 改訂第2版，真興交易医書出版部，2017.
h. 薬剤性腎障害診療ガイドライン作成委員会．日腎会誌 2016；58：477–555.
i. 日本イーライリリー，塩野義製薬．サインバルタ®カプセルインタビューフォーム(第15版)，2020.
j. サンファーマ．テルネリン®錠1mg テルネリン®顆粒0.2%インタビューフォーム(第6版)，2019.


### 引用文献


1. Lambourg E, et al. Kidney Int 2021；100：636–49.
2. Lambourg E, et al. Br J Anaesth 2022；128：546–61.
3. Mühlberg W, et al. Gerontology 1999；45：243–53.
4. Tacconelli S, et al. Expert Opin Drug Saf 2017；16：791–807.
5. Baker M, et al. Am J Kidney Dis 2020；76：546–57.
6. Nissen SE, et al. N Engl J Med 2016；375：2519–29.
7. Mihatsch MJ, et al. Nephrol Dial Transplant 2006；21：3139–45.
8. McCrae JC, et al. Br J Clin Pharmacol 2018；84：2218–30.
9. Kawai H, et al. J Pharmacol Sci 2018 ; 137 : 313–6.
10. Ishida JH, et al. J Am Soc Nephrol 2018；29：1970–78.
11. Finnerup NB, et al. N Engl J Med 2019；380：2440–8.
12. Kitano Y, et al. Nihon Yakurigaku Zasshi 2019；154：352–61.
13. Biyik Z, et al. Int Urol Nephrol 2013；45：831–7.
14. Dolati S, et al. Anesth Pain Med 2020；10：e105754.
15. Chaparro LE, et al. Cochrane Database Syst Rev. 2013；8：CD004959.
16. Plosker GL. Drugs 2011；71：2491–509.


＊＊＊

# 11-9 CKD患者のシックデイにおける薬物の中止

【解説要旨】

・高齢者やCKD患者はAKIのリスクが高く，薬剤性のAKIを合併しやすい．体調不良のシックデイには薬剤性を含むAKIリスクが高くなる．このためCKD患者は，著しい体調不良時には速やかに医療機関を受診し，薬物の減量や一時休薬を含めた適切な治療を受ける必要がある

・さまざまな疾患や病態でシックデイ・ルールが提唱されているが，CKD患者に対するシックデイの定義や，シックデイ・ルールは確立されていない．脱水状態では，血圧が低下し，腎血漿流量が低下するなどして腎機能が低下し，薬剤性腎障害のリスクが高くなるため，腎排泄性薬や腎障害性のある薬物の一時休薬や減量を検討する

・脱水状態では，NSAIDs投与によりAKIのリスクが，ビグアナイド投与により乳酸アシドーシスのリスクが，それぞれ高くなるため休薬する．糖尿病と慢性腎臓病患者に対するSGLT2阻害薬は，脱水状態ではケトアシドーシスのリスクが高まるため休薬する．慢性心不全治療を目的としたSGLT2阻害薬のシックデイにおける一時休薬は，医療機関で病態に応じて判断する

・脱水状態では，利尿薬やRA系阻害薬によりAKIリスクが高くなるが，休薬により心不全の増悪やCVDリスクが高まる可能性があるため，医療機関において病態に応じて休薬を判断する

・著しい食思不振や脱水状態では，高カルシウム血症やAKIの発症予防と重症化抑制を目的として，活性型ビタミンD(VitD)薬の一時休薬を考慮してもよい

【解説】

AKIは罹患率と死亡率が高く，AKIに対する特異的な治療が確立していないため，早期発見と発症予防が重要である．高齢者や腎機能が低下したCKD患者ではAKIリスクが高く，AKIの原因として致死的な疾患，循環ショックや腎障害性薬物があげられる[1]．

薬剤性腎障害は「薬剤の投与により，新たに発症した腎障害，あるいは既存の腎障害のさらなる悪化を認める場合」と定義される[2]．CKD患者に多く処方され，AKIリスクが高い薬物としてRA系阻害薬，利尿薬，NSAIDsがある[1～4]．NSAIDs，RA系阻害薬などによるAKIには，「腎血流の低下，脱水/血圧低下に併発する急性尿細管壊死」「腎血流障害の遷延による急性尿細管壊死」がかかわるため[2]，利尿薬とRA系阻害薬，NSAIDsの併用はtriple whammy(3段攻撃)として，特にAKIリスクが高くなる．高齢者の医薬品適正使用の指針(総論編)では，これらの併用はなるべく避けるべきとされている[5]．

体調不良のシックデイには腎機能が低下し，腎排泄性薬物は血中濃度が上昇して過量投与となる可能性があり，腎障害性の薬物ではAKI発症リスクが高まる．そこで海外のガイドラインではシックデイに一部の薬物を中止することを提案している．KDIGOのガイドラインでは，GFR 60 mL/分/1.73 $m^2$未満(CKDステージG3a～G5)のCKD患者においてAKIリスクが高くなるような重篤な併存疾患がある場合には，腎毒性をきたし得る薬物と腎排泄性の薬物の一時休薬を推奨しており，具体的な薬物として，「RA系阻害薬(ACE阻害薬，ARB，抗アルドステロン薬，直接的レニン阻害薬)，利尿薬，NSAIDs，メトホルミン(ビグアナイド薬)，リチウムとジゴキシン」が示されている[4]．CKD患者は，著しい体調不良時には速やかに医療機関を受診し，薬物の減量や一時休薬を含めた適切な治療を受ける必要がある．ヨード系造影剤を使用したCT検査などでは，腎機能が低下して造影剤腎症のリスクがあるため，ビグアナイド薬は休薬し，NSAIDsの使用は推奨しない，としている[6]．CKD患者では造影CT検査など造影剤腎症リスクが高まる状態が予想される場合には，薬物の一時休薬を具体的に指導する．

さまざまな疾患においてシックデイ・ルールが示され，シックデイには患者自身が薬物の中止や増量などを行えるように指導する場合がある．糖尿病患者に対しては，シックデイ中はビグアナイド薬とSGLT2阻害薬を中止するよう，普段から指導しておくとされている[7]．しかし，CKD患者に対するシックデイ・ルールは確立されていない．AKI予防を目的としたCKD患者へのシックデイ対策として，英国では①嘔吐や下痢(軽症でも)，②発熱，多汗，戦慄を呈する場合をシックデイと定義し，ACE阻害薬とARB，NSAIDs，利尿薬の一時休薬を患者に指導することを提唱している[8]．日本では，メトホルミンの脱水状態が懸念される患者に対する投与には注意が必要とされている[9]．また，SGLT2阻害薬は，発熱・下痢・嘔吐などがあるとき，ないしは食思不振で食事が十分に摂れない場合をシックデイとし，その際には必ず休薬する，とされている[10]．CKD患者におけるシックデイの確立された定義はないが，脱水が疑われる状態では一部の薬剤の休薬を検討する．しかしCKD患者自身が，あらかじめ指導したシックデイ・ルールを正しく実践できなかった例が報告されており[11]，CKD患者はシックデイには速やかに医療機関を受診し，治療を受けるよう指導することが重要である．休日などで速やかに受診できない場合に，シックデイのセルフマネジメントとして一部の薬物の中止や減量を指導する場合には，CKD患者が正しく実践できるような十分な対策を講じる．

シックデイにおける一時休薬のAKI予防効果に関する3編のRCTと3編の前向き観察研究のメタ解析では，薬物の中止によりAKIリスクが低下するものの，有意差を認めなかった[12]．しかしこの研究の対象者は入院患者で，冠動脈造影検査5編と心臓外科手術1編であり，外来診療でのシックデイ患者ではなかった．また中止する薬物は5編がRA系阻害薬で，1編はNSAIDsであった．一方で，シックデイにおける薬物の一時休薬では併存疾患などの悪化が懸念される．CKD患者ではRA系阻害薬の中止により末期腎不全リスクは低下したが，死亡とCVDのリスクが高まったと報告された[13]．この研究におけるRA系阻害薬の中止はシックデイの休薬とは異なることに注意が必要であるが，シックデイにおける薬物の一時休薬ではメリットとデメリットのバランスを考慮する必要がある．

シックデイにおける一時休薬の有益性に関するエビデンスは乏しいが，AKI予防のために実践的な対策が必要である．NSAIDsは腎障害性薬剤であり，特に脱水状態ではAKIリスクが高く，利尿薬やRA系阻害薬との相互作用によるAKIリスクが懸念される．一方で，アセトアミノフェンなどの代替薬による治療が可能な場合が多いため，NSAIDsはシックデイには休薬する．ビグアナイド薬は腎排泄性であり，腎機能が低下したCKD患者では乳酸アシドーシスのリスクが高く，GFR 30 mL/分/1.73 $m^2$未満では禁忌であり，GFR 45 mL/分/1.73 $m^2$未満では慎重投与とし，750 mg/日まで減量する必要がある．シックデイで腎機能が低下した場合には，乳酸アシドーシスのリスクが高まること，乳酸アシドーシスは致死的な場合が少なくないことから，ビグアナイド薬はシックデイには休薬する．SGLT2阻害薬は，シックデイにはケトアシドーシスのリスクが高まり，また脱水状態をさらに悪化させる懸念があるため，糖尿病患者では休薬する．SGLT2阻害薬のうちダパグリフロジンは，CKDと慢性心不全患者に適応があるが，非糖尿病患者におけるシックデイ対策は確立されていない．

日本腎臓学会より「CKD治療におけるSGLT2阻害薬の適正使用に関するrecommendation」[14]が発表されている．このrecommendationでは，非糖尿病のCKD患者でもシックデイの場合にはケトアシドーシスが起こり得るために，シックデイには「SGLT2阻害薬の休薬・中止を考慮する．」，また「食事摂取ができない手術が予定されている場合には，術前3日前から休薬し，食事が十分摂取できるようになってから再開する．」との方針が示された．心不全の悪化に伴うシックデイでは，SGLT2阻害薬の休薬が，心不全をさらに悪化させることが懸念されるため，病態に応じて休薬を判断すべきである．脱水状態における利尿薬の使用はAKIリスクを上昇させるが，利尿薬中止による体液過剰も懸念される．RA系阻害薬は一時休薬による死亡やCVDリスクが高まる懸念がある．シックデイにおける利尿薬とRA系阻害薬の休薬は，医療機関で慎重に判断すべきである．

日本では活性型VitD薬が骨粗鬆症治療薬として広く用いられており，活性型VitD薬に関連した高カルシウム血症やAKIがしばしば経験される．さらに尋常性乾癬などの治療に用いられる外用薬の活性型VitD薬による高カルシウム血症やAKIも症例報告されている．医薬品医療機器総合機構（PMDA）の医薬品副作用データベース（JADER）に登録される活性型VitD薬による有害事象の多くは高カルシウム血症とAKIである．単施設の後ろ向き観察研究では，69例の高カルシウム血症によるAKIのうち32件（46.4％）がエルデカルシトールによるAKIであった[15]．なお，この研究においては活性型VitD薬とシックデイの関連は検討されていない．保存期CKD患者に対する活性型VitD治療については第10章10-3（CQ）に記載されている通りであるが，高齢者やCKD患者に対して活性型VitD薬を使用する場合には，高カルシウム血症やAKIを防ぐために十分な対策を講じる必要がある．

脱水状態では腎機能が低下して，活性型VitD薬による高カルシウム血症やAKIリスクが高まる．さらに，高カルシウム血症では腎濃縮力障害から脱水状態が悪化し，高カルシウム血症による腎動脈攣縮から腎血流が低下するなどして，さらに腎機能が低下する悪循環を生じ得る．シックデイが関連したと考えられる，活性型VitD薬に関連した高カルシウム血症やAKIの症例は多く報告されている．このためシックデイには活性型VitDを一時休薬することで，高カルシウム血症やAKIの発症予防や重症化の抑制を期待できる．また，高カルシウム血症では食思不振や脱水症をきたし得るため，シックデイの症状が高カルシウム血症に起因していないか注意する必要がある．エビデンスはないが，活性型VitD薬の一時休薬に伴うリスクは低いと考えられるため，著しい食思不振や脱水状態では考慮してもよい．

## 参考文献


a. 日本腎臓学会編．エビデンスに基づくCKD診療ガイドライン2013．東京医学社，2013.

b. 日本腎臓学会編．CKD診療ガイド2012．東京医学社，2012.

c. Susantitaphong P, et al. Clin J Am Soc Nephrol 2013；8：1482–93.

d. Perazella MA, et al. Clin J Am Soc Nephrol 2022；17：1220–33.

e. Lea-Henry TN, et al. Aust Prescr 2017；40：168–73.

f. 骨粗鬆症の予防と治療ガイドライン作成委員会編．骨粗鬆症の予防と治療ガイドライン2015年版．日本骨粗鬆症学会，他，2015.


## 引用文献


1. KDIGO Clinical Practice Guideline for Acute Kidney Injury. Kidney Int Suppl 2012；2：1–138.
2. 薬剤性腎障害の診療ガイドライン作成委員会．日腎会誌 2016；58：477–555.
3. Tomlinson L, et al. PLoS One 2013；8：e78465.
4. KDIGO 2012 Clinical Practice Guideline for the Evaluation and Management of Chronic Kidney Disease. Kidney Int Suppl（2013）3：1–135.
5. 厚生労働省．高齢者の医薬品適正使用の指針（総論編），2018. https://www.mhlw.go.jp/content/11121000/kourei-tekisei_web.pdf　2023.5.8アクセス
6. 日本腎臓学会・日本医学放射線学会・日本循環器学会共編．腎障害患者におけるヨード造影剤使用に関するガイドライン2018．東京医学社，2018.
7. 日本糖尿病学会編著．糖尿病診療ガイドライン2019．南江堂，2019.
8. Griffith K, et al. "Sick day rules" in patients at risk of Acute Kidney Injury：an interim position statement from the think kidneys board. Think Kidneys 2015；6.
9. ビグアナイド薬の適正使用に関する委員会．メトホルミンの適正使用に関するRecommendation. 2020年3月18日改訂.
10. SGLT2阻害薬の適正使用に関する委員会．糖尿病治療におけるSGLT2阻害薬の適正使用に関するRecommendation．2020年12月25日改訂.
11. Doerfler RM, et al. Clin J Am Soc Nephrol 2019；14：583–5.
12. Whiting P et al. BMJ Open 2017；7：e012674.
13. Fu EL, et al. J Am Soc Nephrol 2021；32：424–35.
14. 「CKD治療におけるSGLT2阻害薬の適正使用に関するrecommendation」作成委員．日腎会誌2023；65：1–10.
15. Aihara S, et al. Ren Fail 2019；41：88–97.


＊＊＊

# 前文

高所得国の妊婦の約3%がCKDに罹患しているとの推定がある[1]．CKD患者には成人期発症例に加えて，小児期に発症して成人医療に移行する例が存在する．したがって小児期から妊娠・出産可能な全年齢の女性患者に対して，CKD合併による妊娠・出産のリスクと，妊娠が腎機能に与える影響を考慮して診療に当たる必要がある．

妊娠・出産時に母体の腎臓が受ける生理的影響は大きく，CKDの既往がなくとも急性腎障害や妊娠高血圧症候群による高血圧，蛋白尿などの腎症候が出現することがある．加えてCKD合併妊娠では原疾患の悪化か，妊娠合併症による腎症候なのかの鑑別診断が重要となる．

またわが国では，内科医がCKD診療のなかで妊娠前カウンセリングを行うことは，時間的にも困難を伴う．しかし，妊娠・出産時の合併症は腎臓のみならずその後のCVDイベント発生に影響することがわかってきており[2,3]，欧米を中心にプレコンセプションケア[4]の必要性は高まっている．SDMによる，妊娠・出産に関する正確な情報提供とその共有は必須である[5]．

CKD診療ガイドライン2018の第10章「妊娠」[a]では，前年2017年に「腎疾患患者の妊娠：診療ガイドライン2017」[b]が発刊されていたことから，「CKD患者の妊娠は合併症（妊娠高血圧腎症，早産，胎児仮死亡など）のリスクが高いか？」「CKD患者の妊娠時において推奨される降圧薬は何か？」の2つのCQが記された．現時点で「腎疾患患者の妊娠：診療ガイドライン2017」は新規エビデンスの蓄積が少なく改訂の予定はないため，本章では，前回取り上げた2つのCQに加え，「CKD合併妊娠は母体腎機能の予後に影響する」「CKD患者の妊娠中および授乳期において使用可能な免疫抑制薬」を加えた4つをテキスト解説として記述した．また，本章に関連するガイドラインの一覧を参考文献[b~f]に記した．診療の際は参照されたい．

## 参考文献

a. 日本腎臓学会編．エビデンスに基づくCKD診療ガイドライン2018．東京医学社，2018. https://cdn.jsn.or.jp/data/CKD2018.pdf　2022.10.25アクセス
b. 日本腎臓学会学術委員会 腎疾患患者の妊娠：診療の手引き改訂委員会編．腎疾患患者の妊娠：診療ガイドライン2017，診断と治療社，2017.
c. 日本妊娠高血圧学会編．妊娠高血圧症候群の診療指針2021，メジカルビュー社，2021.
d. 日本産科婦人科学会，他編・監．産婦人科診療ガイドライン 産科編2020，日本産科婦人科学会事務局，2020.
e. 日本高血圧学会高血圧治療ガイドライン作成委員会編．高血圧治療ガイドライン2019，日本高血圧学会，2019.
f. 厚生労働科学研究費補助金難治性疾患等政策研究事業 自己免疫疾患に関する調査研究（自己免疫班），他編．全身性エリテマトーデス診療ガイドライン2019，南山堂，2019.

## 引用文献

1. Wiles KS, et al. Nat Rev Nephrol 2018；14：167–84.
2. Søndergaard MM, et al. JAMA Cardiol 2020；5：1390–8.
3. Parikh NI, et al. Circulation 2021；143：e902–16.
4. World Health Organization（WHO）Regional Office for South-East Asia. Preconception care—Regional expert group consultation 6-8 August 2013, New Delhi, India, 2014.　https://apps.who.int/iris/bitstream/handle/10665/205637/B5124.pdf?sequence=1&isAllowed=y　2023.1.27アクセス
5. Hoffmann TC, et al. JAMA 2014；312：1295–6.

# 12-1 CKDは妊娠の転帰に影響する

【解説要旨】 CKD合併妊娠は妊娠の転帰に悪影響を及ぼす(妊娠転帰：早産，胎児死亡，低出生体重児，妊娠高血圧症候群合併，帝王切開率，NICU入室率).

【解 説】

CKD患者の妊娠時のリスクに関する観察研究は，おもにCKDの重症度分類(GFR区分)により評価されており，妊娠の予後(妊娠合併症)には早産，胎児死亡，低出生体重児，妊娠高血圧症候群合併，帝王切開率，NICU入室率などが用いられている．CKD合併妊娠はCKD非合併妊娠と比較して，妊娠合併症のイベント数が多い[1]．特筆すべきは，CKDステージG1(GFR区分は正常または高値，蛋白尿陽性を含む)であってもコントロール群と比較して妊娠合併症の発生率は高く，さらにCKDのステージ進行につれて，その割合は上昇する[2]．またCKDステージG1，G2とCKDステージG3(eGFR 60 mL/分/1.73 $m^2$未満)以降を比較すると，後者のほうが妊娠合併症のリスクが高い[3].

ネフローゼ症候群合併妊娠の場合，腎機能が正常でも妊娠合併症のリスクが高く[4]，慢性糸球体腎炎合併妊娠では，1日尿蛋白量3.5 g/日以上，血圧160/110 mmHg以上，尿酸値6.1 mg/dL以上を認めると妊娠合併症のリスクが高い[5].

ループス腎炎(LN)は，それ自身が妊娠合併症のリスク因子である[6]．LN群と非LN群を比較した検討では，LN群においてSLEの再燃，妊娠合併症が多い[7]．一方，尿蛋白が0.5 g/日以下のLN群では，非LNのSLE患者と比較して妊娠合併症の頻度に差は認められず[8]，寛解状態での妊娠が合併症出現のリスクを低下させるものと考えられる.

以上より，CKDステージG1が存在していたら，妊娠合併症のリスクはCKD非合併例より高く，CKDステージが進行するほど上昇する．また，最近では早産や低出生体重児の予後調査が行われており，出生時点で明らかな先天異常はなくとも成長発達過程において，腎機能障害や生活習慣病，発達障害を含む精神疾患の発生率が高いという報告もあり[9,10]，これらの情報について，挙児を希望する，もしくは妊娠したCKD患者およびその家族と共有する必要がある．また，妊娠期間中は産科医と連携を密にして診療に当たる必要がある[11].

## 引用文献


1. Zhang JJ, et al. Clin J Am Soc Nephrol 2015；10：1964–78.
2. Piccoli GB, al. J Am Soc Nephrol 2015；26：2011–22.
3. He Y, et al. J Nephrol 2018；31：953–60.
4. De Castro I, et al. Kidney Int 2017；91：1464–72.
5. Li Y, et al. Med Sci Monit 2018；24：1008–16.
6. Blom K, et al. Clin J Am Soc Nephrol 2017；12：1862–72.
7. Saavedra MA, al. Clin Rheumatol 2012；31：813–9.
8. Wagner SJ, et al. Lupus 2009；18：342–7.
9. Cheong JLY, et al. Semin Perinatol 2021；45：151483.
10. Koike K, et al. Clin J Am Soc Nephrol 2017；12：585–90.
11. Webster P, et al. Kidney Int 2017；91：1047–56.


＊＊＊

# 12-2 CKD合併妊娠は母体腎機能の予後に影響する

【解説要旨】 CKD合併妊娠は母体腎機能の予後に影響を及ぼす．

## 【解 説】

CKDステージG3（eGFR 60 mL/分/1.73 m$^2$未満）以降では，前項「12-1」で記載した妊娠合併症のリスクが高い[1]だけでなく，出産後の腎機能悪化や蛋白尿増加が認められ[2]，妊娠を契機に透析または腎移植を早める可能性がある[3]．特にステージG4，G5および1日尿蛋白量3 g/日以上のCKD症例の腎予後は不良である[4]．わが国の報告では，CKD合併妊娠の25％に出産後腎機能悪化を認め，その要因として腎炎の存在，妊娠前からの有意な蛋白尿があげられている．一方，妊娠前のeGFRが75 mL/分/1.73 m$^2$以上あれば，出産後に腎機能が低下する可能性は低い[5]．妊娠前の血清Cr値が2.5 mg/dL以上の症例では，全例妊娠中に血液透析を必要とし，そのまま維持透析となっている[6]．

IgA腎症患者の腎機能を10年間追跡した検討では，妊娠群と非妊娠群の間で腎機能低下速度に有意差は認めなかったが，1 g/日以上の蛋白尿が腎機能低下に関連していた[7]．蛋白尿は分娩後の母体の腎予後に強く影響するため，妊娠前および産褥後の蛋白尿減少に努める必要がある[8]．わが国の報告でも，IgA腎症合併妊娠は妊娠合併症のリスクが高く，収縮期血圧，血清Cr値，BUN値，尿酸値が有意に高値であり，組織学的には腎間質障害が強いこと，1日尿蛋白量が多いことがリスク因子としてあげられている[9]．またeGFR 45 mL/分/1.73 m$^2$未満の症例では，ほぼ半数が出産5年後の腎機能が有意に低下していた[10]．

以上より，CKDステージが進行するほど母体の妊娠出産後の腎機能低下のリスクが上昇し，すでにeGFRがCKDステージG3b以下に低下している症例では，出産後さらに腎機能が低下する可能性が高い．そのほか，蛋白尿の有無や程度，腎疾患の病態別によるリスク評価に関しては「腎疾患患者の妊娠：診療ガイドライン2017」を参照されたい[a]．

CKD合併妊娠では，CKDステージG1であっても妊娠中に腎機能低下を認める場合や，周産期を問題なく経過してもその後に腎機能障害の進行や尿蛋白が増加する症例もある．したがって，母体の腎機能，腎疾患，分娩時のケア，母体と胎児の予後に関する共通認識と必要な情報を患者と共有し[11]，産科医と腎臓内科医の連携が必要不可欠である．

### 参考文献

a. 日本腎臓学会学術委員会 腎疾患患者の妊娠：診療の手引き改訂委員会編．腎疾患患者の妊娠：診療ガイドライン2017．診断と治療社，2017. https://cdn.jsn.or.jp/data/jsn-pregnancy.pdf　2023.1.24アクセス

### 引用文献

1. He Y, et al. J Nephrol 2018；31：953–60.
2. Su X, et al. Am J Kidney Dis 2017；70：262–9.
3. Wiles K, et al. Nephrol Dial Transplant 2021；36：2008–17.
4. Madazli R, et al. Hypertens Pregnancy 2021；40：75–80.
5. Fukasawa Y, et al. Taiwan J Obstet Gynecol 2016；55：166–70.
6. Sato JL, et al. Int J Gynaecol Obstet 2010；111：45–8.
7. Limardo M, et al. Am J Kidney Dis 2010；56：506–12.
8. Oh HJ, et al. Clin Nephrol 2011；76：447–54.
9. 末次靖子，他．日内会誌2012；101（臨時増刊）：189.
10. Shimizu A, et al. Intern Med 2015；54：3127–32.
11. Webster P, et al. Kidney Int 2017；91：1047–56.

＊＊＊

# 12-3 妊娠中または挙児希望のCKD患者において推奨される降圧薬

【解説要旨】 妊娠中または挙児希望のCKD患者の降圧薬は，メチルドパ，ラベタロール，ヒドララジン，そして(徐放性)ニフェジピンおよびアムロジピンが第1選択の経口降圧薬である．

## 【解 説】

CKDでは高血圧合併例も多く，降圧薬内服下で挙児を希望される患者も多い．妊娠高血圧症候群の診断基準が変更になり，もともと高血圧がある患者も妊娠高血圧症候群に分類され，妊娠高血圧腎症への進展には注意が必要であり，妊娠中および授乳期の血圧管理は大変重要である．

わが国の妊娠中における降圧治療は，海外とは使用できる降圧薬が異なることから「腎疾患患者の妊娠：診療ガイドライン2017」[a]，「高血圧治療ガイドライン2019」[b]および「妊娠高血圧症候群の治療指針2021」[c]に則った治療が推奨される．

わが国ではメチルドパ，ラベタロール，ヒドララジン，そして妊娠週数にかかわらず，(徐放性)ニフェジピンおよびアムロジピンの単剤使用が第1選択の経口降圧薬となり，これは海外の報告とほぼ同一である．2022年12月(徐放性)ニフェジピンとアムロジピンの添付文書が改訂され，禁忌の項目から「妊婦または妊娠している可能性のある女性」が削除された．

また，現在までのところ妊娠高血圧症候群の分類別，もしくは使用降圧薬別のSRによっても，妊娠転帰に好ましい影響を与える降圧薬のエビデンスは報告されていない[1,2]．経口降圧薬1剤で十分な降圧が得られない場合は，作用点の異なる降圧薬2剤を併用とする．妊娠中の急性重度の高血圧症に対しては，さまざまな臨床試験で短時間作用型降圧薬が比較されている．ここでも最も一般的に検査される薬は，非経口ヒドララジン，非経口ラベタロールおよび経口ニフェジピン(短時間，中程度，または長時間作用型)であり，基本的にはヒドララジン，ラベタロール，ニフェジピンが使用される．現在までのところ，これらの薬は安全性と有効性に関して同等であると結論づけられ，専門家は特定の薬の経験と精通度に基づいて選択することが推奨されている[1,3]．

また，CKD患者に降圧薬もしくは腎保護作用を目的としてよく使用されているACE阻害薬，ARBは，胎児毒性が明らかであり妊娠中は禁忌である．このため「腎疾患患者の妊娠：診療ガイドライン2017」[a]にも記載のされているように，内服中に妊娠が明らかとなった場合は，可及的速やかに中止すべきである．

### 参考文献

a. 日本腎臓学会学術委員会 腎疾患患者の妊娠：診療の手引き改訂委員会編．腎疾患患者の妊娠：診療ガイドライン2017．診断と治療社，2017. https://cdn.jsn.or.jp/data/jsn-pregnancy.pdf　2023.1.24アクセス
b. 日本高血圧学会高血圧治療ガイドライン作成委員会編．高血圧治療ガイドライン2019．日本高血圧学会，2019.
c. 日本妊娠高血圧学会編．妊娠高血圧症候群の診療指針2021．メジカルビュー社，2021.

### 引用文献

1. Garovic VD, et al. Hypertension 2022；79：e21–e41.
2. Abalos E, et al. Cochrane Database Syst Rev. 2018；10：CD002252.
3. Duley L, et al. Cochrane Database Syst Rev. 2013；CD001449.

＊＊＊

# 12-4 CKD患者の妊娠中および授乳期において使用可能な免疫抑制薬

【解説要旨】 病状に応じて副腎皮質ホルモン，シクロスポリン，タクロリムス，アザチオプリンは使用可能である．一方，ミゾリビン，ミコフェノール酸モフェチル(MMF)は催奇形性があり，妊娠・挙児を計画時に中止もしくはほかの免疫抑制薬に切り替えるべきである．シクロホスファミドは量と年齢により妊孕性への影響があるため妊娠可能な女性への使用は控えたほうが望ましい．

【解 説】

IgA腎症，微小変化型ネフローゼ症候群，ループス腎炎などは妊娠可能年齢に多いため，ステロイドや免疫抑制薬による治療中に妊娠・挙児を希望する症例も多い．

副腎皮質ホルモンは，添付文書上「妊婦又は妊娠している可能性のある婦人には，治療上の有益性が危険性を上回ると判断される場合にのみ投与すること」とされており，病状の維持に必要な場合，妊娠中も投与は許容される．その場合，胎盤移行性の低いプレドニゾロンが推奨される．カルシニューリン阻害薬(シクロスポリン，タクロリムス)は，催奇形性は特に認められておらず，病状の維持に必要な場合，投与は許容される[1]．MMFは，胎児奇形の危険性が数多く報告されており，添付文書上も妊娠中の使用は禁忌である[2]．シクロホスファミドも催奇形性や，計3.5～7 g投与で無月経の報告があり，量と年齢により妊孕性に影響を及ぼすため，妊娠を希望する際には使用を控えるべきである[1]．メトトレキサートは催奇形性が認められるため，妊娠前に中止すべきである[1]．ミゾリビンは動物実験で催奇形性が示されており，ヒトでのデータが乏しいので使用しない．

妊娠中に医薬品を使用する場合，母体への影響だけでなく胎児への影響について十分な注意が必要であるが，各医薬品の添付文書に記載された情報は，必ずしも十分ではない．これを踏まえて，厚生労働省の「妊婦・授乳婦を対象とした薬の適正使用推進事業」により，2005(平成17)年10月に国立成育医療研究センター内に「妊娠と薬情報センター」が設置された．同センターでは，妊婦などへの医薬品投与に関する情報を集積し，添付文書への反映を推進する取り組みが行われている．その一環として，2018年8月に「免疫抑制剤の妊婦等に関する禁忌の見直しについて」(医薬品・医療機器等安全性情報No.355)が発表され，タクロリムス，シクロスポリン，アザチオプリンの3剤について，添付文書の「禁忌」の項から「妊婦又は妊娠している可能性のある婦人」の文言が削除された．今後さらなる情報の集積が必要と思われる．

上記以外の免疫抑制薬や生物学的製剤に関しては，「腎疾患患者の妊娠：診療ガイドライン2017」「妊娠高血圧症候群の診療指針2021」「全身性エリテマトーデス診療ガイドライン2019」，Webサイト「妊娠と薬情報センター」を参照されたい[a～c]．

## 参考文献


a. 日本腎臓学会学術委員会 腎疾患患者の妊娠：診療の手引き改訂委員会編．腎疾患患者の妊娠：診療ガイドライン2017．診断と治療社．2017. https://cdn.jsn.or.jp/data/jsn-pregnancy.pdf　2023.1.24アクセス
b. 日本妊娠高血圧学会編．妊娠高血圧症候群の診療指針2021．メジカルビュー社．2021.
c. 国立成育医療研究センター．妊娠と薬情報センター．http://www.ncchd.go.jp/kusuri/index.html　2023.1.24アクセス


## 引用文献


1. Østensen M, et al. Arthritis Res Ther 2006；8：209.
2. Stanhope TJ, et al. Clin J Am Soc Nephrol 2012；7：2089–99.

# 前文

CKD患者の高齢化を背景に，日本腎臓学会が発行してきたCKD診療ガイドラインでは，当初より高齢CKD患者について大きく取り上げてきた．CKD診療ガイドライン2018の高齢CKD患者を扱った第12章には，計7つのCQが採択され，対応する推奨が示されている[a]．ただし，厳密な意味でのSRに見合ったエビデンスが集積しているCQは限定的であり，その事情は本ガイドライン改訂時においても同様である．そこで本ガイドラインにおいては，ある程度のエビデンスが集積している高齢者CKDの降圧目標に関するCQのみを採択し，CKD診療ガイドライン2018のその他のCQを含むさまざまなトピックスについては，テキスト解説13-1～3として記載することとした．

## 参考文献

a. 日本腎臓学会編．エビデンスに基づくCKD診療ガイドライン2018．東京医学社，2018. https://cdn.jsn.or.jp/data/CKD2018.pdf　2022.10.22アクセス

# 13-1 高齢者CKDの見方

【解説要旨】 わが国の保存期CKD患者数の正確な評価は困難であるが，2005年には1,328万人，2015年には1,480万人と推定され，その増加の原因の1つとして人口の高齢化があげられている．多くの高齢者が残存腎機能の低下によってCKDと診断されるが，ここで問題となるのはその低下の原因が純粋に加齢によるものなのか，腎疾患がかかわったものなのかという点である．

## 【解説】

### 1. 加齢腎（形態と機能）

腎臓の形態的な変化としては，30〜40歳をすぎると腎重量や腎皮質厚が10年ごとに約10%ずつ減少し，それに併行して機能ネフロン数も減少する[1,2]．また，腎移植における移植腎の腎生検を用いた検討結果では，全節性糸球体硬化の程度と年齢は有意に関連していた[3]．腎皮質の萎縮には小動脈の加齢性変化による内腔狭小化が関与しており，高血圧や糖尿病が合併するとこれらの変化は加速される．さらに，細動脈レベルでも輸出入細動脈の硬化から全節性糸球体硬化や尿細管周囲毛細血管網の消失などを生じ，尿細管萎縮や間質線維化が進行する[4,5]．また，動脈硬化性の腎動脈狭窄の頻度も加齢によって増加する．

腎臓の機能的なパラメーターとして，腎血流量は10年ごとに約10%ずつ減少して腎組織の虚血が進行する．その際，明らかな腎臓病を伴わない老化において総GFRは減少するものの，単一ネフロンGFRは比較的安定しており[6,7]，検尿所見も軽微に推移する．ただし，これらの腎組織変化は腎硬化症と同一であり，健常高齢者においても，腎臓の加齢性変化と組織虚血の存在には留意すべきである[3]．例えば，利尿薬の服用時やビタミンD製剤投与に伴う高カルシウム血症による脱水やNSAIDsの使用により，高齢者では容易に腎血流量の低下とAKIを発症するリスクが高いので注意が必要である．

内分泌機能では，血漿レニン活性と血清アルドステロン値からは加齢につれてRA系の機能低下が認められ，このことは高齢者におけるRA系阻害薬の降圧効果の減弱という現象に合致する[8]．しかし，腎臓のRA系に対する感受性については必ずしも鈍化していることはなく，RA系阻害薬による急激なGFR低下や高カリウム血症を生じやすいという点からは感受性が亢進している可能性も示唆される．また，Na排泄能も低下し，Na排泄時間の延長による夜間尿の増加，心房性ナトリウム利尿ペプチドの血清濃度の上昇と腎の反応性の低下を認め，塩分過剰による溢水をきたしやすい．さらに，尿の濃縮力や希釈力も低下するため，飲水量の変化によって血清Na濃度が容易に変動する[9,10]．

### 2. 高齢者CKDの評価

3カ月以上続くGFR<60 mL/分/1.73 $m^2$というCKDの診断基準は高齢者においても適応されるため，64歳以上の高齢者の23.4〜35.8%がステージG3以上のCKDと診断される[11]．ただし，これらのCKDがすべて末期腎不全に到達する進行性腎疾患によるものということはなく，純粋な加齢によるGFR低下例も含まれており，高齢者におけるCKDの過剰診断が問題となっている[6,11]．実際，わが国の健診データの解析では，高齢者を中心にGFRが45 mL/分/1.73 $m^2$を下回るまでは全死亡の有意な増加は認められない[12]．すなわち，GFR 45 mL/分/1.73 $m^2$以上の高齢者は，腎機能の廃絶に至る前にその寿命を全うしている可能性が高い．米国からの報告でも，高齢CKD患者では成人CKD患者に比較してΔGFR>3 mL/分/1.73 $m^2$/年で進行する例は有意に少なく[13]，また欧州からの報告では，高齢CKDステージG3，G4患者では，末期腎不全よりもほかの原因による死亡のリスクのほうが高かった[14]．同様の報告が英国と台湾からもなされている[15,16]．これらの報告では，腎疾患による高齢CKD患者に加えて，純粋な加齢によるGFRの低下でCKDと診断された高齢者が多く含まれ，加齢によるGFR低下率（ΔGFRage）が緩やかなために腎機能予後がよいと判断されている可能性は否定できない．一方，CKD診療の進歩により保存期CKD患者の残存腎機能の温存が図られるようになったため，透析導入患者の平均年齢は高齢化しており[17]，何らかの腎疾患による高齢CKD患者のΔGFRage+ckdは，純粋な加齢によるΔGFRageより急峻なため，存命中に残存腎機能が消耗されてしまうものと想定される．すなわち，高齢者がCKDと診断された場合，加齢によるCKDと腎疾患によるCKDでは，腎機能予後が大きく異なってくる．したがって，効果的なCKD対策のためには，CKDと診断された高齢者におけるGFRの低下が，加齢によるΔGFRageなのか，もしくは合併する腎疾患により加速されたΔGFRage+ckdなのかを鑑別し，後者の加速分に対して積極的な介入を行うことが必要である．この鑑別にはCKD診断の基準となるGFR値（60 mL/分/1.73 $m^2$）を引き下げるだけでは不十分であり[18]，GFR低下率（ΔGFR）や検尿所見，CKDの原疾患としての糖尿病や高血圧の有無の評価が重要となる．

### 3. 高齢者CKDの病態とアプローチ

高齢者CKDの原因としては，加齢を除くと糖尿病，高血圧，CVD，脂質異常症や糸球体腎炎があげられ[19]，これらはおおむね成人CKDの原因と同様である．CKDはフレイル，認知症や老年症候群と密接な関連があり，相互にその発症リスクを増大させる[20,21]．ただし，介入によるフレイルの発症・進展抑制がCKDの進展抑制に結びつくか明らかではない．また，蛋白尿レベルが腎機能予後と相関することは成人CKDと同様であるが[14]，GFRレベルの臨床的な重要性については，前述のように残存するGFRの値のみならず，ΔGFRを勘案して判断する必要がある[6,16]．なお実臨床においては，イヌリンクリアランス法や内因性Ccr法によるGFR測定に代わり，年齢，性別と血清Cr値から求められるeGFRが用いられるが，筋肉量が極端に減少している高齢者では血清Cr値の低下からGFRを過大評価する可能性がある．その懸念がある場合には，血清シスタチンC値を用いたeGFRを使用する[22]．同様に尿中Cr排泄量を1 gと規定したうえで算出される尿蛋白クレアチニン比についても，高齢者では筋肉量の低下により尿中クレアチニン排泄量が減少するため，実際の24時間尿蛋白排泄量より大きな値となること（過大評価）に注意が必要である[23]．

さらに，前述のような加齢による腎形態や生理学的な変化による腎予備能の低下から，脱水や低血圧による腎血流の低下，NSAIDsや造影剤などの腎毒性物質の使用，そして近年ますます適応が広がった重症病態への積極的な治療介入（例：高齢者への心臓弁置換術など）によるAKIが容易に合併し，CKDの発症もしくは増悪に関与するリスクが高い[6,24]．AKI発症後の生存者のうち，65歳以上の患者では31.3％で腎機能の完全な回復が得られずにCKDへと進展していた[25]．また，顕微鏡的多発血管炎による腎性AKIや前立腺肥大などの下部尿路疾患による腎後性AKIは高齢者に多く，特に前者では発見が遅れたり免疫抑制療法が十分に行えない場合には，高頻度で末期腎不全に進展する．そこで，高齢者における腎臓病によるCKDでは，まずΔGFRage+ckdを軽減すべく，本ガイドラインに沿った標準的なCKD治療を行う．ただし，これまで述べてきたように高齢CKD患者は個体差が極めて大きく，フレイルやポリファーマシーなど高齢者特有の多面的な問題を抱えているため，本ガイドラインはあくまで参考として，腎臓専門医だけではなく，老年医学の専門家やかかりつけ医との連携のうえで個別化医療を行うべきである．さらに，AKIエピソードが腎疾患によるCKDの増悪因子となるだけではなく，加齢による進行の緩やかなCKDにおいても残存腎機能を損なうことから，NSAIDs使用によるサブクリニカルな腎血流低下なども含めたAKIエピソードを未然に防ぐことが重要である[26,27]．

## 引用文献

1. Ogiu N, et al. Health Phys 1997；72：368–83.
2. Gourtsoyiannis N, et al. Am J Roentgenol 1990；155：541–4.
3. Rule AD, et al. Ann Intern Med 2010；152：561–7.
4. O'Sullivan ED, et al. J Am Soc Nephrol 2017；28：

13

407–20.
5. Glassock RJ, et al. Kidney Int 2012；82：270–7.
6. Chou YH, et al. Aging Dis 2021；12：515–28.
7. Hommos MS, et al. J Am Soc Nephrol 2017；28：2838–44.
8. Anderson S. Nephrol Dial Transplant 1997；12：1093–4.
9. Bolignano D, et al. Ageing Res Rev 2014；14：65–80.
10. Luft FC, et al. Circulation 1979；59：643–50.
11. Zhang QL, et al. BMC Public Health 2008；8：117.
12. Kon S, et al. Clin Exp Nephrol 2018；22：346–52.
13. O'Hare AM, et al. J Am Soc Nephrol 2007；18：2758–65.
14. De Nicola L, et al. Kidney Int 2012；82：482–8.
15. Raman M, et al. J Nephrol 2018；31：931–9.
16. Chou YH, et al. Aging Clin Exp Res 2019；31：1651–9.
17. Wakasugi M, et al. Nephrology（Carlton）2020；25：172–8.
18. Delanaye P, et al. Clin Biochem Rev 2016；37：17–26.
19. Wang F, et al. Kidney Int Rep 2018；3：1135–43.
20. Chowdhury R, et al. Arch Gerontol Geriatr 2017；68：135–42.
21. Drew DA, et al. Am J Kidney Dis 2019；74：782–90.
22. Horio M, et al. Am J Kidney Dis 2013；61：197–203.
23. Yokoyama H, et al. Clin Exp Nephrol 2012；16：903–20.
24. Wang F, et al. Kidney Int Rep 2018；3：1135–43.
25. Schmitt R, et al. Am J Kidney Dis 2008；52：262–71.
26. Anderson S, et al. J Am Soc Nephrol 2011；22：28–38.
27. Wongrakpanich S, et al. Aging Dis 2018；9：143–50.

＊＊＊

# 13-2 高齢者CKDの管理

【解説要旨】 高齢CKD患者の症状は個人差が大きい．検査や治療方針を決定する際には，疾患だけでなくQOLや生命予後も考慮し，多職種で患者の意思決定プロセスを共有する必要がある．

【解説】

わが国の高齢化が進行している[1,2]．年齢とともに腎機能は低下するため，高齢化に伴いCKD患者は増加することが予想される．日本透析医学会による2020年末わが国の慢性透析療法の現況によると，透析患者全体の平均年齢は69.4歳であり，平均年齢は年々上昇傾向を示していた[2]．また，70歳未満の患者数は2017年から減少しており，最も割合が高い年齢層は男女とも70～74歳であった．

CKDは末期腎不全だけではなく，CVDなどのリスク因子でもある．GBD Study 2017によると，CKDによる負担の指標である障害調整生存年数は，高齢者ほど高くなる傾向がある[3]．高齢者は，CKDの進行とともに疾病リスクが高くなり，QOLを損なうことにつながる可能性がある．そのため，CKDを早期発見し，適切に治療を行う必要がある．日本腎臓学会は，「腎健診受診者に対する保健指導，医療機関紹介基準に関する提言」を出している[4]．この提言では，「腎健診受診者のeGFRによる医療機関受診勧奨は，eGFR 45未満（CKDステージG3b）以降とする」とされている．高齢CKD患者は合併症を伴うことが多く，病状の個人差が大きい．各患者の状態に応じて腎臓専門医への受診が勧められる．

高齢者の腎生検については，腎生検ガイドブック2020では「高齢者においても腎生検が診断や予後に重要な情報をもたらす場合があるが，加齢に伴う変化にも注意が必要である」と記載されている[5]．高齢者に対する腎生検の施行については，Kawaguchiらが腎臓病治療を行っている医療施設に対して行った腎生検に関する調査によれば，腎生検を行う最高齢が79歳未満であったのは168施設中20%，89歳は57%，そして，90歳以上は13%であった[6]．Molnárらの研究では，高齢者の腎生検は増加傾向にあり，その傾向は加齢に伴う疾患の発生数の増加と関係していた[7]．また，高齢者を対象とした腎生検によって治療方針が変更されたことを報告した研究もある[8～10]．これらから，高齢者においても腎生検の施行は診断および治療方針の決定に有用であることが示唆される．次に，腎生検による合併症については，Fediらの85歳以上の患者104名を対象とした腎生検に関する研究によると，合併症の合計は6.7%であり，輸血を必要とした出血は2.9%，輸血と塞栓術が必要となった出血は0.9%であった[11]．Omokawaらの80歳以上の患者73名を対象とした研究によると，重篤な合併症は認められなかった[9]．一方，Kawaguchiらの研究によると，成人に対する腎生検では，治療を伴った出血は1.1%，輸血が必要となった出血は0.8%，経カテーテル動脈塞栓術が必要となった出血は0.2%であった[6]．これらの研究を考慮すると，高齢者で腎生検の重篤な合併症が著明に多いとはいえない．ただし，これらの研究の対象は腎生検の実施およびその後の治療を受けることができる患者に限られていたことに注意を要する．そこで，高齢CKD患者の腎生検に関しては，その有用性と安全性を考慮し施行を慎重に検討する必要がある．

高齢CKD患者への透析導入は，非導入の場合よりも生命予後の改善などの効果が期待される．Verberneらによる70歳以上を対象としたコホート研究では，腎代替療法と保存療法を比較したところ，腎代替療法群に延命効果が認められた[12]．しかし，80歳以上では統計学的有意差は認められなかった．Wongrakpanichらによる SRでは高齢者を対象とした12のコホート研究を解析し，透析を選択した患者の生存期間が保存療法を選択した患者よりも長い傾向があることが示された[13]．また，3つの研究のメタ解析によると，透析を選択することは保存療法を選択するよりも死亡リスクが低かった(HR 0.53(95%CI 0.30〜0.91), p=0.022). Buurらは観察研究のSRを行っており, 11研究のメタ解析によると, 透析群のほうが保存療法群よりも生命予後が良好であった(HR 0.47(95%CI 0.34〜0.65))[14]. しかしながら, 80歳以上では透析による生命予後改善効果は認められなかった. また, 入院日数は保存療法群において短い傾向が認められた. 高齢者の透析導入は, 生命予後への影響を評価し, 個別に判断する必要がある.

末期腎不全における治療法の選択肢には, 腎代替療法または保存的腎臓療法がある. 治療法決定の過程では, 医療チームによる十分な情報提供・共有, および患者側と医療・ケアチーム側のSDMが求められる. また, アドバンス・ケア・プランニングは, 患者の意思決定能力が低下するときに備え, 今後の医療とケアについて話し合っておく, 重要なプロセスである. 日本透析医学会は「透析の開始と継続に関する意思決定プロセスについての提言」を策定した[15]. またAMED長寿・障害総合研究事業 長寿科学研究開発事業「高齢腎不全患者に対する腎代替療法の開始/見合わせの意思決定プロセスと最適な緩和医療・ケアの構築」は, 「高齢腎不全患者に対応する医療・ケア従事者のための意思決定支援ツール」を公開した[16]. 高齢者の透析導入ないし見合わせの決定の際には多職種で, 生命予後や治療効果だけでなく, 患者の意思決定プロセスを共有し, 患者が最良の選択ができるように支援する必要がある.

## 引用文献


1. 厚生労働省. 令和2年版 厚生労働白書(平成30年度・令和元年度厚生労働行政年次報告)―令和時代の社会保障と働き方を考える. 2020. https://www.mhlw.go.jp/content/000735866.pdf 2022.10.22アクセス
2. 日本透析医学会統計調査委員会, 他. 日透析医学会誌 2021；54：611–57.
3. GBD Chronic Kidney Disease Collaboration. Lancet 2020；395：709–33.
4. 日本腎臓学会腎臓病対策委員会, 他. 日腎会誌2017；59：38–42.
5. 日本腎臓学会腎生検ガイドブック改訂委員会編. 腎生検ガイドブック2020. 東京医学社, 2020. https://cdn.jsn.or.jp/data/kb_guide_2020.pdf 2022.10.22アクセス
6. Kawaguchi T, et al. Clin Exp Nephrol 2020；24：389–401.
7. Molnár A, et al. Sci Rep 2021；11：24479.
8. Nair R, et al. Am J Kidney Dis 2004；44：618–26.
9. Omokawa A, et al. Clin Nephrol 2012；77：461–7.
10. Haas M, et al. Am J Kidney Dis 2000；35：433–47.
11. Fedi M, et al. BMC Nephrol 2021；22：362.
12. Verberne WR, et al. Clin J Am Soc Nephrol 2016；11：633–40.
13. Wongrakpanich S, et al. Nephron 2017；137：178–89.
14. Buur LE, et al. BMC Nephrol 2021；22：307.
15. 透析の開始と継続に関する意思決定プロセスについての提言作成委員会. 日透析医学会誌2020：53：173–217.
16. 日本医療研究開発機構(AMED)長寿科学研究開発事業「高齢腎不全患者に対する腎代替療法の開始/見合わせの意思決定プロセスと最適な緩和医療・ケアの構築」研究班編. 高齢腎不全患者のための保存的腎臓療法―conservative kidney management(CKM)の考え方と実践―. 東京医学社, 2022.


＊＊＊

# 13-3 高齢者CKDの治療

【解説要旨】CKDに関連する治療において，年齢により目標や治療を変更する必要性を示すエビデンスはない．一般的な高齢者診療と同様に，治療による益と害を検討して判断する．特に，高齢CKD患者においては，QOLを損なわないように配慮する必要がある．

## 【解 説】

高齢者に対する治療に関して一般的に留意すべき点としては，高齢者の特性を踏まえた保健事業ガイドライン第2版[a]，高齢者に対する適切な医療提供の指針[b]，などに示されている通り，加齢に伴う生理的な機能低下とその症状があり，疾患との鑑別が難しいこと，疾患の所見も治療に対する反応も若年者とは異なること，複数の慢性疾患を合併していること，それに伴い薬剤数の増加と代謝排泄機能の低下により相互作用や薬物有害事象が起こりやすいこと，高齢者を対象とした診療ガイドラインが十分に確立されていないことがあげられる．さらに，若年者に対する診療ガイドラインの適用により，必ずしも良好な結果が得られないことなどがある．特に薬剤投与に関しては，有害事象の回避と服薬管理の重要性が示されているが，そのため薬剤に優先順位をつけることが強調されている[c]．腎臓内科は各種の生活習慣病の最終局面を管理するほか，合併症の多い高齢者がほとんどを占める．さらに，末期腎不全では低下する腎機能の補助としていくつかの薬剤投与が必要になり，ポリファーマシーになりやすい．ほかの領域にもまして高齢者に対する薬剤管理に対する配慮が必要である．

CKDに対する治療方針は本ガイドラインに示す集約的治療となるが，高齢者に対してはこうした多くの因子について配慮するとともに，これらによる治療効果の期待値が非高齢者と異なる可能性を考慮して検討する必要がある．運動療法，食事療法といった非薬物療法についても効果が期待できるが，リスクとベネフィットを個別に検討したうえでQOLに配慮した処方を行う必要がある．また，CKDと合併症のどちらの治療を優先するかという問題もあり，他領域の医療従事者とのコミュニケーションも重要となる．その際に個々の患者におけるCKD領域の治療の重要度を的確に提示するためにも，高齢者CKDに関する治療成績の現状を把握する必要がある．

CKDの集約的治療は大きく分けて，1. 糸球体過剰濾過の改善，2. 合併症軽減による腎機能維持，3. 疾患特異的な治療であり，これらにつき概説する．

### 1. 糸球体過剰濾過の改善

腎機能が進行性に低下する機序としては，糸球体過剰濾過説が受け入れられており，RA系阻害薬の使用や，糖尿病治療による腎機能保護効果として多くのエビデンスが確立されていると考えてよい[d,e]．それぞれ高齢者に対しても一定の効果が示されており，過降圧，低血糖の出現に注意しながら非高齢者に準じた治療方針が勧められるが，その基準は最新の知見に合わせて関連学会から発表されるアナウンスメントを参考にする．近年使用されているSGLT2阻害薬，ミネラルコルチコイド受容体拮抗薬，ARNIなどにも今後のエビデンスが期待できるが，現時点では高齢者と非高齢者で投与方法を使い分けることを推奨する根拠は明確に示されていない．血糖管理に関しては，高齢者糖尿病診療ガイドライン2017[f]，高齢者糖尿病治療ガイド2021[g]にある通り，認知機能やADLなどの状態に応じて低血糖に留意しながらHbA1c 8.0未満を目標とするコントロールが推奨されている．CKD合併例について，これを否定する報告はない．ポリファーマシーの観点からも生活習慣の改善が望ましいが，地中海食を含む生活習慣改善で体重減を図ったDíaz-Lópezらの報告も登録時対象となった6,719名の平均年齢は65.0歳であり，高

13

齢者の生活指導における参考となり得る．この研究では，月3回の指導を受ける群において1年後に－3.7 kgの減量を実現し，腎機能は維持された．対照群では体重減少はみられず腎機能が低下した[1]．糸球体過剰濾過の改善方法として肥満の解消，低たんぱく食もあげられるが，高齢者では特にフレイル・サルコペニアに配慮する必要があり，画一的な指導は望ましくない[2]．また，減塩も糸球体過剰濾過を改善する有効な手段であるが，フレイル・サルコペニアの危惧される高齢者では必ずしも6 g未満にこだわる必要がないことが示されている[d]．高齢者は急激な食生活の変化による食事摂取量の減少や運動療法による転倒や関節症の悪化などのリスクが懸念される．そのため，生活習慣の改善についても症例ごとに判断する必要がある．

### 2. 合併症軽減による腎機能維持

尿を生成する以外に腎臓が行っている役割は少なくないが，これを補助することが単なる対症療法ではなく腎機能をも保護し得ることが示されるようになった．腎性貧血の治療はHIF-PH阻害薬が新たな選択肢に入ったが，Hbの目標値はガイドラインに示す通りである[a]．Hb目標値について，高齢者と非高齢者を直接比較するデザインの臨床研究は検索し得なかったが，Tsuruyaらが385名の保存期CKD患者に対してHb目標値を11以上とそれ以下に分けて腎予後を検討した研究では，75歳以上と75歳未満で結果に差はみられていない[3]．またHayashiらによる研究でも同じ検討がされているが，同じくHb目標値を11 g以上にすることの優位性は75歳以上でも未満でも示されている[4]．また，貧血治療の開始時期に関してはEvansらが10 g/dLと11 g/dLを比較し，生命予後，CVDイベントの発生で評価しているが，これも75歳以上と未満で結果は同様となった[5]．

代謝性アシドーシスの存在が保存期CKDの複合アウトカムに対して独立したリスク因子であることをTangriらが示しているが，65歳を境とした層別解析でもこの結果には変化がみられなかった[6]．これらのことから，腎性貧血および代謝性アシドーシスの管理において高齢者で特別の変更を行う必要はないと考えられる．

CKD患者において，シンバスタチンとエゼチミブによる脂質低下療法のCVD発症抑制効果を示したSHARP Studyでは，登録時70歳以上のグループでは，60～69歳，40～49歳のグループに比べて抑制効果が大きい傾向にあった[7]．これに対するサブ解析を含め，2017年以降に報告されているCKD患者における脂質低下療法の効果を示した研究では，年齢による層別解析は行われていないが，登録時の平均年齢が65歳以上であり，その一部はほぼ高齢者が対象となっている．特に後者はどちらの属性に対して効果がみられたかを慎重に吟味する必要はあるが，高齢者に対する治療の参考になると考えられる．特に，エボロクマブによる脂質低下療法の効果を検討したFOURIER TrialにおけるCKD患者を対象としたCharytanらのサブ解析でも，CKDステージG3以上の患者群は登録時平均年齢が68.7歳であり，この群では入院などのprimary endpointには影響しなかったもののCVD死亡を含むsecondary endpointには有意な効果を示している[8]．また，Staniferらの報告ではGFR 60未満の群の平均年齢は70歳以上であり，この群では統計学的に有意ではないもののCVD死亡に対するリスク軽減がみられている[9]．以上より観察研究の結果からは，少なくとも高齢者に対して脂質低下療法の益が害を下回るという報告はなく，非高齢者と同等の目標で脂質管理を行うことが推奨される．

高リン血症，副甲状腺機能亢進の是正，同じく高カリウム血症の是正については保存期CKD患者の腎予後，生命予後に対する優位性は示されているものの，これらを年齢層別に解析したデータは提示されておらず，高齢者と非高齢者の治療内容を変更することを示唆する報告は認めなかった．そのため，こうした合併症軽減に対する治療は非高齢者と同様に行い，一般的な高齢者に対する配慮を行うにとどめる．

### 3. 疾患特異的な治療

ANCA関連RPGNに対しては，2020年にガイドラインが改訂され[h]，それ以前の治療アルゴリズムに示されていた年齢に基づく治療指針が改訂された．治療選択に際し年齢は考慮されるものの，選択に直接反映されるだけのエビデンスには不足していると判断されている．IgA腎症，ADPKDなど，疾患に対する特異的な治療の進展もCKDの予後改善に寄与していると思われる．2017年以降に報告されたIgA腎症，ADPKDの治療に関する研究結果では，その多くで登録患者の平均年齢が40歳未満であり，高齢者を含んでいないものもあった．いずれも高齢発症が一般的ではないため，加齢に配慮したうえで成人に準じた治療を行うことが推奨される．

## 参考文献


a. 厚生労働省保険局高齢者医療課．高齢者の特性を踏まえた保健事業ガイドライン第2版，2019.

b. 厚生労働科学研究費補助金(長寿科学総合研究事業)高齢者に対する適切な医療提供に関する研究(H22-長寿-指定-009)研究班，他．高齢者に対する適切な医療提供の指針，2013.

c. 日本老年医学会，他編．高齢者の安全な薬物療法ガイドライン2015，メジカルビュー社，2015.

d. 日本高血圧学会高血圧治療ガイドライン作成委員会編．高血圧治療ガイドライン2019，日本高血圧学会，2019. https://www.jpnsh.jp/data/jsh2019/JSH2019_noprint.pdf　2022.10.22アクセス

e. 日本糖尿病学会編．糖尿病診療ガイドライン2019，南江堂，2019.

f. 日本老年医学会・日本糖尿病学会編著．高齢者糖尿病診療ガイドライン2017，南江堂，2017.

g. 日本糖尿病学会・日本老年医学会編著．高齢者糖尿病治療ガイド2021，文光堂，2021.

h. 厚生労働科学研究費補助金難治性疾患等政策研究事業(難治性疾患政策研究事業)難治性腎障害に関する調査研究班編．エビデンスに基づく急速進行性腎炎症候群(RPGN)診療ガイドライン2020，東京医学社，2020. https://jsn.or.jp/academicinfo/report/evidence_RPGN_guideline2020.pdf　2022.10.22アクセス


## 引用文献


1. Díaz-López A, et al. Am J Nephrol 2021；52：45–58.
2. サルコペニア・フレイルを合併したCKDの食事療法検討WG．日腎会誌2019；61：525–56.
3. Tsuruya K, et al. Clin Exp Nephrol 2021；25：456–66.
4. Hayashi T, et al. Clin Exp Nephrol 2019；23：349–61.
5. Evans M, et al. Nephrol Dial Transplant 2017；32：1892–901.
6. Tangri N, et al. BMC Nephrol 2021；22：185.
7. Baigent C, et al. Lancet 2011；377：2181–91.
8. Charytan DM, et al. J Am Coll Cardiol 2019；73：2961–70.
9. Stanifer JW, et al. J Am Soc Nephrol 2017；28：3034–43.


＊＊＊

13

# 13-4 CQ 75歳以上の高血圧を伴うCKD患者に診察室血圧150/90 mmHg未満への降圧療法は推奨されるか？

【推 奨】 CKD進展およびCVD発症の抑制のためには，診察室血圧150/90 mmHg未満を推奨する【2C】．

脳，心臓，腎臓などの虚血症状，AKI，電解質異常，低血圧関連症状(立ちくらみ・めまい)などの有害事象がなく，忍容性があると判断されれば，診察室血圧140/90 mmHg未満を推奨する【2C】．

【解 説】

高齢者を年齢によって一律に区分することには注意を要するが，特に75歳以上の高齢者では非高齢者と異なる病態生理的変化を有することが多く，フレイルや認知機能障害，ポリファーマシーなど特有な病態の合併が多くなるとされる．したがって，本CQで記載する内容も75歳以上の高齢者の診療でより重要な意味をもつと考えられ，75歳以上の高齢者CKDを対象として記載した．また，CKD診療ガイドライン2018[a]の第4章CQ3では「高血圧を伴う75歳以上の高齢CKD患者に150/90 mmHg未満への降圧療法は推奨されるか？」として解説されており，本ガイドラインにおいても75歳以上の高齢者CKDにおける降圧目標として診察室血圧150/90 mmHg未満の妥当性について検証した．なお，家庭血圧での降圧目標145/85 mmHg未満については，近年では高血圧診断・治療における診察室外血圧測定(家庭血圧測定，24時間自由行動下血圧測定)の重要性が明らかにされており，高血圧の診断や治療方針において診察室外血圧測定(家庭血圧測定)を重視して作成された，高血圧治療ガイドライン2019[b]を参照し，今回，降圧目標値の表記について診察室血圧値と家庭血圧値の両者を記載することとした．

本CQの要約として，1つのメタ解析では75歳未満では認められた厳格降圧によるCKD発症リスク低減効果が75歳以上では認められなかった[1]．また，STEP介入研究とSPRINT介入研究サブ解析からのRCT関連結果においては，高齢の高血圧患者でも厳格降圧によるCVD発症抑制の有効性が報告されている[2～4]．一方，認知症患者やCKD患者においては厳格降圧によるCVD抑制効果が減弱する可能性があること，厳格降圧によるAKI増加の可能性が報告されている[5～9]．5つの観察研究では，高齢者においても高血圧がCKDの発症・進展のリスクとなることが示されている[10～14]．以上から，今回の推奨内容とした．

今回のSRの対象期間(2017年1月～2021年9月)以前の報告ではあるが，CKD診療ガイドライン2018[a]で紹介されている一般的な高血圧患者に対するCVD抑制のための降圧療法についてのメタ解析では，80歳以上の症例に対する降圧療法がCVDを有意に減少させることが示されている[c,d]．また，SR対象期間前に報告されたSPRINT研究[e]からの75歳以上の高齢高血圧患者(2,636名)を対象としたサブ解析では，CKDステージG3以上が40％以上含まれており，収縮期血圧＜120 mmHgを降圧目標とした厳格降圧群(到達収縮期血圧123.4 mmHg)と収縮期血圧＜140 mmHgを降圧目標とした標準降圧群(到達収縮期血圧134.8 mmHg)とで主要複合アウトカム(脳・CVD，急性心不全，CVD死亡)が比較された[f]．その結果，主要複合アウトカムは厳格降圧群2.59％，標準降圧群3.85％，HR 0.66(95％CI 0.51～0.85)，総死亡も厳格降圧群1.78％，標準降圧群2.63％，HR 0.67(95％CI 0.49～0.91)といずれも厳格降圧群で有意に低下が認められた．末期腎不全への進展抑制効果は認められず，正常腎機能高血圧患者において，副次腎複合アウトカム(30％以上のeGFR低下を伴いeGFR 60未満となる状態が90日以上持続，末期腎不全)が有意に多かった(厳格降圧群1.70％，標準降圧群0.58％，HR 3.14(95％CI 1.66～6.37))[f]．以上から，75歳以上の高齢者におけるCVD抑制のための腎機能悪化のリスクとのバランスを図ったうえでの降圧療法には，十分意義があると考えられる．そして，日本高血圧学会高血圧治療ガイドライン[b]，や2021年に改訂されたKDIGOの血圧管理ガイドライン[g]においても厳格降圧を推奨する内容となっている．

一方，CKD発症抑制のための降圧療法についてのメタ解析の結果では，降圧目標に関する18RCTが対象となり，CKD発症をアウトカムとするRCTは4研究15,452名であり，さらにこのうち65～75歳を対象としたRCTは2研究8,154名，75歳以上を対象としたRCTは3研究5,513名であった[1]．

メタ解析の結果，全年齢を対象とした場合，厳格降圧治療群（収縮期血圧120 mmHg未満目標群および収縮期血圧130 mmHg未満目標群）では，標準降圧治療群（収縮期血圧150 mmHg未満目標群および収縮期血圧160 mmHg未満目標群）と比較して，CKD発症のリスク低下がみられ（RR 0.77（95%CI 0.70 ～ 0.85）），また，65～75歳を対象とした場合も同様であった（RR 0.76（95%CI 0.68 ～ 0.84））[1]．しかし，75歳以上を対象とした場合は，全年齢や65～75歳を対象とした場合とは異なり，RR 0.88（95%CI 0.85 ～ 1.33）と有意なリスク軽減は認めなかった[1]．一方で，75歳以上を対象とした場合でも，CVD死亡（RR 0.72（95%CI 0.59 ～ 0.88）），総死亡（RR 0.81（95%CI 0.71 ～ 0.92））については，厳格降圧治療群におけるリスク低下が認められている[1]．

次に，本CQに関連するRCTとして8論文を採択したが，すべて厳格降圧と標準降圧を比較したもので，今回のCQに正確に合致するものは認めなかった．RCT8編のうち1編が，中国の大部分が正常腎機能と考えられる60 ～ 80歳の高血圧患者8,511例（平均年齢66.2歳）を対象としたRCTのSTEP研究であり，厳格降圧群（収縮期血圧110 ～ 130 mmHg/平均年齢66.2歳/70 ～ 80歳24.1%/腎機能障害2.4%）と標準降圧群（収縮期血圧130 ～ 150 mmHg/平均年齢66.3歳/70 ～ 80歳24.2%/腎機能障害2.3%）との比較検討が行われた[2]．また，残りのRCTの7編はすべて，非糖尿病の高リスク高血圧患者9,361例（平均年齢67.9歳，75歳以上は28.2%）における厳格降圧群（収縮期血圧120 mmHg未満）と標準降圧群（収縮期血圧140 mmHg未満）との主要複合アウトカム（脳・CVD，急性心不全，CVD死亡）のリスク比較のためのRCTであるSPRINT本試験[f]のサブ解析研究であった．

まず，STEP研究では，観察期間中央値3.34年において，主要複合アウトカム（脳卒中，急性冠動脈症候群）のHR 0.74（95%CI 0.60 ～ 0.92）と厳格降圧群で有意に少なかった．低血圧は厳格降圧群で多かったが，そのほかの副作用や副次腎複合アウトカム（腎機能低下，末期腎不全への進行）は両群に差を認めなかった．したがって，STEP研究では，60 ～ 80歳と高齢の患者における高血圧に対する厳格降圧によるCKD抑制効果は明らかではなかったが，CVD抑制効果が認められた[2]．

続いて，高血圧患者に対する厳格降圧の腎イベントに与える影響を含めて，SPRINTサブ解析研究の結果を検証した．まず，非糖尿病の高リスク高血圧患者9,361例（平均年齢67.9歳，75歳以上28.2%，CKD症例28.3%（ただし，eGFR<20は対象から除外），CVD既往あり20.0%）を対象としたSPRINT本試験の最終報告としてのサブ解析（1）では，厳格降圧群（収縮期血圧120 mmHg未満）と標準降圧群（収縮期血圧140 mmHg未満）との当初の介入試験期間（中央値3.33年）に試験後の観察期間を加えた統合期間（中央値3.88年）における比較検討が行われた．介入試験期間では，主要複合アウトカム（脳・CVD，急性心不全，CVD死亡）は厳格降圧群1.77%，標準降圧群2.40%，HR 0.73（95%CI 0.63 ～ 0.86），総死亡も厳格降圧群1.06%，標準降圧群1.41%，HR 0.75（95%CI 0.61 ～ 0.92），といずれも厳格降圧群で有意に少なく，統合期間での解析でも主要複合アウトカム（厳格降圧群1.84%，標準降圧群2.43%，HR 0.76（95%CI 0.65 ～ 0.88））と総死亡（厳格降圧群1.23%，標準降圧群1.55%，HR 0.79（95%CI 0.66 ～ 0.94））の同様の減少が示された[3]．一方で，統合期間における解析でも，AKIは厳格降圧群で多く認められ（厳格降圧群1.3%，標準降圧群0.8%，HR 1.69（95%CI 1.37 ～ 2.10））．また，正常腎機能高血圧患者において腎機能低下（30%以上のeGFR低下が90日以上持続）も有意に多かった（厳格降圧群1.29%，標準降圧群0.39%，HR 3.34（95%CI 2.44 ～ 4.66））[3]．以上から，厳格降圧はCVDや総死亡を減少させる一方で，AKI発症リ

スクを増加させると考えられる[3].

次に，80歳以上の高齢高血圧患者を対象としたSPRINT研究サブ解析(2)では，eGFR 60未満のCKD患者が約50％含まれており，厳格降圧群でCVD(HR 0.66(95％CI 0.49～0.90))，全死亡(HR 0.67(95％CI 0.48～0.93))，軽度認知障害(HR 0.70(95％CI 0.51～0.96))の有意な減少を認めた[4]．一方，厳格降圧群では，AKI(HR 2.12(95％CI 1.37～3.26))と腎機能低下(30％以上のeGFR低下が90日以上持続，HR 3.41(95％CI 1.92～6.06))が有意に多かった[4]．また，軽度認知障害の評価スケールであるMoCAスコアの高い症例において，厳格降圧の主要複合アウトカム(脳・CVD，急性心不全，CVD死亡)抑制効果が高く(HR 0.40(95％CI 0.28～0.57))，低い症例(認知症の傾向が認められる症例)では抑制効果は消失した(HR 1.33(95％CI 0.87～2.03))[4]．以上から，80歳以上の高齢者においても厳格降圧はCVDや総死亡を減少させるが認知症の患者では当てはまらず，また，AKI発症リスクを増加させると考えられる．

正常腎機能の高リスク高血圧患者を対象としたSPRINT研究サブ解析(3)では，厳格降圧によるCKD発症に影響を与える要因の分析が行われ，試験期間中の平均動脈圧(MAP)低下幅$<$20 mmHgのグループと比して，MAP低下幅20 to $<$40 mmHgのグループとMAP低下幅$\geq$40 mmHgのグループではCKD発症(30％以上のeGFR低下を伴いeGFR 60未満となる状態が90日以上持続)のリスク増加が認められた[5]．さらに，厳格降圧介入を受けたなかでも降圧幅が大きい群におけるCVD抑制効果の減弱とCKD発症リスクの増加が示された[5]．

さらに，高血圧患者に対する厳格降圧の効果にCKDの存在が及ぼす影響をSPRINT研究サブ解析の結果から検討した．CKD合併高リスク高血圧患者を対象としたSPRINTサブ解析(4)では，CKD患者での厳格降圧は標準降圧と比較して，主要複合アウトカム(脳・CVD，急性心不全，CVD死亡)に有意差がなかったものの(HR 0.81(95％CI 0.63～1.05))，全死亡に対する抑制効果が認められ(HR 0.72(95％CI 0.53～0.99))，腎複合アウトカム(50％以上のeGFR低下，末期腎不全)には差がなかった(HR 0.90(95％CI 0.44～1.83))[6]．同じくCKD合併高リスク高血圧患者を対象としたSPRINT研究サブ解析(5)では，eGFRサブグループ(eGFR$<$45，45$\leq$eGFR$<$60，60$\leq$eGFR$<$90，eGFR$\geq$90)別に4群に分けて，標準降圧と厳格降圧の効果と有害事象について比較検討が行われた[7]．その結果，CKDステージが進行すると厳格降圧による主要複合アウトカム(脳・CVD，急性心不全，CVD死亡)リスクの抑制効果が減弱することが示され[7]，また，AKI発症リスクはどのCKDステージでも厳格降圧により増加することが明らかにされた[7]．SPRINT研究サブ解析(6)では，厳格降圧による主要複合アウトカム(脳・CVD，急性心不全，CVD死亡)のリスク抑制効果が正常腎機能の高リスク高血圧患者では3.4年後に有意性を失ったのに対して，CKD合併高リスク高血圧患者では抑制効果の維持期間が1.3年へと短縮化することが示された[8]．これらSPRINT研究サブ解析の結果からは，高リスク高血圧患者に対する厳格降圧によるCVDリスクの抑制効果が，CKD合併高リスク高血圧患者においては減少するとともに早期に消失する可能性が考えられた．

SPRINT研究サブ解析(7)は，非糖尿病のCVD高リスク高血圧患者対象のSPRINT研究(6,715例)と2型糖尿病のCVD高リスク患者対象のACCORD-BP研究(4,311例)での正常腎機能(eGFR 60以上)の高血圧患者を対象とした統合解析として報告された[9]．その結果，3年後の累積CKD(30％以上のeGFR低下を伴いeGFR 60未満となる状態が90日以上持続)発症率は，SPRINT研究では厳格降圧群で3.5％，標準降圧群で1.0％(絶対リスク差2.5％(95％CI 1.8～3.2))，ACCORD-BP研究では厳格降圧群で10.0％，標準降圧群で4.1％(絶対リスク差5.9％(95％CI 4.3～7.5))であり，厳格治療群でCKD発症が多かった[9]．したがって，非糖尿病のCVD高リスク高血圧患者対象のSPRINT研究の一連のサブ解析に加えて，2型糖尿病のCVD高リスク患者対象のACCORD-BP研究での高血圧患者を対象に加えた統合解析の結果からも，高リスク高血圧患者に対する厳格降圧療法が標準降圧療法と比較してCKD発症のリスクが高く，2型糖尿病を有する症例でその傾向が強いと考えられた．

最後に，高齢者における高血圧とCKDとの関連性について5つの観察研究の結果を検証した．日本国内の高齢者（65歳以上）特定健診の受診者1,078名（CKD有病者43.4％，平均年齢74.3±6.5歳）を対象とした観察研究[10]，米国のCKDレジストリ45,412名（平均年齢72.6歳，eGFR 47.5）を対象とした観察研究[11]，中国の高血圧を有する80歳以上の高齢者284名（平均年齢83歳）を対象とした観察研究[12]，イスラエルの住民コホートに登録された90歳の高齢者480名を対象とした観察研究[13]，イタリアのCKDステージG3〜G5の148名（腎硬化症群66例，平均年齢74歳/非腎硬化症群82例，平均年齢71歳）を対象とした観察研究[14]において，高齢者においても高血圧は腎機能障害を含めた予後悪化のリスクとなることが示されている．

結論として，75歳以上の高血圧を伴うCKD患者に対する降圧療法においては，限られたエビデンス状況下において，個々の生理的状態などを考慮したうえで腎保護と心血管系保護とのバランスを慎重にとる必要があると考えられるため，診察室血圧150/90 mmHg未満に血圧を維持することをまず推奨したうえで，有害事象がなく忍容性があると判断されれば，診察室血圧140/90 mmHg未満に血圧を維持することを推奨するという2段階での推奨とした．

また，降圧の下限値については，特に75歳以上の高齢者では個々の状態によって影響され，一律に決められるものではないと考えられるため，具体的な血圧値の記載は行わないこととした．

## 参考文献


a. 日本腎臓学会編．エビデンスに基づくCKD診療ガイドライン2018，東京医学社，2018. https://cdn.jsn.or.jp/data/CKD2018.pdf　2022.10.24アクセス

b. 日本高血圧学会高血圧治療ガイドライン作成委員会編．高血圧治療ガイドライン2019，日本高血圧学会，2019. https://www.jpnsh.jp/data/jsh2019/JSH2019_noprint.pdf　2022.10.22アクセス

c. Gueyffier F, et al. Lancet 1999；353：793–6.

d. Bejan-Angoulvant T, et al. J Hypertens 2010；28：1366–72.

e. SPRINT Research Group. N Engl J Med 2015；373：2103–16.

f. Williamson JD, et al. JAMA 2016；315：2673–82.

g. KDIGO Blood Pressure Work Group. Kidney Int 2021；99：S1–S87.


## 引用文献


1. Murad MH, et al. J Clin Endocrinol Metab 2019；104：1575–84.
2. Zhang W, et al. N Engl J Med 2021；385：1268–79.
3. SPRINT Research Group, et al. N Engl J Med 2021；384：1921–30.
4. Pajewski NM, et al. J Am Geriatr Soc 2020；68：496–504.
5. Magriço R, et al. Clin J Am Soc Nephrol 2018；13：73–80.
6. Cheung AK, et al. J Am Soc Nephrol 2017；28：2812–23.
7. Obi Y, et al. J Intern Med 2018；283：314–27.
8. Rueda-Ochoa OL, et al. J Hypertens 2019；37：1058–69.
9. Beddhu S, et al. Lancet Diabetes Endocrinol 2018；6：555–63.
10. Himeno T, et al. J Int Med Res 2018；46：293–306.
11. Navaneethan SD, et al. Kidney Int 2017；92：1272–81.
12. Bai K, et al. Clin Interv Aging 2020；15：1317–23.
13. Stessman J, et al. J Am Med Dir Assoc 2017；18：277.e13–277.e19.
14. Vettoretti S, et al. Kidney Blood Press Res 2018；43：1706–15.




＊＊＊

# 前文

腎障害がCKDステージG4に進行するとCKDに特有な合併症が出現し，CVDの有病率が増加するため，かかりつけ医と腎臓専門医とが密接に連携をとることが必要である．患者の病態を考慮し，合併症やCVDの有無の評価，腎代替療法(RRT)の説明や教育を進め，適切なタイミングで透析導入を図ることは，患者予後を勘案すると重要である．

CKD診療ガイドライン2018では，透析導入の章において「透析療法を適切に準備するには，どの時期に腎臓専門医に紹介すべきか？」「腎障害の進展を抑制し，透析導入を遅延させるためにCKDステージG3b以降の患者に多職種による患者教育が推奨されるか？」「透析導入時にCVDのスクリーニングは推奨されるか？」の3つのCQが立案され，各CQに対する提案が記載された[a]．今回，ガイドライン改訂を踏まえて新たに2021年までに報告された論文を対象にSRを行ったが，採用された論文の多くは海外からの報告であり，わが国の患者に解析結果を外挿することは難しいとの判断に至った．そのため本ガイドラインでは「腎代替療法の適切な導入のための腎臓専門医への紹介時期」「多職種による腎代替療法の説明・教育の意義」「透析導入，腎移植時のCVDスクリーニング」の3項目に対し，得られた解析結果の詳細をテキスト解説として記載した．

## 参考文献

a. 日本腎臓学会編. エビデンスに基づくCKD診療ガイドライン2018, 東京医学社, 2018. https://cdn.jsn.or.jp/data/CKD2018.pdf　2022.10.22アクセス

# 14-1 腎代替療法の適切な導入のための腎臓専門医への紹介時期

【解説要旨】 RRT(血液透析，腹膜透析，腎移植)の選択に要する時間と，選択したRRTに対する準備期間を確保するために，遅くともCKDステージG4になった段階で腎臓専門医・専門医療機関に紹介することが重要である．

【解 説】

CKD診療ガイドライン2018では，CQとして「透析療法を適切に準備するには，どの時期に腎臓専門医に紹介すべきか？」が立案された．CQに対するSRの結果，透析導入前の腎臓専門医への受診の時期や受診回数がRRTの選択，透析導入時のバスキュラーアクセス作製率，透析導入後の早期死亡に影響する可能性があり，遅くともCKDステージG4になった段階で腎臓専門医・専門医療機関に紹介することが提案された[a]．

本ガイドライン改訂に当たり，CKD診療ガイドライン2018で引用された論文に加え，2017～2021年の期間に発表された論文を対象に再検討を行った．CKD診療ガイドラインのSRで用いられた検索式と同じ検索式を用いて，2017～2021年に発表された論文を検索し，エビデンスレベルを評価し，採用の有無を検討した．その結果，得られた論文が国民皆保険制度を基盤とし，受診する医療機関に制限のない，わが国の背景を踏まえた十分なエビデンスとはならない可能性が高く，また，種々のガイドラインや診療ガイドで記載を統一することは極めて困難であると考えられた．以上から本ガイドラインではCKD診療ガイドライン2018と方針を変更し，CQを設定せずに，テキスト解説として記載することとした．

円滑に，RRT(血液透析，腹膜透析，腎移植)を導入するため，遅くてもステージG4になった段階では，腎臓専門医・専門医療機関での診療が重要となる．その理由として，①RRTの選択に関して多職種による包括的な説明を行う十分な時間を確保でき，治療選択の幅が広がること，②先行的腎移植を含む，選択したRRTに対する十分な準備期間が得られること，③貧血などのCKDに共通に認められる合併症に対して適切な管理が実践でき，その結果，腎障害の進行速度を遅らせてRRT導入を遅延できる可能性があること，などがあげられる．

腎臓専門医への紹介時期と透析導入遅延効果に関するこれまでのコホート研究では，透析導入より3～6カ月以上前の腎臓専門医への紹介や，腎臓専門医への受診回数が多い(6回以上)ことが，透析導入後の良好な予後と関係する結果が示されている[1～8]．わが国の結果をみると，透析導入早期の紹介(20カ月前の紹介)が透析導入1年後の良好な予後に関係し[9]，他方で，緊急導入が医療費の増加と関連する結果が示されている[10]．糖尿病患者を対象としたコホート研究では，紹介時のeGFR(45 mL/分/1.73 $m^2$未満)が患者の死亡率上昇のリスク因子となる可能性が報告されている[11]．

受診時期や受診回数とRRT導入遅延との関係は，受診から透析導入までの期間を後ろ向きに検討した報告が多く，時期や回数の定義が異なること，透析導入基準は明らかではないこと，透析導入されなかった患者が除外されること，選択バイアスの補正が困難であることなどの問題があげられる．また，緊急透析導入と待機的透析導入を比較した観察研究では，待機的に透析を導入できる群で相対的に透析導入時期が早まり，その結果，透析期間が延長するため，生命予後が見かけ上長くなるバイアスが生じている可能性がある(lead time bias)．

しかし，早期受診によるCKDの集学的管理，つまり，貧血などのCKD関連合併症の管理が適切になされ腎予後が向上することで，RRT導入時期の遅延効果が得られると考えられる．また，患者教育やRRT導入への準備を十分に行うことができる．血液透析導入では，導入後の予後に影響する因子となる緊急用カテーテルでの導入の回避(バスキュラーアクセスの作製率が高い)が，患者予後の向上につながる可能性がある[12, 13]．以上より本ガイドラインにおいては，透析導入の3～6カ月以上前ではなく，遅くてもCKDステージG4になった段階で腎臓専門医・専門医療機関に紹介することが重要である，と記載した．

## 参考文献


a. 日本腎臓学会編．エビデンスに基づくCKD診療ガイドライン2018，東京医学社，2018. https://cdn.jsn.or.jp/data/CKD2018.pdf　2022.10.22アクセス


## 引用文献


1. Orlando LA, et al. N C Med J 2007；68：9-16.
2. Fischer MJ, et al. BMC Nephrol 2016；17：103.
3. Nakamura S, et al. Circ J 2007；71：511-6.
4. Baek SH, et al. PLoS One 2015；10：e0128715.
5. Yang JY, et al. Am J Kidney Dis 2017；70：164-72.
6. Michel A, et al. BMC Nephrol 2018；19：233.
7. Okazaki M, et al. BMC Nephrol 2018；19：65.
8. Ivory SE, et al. Nephrol Dial Transplant 2017；32：1558-65.
9. Iwata Y, et al. Clin Exp Nephrol 2020；24：705-14.
10. Shimizu Y, et al. Sci Rep 2020；10：19638.
11. Pinier C, et al. Clin Kidney J 2018；11：762-8.
12. Saeed F, et al. Nephron 2019；141：98-104.
13. Arhuidese IJ, et al. J Vasc Surg 2018；68：1166-74.


＊＊＊

# 14-2 多職種による腎代替療法の説明・教育の意義

【解説要旨】 多職種によりRRTの説明・教育を行うことが，腎障害進行速度の抑制，RRT導入の遅延，緊急透析の回避，RRTの選択に関連することが報告されている．

【解 説】

多職種によりRRTの説明・教育を行うことと，腎障害進行速度の抑制，RRT導入の遅延，緊急透析の回避，RRTの選択との関係が検討されている[1~10]．前向き研究では，観察期間が長い研究において多職種でのチーム医療の効果が腎障害進行速度の抑制に有効であったことが報告されている[1~3]．また，観察研究や後ろ向き研究においても，多職種での説明や教育が腎障害進行速度の抑制，バスキュラーアクセス作製率の増加，緊急透析の回避などに関係することが報告されている[4~7]．

わが国における，多職種によるチーム医療を受けていたCKD患者53名と受けていなかったCKD患者59名を対象に検討した後ろ向き研究では，多職種によるSDMに基づくチーム医療により，eGFR低下の抑制や透析導入遅延効果に加え，導入に際し，より入念な説明が必要である腹膜透析の選択率増加に寄与したとする結果が報告された[8]．また，保存期CKD患者60名を対象とした後ろ向き研究においても，対象患者群40名に比べて多職種による心理社会的ケアを含む患者指導や家族へのサポートが，腹膜透析や家庭血液透析，腎移植の選択率を増加させるという結果が示された[9]．これらの結果は背景をマッチさせた前向き研究においても同様であり，医師，看護師，薬剤師，管理栄養士，MSWなどから構成されるチーム医療，オンラインでの患者教育，RRTを行っている患者とのコミュニケーションが，腹膜透析や家庭血液透析の選択率の増加に関係したことが報告されている[10]．多職種により構成されたチーム医療は，RRTの選択に影響すると考えられる．

SDMでは，①エビデンスに基づく治療選択，②医療従事者側の提案，③患者の価値観や意向，不安なことなどを患者・家族と医療従事者が共有し，医療従事者と患者・家族が共同でRRTの選択，決定を行う．多職種からなるチームによって，患者の価値観や意思を踏まえた治療方針を検討することにより，個々の患者により適したものとなることが期待される．ただし，十分な協議の時間と指導・教育回数を確保するためには，一定の時間が必要であり，遅くともCKDステージG4になった段階では患者を紹介することが重要である．

## 引用文献

1. Barrett BJ, et al. Clin J Am Soc Nephrol 2011；6：1241–7.
2. van Zuilen AD, et al. Kidney Int 2012；82：710–7.
3. Peeters MJ et al. J Am Soc Nephrol 2014；25：390–8.
4. Bayliss EA et al. Clin J Am Soc Nephrol 2011；6：704–10.
5. Fenton A, et al. Nephron Clin Pract 2010；115：c283–8.
6. Cho EJ, et al. Nephrology 2012；17：472–9.
7. Chen YR, et al. Nephrology 2014；19：699–707.
8. Imamura Y, et al. Int Urol Nephrol 2021；53：1435–44.
9. Polner K, et al. Int Urol Nephrol 2022；54：851–60.
10. Kaiser P, et al. J Med Internet Res 2020；22：e17194.

14

＊＊＊

# 14-3 透析導入，腎移植時のCVDスクリーニング

【解説要旨】 CKDの重症度が高まるにつれCVDの発症リスクも増大する．CKDステージG5の時期，遅くともRRT導入前にはCVDのスクリーニングを行うことが望ましい．

## 【解 説】

CKD診療ガイドライン2018では，CQとして「透析導入時にCVDのスクリーニングは推奨されるか？」が立案された．CQに対するSRの結果，CVDのスクリーニングの有用性に関する明確なエビデンスは認められなかったが，CKDがCVDのリスク因子であることが考慮され，遅くとも透析導入時にはCVDの合併に関する検査を行うことが提案された[a]．

CKD診療ガイドライン2018では，透析導入時にCVDのスクリーニングを実施し，所見の有無が患者予後に影響することを報告した論文はあったが[1,2]，CVDスクリーニング施行の有無での比較を行った論文はなかった．そこで2017～2021年の期間に発表された論文を対象に再検討を行った．CKD診療ガイドライン2018のSRと同じ検索式を用いて検索し，エビデンスレベルを評価し，採用の有無を検討した．その結果，腎移植待機患者を対象にCVDのスクリーニングと予後を検証した論文3編が該当した．それらのうち，1編ではCVDのスクリーニングが生存率の改善につながるが，費用対効果の面で問題があるとの結果が示された[3]．腎移植18カ月前の心臓ストレステストによるCVDスクリーニングの実施の有無が，虚血性心疾患の発症と関連性がなかったこと[4]，糖尿病とCVDの既往がある患者を層別化して心臓ストレステストの有無を検討した結果では，スクリーニングにより冠動脈再建術を受けた症例はいるものの，主要有害CVDイベントの発症とスクリーニングには関連性がなかったこと[5]が報告されており，一定の見解は得られなかった．以上を踏まえ，本ガイドラインではCQを設定せずに，テキスト解説として記載することとした．

CKDはCVDのリスク因子である[b,c]．eGFR 30～59 mL/分/1.73 m$^2$はCVD高リスク，eGFR 30 mL/分/1.73 m$^2$未満はCVD超高リスクに分類され[b]，透析導入前のCVDの既往は透析導入後においてもCVDの発症リスクを高め，死亡率増加に関係する[6～8]．また，腎移植待機患者においてもCVDの既往がその後のCVD進展リスクを上昇させる可能性がある[9,10]．RRT導入前には胸部X線，心電図，心臓超音波検査などの非侵襲性検査を実施し[11～15]，各検査で異常所見が得られた場合は必要に応じて循環器内科医にコンサルトし，心筋シンチグラフィや冠動脈造影なども検討する．その際，検査前確率とそれを修飾する臨床的尤度を参考にするとよい[d]．CKDステージが進行した患者では造影剤を用いた検査が腎機能に影響する可能性はあるが，症例によりその影響度は異なる[16,17]．侵襲的な検査については，出血などの合併症や造影剤使用による腎機能のさらなる悪化などのリスクがあり，個々の患者においてメリットとデメリットを勘案して，実際に行うかを決める必要がある[18]．

CVDのスクリーニングを行う時期を検証した明確なエビデンスはないが，CKDのステージを問わず，CVDが疑われた場合には早めにスクリーニング検査を行うべきである．特に高齢者や，糖尿病や高血圧などの合併症を有する患者群では，重要性が高いと思われる．CVDの症状・症候を認めなくても，血液透析の内シャント造設前，腹膜透析カテーテル挿入術前などRRTの導入が近い場合には，術前にCVDスクリーニング検査を実施する．CKDステージG5の時期，遅くともRRT導入前にはCVDのスクリーニングを行うことが望ましい．

## 参考文献

a. 日本腎臓学会編．エビデンスに基づくCKD診療ガイドライン2018．東京医学社，2018. https://cdn.jsn.or.jp/

data/CKD2018.pdf　2022.10.22アクセス
b. Piepoli MF, et al. Eur Heart J 2016；37：2315–81.
c. 日本循環器学会，他．慢性冠動脈疾患診断ガイドライン（2018年改訂版），2019.
d. 日本循環器学会，他．2022年JCSガイドライン フォーカスアップデート版 安定冠動脈疾患の診断と治療，2022.

## 引用文献

1. Patel RK, et al. Am J Transplant 2008；8：1673–83.
2. Hase H, et al. Kidney Int 2006；70：1142–8.
3. Ying T, et al. Am J Kidney Dis 2020；75：693–704.
4. Dunn T, et al. PLoS One.2019；14：e0211161.
5. Kanigicherla DAK, et al. PLoS One 2020；15：e0240912.
6. Tanaka Y, et al. Nephrol Dial Transplant 2007；22：2917–23.
7. Trivedi H, et al. Nephrol Dial Transplant 2009；24：258–66.
8. Kozaki Y, et al. Clin Exp Nephrol 2022；26：466–75.
9. Yilmaz KC, et al. Exp Clin Transplant 2019；17：478–82.
10. Farag AA, et al. Int J Cardiol 2017；249：377–82.
11. Gill JS, et al. J Am Soc Nephrol 2005；16：808–16.
12. Szeto CC, et al. J Am Soc Nephrol 2007；18：1966–72.
13. Hensen LCR, et al. Eur J Heart Fail 2018；20：560–8.
14. Laucyte-Cibulskiene A, et al. Ren Fail 2018；40：201–8.
15. Buerschaper L, et al. Kidney Blood Press Res 2019；44：615–27.
16. Kumar N, et al. Clin J Am Soc Nephrol 2009；4：1907–13.
17. McDonald RJ, et al. Radiology 2014；273：714–25.
18. Kumar N, et al. Clin J Am Soc Nephrol 2011；6：1912–9.

＊＊＊

14

# 前文

腎移植は他者の腎臓を移植することによって患者の腎機能を代行する治療である．腎移植は1950年代から世界中で行われているが，当初の治療成績は決してよいものではなかった．その後，拒絶反応の病態解明と免疫抑制療法，感染症を中心とする合併症管理，移植腎病理診断，組織適合性検査，免疫学的ハイリスク例に対する脱感作療法など，各方面における進歩により，移植腎生着率と患者生存率が大きく向上した．わが国の腎移植の特徴として，深刻な死体腎提供不足のため，生体腎移植に依存している状態がある．そのなかで生体腎ドナー適応拡大を目指し，血液型不適合腎移植を確立するなど，独自の進化を遂げてきた．現代医療において，腎移植は末期腎不全患者に対する腎代替療法の第1選択として考慮すべき治療となった．しかし，透析療法導入前に移植を行う先行的腎移植(PEKT)が可能であること，血液型不適合移植も通常診療として実施していること，糖尿病性腎臓病(DKD)患者に対する腎移植が増加していること，医学的条件を満たせば高齢者でも腎移植が受けられること，などについては患者や家族はもちろん，医療従事者にも広く知られているとは言い難い．一方，生体腎移植では原則として健康な親族から腎臓が提供される．生体腎ドナーを提供によって新たに生じたCKD患者と考え，長期にわたり身体的・精神的な安全を担保することは，生体腎移植が広く社会に受け入れられるためにも重要である．

本ガイドラインでは，CKD診療ガイドライン2018 [a]からいくつか変更を行っている．CQ1「腎提供後ドナーに保存期CKDとしてのフォローアップは推奨されるか？」については，提供後の生体腎ドナーにおいて治療介入(降圧薬や脂質降下薬など)の効果を検討した報告がないことから，テキスト解説15-1「生体腎ドナーの腎提供後の管理」として詳細に解説を行った．CQ2「腎移植を希望する患者に先行的腎移植(PEKT)は推奨されるか？」については今回も15-2(CQ)として踏襲し，CKD診療ガイドライン2018以降の論文を加えて検討を行った．CQ3「腎移植を希望するDKDの患者に先行的腎移植(PEKT)は推奨されるか？」については，一部の施設ではDKD患者を積極的に腎移植の適応としていないため，本ガイドラインではPEKTに限定せず，15-4(CQ)「糖尿病性腎臓病(DKD)患者の腎代替療法として腎移植は推奨されるか？」としてDKD患者の腎移植全般について検討した．近年，あらゆるCKDの原疾患において，末期腎不全に到達する年齢が上昇した結果，高齢の腎移植希望者が増加している．そこで，15-3(CQ)「高齢CKD患者の腎代替療法として腎移植は推奨されるか？」を新たに設定し，DKD患者と同様にPEKTに限定しない腎移植について検討を行った．

腎移植患者における死亡率減少やCVD減少などの有用性，感染症や悪性腫瘍などの有害事象については腎代替療法という性格上，RCTが不可能であるため，観察研究で得られた知見に基づいて評価される．また，採用された論文のほとんどは海外から報告されたものであり，得られた結果をわが国の患者にそのまま当てはめてよいかは引き続き検討が必要である．今後，国内外からより大規模で質の高い前向き研究の結果が集積し，本ガイドラインがよりよい形にブラッシュアップされることが期待される．

## 参考文献

a. 日本腎臓学会編．エビデンスに基づくCKD診療ガイドライン2018．東京医学社，2018. https://cdn.jsn.or.jp/data/CKD2018.pdf　2022.10.19アクセス

# 15-1 生体腎ドナーの腎提供後の管理

【解説要旨】 腎提供後ドナーは末期腎不全のリスクを有するため，保存期CKD患者として十分なフォローアップを行うことが重要である．

【解 説】

わが国の腎移植の大多数は生体腎移植にて実施されている．生体腎ドナーは腎提供によって新たにCKDとなり，CVD(心血管疾患)や末期腎不全のリスクを有すると考えられる．しかし，腎提供後ドナーの長期管理に関するエビデンスは少なく，本ガイドラインではCQの形式を取らず，生体腎ドナーの長期管理に関して解説する章を設けた．

腎提供後ドナーを一般人あるいはドナーになり得る健康状態の集団と比較した観察研究は複数存在するが，腎提供後ドナーに対してその後の定期受診の有無と予後との関連を評価した介入試験や観察研究は系統的文献検索上存在しなかった．生体腎ドナーは提供者自身に健康上の利益はないため，腎提供を希望する生体腎ドナーに対して，術前後の精神的負担や術後長期にわたる腎機能やその他身体機能への影響を十分に評価し，その安全性を担保しないことには社会的な容認は得られ難い．そのため，腎提供後ドナーに対して，保存期CKD患者として十分なフォローアップを行うことは重要である．

腎提供後の生命予後，CVD発症，末期腎不全進展をアウトカムとした観察研究では，一般人と比較すると，生体腎ドナーは総じてこれらアウトカム発症のリスクは同等あるいは良好である[1,2]．

しかしその後，生体腎臓提供者118,426名と一般人117,656名からなる52件の研究を統合したメタ解析[3]では，前者は後者と比較して末期腎不全(RR 8.83(95%CI 1.02～20.93))と妊娠高血圧症候群(RR 2.12(95%CI 1.06～4.27))のリスクが高いことが示された．一方，生体腎ドナーにおける全死亡，CVD，高血圧，2型糖尿病，または心理社会的な健康上の有害転帰のリスクは有意差を認めなかった．また，ドナーになり得る健康状態の集団と比較すると，生体腎ドナーの末期腎不全発症[4,5]およびCVD[5]リスク，総死亡[5]は高いことが報告されている．以上を総合的に判断すると，生体腎ドナーの安全性は十分に確保されているとは言い難い．そのため，50歳以下での腎提供の場合は提供後の経過が長期にわたるため，より慎重な観察を要する．

一方で，わが国の慢性透析療法の現況(2020年12月31日現在)[6]では，2020年末に慢性維持透析を行っている336,759名のなかで回答が得られた247,691名のうち107名(0.043%)が生体腎ドナーとしての腎提供の既往ありと回答されている．腎提供から透析導入までの期間の平均(標準偏差)は19年2カ月(9年7カ月)であった．腎提供からの回答の得られた97名のうち，腎提供から透析導入までが5年未満であったものが3名(3.1%)，5年以上10年未満であったものが16名(16.5%)であった．しかしながら，末期腎不全に至った腎提供後ドナーの多くはわが国のガイドライン[a]策定前の腎提供である点を留意する必要がある．

これらの結果を統合すると，本来健康であるはずの生体腎ドナーにおいて，腎提供によって末期腎不全のリスクが増加するという重大な懸念がある．多くの欧米からの研究はスタンダードクライテリア(標準適応)ドナーでのリスク評価を行っており，わが国に多いマージナル(境界域適応)ドナーにおいては，さらに末期腎不全リスクが高まるものと考えられる．

これらの結果から，米国[b]およびわが国[a]の生体腎ドナーに関するガイドラインでは，腎提供後ドナーのフォローアップの重要性が明記されている．米国のガイドライン[a]では，ドナーをCKDとして管理することを推奨し，年齢相応の健康チェックと定期受診を生涯にわたり継続することの必要性が明記されている．少なくとも年に1回は血圧・BMI・血清Crと eGFR値・アルブミン尿をチェックし，定期的な運動，健康的な食事，禁煙を含む健康的なライフスタイルの見直しと促進，そして心理社会的な健康・福祉に関する検討・支援を行うことが求められている．また，わが国のガイドライン[b]でも，移植施設もしくはその関連医療機関や連携施設において，腎提供後長期にわたるフォローについて情報共有可能な診療体制を整備すべきと明記されている．万が一，腎提供後ドナーに検尿異常や腎機能低下などの腎障害，耐糖能異常，高血圧をはじめとする病変が出現した際には，それぞれの専門医にコンサルトし，病変が進行しないように努めなければならない．また，必要に応じて精神科医にコンサルトできる体制も望まれる．

これらの文献やガイドラインから鑑みると，腎提供後ドナーは必ずしも腎臓専門医を継続的に受診する必要はないものの，年に1度は必ずかかりつけ医を受診し，腎機能低下の進行がないか，蛋白尿/アルブミン尿・耐糖能障害・高血圧の新規出現や悪化がないかを評価することが求められる．腎機能低下の進行や蛋白尿/アルブミン尿の増加を認める場合は，将来の透析導入回避のためにも腎臓専門医への紹介が必要である．

## 参考文献


a. 日本移植学会・日本臨床腎移植学会 生体腎移植ドナーガイドライン策定合同委員会，他編．生体腎移植のドナーガイドライン，2014 https://www.jscrt.jp/wp-content/themes/jscrt/pdf/guideline/guideline3.pdf 2022.10.19アクセス

b. Lentine KL, et al. KDIGO Clinical Practice Guideline on the Evaluation and Care of Living Kidney Donors. Transplantation 2017；101(8S Suppl 1)：S1–S109.


## 引用文献


1. Ibrahim, HN, et al. New Engl J Med 2009；360：459–69.
2. Okamoto M, et al. Transplantation 2009；87：419–23.
3. O'Keeffe LM, et al. Ann Intern Med 2018；168：276–84.
4. Muzaale AD, et al. JAMA 2014；311：579–86.
5. Mjøen G, et al. Kidney Int 2014；86：162–7.
6. 日本透析医学会統計調査委員会，他．日透析医学会誌 2021；54：611–57.


＊＊＊

# 15-2 CQ 腎移植を希望する患者に先行的腎移植(PEKT)は推奨されるか？

【推奨】　腎移植を希望する患者に先行的腎移植(PEKT)を行うことを提案する【2C】.

【解説】

PEKTは維持透析療法導入前に行う移植であり，2016年にERA-EDTAのワーキンググループから発表された，生体腎ドナーに限定されたPEKTに関するSR[a]では，29編の観察研究の評価の結果，PEKTの生存率および移植腎生着率に対する有用性が示されている．今回，生体および献腎PEKTの有効性を評価した研究を対象に，SR・メタ解析を行うことによって，6つのアウトカム(死亡率減少，CVDイベント減少，移植腎喪失，QOL，拒絶反応，感染症)に対するPEKTの有効性を評価した[b]．18歳未満の小児例および，多臓器移植に対象を限定した論文は除外した．2021年8月1日までの期間で後述した検索式を用いて，PubMed/MEDLINE 2,437編，医中誌300編，コクランレビュー 421編を抽出した．重複文献84編を除外し，1次スクリーニングの結果97編，2次スクリーニングの結果76編を抽出した．抽出した研究はすべて観察研究であった．設定したアウトカムが報告されている論文を用いて，メタ解析を行った．

重要度の高い死亡率減少をアウトカムとした解析のうち，10編[1〜10]の調整HRを統合した結果，PEKTは非PEKTに比較して，死亡率が有意に低かった(調整HR 0.78(95%CI 0.66 〜 0.92))．CVDイベント減少に関しては6編[11〜16]のRRを統合した結果，PEKTと非PEKTでのCVDイベント発生率に有意差を認めなかった(RR 0.90(95%CI 0.58 〜 1.40))．移植腎喪失に関しては9編[2〜5, 9, 17〜20]の調整HRを統合した結果，PEKTでは非PEKTに比較して移植腎喪失が有意に少なかった(調整HR 0.81(95%CI 0.67 〜 0.98))．拒絶反応に関しては19編[2, 7, 13〜16, 21〜33]のRRを統合した結果，PEKTと非PEKTでの急性拒絶反応の発症率に有意差を認めなかった(RR 0.86(95%CI 0.71 〜 1.03))．QOLに関しては，SF-36を用いて評価を行った3編[34〜36]の解析について，SF-36の8つの評価スケール(PF，RP，BP，RE，SF，VT，MH，GH)をそれぞれ統合し，PEKTと非PEKTで各評価スケールの有意差を認めなかった．感染症に関しては，CMV感染症9編[11, 15, 16, 22, 27, 28, 32, 33, 37]および尿路感染症4編[22, 27, 28, 37]のRRを用いてメタ解析を行った．その結果，PEKTと非PEKTで，CMV感染症の発症率に有意差を認めなかった(RR 1.04(95%CI 0.85 〜 1.29))．また同様に，尿路感染症の発症率に有意差を認めなかった(RR 0.89(95%CI 0.61 〜 1.29))．

以上の結果から，PEKTは非PEKTに比較して死亡率が有意に低く，移植腎喪失が有意に少ないという益が認められた．一方で，CVDイベント・拒絶反応・QOL・感染症については発生率に有意差はなく，益を上回る害を認めなかった．ただし，生体腎ドナーは全身麻酔下の腎提供手術を受けるリスクおよび，単腎となることによる腎機能の低下，長期的な腎機能増悪のリスクなどの不利益を負うことになる．

CKD診療ガイドライン2018[c]におけるCQ2「腎移植を希望する患者に先行的腎移植(PEKT)は推奨されるか？」に対する推奨は「腎代替療法として腎移植を希望する患者に対して，PEKTを提案する【D2】」であった．今回メタ解析に用いた論文はいずれも観察研究であるものの，複数の研究を用いてSR・メタ解析を行ったうえでのエビデンス評価であり，「提案する」に当たると判断し，Delphi法を使用したパネル会議にて承認が得られた．ただし，PEKTの死亡率に対する効果の解釈には，リード・タイム・バイアスの可能性に注意が必要である．すなわち，PEKTと非PEKTでは，移植が実施された時点での末期腎不全の曝露期間が異なること，さらに実際にはPEKTのほうが観察開始時点は早いため，非PEKTでみかけ上の生存期間の短縮が生じることになる．以上の限界も踏まえたうえでのエビデンス評価である．

PEKTにおける腎提供については，移植まで十分な時間が確保できない場合もあり，レシピエント・ドナー双方の移植に対する理解・受容が不十分になる可能性を考慮する必要がある．また，PEKTは適切なドナーの存在と十分な準備期間を要する．eGFR 30 mL/分/1.73 m$^2$未満で腎代替療法について説明が行われ，確実にPEKTを施行するためには同時期の移植施設への紹介が考慮され，遅くともeGFR 15 mL/分/1.73 m$^2$未満では移植施設への紹介が必須である[d]．

## 参考文献


a. Abramowicz D, et al. Nephrol Dial Transplant 2016；31：691–7.
b. Azegami T, et al. Ren Fail 2023；45：2169618.
c. 日本腎臓学会編．エビデンスに基づくCKD診療ガイドライン2018．東京医学社．2018. https://cdn.jsn.or.jp/data/CKD2018.pdf　2022.10.19アクセス
d. 日本腎臓学会．他編．腎代替療法選択ガイド2020．ライフサイエンス出版．2020. https://cdn.jsn.or.jp/data/rrt_guide_2020.pdf　2022.10.19アクセス


## 引用文献


1. Irish GL, et al. Am J Transplant 2019；19：3367–76.
2. Girerd S, et al. Transpl Int 2018；31：408–23.
3. Haller MC, et al. Clin J Am Soc Nephrol 2017；12：122–30.
4. Jay CL, et al. Transplantation 2016；100：1120–7.
5. Grams ME, et al. Clin J Am Soc Nephrol 2013；8：575–82.
6. Naveed A, et al. Transplant Proc 2011；43：3713–4.
7. Kessler M, et al. Transpl Int 2011；24：266–75.
8. Milton CA, et al. Nephrology（Carlton）2008；13：535–40.
9. Goldfarb-Rumyantzev AS, et al. Nephrol Dial Transplant 2006；21：1355–64.
10. Kasiske BL, et al. J Am Soc Nephrol 2002；13：1358–64.
11. Okumi M, et al. Clin Exp Nephrol 2017；21：1105–12.
12. Goto N, et al. Clin J Am Soc Nephrol 2016；11：497–504.
13. Son YK, et al. Transplant Proc 2010；42：3497–502.
14. Innocenti GR, et al. Transplantation 2007；83：144–9.
15. Ekstrand A. Scand J Urol Nephrol 1993；27：83–7.
16. 林田有史，他．日臨腎移植会誌2013；1：50–4.
17. Foucher Y, et al. Nephrol Dial Transplant 2019；34：886–91.
18. Prezelin-Reydit M, et al. Nephrol Dial Transplant 2019；34：538–45.
19. Gill JS, et al. Am J Kidney Dis 2018；71：636–47.
20. Johnston O, et al. Transplantation 2013；95：705–10.
21. Aytekin S, et al. Turk J Anaesthesiol Reanim 2020；48：102–7.
22. Morales E, et al. Nefrologia 2015；35：246–55.
23. Unsal MG, et al. Transplant Proc 2015；47：1385–7.
24. Kohei N, et al. Ther Apher Dial 2014；18：481–8.
25. Sayin B, et al. Int J Nephrol Renovasc Dis 2013；6：95–9.
26. Luo M, et al. Exp Clin Transplant 2012；10：101–4.
27. Jung GO, et al. Transplant Proc 2010；42：766–74.
28. Ishikawa N, et al. Transplant Proc 2008；40：2294–6.
29. Pour-Reza-Gholi F, et al. Urol J Summer 2007；4：155–8.
30. Katz SM, et al. Transplantation 1991；51：351–5.
31. 望月　拓，他．腎と透析2019別冊（腎不全外科2019）86：72–4.
32. 野田輝乙，他．西日泌2016；78：499–502.
33. 大石一行，他．今日の移植2015；28：225–8.
34. Auneau-Enjalbert L, et al. Qual Life Res 2022；31：607–20.
35. Mitsui Y, et al. Transplant Proc 2020；52：740–7.
36. Matsumura S, et al. Transplant Proc 2018；50：3321–8.
37. Dębska-Ślizień A, et al. Transplant Proc 2014；46：2654–9.


＊＊＊

# 15-3 CQ 高齢CKD患者の腎代替療法として腎移植は推奨されるか？

【推 奨】 高齢CKD患者の腎代替療法として透析と比較して腎移植を行うことを提案する【2C】．ただし，移植後早期死亡リスクが低いと予想される高齢患者に限定されるべきである【なしD】．

【解 説】

腎代替療法が必要なCKD患者が高齢化している[a]．腎代替療法の1つである腎移植は，米国およびわが国のガイドライン上，透析療法と同様に年齢単独による禁忌はない[b,c]．移植手技の確立，腎移植の認知，公平な腎代替療法のオプション提示の遵守，約15年にわたる献腎移植登録待機により，今後，生体腎移植のみならず献腎移植でも，腎移植を希望あるいは実施する高齢者が増えると予想される．現時点で，高齢CKD患者において腎移植は安全もしくは効果的か，についてエビデンスの統合は行われていない．

65歳以上の高齢CKD患者のなかで，腎移植後患者と透析療法中患者(多くは献腎移植待機中の透析患者)を比較した観察研究を系統的文献検索で抽出した．PubMed/MEDLINEから3,116編が抽出され，1次スクリーニングの結果16編，2次スクリーニングによって7編(うち1編はハンドサーチによって抽出)に絞られた．重要と考えられるアウトカムとして生命予後(死亡)，QOL，ADL/身体機能/Frail score，認知機能，CVD，悪性腫瘍をあげた．検索された論文からは生命予後[1〜6]，CVD死亡[5]，QOL[7]を評価した論文がそれぞれ6編，1編(生命予後をみた論文と同一)，1編であり，それら3個のアウトカムについてSRを，生命予後についてのみメタ解析を行った[2〜4,6]．論文によって65歳，70歳，75歳以上の高齢CKD患者での検討とばらつきがあるが，生命予後においては，腎移植後群が透析療法中群と比較して調整・非調整の死亡率(人年法，生存解析，RRなど)が総じて低い結果となった．統合可能な4編の生存解析ではすべて調整後HRを統合して，腎移植後群は透析療法中群と比較して，死亡リスクは0.52(95%CI 0.47〜0.56)と有意に低い結果となった[2〜4,6]．有意差を示せなかった2編の論文においても，近年の症例のみで検討したサブグループ解析および非献腎登録透析患者と複数の変数でマッチさせて比較したサブグループ解析では，有意差をもって腎移植後群の生命予後が良好であったという結果であり，全体の方向性としてはより強固に腎移植が良好な結果となっている[3,4]．また65歳以上の研究2編，70歳以上の研究3編，75歳以上の研究1編であるため，昨今の高齢化社会や透析導入年齢の平均値である70歳以上で検討したサブグループ解析でも，統合できる生存解析3編でも[2〜4]，腎移植後群が有意なリスクの低下を認めた(HR 0.61(95%CI 0.55〜0.67))．1編ずつのCVD死亡，QOLの比較においても，腎移植後群で有意によい結果であった．

しかし，すべて観察研究であること，観察期間が一定ではないこと，日本人を対象とした論文は含まれず，また日本人に少ない献腎移植の割合が多い研究が主体であること，negative studyが少なくpublication biasの存在も疑われ，さらに腎移植後群は移植日からの生存解析であり，透析療法中群はwait listing登録日か在宅血液透析導入からの生存解析であり，腎移植後群にimmortal biasがあると推測できる．加えてわが国と欧米の腎移植患者の医療制度，予後は大きく異なることなど，払拭できないさまざまなバイアスが存在すると考えられる．

益と害の観点からは，統合した4編の観察研究では観察期間が各々1〜2年，3年，4年，5年であり，観察期間内の総合的な死亡率は腎移植後群で低い結果となったが(益)，移植手術という侵襲が加わるために，移植後3〜4カ月程度では有意に腎移植後群が悪く(害)，あるいは生存曲線について腎移植後群が良好となるのは移植後約2年程度であり，移植後に1〜2年程度の期待生命予後が見込めない高齢CKD患者にとっては，一概に腎移植がよいとは断言

15

できないと考える．この観点から，本推奨文をもって高齢CKD患者に腎移植を一律に行うことを推奨するものではないと明記する．

患者の価値観や負担の確実さに関しては，1編での評価であるがQOLが透析患者と比べると良好であること，あくまで腎移植は患者の価値観を中心としたSDMで決定されることから，前述した害(負担)との兼ね合いで適応を決定されるべきである．特に高齢CKD患者においては，腎移植の適応，術前評価，術後早期死亡のリスク評価を徹底し，移植後1～2年以上の生命予後が期待できる症例に限定すべきであると考えられる．Webサイトでも利用可能な腎移植後1年以上の生命予後の予測ツールがあり，参照されてもよいと考えるが[d, e]，欧米人かつ若年者も含めた腎移植患者から得られた結果から作成されたものであり，日本人高齢患者への適応には十分注意が必要である．また，現在参考にされている米国およびわが国のガイドラインでは年齢による腎移植の制限は明記されておらず[b, c]，今回のSRとメタ解析の結果から75歳以上の群での比較も行われていたものの，それ以上の年齢層での評価はないことから具体的な年齢の上限は設定しない．

以上を鑑み，また相互査読の結果を踏まえ，Delphi法を使用した本章担当者によるパネル会議によって，全体的なエビデンスの強さはC(非常に弱い)，推奨の強さは2(弱く推奨する・提案する)と決定した．

## 参考文献


a. 日本透析医学会統計調査委員会，他．日透析医学会誌 2021；54：611–57.

b. Chadban SJ, et al. Transplantation 2020；104(4S1 Suppl 1)：S11–S103.

c. 日本移植学会．生体腎移植ガイドライン．http://www.asas.or.jp/jst/pdf/guideline_002jinishoku..pdf 2022.10.19アクセス

d. Molnar MZ, et al. Transplantation 2017；101：1353–64.

e. Patzer RE, et al. Transplantation 2016；100：630–9.


## 引用文献


1. Macrae J, et al. Int Urol Nephrol 2005；37：641–8.
2. Rao PS, et al. Transplantation 2007；83：1069–74.
3. Heldal K, et al. Nephrol Dial Transplant 2010；25：1680–7.
4. Legeai C, et al. Am J Transplant 2018；18：2695–707.
5. Meier-Kriesche HU, et al. Kidney Int 2001；59：1539–43.
6. Molnar MZ, et al. J Am Geriatr Soc 2016；64：2003–10.
7. Rebollo P, et al. Geriatr Nephrol Urol 1998；8：85–94.


＊＊＊

# 15-4 CQ 糖尿病性腎臓病(DKD)患者の腎代替療法として腎移植は推奨されるか？

【推 奨】 DKD患者の腎代替療法として，透析と比較して腎移植を提案する【2C】.

【解 説】

腎移植は透析と比較し，生命予後やCVDイベントの発生において優れていることがさまざまな研究結果から示されている[1～5]．しかし，DKD患者を対象とした研究は少ない.

DKD患者において重要と考えられるアウトカムとして，死亡率減少，CVDイベント減少，QOLをあげ，これらに対するSR，メタ解析を行った.

2021年8月1日までの期間で，DKD患者において腎移植を行った場合と透析を継続した場合の上記アウトカムを比較した研究を，系統的文献検索でPubMed/MEDLINE，コクランレビュー，医中誌から抽出した．PubMed/MEDLINEでは後述の検索式を使用した[a]．PubMed/MEDLINE 8,777編の研究が抽出され，コクランレビュー，医中誌はともに0編であった．1次スクリーニングの結果217編，2次スクリーニングの結果23編(アウトカムが死亡率減少，CVDイベント減少である研究が各々19編，4編)を抽出した．なお，当初QOLに関してもアウトカム設定をしていたが，該当する研究を見つけられず検討できなかった．抽出した研究はすべて観察研究であった．また，多くが1型と2型の両糖尿病を含むDKD患者を対象とした腎移植と透析の比較であり，2型糖尿病のDKD患者のみを対象としたものは4編であった．対象患者数は少ない研究が多く(対照群・介入群いずれかでも分母が100例を超えていた研究は4編(アウトカムが死亡率減少である研究2編，CVDイベント減少である研究2編))，患者背景を考慮し調整していた研究は1編，交絡因子の調整を行っていた研究は2編のみであり，バイアスリスクが高い状況であった．さらに，日本人を対象とした研究は含まれず，日本人に少ない献腎移植の割合が高い研究が多い，といったバイアスの存在も認めた.

死亡率減少をアウトカムとした解析において，19編のうち統合可能な8編[6～13]のRRを統合し解析した結果，DKD患者において腎移植は透析と比較し死亡率を有意に減少させた(RR 0.38(95%CI 0.31～0.46))．ただ，統合可能であった8編はいずれも対象患者数100例以下，観察期間最長5(2～5)年間の研究であった．その結果からは，移植後2～5年間であればDKD患者の死亡率は腎移植で改善すると推測される．しかし，DKD患者に限らない献腎移植を含めた腎移植全体では，移植後3～4カ月以内などの急性期では透析のほうが腎移植よりも生存率が高い可能性も示されており[1,14]，今回そのような短期，ならびに5年以上経過した長期の死亡率に関する益と害については評価困難であった.

CVD減少をアウトカムとした解析においては研究数が4編[15～18]と少なく，各研究の設定アウトカムもばらばらで統合して解析することができず，腎移植の有意性を判断することは困難であった．ただし5,000例程度の比較的規模の大きな観察研究においては[15,18]，透析と比較して腎移植で統計学的有意に急性冠症候群による入院やうっ血性心不全による入院が少ないという結果であった.

以上の結果を総合的に鑑み，本CQに対する推奨は，他章担当者による相互査読，Delphi法を用いた本章担当者によるパネル会議も経て，全体的なエビデンスの強さはC(非常に弱い)，推奨の強さは2(弱く推奨する・提案する)と決定した.

わが国で新規に腎代替療法を行う末期腎不全患者の約95%は，血液透析を選択している[19,20]．その血液透析患者の原疾患としてDKDは最多の約40%を占める[19]．一方，腎移植を選択した患者の原疾患としてDKDは約20%を占めるにすぎない[20]．腎移植のほうが透析よりも血糖管理の強化を要することが多く，腎移植により一時的にインスリン導入，インスリン必要量の増加が不可欠となる可能性がある．ただし，免疫抑制薬の減量や食事・運動療法によりインスリンが不要となることや，経口血糖降下薬へ変更となることが多い．しかし，今回示された益を鑑みると，DKD患者においても腎移植を視野に入れ，診療を行うことが必要であると考える．

## 参考文献


a. 日本腎臓学会編．エビデンスに基づくCKD診療ガイドライン2018．東京医学社，2018. https://cdn.jsn.or.jp/data/CKD2018.pdf　2022.10.19アクセス


## 引用文献


1. Wolfe RA, et al. N Engl J Med 1999；341：1725–30.
2. Boenink R, et al. Kidney Int 2020；98：999–1008.
3. Chaudhry D, et al. BMJ 2022；376：e068769.
4. Meier-Kriesche HU, et al. Am J Transplant 2004；4：1662–8.
5. Kasiske BL, et al. J Am Soc Nephrol 2006；17：900–7.
6. Hirschl MM, et al. Am J Kidney Dis 1992；20：564–8.
7. Catalano C, et al. BMJ 1990；301：535–40.
8. Grenfell A, et al. Diabet Med 1988；5：172–6.
9. Thompson TJ, et al. Aust N Z J Med 1991；21：29–35.
10. Grenfell A, et al. Q J Med 1992；85：861–74.
11. Passer J, et al. Nebr Med J 1976；61：459–63.
12. Mazzuchi N, et al. Nephrol Dial Transplant 1999；14：2849–54.
13. Zimmerman SW, et al. Medicine（Baltimore）1984；63：311–7.
14. Knoll GA. Clin J Am Soc Nephrol 2009；4：2040–4.
15. Hypolite IO, et al. Am J Transplant 2002；2：274–81.
16. Lindholm A, et al. Transplantation 1995；60：451–7.
17. Parfrey PS, et al. Am J Kidney Dis 1985；5：112–6.
18. Abbott KC, et al. J Nephrol 2001；14：369–76.
19. 日本透析医学会統計調査委員会，他．日透析医学会誌 2021；54：611–57.
20. 日本臨床腎移植学会・日本移植学会．移植2021；56：195–216.


＊＊＊

# 前文

本ガイドラインでは，かかりつけ医や非専門医向けに，特に腎臓専門医・専門医療機関との連携が困難な地域の医師に対し，診療を支援するためのガイドラインとなることを目指して改訂した．厚生労働科学研究費補助金難治性疾患等政策研究事業「難治性腎疾患に関する調査研究」において取り上げられてきた指定難病4疾患に関しては，専門医向けにエビデンスに基づく診療ガイドラインが発刊されていることより，本章では非専門医に向けて要点を絞って概説した．

IgA腎症ワーキンググループでは，かかりつけ医よりしばしば受ける質問を重要視し，テキスト解説として16-1-1「IgA腎症の自然経過と予後」，16-1-2「IgA腎症の予後に関連する判定指標」，16-1-3「IgA腎症の治療」について取り上げることとした．「エビデンスに基づくIgA腎症診療ガイドライン2020」[a]でまとめられた内容以後に報告された重要な知見については，ステートメントとして提示している．

本章では概説していないIgA腎症の疾患概念，病因，病態，診断，などについては必要に応じて「エビデンスに基づくIgA腎症診療ガイドライン2020」[a]を参照されたい．またIgA腎症は指定難病であり，その申請も含めて腎臓専門医・専門医療機関へ紹介されたい．

## 参考文献

a. 厚生労働科学研究費補助金難治性疾患等政策研究事業（難治性疾患政策研究事業）難治性腎障害に関する調査研究班編．エビデンスに基づくIgA腎症診療ガイドライン2020．東京医学社，2020. https://jsn.or.jp/academicinfo/report/evidence_IgA_guideline2020.pdf　2022.10.6アクセス

16

# 16-1-1 IgA腎症の自然経過と予後

【解説要旨】 IgA腎症の発症率は10万人当たり2.5人/年と報告されているが，日本における発症率は各国と比較して高い可能性がある．腎予後に関しては多くの研究で，10年間の腎生存率は81～87%の間に収まっている．

## 【解 説】

### 1. 発症率，有病患者数

IgA腎症は腎生検によって確定診断され，わが国における腎生検症例の約1/3がIgA腎症と診断されている[1]．IgA腎症の発症率，有病率は地域によって異なる[2]．これは国や地域における一般人に対する健康管理方針や，腎生検の適応に対する考え方，疾患感受性遺伝子多型をはじめとした遺伝学的バックグラウンドなどに影響を受けるためと考えられる．わが国における2010年度のIgA腎症の発症率は10万人当たり3.9～4.5人/年と推定されている[3]．各国から報告された40研究をまとめたSRでは，成人における本疾患の発症率は10万人当たり2.5人/年と報告されており[4]，日本における発症率は各国と比較して高い可能性がある．2007年より開始されたわが国の腎生検レジストリー(J-RBR)には2012年までの5年間で5,679例のIgA腎症が登録されており，発症年齢のピークは30～39歳にあるものの，10代から50代まで比較的均等に存在しており[5]比較的若年に分布している．

### 2. 経過，腎予後

2004年に自然経過に関するSRが報告された[6]．多くの研究で10年間の腎生存率は81～87%の間に収まっている．北米からの4つの研究では10年腎生存率57～78%であった．これは腎機能低下症例や，高血圧合併例，尿蛋白量が多い症例が多く含まれていた影響と推測されている[6]．わが国で1974～2015年に診断されたIgA腎症患者871名を評価した後ろ向き研究では，腎生存率10年87.5%，20年72.6%と報告されている[7]．IgA腎症は多彩な臨床経過・予後をたどり「疾患活動性」は症例により異なり，副腎皮質ステロイド薬，免疫抑制薬[8]，RA系阻害薬[9]などの治療により腎予後が改善する可能性がある．また，わが国では口蓋扁桃摘出術[10]治療の有効性も報告されている．腎予後に影響する因子として，蛋白尿[11, 12]，血圧[12]，腎機能[13]，腎組織学的障害度[14, 15]などが指摘されている．しかし，確定診断や治療開始の時期，選択した治療は施設によりさまざまであり，予後因子の解釈にはこの点を考慮する必要がある．

## 参考文献


a. 厚生労働科学研究費補助金難治性疾患等政策研究事業(難治性疾患政策研究事業)難治性腎障害に関する調査研究班編．エビデンスに基づくIgA腎症診療ガイドライン2020．東京医学社，2020. https://jsn.or.jp/academicinfo/report/evidence_IgA_guideline2020.pdf 2022.3.1アクセス


## 引用文献


1. Sugiyama H, et al. Clin Exp Nephrol 2013；17：155–73.
2. Schena FP, et al. Semin Nephrol 2018；38：435–42.
3. 渡辺　毅，他．厚生労働省科学研究費補助金(難治性疾患克服研究事業)分担研究報告書　疫学・疾患登録分科会「全国疫学アンケート調査とDPC データベースの対象疾患患者数調査への応用」2012；53–62.
4. McGrogan A, et al. Nephrol Dial Transplant 2011；26：414–30.
5. Komatsu H, et al. Clin Exp Nephrol 2016；20：552–60.
6. D'Amico G. Semin Nephrol 2004；24：179–96.
7. Moriyama T, et al. Sci Rep 2020；10：11151.
8. Pozzi C, et al. J Am Soc Nephrol 2004；15：157–63.
9. Praga M, et al. J Am Soc Nephrol 2003；14：1578–83.
10. Hirano K, et al. JAMA Netw Open 2019；2：e194772.
11. Reich HN, et al. J Am Soc Nephrol 2007；18：3177–83.
12. Berthoux F, et al. J Am Soc Nephrol 2011；22：752–61.
13. Goto M, et al. Nephrol Dial Transplant 2009；24：3068–74.
14. Trimarchi H, et al. Kidney Int 2017；91：1014–21.
15. Okonogi H, et al. Clin Exp Nephrol 2019；23：16–25.

# 16-1-2 IgA腎症の予後に関連する判定指標

【解説要旨】 IgA腎症の重要な予後判定指標は，臨床所見においては蛋白尿と腎機能の程度であり，臨床的重症度分類(C-Grade)で定義される．また，腎病理組織所見においては半月体病変や糸球体硬化病変であり，それらの病変率による組織学的重症度分類(H-Grade)も加味して判定される．国際的にはOxford分類(MEST-C score)やInternational IgAN Prediction Toolがあり，これらも予後判定に有用である．IgA腎症の病態のステージや疾患活動性を画一的な指標で判断することは難しいが，現時点で臨床的，病理学的に利用されている項目に関して概説する．

## 【解 説】

### 1. 臨床的指標

IgA腎症の病態・疾患活動性に影響を及ぼす臨床因子としては，蛋白尿・血尿，血圧，腎機能があげられる．特に尿蛋白量，腎機能と予後の関連は重要であり[1]，わが国で展開された「IgA腎症の腎病理所見と予後の関連に関する後ろ向き多施設共同研究」をもとに報告された「IgA腎症診療指針—第3版」[2]も指針とされている．この診療指針では透析導入のORの研究結果をもとに，尿蛋白量と腎機能の程度により臨床的重症度分類(C-Grade)を定義している(**表1**)[2]．また，診断時の尿蛋白量は重要であるが診断1年後や蛋白尿の時間平均値は，より透析導入リスクと強く相関する[3〜5]．腎機能は「病態におけるステージ」を示唆し，腎機能障害が進行するほど注意深い経過観察が重要である[2]．血尿と予後についての検討報告はまだ少ないが，血尿の寛解・増悪は「疾患活動性」を評価するうえで臨床的に活用できる可能性があり，蛋白尿も踏まえ，今後も検討が必要である．

また，不十分な血圧管理も予後不良因子である．

### 2. 病理学的指標

IgA腎症の重症度評価と予後評価は腎病理組織所見をもとに行われる．「IgA腎症診療指針—第3版」では，組織学的重症度分類(H-Grade)が報告された[2,6]．腎予後と関連する病変は，急性病変では細胞性/線維細胞性半月体，慢性病変では全節性糸球体硬化，分節性糸球体硬化，線維性半月体の併せて5病変と定められ，5病変のいずれかをもつ糸球体が採取総糸球体数に占める割合(%)により，H-Gradeは4段

**表1　臨床的重症度分類(C-Grade)**

| 臨床的重症度 | 尿蛋白(g/日) | eGFR(mL/分/1.73 m$^2$) |
|---|---|---|
| C-Grade Ⅰ | ＜0.5 | — |
| C-Grade Ⅱ | 0.5≦ | 60≦ |
| C-Grade Ⅲ | | ＜60 |

(文献2)

**表2　組織学的重症度分類(H-Grade)**

| 組織学的重症度 | 腎予後と関連する病変*を有する糸球体/総糸球体数 | 急性病変のみ | 急性病変＋慢性病変 | 慢性病変のみ |
|---|---|---|---|---|
| H-GradeⅠ | 0〜24.9% | A | A/C | C |
| H-GradeⅡ | 25〜49.9% | A | A/C | C |
| H-GradeⅢ | 50〜74.9% | A | A/C | C |
| H-GradeⅣ | 75%以上 | A | A/C | C |

*急性病変(A)：細胞性半月体(係蹄壊死を含む)，線維細胞性半月体
慢性病変(C)：全節性硬化，分節性硬化，線維性半月体
(文献2)

16

階に分類されている（表2）[2]．重症度が増すにつれて透析導入リスクが上がる（IgA腎症診療ガイドライン2020 p.39, 40）[a]．わが国でのみ行われた検証研究でも同様の結果が得られた[7,8]．H-Gradeでは病変の活動性が治療方針にもかかわるため，急性病変のみ（A），急性病変と慢性病変（A/C），慢性病変のみ（C）を付記する（表2）[2]．

国際的な組織学的分類としてOxford分類（MEST score）が報告され[9,10]，腎予後と関連する病変として，メサンギウム細胞増多（M），分節性糸球体硬化（S），尿細管萎縮/間質線維化（T）が定められ，副腎皮質ステロイド薬などの免疫抑制療法に反応良好で潜在的に腎予後と関連する病変として，管内細胞増多（E）が定められた．その後，半月体病変の予後への影響について再検証され[11]，細胞性または線維細胞性半月体（C）が追加され，Oxford分類はMEST-C scoreに改定されている[12]（IgA腎症診療ガイドライン2020 p.38）[a]．

### 3. 腎予後判定

「IgA腎症診療指針—第3版」では，H-GradeあるいはC-Gradeのみの予後判定の限界を補完する目的で，これら2つのGradeを併せて，透析導入リスクを4群に層別化している[1]（表3）[2]．

国際的な予後の判定としてInternational IgAN Prediction Toolが報告され[13]，Webサイト（International IgAN Prediction Tool-Adults| QxMD）にて，腎生検時のeGFR，血圧，尿蛋白量，年齢，人種，RA系阻害薬・免疫抑制薬投与の有無，MEST scoreを入力すると最長80カ月以内の腎機能の半減または末期腎不全に至るリスクが計算可能である．

### 4. 今後の展望

慢性の経過をたどるIgA腎症においては，「IgA腎症診療指針—第3版」[2]（C-GradeとH-Grade），Oxford分類やInternational IgAN Prediction Toolによる腎予後の検討，その他の臨床因子と腎予後の検討のほか，経過中の寛解や再燃などの評価，追加治療の適応など多くの検証事項がある．現在，その1つとして全国規模でIgA腎症の腎病理所見と予後の関連に関する前向き多施設共同研究が展開されている．これらの結果をもとに，今後の「IgA腎症診療指針」がさらに質の高い指針になることが期待される．

### 参考文献


a. 厚生労働科学研究費補助金難治性疾患等政策研究事業（難治性疾患政策研究事業）難治性腎障害に関する調査研究班編．エビデンスに基づくIgA腎症診療ガイドライン2020，東京医学社，2020. https://jsn.or.jp/acade-


**表3　IgA腎症患者の透析導入リスクの層別化**

| 組織学的重症度 ＼ 臨床的重症度 | H-Grade Ⅰ | H-Grade Ⅱ | H-Grade Ⅲ＋Ⅳ |
|---|---|---|---|
| C-Grade Ⅰ | 低リスク | 中等リスク | 高リスク |
| C-Grade Ⅱ | 中等リスク | 中等リスク | 高リスク |
| C-Grade Ⅲ | 高リスク | 高リスク | 超高リスク |

低リスク群：透析療法に至るリスクが少ないもの[注1]
中等リスク群：透析療法に至るリスクが中程度あるもの[注2]
高リスク群：透析療法に至るリスクが高いもの[注3]
超高リスク群：5年以内に透析療法に至るリスクが高いもの[注4]
（ただし，経過中に他のリスク群に移行することがある）
後ろ向き多施設共同研究からみた参考データ
[注1]：72例中1例（1.4%）のみが生検後18.6年で透析に移行
[注2]：115例中13例（11.3%）が生検後3.7～19.3（平均11.5）年で透析に移行
[注3]：49例中12例（24.5%）が生検後2.8～19.6（平均8.9）年で透析に移行
[注4]：34例中22例（64.7%）が生検後0.7～13.1（平均5.1）年で，また14例（41.2%）が5年以内に透析に移行

（文献2）

micinfo/report/evidence_IgA_guideline2020.pdf 2022.10.6アクセス

## 引用文献


1. Okonogi H, et al. Clin Exp Nephrol 2019；23：16–25.
2. 厚生労働科学研究費補助金難治性疾患克服研究事業 進行性腎障害に関する調査研究班報告IgA腎症分科会. IgA腎症診療指針—第3版．日腎会誌2011；53：123–35.
3. Donadio JV, et al. Nephrol Dial Transplant 2002；17：1197–203.
4. Reich HN, et al. J Am Soc Nephrol 2007；18：3177–83.
5. Berthoux F, et al. J Am Soc Nephrol 2011；22：752–61.
6. Kawamura T, et al. J Nephrol 2013；26：350–7.
7. Sato R, et al. Clin Exp Nephrol 2015；19：411–8.
8. Kaihan AB, et al. Clin Exp Nephrol 2017；21：986–94.
9. Working Group of the International IgA Nephropathy Network and the Renal Pathology Society. Kidney Int 2009；76：534–45.
10. Working Group of the International IgA Nephropathy Network and the Renal Pathology Society. Kidney Int 2009；76：546–56.
11. Haas M, et al. J Am Soc Nephrol 2017；28：691–701.
12. Trimarchi H, et al. Kidney Int 2017；91：1014–21.
13. Barbour SJ, et al. JAMA Intern Med 2019；179：942–52.


＊＊＊

# 16-1-3 IgA腎症の治療

【解説要旨】　わが国での成人IgA腎症に対するおもな治療介入は，RA系阻害薬，副腎皮質ステロイド薬，免疫抑制薬，口蓋扁桃摘出術（＋ステロイドパルス療法），n-3系脂肪酸（魚油），抗血小板薬であり，CKDに対する一般治療として血圧管理，減塩，脂質管理，禁煙指導なども行う．しかし，RA系阻害薬と副腎皮質ステロイド薬を除いては，エビデンスの検証対象となる比較研究が不足しているため，「エビデンスに基づくIgA腎症診療ガイドライン2020」において，治療のclinical question（CQ）についてはRA系阻害薬と副腎皮質ステロイド薬が対象とされている．

## 【解 説】

### 1. 成人IgA腎症の腎機能障害の進行抑制を目的とした治療の概要

成人IgA腎症の治療アルゴリズムでは[a]，治療介入の適応としてeGFR 30 mL/分/1.73 $m^2$以上かつ尿蛋白量0.5 g/日以上の成人IgA腎症に対して，腎機能障害の進行抑制を目的に，組織学的重症度や血尿の程度，血圧，年齢を考慮したうえで，RA系阻害薬や副腎皮質ステロイド薬の投与を検討する．ただし，尿蛋白量とeGFRのカットオフ値については，IgA腎症治療に関するRCTにおける対象患者の特性のみならず，わが国での診療の実情を踏まえて，旧版のエビデンスに基づくIgA診療ガイドライン（2014，2017年版）と「IgA腎症診療指針―第3版」の内容とも整合するように配慮した．そのほか，尿蛋白量と腎機能を中心に，腎病理組織所見や年齢，血圧，血尿の程度なども含めて総合的に判断するが，同時に治療に伴う副作用の発現にも十分な配慮が必要である．

おもな治療法[a]

①「CQ1：RA系阻害薬はIgA腎症に推奨されるか？」

推奨と提案：推奨グレード1B

ACE阻害薬またはARBは，IgA腎症の末期腎不全への進展抑制，腎機能障害の進行抑制ならびに尿蛋白の減少効果を有するため，使用するよう推奨する．

②「CQ2：副腎皮質ステロイド薬はIgA腎症に推奨されるか？」

推奨と提案：推奨グレード1B

副腎皮質ステロイド薬は，尿蛋白1 g/日以上かつCKDステージG1，G2のIgA腎症における腎機能障害の進行抑制ならびに尿蛋白の減少効果を有するため，使用するように推奨する．

③口蓋扁桃摘出術；単独療法とステロイドパルス併用療法

口蓋扁桃摘出術（扁摘）の単独療法においてはCKDステージG1，G2で尿蛋白が1 g/日前後までのIgA腎症患者では臨床的寛解を含めた尿所見の改善効果が期待されるが，腎機能低下の抑制効果については研究結果が一定せず不明である．一方，扁摘とステロイドパルス併用療法（扁摘パルス療法）の臨床的寛解を含めた尿所見の改善効果は，わが国からのRCT，非RCT，複数の観察研究から，CKDステージG1，G2で尿蛋白が1 g/日を超える場合でも期待できる[1,2]．ただし，治療前の尿蛋白量と臨床的寛解率には関連性が示唆されるため，今後は，病理組織学的評価を含めた病期・病勢評価に基づく適応症例の選択について，より詳細な検討が必要である．扁摘パルス療法の腎機能低下の抑制効果については，現時点で検証可能な研究が少ない．わが国から平均5.8年間追跡した全国多施設コホート研究結果が2019年に報告され，扁摘の有無で評価された．比較対象の両群に副腎皮質ステロイド薬やRA系阻害薬治療が含まれる研究で，傾向スコア解析を用いて評価された．扁摘群（252例）は非扁摘群よりも，血清Cr値の1.5倍化あるいは末期腎不全への進展を有意に抑制したことが示された[3]．

KDIGO 2021 Clinical Practice Guideline for the

Management of Glomerular Diseaseでは，Caucasianに対して，扁摘は引き続き推奨されないとしているものの，「日本のコホート研究で扁摘単独もしくは扁摘パルス療法の臨床的改善効果を示す報告が多数ある」と初めて追加記載された[b].

## 2. 副腎皮質ステロイド薬および免疫抑制薬の副作用とその対策

近年のRCTでは，IgA腎症患者に対する副腎皮質ステロイド薬により，感染症，糖尿病発症などの頻度が上昇することが報告されている[4]．副腎皮質ステロイド薬開始時に各副作用発現リスク因子の把握と事前対策が必須である．

高用量経口メチルプレドニゾロン(0.6〜0.8 mg/kg/日，最大投与量48 mg/日)の有効性と安全性を評価したTESTING studyでは[5]，重篤な感染症の過剰発生が認められたため中止となったが，経口メチルプレドニゾロン低用量0.4 mg/kg/日(最大投与量32 mg/日，最小投与量24 mg/日)にプロトコールを修正したTESTING Low Dose Studyとして再開され，2022年5月にその結果が報告された[6]．平均追跡期間4.2年において，主要複合エンドポイント(eGFR 40%低下，末期腎不全，腎死)はプラセボ群と比較して有意に減少し(HR 0.53(95%CI 0.39〜0.72))，低用量でも有効性が確認された．問題となっていた重篤な有害事象の発現は低用量群でもプラセボ群と比較して頻度は高かったが(6例[5.0%]vs. 3例[2.5%])，高用量群(22例[16.2%]vs. 4例[3.2%])より頻度は低く，低用量投与により有害事象を抑制できる可能性を示唆している．

一方，免疫抑制薬では，治療の有効性がはっきりしない点も多く，治療適応を慎重に決定する必要がある．

## 3. 食事(食塩摂取制限/たんぱく質摂取制限)，生活(肥満対策/運動制限/禁煙/飲酒)

IgA腎症患者のみを対象とした食事療法(食塩摂取制限，たんぱく質摂取制限)，生活習慣の是正(肥満対策，運動制限，禁煙，飲酒制限)の有効性を示す直接的なエビデンスは乏しい．食事，生活に関する介入は，本ガイドラインにおけるCKD患者の管理(第6章〜第8章)を参照されたい．

## 4. 今後の展望

新たにCKDに対する治療薬として適応承認(eGFR 25〜75 mL/分/1.73 m$^2$)となったSGLT2阻害薬は，今後IgA腎症に対する治療選択の1つとなり得る可能性がある．DAPA-CKD試験[7]に登録されたIgA腎症患者270例のサブグループ解析では[8]，主要複合エンドポイント(eGFR 50%以上低下/末期腎不全/CVD死亡/腎死)のHRは0.29(95%CI 0.12〜0.73, P＝0.005)，複合腎エンドポイント(eGFR 50%以上低下/末期腎不全/腎死)のHRでも0.24(95%CI 0.09〜0.65，P＝0.002)と有意な低下を認めた．また，IgA腎症に対する分子標的薬を含めたいくつかの国際共同試験が進んでいるため，IgA腎症の治療選択が広がっていくことが期待される．

## 参考文献

a. 厚生労働科学研究費補助金難治性疾患等政策研究事業(難治性疾患政策研究事業)難治性腎障害に関する調査研究班編．エビデンスに基づくIgA腎症診療ガイドライン2020，東京医学社，2020. https://jsn.or.jp/academicinfo/report/evidence_IgA_guideline2020.pdf 2022.10.6アクセス

b. KDIGO Glomerular Diseases Work Group. Chapter 2: Immunoglobulin A nephropathy (IgAN)/immunoglobulin A vasculitis(IgAV). KDIGO 2021 Clinical Practice Guideline for the Management of Glomerular Diseases, S115–27, 2021.

## 引用文献

1. Kawamura T, et al. Nephrol Dial Transplant 2014；29：1546–53.
2. Komatsu H, et al. Clin J Am Soc Nephrol 2008；3：1301–7.
3. Hirano K, et al. JAMA Netw Open 2019；2：e194772.
4. Rauen T, et al. J Am Soc Nephrol 2018；29：317–25.
5. Lv J, et al. JAMA. 2017；318：432–42.
6. Lv J, et al. JAMA. 2022；327：1888–98.
7. Heerspink HJL, et al. N Engl J Med 2020；383：1436–46.
8. Wheeler DC, et al. Kidney Int 2021；100：215–24.

16

# 前文

ネフローゼ症候群は，腎糸球体係蹄障害による蛋白透過性亢進に基づく大量の尿蛋白漏出と，これに伴う低蛋白(低アルブミン)血症を特徴とする症候群である．成人ネフローゼ症候群の診断基準は，尿蛋白3.5 g/日以上(または随時尿において尿蛋白/尿Cr比が3.5 g/gCr以上)が継続し，血清アルブミン値が3.0 g/dL以下に低下することである．浮腫・脂質異常症は参考所見として定義される(注：小児におけるネフローゼ症候群の定義は成人のものと異なる)．

ネフローゼ症候群のうち，明らかな原因のないものを一次性に，原因を有するものを二次性に分類する．二次性ネフローゼ症候群の原因には糖尿病性腎症，アミロイド腎症，ループス腎炎，HIV関連腎症などがあり，治療は基本的に原疾患の治療に準じる．一方，一次性ネフローゼ症候群の原疾患は微小変化型ネフローゼ症候群(MCNS)，巣状分節性糸球体硬化症(FSGS)，膜性腎症(MN)の3疾患で80～90%を占める．

MCNSは小児期の一次性ネフローゼ症候群の70～80%を占め，年齢とともにその占める割合は低下するが，高齢者ネフローゼ症候群であっても約20%を占めている．急性発症で選択性の高い蛋白尿を呈し，病理組織学的には電子顕微鏡で観察されるびまん性の足突起の消失を特徴的な所見とし，光学顕微鏡や蛍光抗体法では明らかな異常を認めない．

FSGSは一部の糸球体(focal：巣状)の一部分(segmental：分節性)に硬化を認めるという病理形態学的な診断名であり，さまざまな病態を内包する疾患概念といえる．

一次性FSGSはMCNSに類似したネフローゼ症候群を呈することが多く，その病態には何らかの液性因子が関与している可能性が指摘されているが，現在のところ明らかではない．

MNは中高年者においてネフローゼ症候群を呈する疾患として最も頻度が高く，一般に緩徐に発症することが多い．悪性腫瘍，自己免疫性疾患，薬剤，感染症などに続発する二次性のMNがある一方，一次性の半数以上の病態にM型ホスホリパーゼA2受容体(PLA2R)に対する自己抗体が関連していることが明らかになり，そのほかにも原因抗原となる物質が次々と報告されている．

一次性ネフローゼ症候群には，腎生検診断が必要となるため，原則として専門医療機関への紹介が必要である．また，一次性ネフローゼ症候群は指定難病であり，重症度判定基準に合致した患者や高額な医療を継続する必要があるものについては医療費助成の対象となる．

本章では，主としてこれらの疾患により構成される一次性ネフローゼ症候群の診断および治療について，「エビデンスに基づくネフローゼ症候群診療ガイドライン2020」[a]で取り上げられているCQとそれに対する推奨・診療アルゴリズムに基づき，最新の知見も含めて診療実態に即した形で解説する．

## 参考文献

a. 厚生労働科学研究費補助金難治性疾患等政策研究事業(難治性疾患政策研究事業)難治性腎障害に関する調査研究班編．エビデンスに基づくネフローゼ症候群診療ガイドライン2020，東京医学社，2020. https://minds.jcqhc.or.jp/docs/gl_pdf/G0001217/4/nephrotic_syndrome.pdf　2022.10.13アクセス

# 16-2-1 成人ネフローゼ症候群における一次性膜性腎症（MN）の診断のための血清抗PLA2R抗体の測定

【解説要旨】 成人ネフローゼ症候群において一次性MNの診断のための血清抗PLA2R抗体の測定は有用であると考えられる．しかし，2023年4月現在，保険適用外の検査であるため，全例での実施は推奨されない．腎生検の実施が難しい場合には測定してもよい．

【解 説】

現在，ネフローゼ症候群の確定診断のために腎生検が行われているが，出血の危険性があることや合併症の多い高齢者では抗血小板薬や抗凝固薬を内服していることが多く，全例に施行することはできない．これまでも，血清や尿バイオマーカーにより腎生検を行わずネフローゼ症候群の原因疾患を鑑別できないか，さまざまな検討がなされてきたが，いまだ決定的な検査は存在しない．

抗PLA2R抗体は一次性MNに特異的に陽性となることが報告され，腎生検を施行しないで一次性MNを診断できる可能性が示唆されている．欧米における陽性率に比べて，わが国の患者においては陽性率が低いとの報告があるが，全国規模の検討はなされていない．

抗PLA2R抗体測定が，腎生検を施行せずに一次性MNを診断する標準的検査になり得るかどうかを明らかにするために行ったSRで，評価対象となった3論文のうち1つは症例対照研究であり[1]，1つはコホート研究[2]，1つは詳細不明であった[3]．腎生検を踏まえた最終的な臨床診断による一次性MNを基準とすると，抗PLA2R抗体の感度，特異度はそれぞれ0.77（95%CI 0.61～0.88），0.95（95%CI 0.87～0.98），陽性尤度比，陰性尤度比はそれぞれ15.4，0.24であり，検査は正確といえた．しかし，抗PLA2R抗体は悪性腫瘍，B型肝炎ウイルス，自己免疫性疾患に伴うMNの一部でも陽性となることが報告されているので[4]，抗PLA2R抗体が陽性であっても二次性MNの原因となり得る疾患の探索は必要と考えられる．なお，一次性および二次性MNの概念は抗PLA2R抗体の登場後に更新されつつあるが，定義は未確立である．

なお，KDIGOガイドライン2021[5]においてMNの診断ではまず，血清PLA2R抗体の測定を行うという方向性となっているが，2023年4月現在，わが国においては保険収載されていないことに注意が必要である．

診断[6]「CQ1　成人のネフローゼ症候群における一次性MNの診断に抗PLA2R抗体の測定は推奨されるか？」

**推奨グレード2D：推奨要約（推奨の強さ「条件つき推奨」/エビデンスの確実性「非常に低」）**

成人ネフローゼ症候群患者において一次性MNの診断のための血清抗PLA2R抗体の測定は，腎生検の実施が難しい場合には実施してもよい．

付帯事項：現在，一次性MNの診断における血清抗PLA2R抗体測定は保険適用ではない．

## 引用文献


1. Hill PA, et al. Nephrology (Carlton) 2016；21：397–403.
2. Timmermans SA, et al. Am J Clin Pathol 2014；142：29–34.
3. Wu X, et al. Int J Nephrol Renovasc Dis 2018；11：241–7.
4. Bobart SA, et al. Kidney Int 2019；95：429–38.
5. KDIGO Glomerular Diseases Work Group. Kidney Int 2021；100(4S)：S1–S276.
6. 厚生労働科学研究費補助金難治性疾患等政策研究事業（難治性疾患政策研究事業）難治性腎障害に関する調査研究班編．エビデンスに基づくネフローゼ症候群診療ガイドライン2020．東京医学社，2020. https://minds.jcqhc.or.jp/docs/gl_pdf/G0001217/4/nephrotic_syndrome.pdf　2022.10.13アクセス


16

# 16-2-2 成人の微小変化型ネフローゼ症候群(MCNS)に対する治療

【解説要旨】 初発例においてはステロイド単独治療を選択し，寛解後1～2週間ののちに漸減する．再発例の場合は，ステロイドに加えシクロスポリンを併用する．頻回再発型・ステロイド依存性を示す症例においては，免疫抑制薬の追加あるいは変更を考慮する．

【解 説】

MCNSのうち90%以上の症例はステロイド治療に対する反応性が良好で，同治療はAKIの悪化抑制に有効であることから積極的に検討する．初発例ではプレドニゾロン(PSL)0.8～1 mg/kg体重/日(最大量60 mg)相当で開始し，寛解後1～2週間まで計2～4週間同量を継続，その後2～4週間ごとに5～10 mgずつ漸減する．少なくとも半年以上は継続したのちに1年程度を目途に漸減・中止するが，維持療法期間に関してはステロイド反応性や副作用などを勘案のうえ症例ごとに判断する．著明な体液量過剰状態を呈し腸管浮腫により経口ステロイドの吸収障害が予測される症例においては，パルス治療を含めた経静脈的投与も検討する(図1)．

MCNSはステロイド反応性が良好である一方で，寛解後のステロイド減量や漸減中止に伴う再発率は30～70%と高率である．再発時のステロイド治療は，初回治療と同量あるいは初回治療よりも減量して開始する．寛解と再発予防，腎機能低下抑制の点から，ステロイドに加えシクロスポリンを併用する[1]．シクロスポリンは1.5～3.0 mg/kg体重/日を1日1回食前服用にて開始し，長期的使用による腎毒性が懸念されることから，血中濃度(C2レベル)をモニタリングのうえ投与量を調整する．至適血中濃度として内服後2時間(C2)値で一般的に600～900 ng/mLが採用され，内服方法に関して薬物動態の安定が期待される[2]ことから，1日1回食前服用とすることが多い．シクロスポリン以外の免疫抑制薬の選択肢として，ミゾリビン(150 mg/日)やシクロホスファミド(50～100 mg/日)があげられる(図1)．

頻回再発例やステロイド依存例，ステロイド抵抗例においては，ステロイドに加え免疫抑制薬の併用を検討する．免疫抑制薬の選択肢として，シクロスポリンのほかミゾリビン，シクロホスファミドがあげられる(図1)．保険適用外ではあるものの，わが国において入手可能な薬剤としてミコフェノール酸モフェチルやアザチオプリン，タクロリムスがあるが，エビデンスが少なく有効性も明らかではないことから，少なくとも免疫抑制薬の第1選択薬にはならない．

ステロイドと免疫抑制薬の併用によっても頻回再発やステロイド依存性を示すMCNS症例においては，リツキシマブの投与を検討する(図1)．添付文書には成人期発症症例に対する有効性・安全性は確立していないと記載されているが，複数の観察研究において成人症例における有効性・安全性が示されている[3～5]．ただし，現時点では成人期発症例には保険適用外との見解があるため，成人期発症症例に対するリツキシマブ投与に関する薬事承認を目指して日本国内で医師主導治験が進行中である．適切な投与量や回数，間隔などについても現時点で確立されておらず，今後の検証を要する．

**治療[6]「CQ2　成人のMCNSの再発患者において，推奨される治療は何か？」**

**推奨グレード2D：推奨要約(推奨の強さ「弱い推奨」/エビデンスの確実性「非常に低」)**

成人の微小変化型ネフローゼ症候群の再発患者において，ステロイドにシクロスポリンを併用することは，ネフローゼ症候群の寛解，ネフローゼ症候群の再発予防，腎機能低下抑制の点から有効である．

付帯事項：

1) シクロスポリン以外の免疫抑制薬，非免疫抑制薬についてはエビデンスがない．

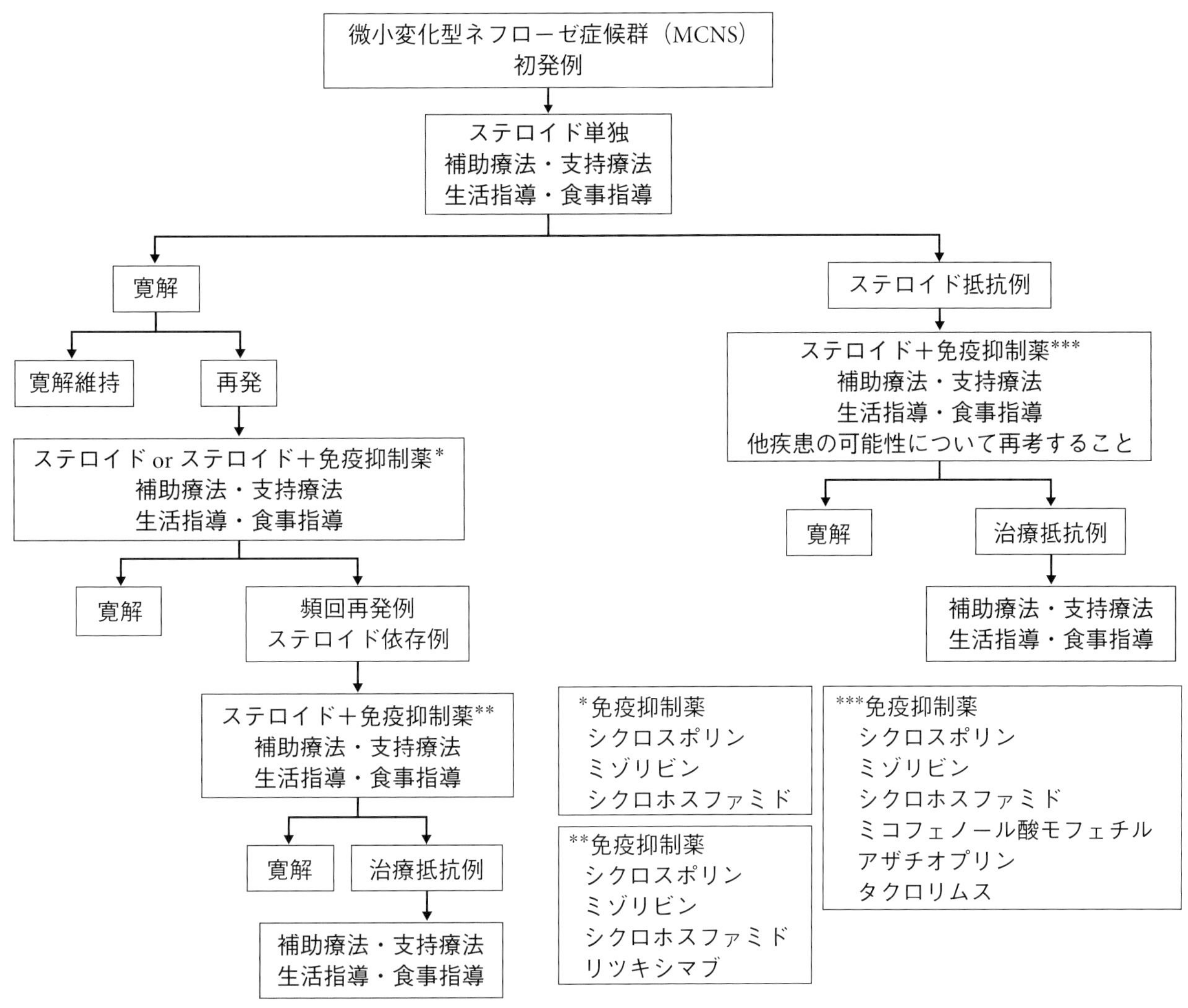


**図1　微小変化型ネフローゼ症候群（MCNS）の治療アルゴリズム**

本アルゴリズムは，治療に関するCQ（成人の微小変化型ネフローゼ症候群の再発患者において，推奨される治療は何か?）に対する推奨を除いては，「エビデンスに基づくネフローゼ症候群診療ガイドライン2017」に準拠して作成した．

（文献6を引用，一部改変）

2）今回の提案は，非高齢者を想定しており，高齢者においてはエビデンスの不確実性が高まる可能性がある．

## 引用文献

1. Eguchi A, et al. Nephrol Dial Transplant 2010；25：124–9.
2. Shirai S, et al. Clin Exp Nephrol 2009；13：123–9.
3. Munyentwali H, et al. Kidney Int 2013；83：511–6.
4. Takei T, et al. Nephrol Dial Transplant 2013；28：1225–32.
5. Iwabuchi Y, et al. Medicine（Baltimore）2014；93：e300.
6. 厚生労働科学研究費補助金難治性疾患等政策研究事業（難治性疾患政策研究事業）難治性腎障害に関する調査研究班編．エビデンスに基づくネフローゼ症候群診療ガイドライン2020，東京医学社，2020. https://minds.jcqhc.or.jp/docs/gl_pdf/G0001217/4/nephrotic_syndrome.pdf　2022.10.13アクセス

＊＊＊

# 16-2-3 成人の一次性巣状分節性糸球体硬化症(FSGS)に対する治療

【解説要旨】 ネフローゼ症候群を呈するFSGSに対する初期治療として，高用量の経口PSL 1 mg/kg体重/日(最大60 mg/日)相当を用いる．寛解導入後の再発，頻回再発，ステロイド依存例についてはMCNSの再発，頻回再発，ステロイド依存例に対する治療に準じ，免疫抑制薬，リツキシマブ投与を考慮する．ステロイド抵抗性FSGSに対し，ステロイドに加え，シクロスポリンを併用する．

## 【解 説】

### 1. 初期治療

ネフローゼ症候群を呈するFSGSに対する初期治療として，経口PSL 1 mg/kg体重/日(最大60 mg/日)相当で，2～4週間程度継続する．重症例ではステロイドパルス療法も考慮される(図2)．FSGSに対して経口ステロイド療法は20～50％台の寛解導入率を示す．寛解後のステロイドの維持期間に明確な目安はないが，FSGSでの観察研究では平均6カ月間続けられている．

### 2. 再発例

MCNSの再発例に対する治療に準じる．ステロイドに加えシクロスポリン(1.5～3.0 mg/kg体重/日)の併用を考慮する．症例によってはシクロスポリン以外の免疫抑制薬(シクロホスファミド50～100 mg/日，またはミゾリビン150 mg/日)の追加投与を考慮してもよい(図2)．

### 3. 頻回再発例，ステロイド依存例

成人FSGSの頻回再発・ステロイド依存例に対する治療についてはエビデンスに乏しく，頻回再発，ステロイド依存性を示すMCNSに対する治療に準じる．ステロイドと免疫抑制薬(シクロスポリン，またはシクロホスファミド，またはミゾリビン)の併用によっても頻回再発型およびステロイド依存性を示すFSGSに対してはリツキシマブの投与を考慮してもよい(図2)．

### 4. ステロイド抵抗例

4週以上のステロイド治療にもかかわらず，完全寛解あるいは不完全寛解Ⅰ型(尿蛋白1 g/日未満)に至らない場合はステロイド抵抗性として，ステロイドに加えてシクロスポリンを併用する．ステロイドとシクロスポリンの併用は，寛解導入に有効であり腎死を抑制する効果が報告されているが，シクロスポリンの長期使用においては副作用に注意する必要がある．ミコフェノール酸モフェチル25～36 mg/kg体重/日(最大2 g/日)および高用量デキサメタゾン0.9 mg/kg体重/日(最大40 mg/日)を併用することは寛解導入に有効であるが，わが国においてミコフェノール酸モフェチルはFSGSに対して保険適用がない．尿蛋白減少に対して，シクロスポリン以上の効果がミゾリビン，シクロホスファミド，アザチオプリンにあるか否か明らかではない．わが国では薬剤抵抗性FSGSで脂質異常症を呈する症例に対し，3カ月12回の血漿交換療法が保険収載されており，ステロイド抵抗性FSGSにおけるLDLアフェレシスは寛解導入に有効であるとの観察研究も複数報告されている．これらの治療にも抵抗性の場合，保存的療法(補助療法・支持療法(ACE阻害薬・ARBを含む非免疫抑制療法)，生活指導，食事療法など)を継続し(図2)，腎不全に至った場合は腎代替療法を選択する．また，ステロイド抵抗性FSGSの発症機序としてポドサイト関連遺伝子の異常が関与している場合があり，これらの症例では免疫抑制治療に抵抗性となることから遺伝学的検査の実施も考慮される．

治療[1]「CQ3　成人の一次性FSGSでステロイド抵抗性の患者において，推奨される治療は何か？」

**推奨要約**

成人のステロイド抵抗性の一次性FSGSにおいて，

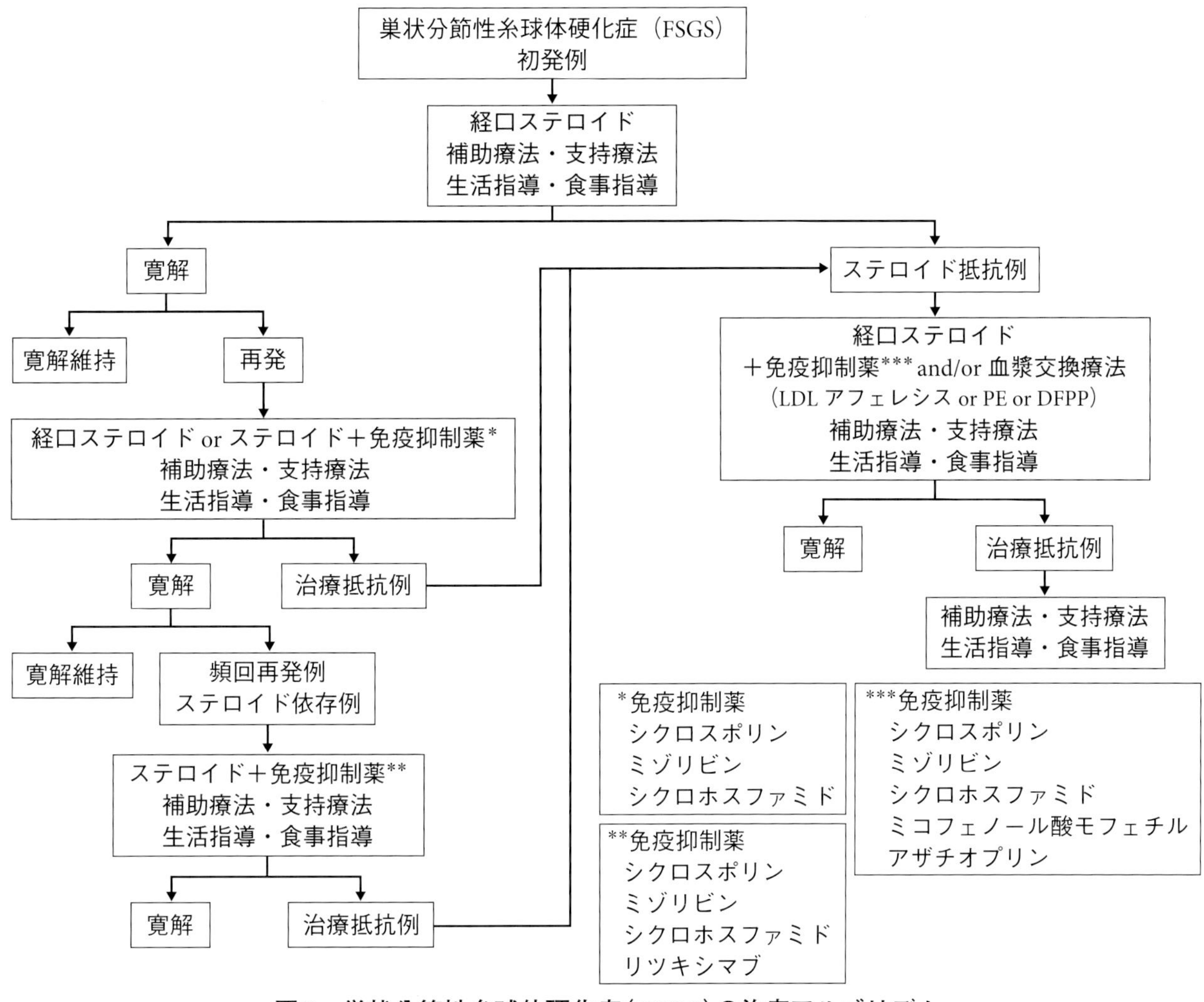


**図2　巣状分節性糸球体硬化症（FSGS）の治療アルゴリズム**

本アルゴリズムは，治療に関するCQに対する推奨を除いては，「エビデンスに基づくネフローゼ症候群診療ガイドライン2017」に準拠して作成した．また，本アルゴリズムはネフローゼ症候群を呈する一次性FSGSに対するものであり，ネフローゼ症候群を呈さないFSGSについてはこの限りではない．

（文献1より引用，一部改変）

ステロイドにシクロスポリンを併用すること（**推奨グレード2C，推奨の強さ「弱い推奨」/エビデンスの確実性「低」**）またはミコフェノール酸モフェチルおよび高用量デキサメタゾンを併用すること（**推奨グレード2D，推奨の強さ「弱い推奨」/エビデンスの確実性「非常に低」**）を提案する．成人のステロイド抵抗性の一次性FSGSに対して，ステロイドにシクロスポリンを併用することは寛解導入に有効であり，腎死を抑制する効果が報告されている．

付帯事項：

1）シクロスポリン・ミコフェノール酸モフェチル以外の免疫抑制薬については，エビデンスが乏しい．

2）ミコフェノール酸モフェチルは一次性FSGSに保険適用ではない．

## 引用文献

1. 厚生労働科学研究費補助金難治性疾患等政策研究事業（難治性疾患政策研究事業）難治性腎障害に関する調査研究班編．エビデンスに基づくネフローゼ症候群診療ガイドライン2020，東京医学社，2020. https://minds.jcqhc.or.jp/docs/gl_pdf/G0001217/4/nephrotic_syndrome.pdf　2022.10.13アクセス

16

# 16-2-4 一次性膜性腎症(MN)に対する治療

【解説要旨】 ネフローゼ症候群を呈するMNに対しては以下の治療アルゴリズム(図3)に則り治療を行う．ネフローゼ型一次性MNの治療アルゴリズムは2019年に施行したネットワークメタ解析の結果とわが国の実臨床を勘案して「エビデンスに基づくネフローゼ症候群診療ガイドライン2020」の一部として作成したものである．

## 【解 説】

### 1. 初期治療

ネフローゼ型MNに対しては，①保存的療法(補助療法，支持療法，生活指導，食事療法など)，もしくは①に加えて，②ステロイド単独療法(PSL 0.6～0.8 mg/kg体重/日を4週間投与)，③ステロイドと免疫抑制薬の併用療法，のうち，どの治療から開始してもよい．MNは一定の割合で自然寛解を呈することがあるため，保存的療法を選択することがある．保存的療法にて6カ月程度治療しても完全寛解あるいは不完全寛解Ⅰ型に至らない場合，ステロイド単独療法もしくはステロイド＋免疫抑制療法への変更を考慮する．ネフローゼ型MNに対するステロイド単独治療は支持療法群と比較して，文献的には寛解に関して優れているとはいえないが，日本人を対象とした後ろ向き観察研究では有効であるとする報告もある．

ステロイド＋免疫抑制療法に関して，シクロホスファミド，ミゾリビン，副腎皮質刺激ホルモン(ACTH)に支持療法群と比較して寛解に関して優れているというエビデンスがあるが，わが国ではシクロスポリンを第1選択とする場合が多い．ネフローゼ型MNに対するステロイドとシクロスポリンの併用は支持療法と比較して，寛解に関して優れているとはいえないが，ネフローゼ型MNに対して，ステロイドとシクロスポリンの併用がステロイド単独に比べて尿蛋白減少に効果があるとする報告もある(図3)[1]．今回用いた文献の多くが海外での診療をもとにした報告であり，わが国の実情を含んだ推奨のためには，日本人を対象とした中長期的な観察期間を設定した研究が望まれる．

### 2. 治療抵抗性

ステロイド単独治療を4週間行っても，完全寛解あるいは不完全寛解Ⅰ型に至らない場合は，ステロイド抵抗性として先行治療以外の治療の追加を考慮する(図3)．LDLアフェレシスはMNには保険適用外である．

### 注：リツキシマブ治療について

リツキシマブは成人発症のMNには保険適用外であるが，近年，初回治療を含むリツキシマブを用いたレジメンによるRCTにて，その有効性が多く報告されている[2～4]．エビデンスに基づくネフローゼ症候群診療ガイドライン2020作成時にはMENTOR試験[2](2019)が含まれていたが，当時のネットワークメタ解析では，成人発症ネフローゼ型MNに対するリツキシマブ治療は支持療法と比較して12カ月後の寛解に関して優れているとはいえないとする結論であった．その後，STARMEN試験[3]，RI-CYCLO試験[4]が報告され，KDIGOガイドライン2021[5]においてもリツキシマブは初回治療薬剤の1つとして推奨されているが，リツキシマブ単独の効果度を評価したメタ解析は行われていない．今後の大規模試験の結果とこれらのRCTを統合した評価により，わが国においてもリツキシマブの位置づけは大きく変わる可能性を含んでいる．

治療「CQ4　成人のネフローゼ症候群を呈する一次性MNに，推奨される治療は何か?」

**推奨グレードなし：推奨要約(推奨の強さ「弱い推奨」/エビデンスの確実性「非常に低」)**

成人のネフローゼ症候群を呈する一次性MNにお

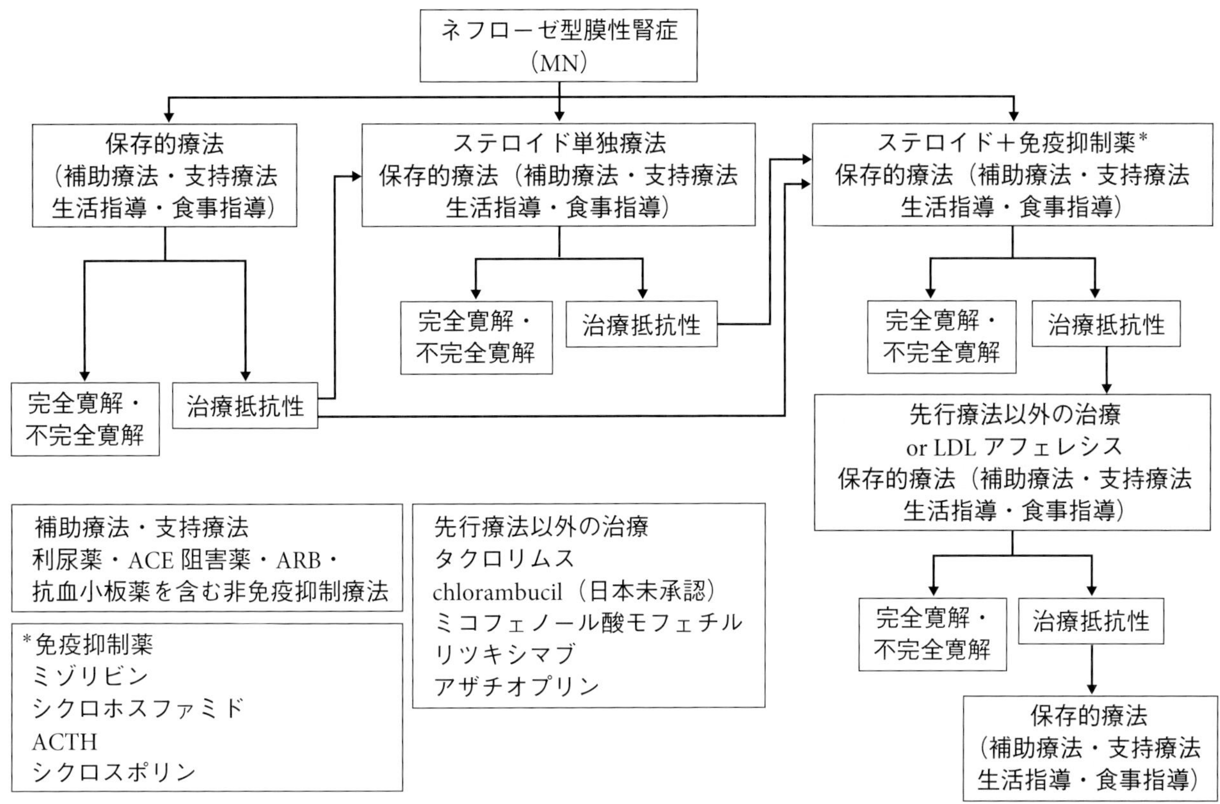


**図3　膜性腎症(MN)の治療アルゴリズム**

本アルゴリズムは，治療に関するCQに対する推奨を除いては，「エビデンスに基づくネフローゼ症候群診療ガイドライン2017」に準拠して作成した．また，本アルゴリズムはネフローゼ症候群を呈するMNに対するものである．ネフローゼ症候群を呈さないMNについては保存的治療を中心に治療を行い，必要であれば免疫抑制療法を考慮する．

（文献1より引用，一部改変）

いて，支持療法単独よりもシクロホスファミド・ミゾリビン・タクロリムス・chlorambucilのいずれかとステロイドの併用，もしくはACTHによる治療を提案する．ただし，タクロリムスは保険適用外であり，chlorambucilは日本未承認薬である．

## 引用文献


1. 厚生労働科学研究費補助金難治性疾患等政策研究事業（難治性疾患政策研究事業）難治性腎障害に関する調査研究班編．エビデンスに基づくネフローゼ症候群診療ガイドライン2020，東京医学社，2020. https://minds.jcqhc.or.jp/docs/gl_pdf/G0001217/4/nephrotic_syndrome.pdf　2022.10.13アクセス
2. Fervenza FC, et al. N Engl J Med 2019；381：36–46.
3. Fernández-Juárez G, et al. Kidney Int 2021；99：986–98.
4. Scolari F, et al. J Am Soc Nephrol 2021；32：972–82.
5. KDIGO Glomerular Diseases Work Group. Kidney Int 2021；100(4S)：S1–S276.


＊＊＊

16

# 前文

常染色体顕性多発性囊胞腎(ADPKD)は最も多い遺伝性腎疾患であり，60歳までに約半数が末期腎不全に至る．両側腎臓に多数の囊胞が進行性に発生・増大し，高血圧や肝囊胞，脳動脈瘤などを合併する．わが国の現在の患者数合計を推計すると31,000例になり，4,033人に1人がADPKD患者と推定されているが，最新の単施設の報告では，日本人730～1,471人に1人がADPKD患者と推定され[1]，日常臨床で本疾患患者の診療に当たる機会は多いと考えられる．

本ガイドラインは，非専門医を対象に作成されており，「エビデンスに基づく多発性囊胞腎(PKD)診療ガイドライン2020」[a]をもとにテキスト解説として16-3-1「ADPKD患者における腎臓専門医・専門医療機関の受診」，16-3-2「ADPKD患者におけるトルバプタン治療」，16-3-3「ADPKD患者における降圧療法」の3つの重要なポイントに関して説明した．

ADPKD患者では腎腫大が進行していても腎機能が低下していない場合がみられる．しかしながら，両側総腎容積(TKV)の増大など将来腎機能が悪化することが予測される患者に対しては，早期からの治療介入が大切であることが明らかとなってきているため，どのタイミングで腎臓専門医・専門医療機関に紹介すべきかは，重要なポイントである．また，画像検査で非典型的画像のためADPKDの診断に迷う場合にも腎臓専門医に紹介することが記載されている．また，根本的治療薬であるトルバプタン治療に関しては，適応・効果や使用に関する注意点が解説されており，より多くの患者が安全に治療の恩恵を受ける機会が得られることを期待している．さらに降圧治療に関しては，降圧目標・RA系阻害薬の使用・降圧治療による効果などが解説されている．特に50歳未満でeGFR＞60 mL/分/1.73 $m^2$かつ降圧療法に忍容性があるADPKD患者に対する厳格な降圧療法の提案もされ，これまでの降圧目標と変わっている点について，非専門医にも知っていただきたく記載した．

本ガイドラインは，ADPKD診療においての一部分の解説となっているが，非専門医が本書と「エビデンスに基づく多発性囊胞腎(PKD)診療ガイドライン」[a]を併用することで，ADPKDに対する理解がさらに深まり，腎臓専門医との連携がより円滑になることを期待して作成した．

## 参考文献

a. 厚生労働科学研究費補助金難治性疾患等政策研究事業(難治性疾患政策研究事業)難治性腎障害に関する調査研究班編．エビデンスに基づく多発性囊胞腎(PKD)診療ガイドライン2020，東京医学社，2020. https://jsn.or.jp/academicinfo/report/evidence_PKD_guideline2020.pdf　2020.1016アクセス

## 引用文献

1. Yoshimoto T, et al. Ningen Dock Int 2019；6：62–8.

# 16-3-1 ADPKD患者における腎臓専門医・専門医療機関の受診

【解説要旨】 患者は腹部超音波などの画像検査で腎臓に複数の囊胞が認められて医療機関を受診する．ADPKDは進行性で加齢とともに腎機能が低下していく疾患であり，ADPKDの疑いあるいは診断された患者は，腎臓専門医と連携して診療を行っていく．特に腎臓専門医への受診を勧めていただきたい患者について解説する．

【解 説】

ADPKDは，その多くが健康診断や人間ドックなどの腹部超音波・CT・MRI検査で腎臓や肝臓に複数の囊胞が認められて医療機関を受診する．2021年6月に改訂された「腹部超音波検診判定マニュアル改訂版(2021年)」[1]では，「5個以上の囊胞を両側腎臓に認める」場合に「D2(要精検)」となったため，今後受診者が増えることが予想される．また，高血圧，腹痛・背部痛，腹部膨満感，肉眼的血尿などの症状や，検尿異常や腎機能異常の指摘によって受診され，腹部超音波などで囊胞が認められる場合もある．

ADPKDは進行性で加齢とともに腎機能が低下していく疾患であり，いずれかの段階で腎臓専門医への受診が必要になる．その紹介基準を含めて詳細を示す．

## 1. ADPKDの診断に迷う患者

囊胞の数が少ない場合，腎臓の腫大が認められないような場合，まずADPKDかどうかを判断する必要がある．

この場合は，ADPKDの診療を行っている腎臓専門医の受診が勧められる．

## 2. ADPKDと診断された患者

ADPKDでは患者ごとに大きく病状が異なるので，その病状を把握するために必要な検査を行う．

・CKDのステージを知るために，eGFR，尿蛋白/Cr比を測定する．
・頭部MRIで脳動脈瘤のスクリーニングを行う．
・心臓超音波検査による心臓合併症のスクリーニングを行う．
・腹部CTあるいは腹部MRIでTKVの測定を行う．

これらの検査ができない場合は，ADPKDの診療を行っている腎臓専門医の受診が勧められる(なお受診まで期間が長くなるようであれば，頭部MRIで脳動脈瘤のスクリーニングをすることが望ましい)．

①トルバプタンの適応と考えられる場合：「TKV 750 mL以上かつ年間増大率5%以上」かつ「eGFR ＞15 mL/分/1.73 $m^2$」が適応基準となる．基準を満たした場合は，トルバプタン治療を行っている施設に紹介する．

②ADPKDと診断された患者で，CKD重症度分類ヒートマップで赤色部分の場合：トルバプタンの適応でなくても，CKDとしての診療を行う必要があるため，腎臓専門医受診が勧められる．かかりつけ医との併診も可能である．

③囊胞感染・囊胞出血・疼痛などの突発的合併症が起こった場合：発熱やCRP高値が持続し，抗菌薬による治療に抵抗性を示す場合，肉眼的血尿の持続，貧血を伴うような囊胞出血を認めた場合などには，腎臓専門医への紹介が勧められる．

### 引用文献

1. 日本消化器がん検診学会 超音波検診委員会 腹部超音波検診判定マニュアルの改訂に関するワーキンググループ．腹部超音波検診判定マニュアル改訂版(2021年)．日消がん検診誌2022；60：123–81.

＊＊＊

# 16-3-2 ADPKD患者におけるトルバプタン治療

【解説要旨】 急速に進行する，もしくは急速な進行が予想される成人ADPKD患者に対し，利尿に伴う有害事象に留意し，肝機能検査値をモニタリングしたうえで，腎機能低下の抑制を目的としたトルバプタン治療を推奨する．

【解 説】

バソプレシン$V_2$-受容体拮抗薬であるトルバプタンは，世界に先駆けて，2014年3月に日本においてADPKD治療薬として承認された．トルバプタンの有効性は，TEMPO 3：4試験[1]およびREPRISE試験[2]の2つのRCTにより検証されている．TEMPO 3：4試験では，TKV 750 mL以上かつ推算Ccr 60 mL/分以上のADPKD患者において，トルバプタン治療による腎容積増大抑制効果と腎機能低下抑制効果が示された[1]．REPRISE試験では，eGFR 25～65 mL/分/1.73 m$^2$の18～55歳またはeGFR 25～44 mL/分/1.73 m$^2$の56～65歳のADPKD患者において，トルバプタン治療による腎機能低下抑制効果が示された[2]．またTEMPO 3：4試験のサブ解析では，医療介入を要する腎臓痛の発生抑制[3]，尿中アルブミン排泄抑制[4]，降圧[5]，さらに日本人における腎保護効果も示されている[6]．

トルバプタンによる早期介入の有効性は，TEMPO 3：4試験のオープンラベル延長試験であるTEMPO 4：4試験において検証され，早期介入によるTKVの増大率抑制効果が示された[7]．腎機能に関しては，TEMPO 3：4試験[1]およびREPRISE試験[2]の結果に基づいた腎機能変化のシミュレーションがなされている．早期からトルバプタンで介入することにより，末期腎不全になるまでの期間がより延長することが示されており，米国の急速進行性ADPKDに対するトルバプタン治療実践ガイド[8]にも記載されている．

TEMPO 3：4試験の最頻用量別の解析では，腎容積増大抑制効果はトルバプタン用量依存的であった[1]．また，日本からの前向き観察研究では，体重調節後の1日平均トルバプタン投与量とeGFR年間変化率の有意な正の相関関係が示された[9]．トルバプタンのADPKDに対する腎保護効果は，用量依存性を示す可能性がある．

一方で副反応に関しては，TEMPO 3：4試験において，トルバプタン群ではプラセボ群と比較して，多飲が3倍(10.4% vs. 3.5%)，多尿が2.2倍(38.3% vs. 17.2%)，頻尿が4.3倍(23.2% vs. 5.4%)と，利尿薬としての薬理作用による有害事象が高頻度であった．肝機能障害に関するサブ解析[10]では，基準値上限の3倍を上回るALT上昇の発生頻度が，プラセボ群で1.0%であるのに対しトルバプタン群では4.4%と高かった．トルバプタン投与中は少なくとも月1回は肝機能検査を実施し，異常が認められた場合には直ちに投与を中止する必要がある．

急速進行性の成人ADPKD患者に対するトルバプタン治療は，「エビデンスに基づく多発性囊胞腎(PKD)診療ガイドライン2020」において，唯一「推奨グレード1A」の治療法として記載されている[a]．トルバプタンの処方はe-learning(https://www.otsuka-elibrary.jp/var/pkdel/)を受講した医師のみが可能である．なお，eGFRが15 mL/分/1.73 m$^2$未満の重篤な腎障害を伴う場合は，有効性と安全性が検討されておらず，ADPKDの治療目的としてのトルバプタン処方は禁忌となるため注意が必要である．

## 参考文献

a. 厚生労働科学研究費補助金難治性疾患等政策研究事業(難治性疾患政策研究事業)難治性腎疾患に関する調査研究班編．エビデンスに基づく多発性囊胞腎(PKD)診療ガイドライン2020．東京医学社．2020． https://jsn.or.jp/academicinfo/report/evidence_PKD_guideline2020.pdf　2020.1016アクセス

## 引用文献


1. Torres VE, et al. N Engl J Med 2012；367：2407-18.
2. Torres VE, et al. N Engl J Med 2017；377：1930-42.
3. Casteleijn NF, et al. Am J Kidney Dis 2017；69：210-9.
4. Gansevoort RT, et al. Nephrol Dial Transplant 2016；31：1887-94.
5. Heida JE, et al. J Am Soc Nephrol 2021；32：1801-12.
6. Muto S, et al. Clin Exp Nephrol 2015；19：867-77.
7. Torres VE, et al. Nephrol Dial Transplant 2018；33：477-89.
8. Chebib FT, et al. J Am Soc Nephrol 2018；29：2458-70.
9. Akihisa T, et al. Kidney360 2021；2：1148-51.
10. Watkins PB, et al. Drug Saf 2015；38：1103-13.


＊＊＊

# 16-3-3 ADPKD患者における降圧療法

【解説要旨】 高血圧はADPKD患者の50～80%で認められる最も頻度の高い合併症である．ACE阻害薬もしくはARBによる降圧療法は，蛋白尿を抑制し末期腎不全への進展抑制効果が期待できる．50歳未満でeGFR＞60 mL/分/1.73 $m^2$のADPKD患者では，血圧110/75 mmHg未満の厳格な降圧療法は，めまいやふらつきの副作用に注意が必要であるが，アルブミン尿，左心肥大，腎容積増大速度の改善効果が示されており，特に腎不全への進行が速いと予想されるMayoクラス分類ClassⅠD～ⅠE患者ではeGFR低下抑制効果も期待できる．以上から高血圧を伴うADPKD患者における降圧療法は，ACE阻害薬もしくはARBを中心に，CKDに準じて血圧140/90 mmHg未満，蛋白尿陽性患者では130/80 mmHg未満を目標として実施する．さらに50歳未満でeGFR＞60 mL/分/1.73 $m^2$かつ忍容性のある患者に限って，110/75 mmHg未満の厳格な降圧療法を実施することを提案する．

【解 説】

高血圧はADPKD患者の約半数で腎機能が悪化する前より認められ，その平均発症年齢は30歳台である[1,2]．高血圧はTKVとともに腎機能悪化の予後予測指標であり，高血圧発症年齢が若いほど腎不全のリスクは高くなる[3]．ADPKDでは，腎嚢胞が拡大することで腎実質に虚血性変化が生じ，レニン分泌亢進をきたすことが高血圧の病態に関与すると考えられている[1,2]．

高血圧を伴うADPKD患者に対し，RA系阻害薬による降圧療法のSRに該当した16件[4～19]のエビデンス総体評価では，ACE阻害薬もしくはARBは，血清Cr値の倍化・GFR 50%低下・末期腎不全の複合アウトカムを改善させ，蛋白尿抑制効果があることが中等度のエビデンスで示された．ただし，総死亡の抑制，腎機能低下速度の抑制，アルブミン尿抑制，心肥大抑制，腎容積増大抑制効果については十分なエビデンスがなく評価は困難であった[a]．

厳格な血圧管理に関して，HALT-PKD study A[4]では，50歳未満でeGFR 60 mL/分/1.73 $m^2$以上のADPKD患者において，厳格な降圧療法(降圧目標値95/60～110/75 mmHg)によりアルブミン尿抑制効果(厳格降圧群－3.77%/年 vs. 通常降圧群2.43%/年)，左室心筋重量係数(LVMI)の改善(厳格降圧群－1.17 g/$m^2$/年 vs. 通常降圧群－0.57 g/$m^2$/年)，腎容積増大抑制効果(1年当たりのTKVを14.2%抑制)が示された．身長で補正した両腎容積(HtTKV)と年齢で分類したMayoクラス分類は，末期腎不全への進行の早さを予測できるADPKDリスク分類として世界中で広く用いられている[a]．Mayoクラス分類を用いたHALT-PKD study Aのサブ解析が実施され，腎不全への進行が速いと予想されるClassⅠD～ⅠE患者群では，厳格な降圧療法によってeGFR低下抑制効果が示された[20]．一方，厳格降圧群では80.7%と有意にめまいやふらつきの症状が多かった．またMDRD研究[19]では，腎機能低下を伴うADPKD患者(GFR 13～24 mL/分/1.73 $m^2$)に対する厳格な血圧管理はGFRをより悪化させる可能性が指摘されている．厳格な血圧管理に対する患者の意見として，「エビデンスに基づく多発性嚢胞腎(PKD)診療ガイドライン2020」[a]の推奨決定会議の際に患者代表から，これまで十分な治療法が確立されていないADPKDでは，厳格な降圧療法に対する患者の期待は非常に大きいとの声が上がった．

以上から高血圧を伴うADPKD患者における降圧療法は，ACE阻害薬もしくはARBを中心に，CKDに準じて[b]140/90 mmHg未満(蛋白尿を合併した場合は130/80 mmHg未満)を目標に管理を行う．さらに50歳未満でeGFR＞60 mL/分/1.73 $m^2$かつ降圧療法に忍容性がある患者に限って，110/75 mmHg未満の厳格な降圧療法を実施することを提案する[a].

## 参考文献


a. 厚生労働科学研究費補助金難治性疾患等政策研究事業(難治性疾患政策研究事業)難治性腎障害に関する調査研究班編．エビデンスに基づく多発性囊胞腎(PKD)診療ガイドライン2020．東京医学社，2020. https://jsn.or.jp/academicinfo/report/evidence_PKD_guideline2020.pdf　2020.1016アクセス

b. 日本腎臓学会編．エビデンスに基づくCKD診療ガイドライン2018．東京医学社，2018. https://cdn.jsn.or.jp/data/CKD2018.pdf　2022.10.16アクセス


## 引用文献


1. Bell PE, et al. Kidney Int 1988；34：683–90.
2. Chapman AB, et al. N Engl J Med 1990；323：1091–6.
3. Cornec-Le Gall E, et al. J Am Soc Nephrol 2016；27：942–51.
4. Schrier RW, et al. N Engl J Med 2014；371：2255–66.
5. Cadnapaphornchai MA, et al. Clin J Am Soc Nephrol 2009；4：820–9.
6. Jafar TH, et al. Kidney Int 2005；67：265–71.
7. Bolignano D, et al. Cochrane Database Syst Rev 2015；CD010294.
8. Xue C, et al. Oncotarget 2015；6：42515–29.
9. van Dijk MA, et al. Nephrol Dial Transplant 2003；18：2314–20.
10. Maschio G, et al. N Engl J Med 1996；334：939–45.
11. Nutahara K, et al. Nephron Clin Pract 2005；99：c18–23.
12. Zeltner R, et al. Nephrol Dial Transplant 2008；23：573–9.
13. Ecder T, et al. Am J Kidney Dis 2000；35：427–32.
14. Nakamura T, et al. Am J Med Sci 2005；330：161–5.
15. Ulusoy S, et al. Ren Fail 2010；32：913–7.
16. Nakamura T, et al. Am J Med Sci 2012；343：46–51.
17. Torres VE, et al. N Engl J Med 2014；371：2267–76.
18. Schrier R, et al. J Am Soc Nephrol 2002；13：1733–9.
19. Klahr S, et al. J Am Soc Nephrol 1995；5：2037–47.
20. Irazabal MV, et al. Nephrol Dial Transplant 2017；32：1857–65.


＊＊＊

# 前文

指定難病である急速進行性腎炎症候群（RPGN）は，「腎炎を示す尿所見を伴い数週から数カ月の経過で急速に腎不全が進行する症候群」と定義される．原因はさまざまであるが，全身性疾患に合併することも多く，抗好中球細胞質抗体（ANCA）関連腎炎，抗糸球体基底膜（GBM）腎炎，ループス腎炎が代表的な原疾患である．無治療のままでは多くは急速に末期腎不全に至り，可及的速やかな初期治療が必要であるとともに，長期にわたる維持治療がしばしば求められる．当初は軽微な尿所見のみのこともあり，検診で発見されるケースもある．

本ガイドラインは非専門医を対象に作成されており，腎臓専門医向けの「エビデンスに基づく急速進行性腎炎症候群（RPGN）診療ガイドライン2020」[a]とは対象読者が異なる．指定難病であるRPGNの治療は腎臓専門医が行うのが原則であるため，非専門医に求められることはRPGNを早期発見し，腎臓専門医へ早期紹介することである．これを考慮したCQを設定した．まず，2011年に発表された「急速進行性腎炎症候群早期発見のための診断指針」[b]を用いた早期発見の徹底が重要である（CKD診療ガイドライン2018 第17章-4 CQ1に取り上げられていたが[c]，本ガイドラインではエビデンスに乏しいことを理由に前文で紹介することとした）．次に，本ガイドラインでは実地臨床上問題となる次の3つの重要課題を解説している．「急速進行性腎炎症候群早期発見のための診断指針」[b]をもとにRPGNを疑った際には，早期診断のため，速やかに血清ANCAや抗GBM抗体測定を行うことが理想である．そのため，これらの自己抗体測定の意義，測定法などをテキスト解説16-4-1，16-4-2として取り上げている．非専門医にとって腎生検の実施は一般的な診療とはいえないと思われるが，その早期の実施は正確な診断，病勢評価を可能とし，治療内容や腎予後の評価に影響する．そのため，腎生検は腎臓専門医，非専門医の両者に知っておいてもらいたい検査と考えて，テキスト解説16-4-3に取り上げている．最後に，CKD診療ガイドライン2018 第17章-4 CQ3「ANCA関連RPGN患者の初期治療として副腎皮質ステロイド薬単独治療は有用か？」[c]に関しては，エビデンスに乏しいこと，非専門医による副腎皮質ステロイド薬単独治療を助長してしまう懸念があることを理由に本ガイドラインでは取り上げていない．

以上，本章は一般医家・非専門医がRPGNを早期発見し，腎臓専門医に引き継ぐ際の指針となることを期待して作成した．

## 参考文献


a. 厚生労働科学研究費補助金難治性疾患等政策研究事業（難治性疾患政策研究事業）難治性腎障害に関する調査研究班編．エビデンスに基づく急速進行性腎炎症候群（RPGN）診療ガイドライン2020，東京医学社，2020. https://jsn.or.jp/academicinfo/report/evidence_RPGN_guideline2020.pdf　2022.10.18 アクセス

b. 急速進行性腎炎症候群の診療指針 第2版．日腎会誌2011；53：509–55. https://cdn.jsn.or.jp/jsn_new/iryou/free/kousei/pdf/53_4_509-555.pdf　2022.10.18 アクセス

c. 日本腎臓学会編．エビデンスに基づくCKD診療ガイドライン2018，東京医学社，2018. https://cdn.jsn.or.jp/data/CKD2018.pdf　2022.10.16 アクセス

# 16-4-1 RPGNにおけるANCA測定

【解説要旨】 RPGNの鑑別診断のために，EIA法によるMPO-ANCA，PR3-ANCAを第1選択として，血清ANCAを測定することを提案する．

【解 説】

文献検索の結果，血清ANCA測定に関するRPGNの鑑別診断を対象とした研究は特定されず，ANCA関連血管炎(AAV)を対象として検討を行い，以下に解説する．

ANCAは，RPGNを呈するANCA関連腎炎を含めたAAV患者の血清中に同定される自己抗体である[1]．ANCAの測定には，間接蛍光抗体法(IIF)による定性的検査と定量評価を行える酵素免疫測定法(EIA)があり，IIFの染色パターンによりperinuclear(P-ANCA)とcytoplasmic(C-ANCA)に分類され，それぞれのおもな対応抗原としてmyeloperoxidase(MPO)，proteinase 3(PR3)がある[2,3]．

ANCAの発見以降，AAVが疑われる患者ではANCAの測定をIIFでスクリーニングしたのちにEIAで対応抗原を調べる2段階法が行われていたが[4]，IIF法に比べてEIA法の診断精度が向上したことから[5]，EIA法を第1選択とし，ANCA陰性症例ではEIA法での再検査，IIFで確認するアルゴリズムが2017年の国際合意で提唱された[6〜9]．2021年にGuchelaarら[10]は，この国際合意をフォローする形でIIFとEIAによるANCA測定の診断精度に関するメタ解析を行い，Chapel Hill Consensusをもとに診断されたAAV患者(顕微鏡的多発血管炎(MPA)，多発血管炎性肉芽腫症(GPA)，腎限局型血管炎(RLV)を含む)を対象としたプール解析においてIIFによるP-ANCAの感度は46.3%，特異度は91.4%，EIAによるMPO-ANCAの感度は58.1%，特異度は95.6%という結果であった．またIIFによるC-ANCAの感度は75.2%，特異度は98.4%，EIAによるPR3-ANCAの感度，特異度はそれぞれ，79.8〜86.6%，96.8〜98.3%という結果で，いずれもEIA法がIIF法と比較して同等以上の診断精度が示された．

わが国のRPGNを呈しAAVを疑って測定したANCA(EIA法)が陽性であった場合の有病割合を40%とすると，検査後確率(陽性的中率)はMPO-ANCA，PR3-ANCAとも9割前後と想定される．一方，いずれのANCAも陰性尤度比はEIA法，IIF法とも比較的高く(1.7〜7.2の範囲，特異度/(1−感度)により算出)[10]，各種ANCAが陰性であってもAAVを除外できない可能性があり，腎生検による組織学的検査を含めた全身評価が重要である．

ANCAは血管炎以外の消化器疾患，結合組織病，悪性腫瘍や感染症などの一部の患者で陽性となることがあり[11,12]，血管炎が疑われない症例でのANCAの診断精度は低く病態意義も不明であることから，RPGNを呈し血管炎病態が疑われる症例に対してANCAを測定すべきである[13]．

わが国のANCA測定(EIA法)にかかる診療報酬点数は2021年時点でMPO-ANCA：409点(265点(実施料)＋144点(判断料))，PR3-ANCA：434点(290点(実施料)＋144点(判断料))と定められている．本疾患の重症例は，急性期には血液浄化療法を含めた高額な集中治療を要し，腎不全が残存した際には慢性維持透析が必要となる．早期診断による早期治療が重症化を予防する重要な治療戦略であることから[14〜16]，診断精度の高いANCAの測定は，医療費の点においても有益な検査であるといえる．また本疾患は長期にわたり免疫抑制治療を要し[14,17]，一部の症例は高額な免疫抑制薬を必要とするため，ANCA測定を含めた正確な診断のもとに治療されるべきである．以上から，RPGNを呈し，AAVを疑う症例に対して鑑別診断目的にEIA法によるMPO-ANCA，PR3-ANCAを測定することを推奨する．EIA法でANCA陰性もしくは低力価の場合には，EIA法での再検査，IIFでのANCA測定を検討する．ただし，施設によってはANCAの結果報告に時間を要するため，数日単位で急激に腎機能の低下を認める症例においては，結果が未着の段階でも速やかに腎臓専門医への紹介を検討すべきである．

## 引用文献


1. Koyama A, et al. Clin Exp Nephrol 2009；13：633–50.
2. Hagen EC, et al. Kidney Int 1998；53：743–53.
3. FijoLek J, et al. Cent Eur J Immunol 2020；45：218–27.
4. Savige J, et al. Am J Clin Pathol 2003；120：312–8.
5. Damoiseaux J, et al. Ann Rheum Dis 2017；76：647–53.
6. Bossuyt X, et al. Nat Rev Rheumatol 2017；13：683–92.
7. Csernok E, et al. J Immunol Methods 2018；456：1–6.
8. Csernok E, et al. Nat Rev Rheumatol 2014；10：494–501.
9. Damoiseaux J, et al. Ann Rheum Dis 2017；76：e39.
10. Guchelaar NA, et al. Autoimmun Rev 2021；20：102716.
11. McAdoo SP, et al. J Clin Rheumatol 2012；18：336–40.
12. Bornstein G, et al. Int J Rheum Dis 2019；22：940–5.
13. Antonelou M, et al. Clin Exp Rheumatol 2019；37 Suppl 117：86–9.
14. Koening CL, et al. Am J Manag Care 2021；27(15 Suppl)：S267–S76.
15. Pearce FA, et al. QJM 2018；111：39–45.
16. Shahid S, et al. Cureus 2021；13：e17094.
17. Terrier B, et al. Ann Rheum Dis 2018；77：1150–6.


＊＊＊

# 16-4-2 RPGNにおける抗GBM抗体測定

【解説要旨】 RPGNの鑑別診断のために血清抗GBM抗体を測定することを推奨する．

【解 説】

文献検索の結果，血清抗GBM抗体測定に関するRPGNを対象とした研究は特定されなかったため，抗GBM抗体病を対象に検討を行い，以下に解説する．

CKD患者において急速に腎機能と腎炎所見の悪化を認める場合は，腎炎の増悪だけでなくRPGNをきたす疾患の合併も念頭におく必要がある．抗GBM抗体は，腎GBMと肺胞基底膜の成分であるⅣ型コラーゲンの$\alpha$3鎖および$\alpha$5鎖C末端に対する自己抗体である．この抗体は，Goodpasture症候群と抗GBM抗体腎炎を包含した抗GBM抗体病の疾患標識抗体として知られ，抗GBM抗体病はわが国におけるRPGN症例の約6％を占める[1]．

抗GBM抗体を確認する方法には組織検体を用いたIIFと，循環血漿中の抗体を血清学的に検出する方法とがある．前者は組織検体を用いて蛍光標識抗IgG抗体を反応させ基底膜への線状沈着の有無を確認する方法で，組織の採取を要するため一定の侵襲性があり，抗GBM抗体価が低い場合には検出できないことがある[2]．後者の血清学的な抗GBM抗体の検出法としては，酵素免疫測定法（ELISA）[2～11]，ウェスタンブロット法[12]（ドットブロット法[6,13]），化学発光酵素免疫測定法（CLEIA）[14]，マルチプレックス免疫測定法[15～18]が報告されている．抗GBM抗体病の診断（対象者特性なし，臨床経過と組織学的所見の両方に基づく）を参照基準として用いた診断精度研究のメタ解析によると[19]，抗GBM抗体の診断精度は，全体で感度93％（95％CI 84～97），特異度97％（95％CI 94～99）と推定され，最も報告が多かったELISA法では感度94％（95％CI 87～97），特異度97％（95％CI 92～99）であった（エビデンスの確実性・低）．

RPGNを呈する患者に対して抗GBM抗体病を疑い，測定した抗GBM抗体が陽性であった場合に有病割合6％と仮定すると，検査後確率（陽性的中率）は7割ほどにとどまることが想定される．したがって，抗GBM抗体陽性であっても組織学的評価を併用した診断プロセスを経てから，抗GBM抗体病の治療適応を判断することが望ましい．しかし，血清の抗GBM抗体陽性例において全身状態が不良で腎生検に伴う合併症リスクが許容できない状況や，入院や腎生検をすぐに実施できない状況では，治療介入の判断を支持する重要な直接的根拠として，さらなる臓器障害の進行抑制を目的とした早期の治療導入が重要である．一方，抗GBM抗体が陰性である場合は，抗GBM抗体病の可能性は低く（<1％）なり，抗GBM抗体病以外の鑑別診断を進める必要がある．抗GBM抗体病以外に，健常人[20]，ヒト免疫不全ウイルス感染[21]，全身性エリテマトーデス[14]，膜性腎症[22]，微小変化型ネフローゼ症候群[23,24]においても抗GBM抗体陽性の報告があるが，その臨床的意義は十分に解明されていない．

抗GBM抗体測定にかかる診療報酬点数は，2021年時点で414点（270点（実施料）＋144点（判断料））と定められている．急速に末期腎不全に至り透析療法が避けられないケース，肺胞出血を発症し血漿交換療法を必要とするケースもまれではない本症において，診断が遅れた場合に懸念される生命予後や透析療法にかかわるコストを考量すると，抗GBM抗体測定に必要なコストは社会的に許容可能な範囲にとどまる．以上から，RPGNをきたし抗GBM抗体病の疑いのある患者に対して，血清抗GBM抗体測定を行うことを推奨する．

## 引用文献

1. Koyama A, et al. Clin Exp Nephrol 2009；13：633–50.
2. Litwin CM, et al. Biochem Mol Med 1996；59：52–6.
3. Li FK, et al. Nephrology（Carlton）2004；9：100–4.
4. Shen CR, et al. Front Immunol 2020；11：2035.

16

5. Watad A, et al. Isr Med Assoc J 2017；19：424–8.
6. de Joode AA, et al. Eur J Intern Med 2014；25：182–6.
7. Sinico RA, et al. Nephrol Dial Transplant 2006；21：397–401.
8. Sowa M, et al. Medicine（Baltimore）2016；95：e5225.
9. Jaskowski TD, et al. J Clin Lab Anal 2002；16：143–5.
10. Xin G, et al. Beijing Da Xue Xue Bao Yi Xue Ban 2003；35：494–8.
11. Westman KW, et al. Nephrol Dial Transplant 1997；12：1863–8.
12. Busch MH, et al. Autoimmunity 2021；54：45–50.
13. Rutgers A, et al. J Clin Immunol 2004；24：435–40.
14. Mahler M, et al. Nephrol Dial Transplant 2012；27：243–52.
15. 柴田美帆，他．臨床病理2019；67（suppl）：162.
16. Philip R, et al. Autoimmun Rev 2021；20：102885.
17. Kaul R, et al. Autoimmun Rev 2009；8：224–7.
18. Damoiseaux J, et al. Ann N Y Acad Sci 2007；1109：454–63.
19. Shiroshita A, et al. Am J Nephrol 2021；52：531–8.
20. Yang R, et al. Clin Immunol 2007；124：207–12.
21. Szczech LA, et al. Am J Kidney Dis 2006；48：e55–9.
22. Basford AW, et al. J Am Soc Nephrol 2011；22：1804–8.
23. 竹田陽子，他．日腎会誌2009；51：897–903.
24. Shibata Y, et al. BMC Nephrol 2020；21：283.

＊＊＊

# 16-4-3 RPGNにおける腎生検

【解説要旨】 RPGNの鑑別診断のために，腎生検を行うことを提案する．

【解 説】

文献検索の結果，RPGNの鑑別診断に腎生検の有用性を検討した研究はないため，量的な評価は行えなかった．

RPGNは臨床症候群であり，一次性RPGNにはANCA関連腎炎，抗GBM腎炎，IgA腎症，膜性増殖性糸球体腎炎など，二次性RPGNにはMPAやGPAなどのAAV，全身性エリテマトーデス（SLE）などの膠原病，悪性高血圧，血栓性微小血管症，コレステロール塞栓症，メチシリン耐性黄色ブドウ球菌感染関連糸球体腎炎などの感染症に伴う腎炎や薬剤性など，さまざまな疾患が含まれる．

RPGNを呈する最も頻度の高い腎病理組織学的診断は，壊死性半月体形成性糸球体腎炎だが，半月体形成率の少ない壊死性糸球体腎炎でもRPGNを生じる症例がある．壊死性糸球体腎炎は，糸球体の蛍光抗体法を用いた免疫グロブリン沈着様式により，①線状型（linear pattern），②顆粒状型（granular pattern），③沈着がないかごく軽度である微量免疫型（pauci-immune type）の3つに分けられる．線状型は抗GBM腎炎，顆粒状型はSLEやIgA血管炎など，微量免疫型の多くはANCA関連腎炎である．わが国において，RPGNの最も多い病型はANCA関連RPGNと推察される一次性半月体形成性腎炎の腎限局型が42.0%を占め，免疫グロブリン沈着様式は，微量免疫型が64.0%（一次性半月体形成性腎炎：42%，MPA：19.4%，GPA：2.6%），線状型が6.1%（抗GBM腎炎：4.6%，Goodpasture症候群：1.5%）であった[1]．このように，RPGNの主たるANCA関連腎炎の組織は微量免疫型の壊死性糸球体腎炎であるが，尿細管間質性腎炎が優勢の症例も報告されている[2]．また，前述したように，RPGNはAAVだけではない臨床症候群であるため，腎組織学的にも，壊死性糸球体腎炎だけでなく，管内増殖性糸球体腎炎などの糸球体腎炎や尿細管間質性腎炎を含む非糸球体疾患などでも呈することを理解しておく必要がある．

RPGNの原因診断には，侵襲の少ない血液検査によるMPO-ANCA，PR3-ANCAや抗GBM抗体など免疫血清学的検査は診断精度が高く，用いやすい（本章16-4-1，16-4-2を参照）．しかし，臨床症候群であるRPGNでは抗体が陽性とならないような疾患や，ときに複数の抗体が同一症例に検出される場合もある．また，RPGNの代表的疾患であるAAVでは，血清学的検査のみならず組織学的所見が診断基準に含まれており，腎生検は鑑別および病勢評価に有用である．RPGNを疑う889例の検討では，ANCA陽性28%，抗GBM抗体陽性5%，どちらも陰性65%，どちらも陽性2%であった[3]．また，MPO-ANCA陽性200例の検討において，60.5%はAAVと診断できたが，AAVの診断に至らなかった患者の48%が腎機能低下や腎炎性尿所見を有し，腎生検が鑑別診断に有用であったとされている[4]．さらに，抗GBM抗体病の21～47%でANCA陽性例が存在し[5]，ANCA関連腎炎と抗GBM腎炎，ほかの腎炎との合併[6~8]やAAV患者においてANA陽性は50%，抗二本鎖DNA抗体陽性は20.6%，いずれも陽性が19.7%という報告[9]もあり，ほかの腎炎，膠原病との鑑別，原因診断に腎生検の有用性が高いことがわかる．

日本腎臓学会教育施設のうち170施設から回答を得たアンケート調査において，RPGNでは97%で腎生検を検討され，「RPGNに対する腎生検は治療適応の判断や予後予測に重要であるため，抗GBM抗体値，ANCA値の測定と併せて検討する」と腎生検ガイドブック2020では記述されている[10]．一般的に施行される超音波下腎生検は合併症として出血などが生じ得る侵襲を伴う検査である．腎生検による身体・精神・経済的に生じる負担は必ずしも軽度とはいえない．しかし，RPGNは臨床症候群であることから，腎生検によって鑑別診断および病理組織学的な活動性を評価することが治療にも有用な判断となる．以上より，RPGNの鑑別診断のために腎生検を行うことを提案する．

## 引用文献


1. Koyama A, et al. Clin Exp Nephrol 2009；13：633–50.
2. Nakabayashi K, et al. Clin Exp Nephrol 2009；13：605–13.
3. Jayne DR, et al. Kidney Int 1990；37：965–70.
4. Antonelou M, et al. Clin Exp Rheumatol 2019；37 Suppl 117：86–9.
5. Segelmark M, et al. Nephrol Dial Transplant 2019；34：1826–32.
6. McAdoo SP, et al. Kidney Int 2017；92：693–702.
7. Jia XY, et al. Kidney Int 2014；85：945–52.
8. Pedchenko V, et al. N Engl J Med 2010；363：343–54.
9. Zhao X, et al. Rheumatol Int 2021；41：455–62.
10. 日本腎臓学会腎生検ガイドブック改訂委員会編．腎生検ガイドブック2020．東京医学社，2020. https://cdn.jsn.or.jp/data/kb_guide_2020.pdf　2022.10.17アクセス


＊＊＊

第17章　小児CKD

# 前文

### 1. 小児CKDの診断と管理の解説の目的

小児CKDは長期にわたって進行し，成人と同様，最終的に末期腎不全に至る可能性がある疾患である．しかし，成人のCKDとはさまざまな面で相違点が存在する．例えば，原疾患は先天性腎尿路異常(CAKUT)が多数を占めること，経過としては成人よりも罹病期間が長期であること，アウトカムとしては生命予後の改善や腎機能予後の改善のみでなく，適正な成長・発達の獲得が重要であることなどがあげられる．また，成人のCKD管理におけるさまざまなエビデンスが小児CKDに対しては必ずしも適応できない．このような背景により，本ガイドラインでは「小児CKD」を独立して章立てした．

小児CKD対策の主眼の1つは早期診断にある．診断については腎機能障害の診断法の説明を加え，小児CKDをいかに早期に発見して特異的な疾患の診断・治療への足掛かりとするか，重篤な合併症を予防するかについて解説した．管理については原疾患に特異的な管理ではなく，小児CKD全般に対して，末期腎不全への進行抑制のみならず，合併症の予防，コントロールを目的として，できる限りエビデンスに基づいて解説した．

本章の解説内容は一般小児科医を対象として作成した．小児CKDは成人のCKDと比較すると専門施設に集約される傾向があるため，非腎臓専門医であるかかりつけ医で診療される機会は少ない．しかし一方で，腎臓専門医である小児科医は腎臓内科医と比べて少数であり，不在である地域も存在する．解説内容は，非腎臓専門医の査読を通して一般小児科医に理解しやすい表現となるよう留意した．

### 2. 本章の構成およびCKD診療ガイドライン2018[a]からの改訂点

本章は小児CKDの「診断」「疫学」「小児腎臓病検診」「RA系阻害薬」「高血圧・心血管疾患(CVD)」「予防接種」「生活習慣」「栄養」「成長」「腎性貧血」「CKDに伴う骨・ミネラル代謝異常(CKD-MBD)」「移行期医療」「腎代替療法導入」「腎移植」からなる．CKD診療ガイドライン2018では，「小児CKD」は10のCQおよび解説からなっていたが，本ガイドラインにおいてのCQは「RA系阻害薬」「栄養」「成長」「腎移植」に関する4つとした．一方で，大部分の項目においてテキスト解説する構成とした．この改訂に至った理由は，小児CKDの領域ではCQおよび推奨に見合うエビデンスが全般的に乏しい背景がある一方，診断・管理を網羅的に解説する必要があるためである．

解説の順序は，まず，成人のCKDと異なる診断基準や疫学的な背景について項目を設けた．続いて，管理についての各項目では，適正な成長・発達の獲得など，小児特有のアウトカムを含めて解説した．また，本ガイドラインでは「移行期医療」を新たな項目として設け，小児CKD患者が自立/自律するために行うべき支援について解説した．

### 参考文献

a. 日本腎臓学会編．エビデンスに基づくCKD診療ガイドライン2018．東京医学社，2018. https://cdn.jsn.or.jp/data/CKD2018.pdf　2022.10.25アクセス

# 17-1 小児CKDの診断

【解説要旨】　小児CKDの診断基準は成人での基準を基本的に踏襲するが，ステージ分類は蛋白尿による基準を含まずGFRにより分類する．2歳未満は生理的にGFRが低いため，血清Cr値を指標として，同年齢の正常腎機能に対する割合でステージ判定する．小児CKDの発見契機として，年齢や性別で異なる血清Cr値の異常値を認識し，腎機能障害を早期に診断することが重要である．

## 【解 説】

### 1. 診断とステージ判定

小児領域でのCKDの定義は，本ガイドライン第1章「CKD診断とその臨床的意義」を基本的に踏襲する．日本腎臓学会は小児CKDの診断基準とステージ分類を2012年6月に改訂した「CKD診療ガイド2012」で示した[a]．さらに，2歳未満の小児CKDステージ2の判定基準などが付加された形式で，日本小児CKD研究グループ編集「小児慢性腎臓病（小児CKD）診断時の腎機能評価の手引き」が2014年に発刊された[b]．これに一般小児科医が小児の腎機能障害を疑い診断していくフローチャートを加えて，「小児慢性腎臓病（小児CKD）小児の「腎機能障害の診断」と「腎機能評価」の手引き」が2019年に発刊された[c]．小児CKDの診断基準およびCKDステージ判定はこの手引きに基づいて行う．

#### 1）診断基準

①尿異常，画像診断，血液，病理で腎障害の存在が明らか．特に蛋白尿の存在が重要

②GFR＜60 mL/分/1.73 $m^2$（ただし，2歳未満はGFR＜50％）

①，②のいずれか，または両方が3か月を越えて持続する．

#### 2）ステージ判定

2歳以上：ステージ判定表（表1[1]，表2[1〜3]）を使用もしくは，後述するeGFRを算出し，表3[d]を使用して判定する

2歳未満：ステージ判定表（表1）[1]を使用して判定する

CKDのステージ分類は，蛋白尿（アルブミン尿）と原疾患を考慮したCGA分類が提唱され，日本腎臓学会ではCKD診療ガイドライン2013[d]から同分類を採用している（本ガイドライン第1章を参照）．小児CKDにおいては，蛋白尿が疾患進行のリスクである可能性はあるが，必ずしも十分な検討がなされていない．また，ステージ3の細分化についてもエビデンスが乏しいため，わが国では小児CKDに関してはCGA分類を採用していない．したがって，小児CKDのステージはGFRにより分類され，2歳以上では表3[d]の小児CKDのステージ分類を使用する．2歳未満は生理的にGFRが低く，GFRの絶対値では小児CKDのステージ分類はできないため，同年齢の健常児の腎機能に対する割合でステージ判定する．GFRは血清Cr値に反比例するため，表1[1]，表2[1〜3]では血清Cr値によるステージ2〜5に対する境界値を年齢・性別ごとの血清Cr値の基準値（中央値）のそれぞれ4/3倍，2倍，4倍，8倍と定めている．なお，病期ステージ5について，成人では「高度低下〜末期腎不全」と変更されているが，小児では「末期腎不全」のままとした．

#### 3）小児のGFR評価

表3[d]を使用して小児CKDステージ分類を行うに当たり，GFRを算出する．GFR算出のゴールドスタンダードはイヌリンクリアランスであるが，検査手技が煩雑であり，自己排尿が確立していない乳幼児では膀胱留置カテーテルを用いての蓄尿という侵襲的な処置を要する．このため，日常診療においてはeGFRを算出する．小児領域においては，成人と同様のGFR推算式を用いることは不適切であり，1976年にSchwartzらが報告した推算式や，血清Cr値の

表1　血清Cr値(mg/dL)によるステージ判定表：**3か月以上12歳未満(男女共通)**

| 年齢 | ステージ2 | ステージ3 | ステージ4 | ステージ5 |
|---|---|---|---|---|
| 3～5か月 | 0.27～ | 0.41～ | 0.81～ | 1.61～ |
| 6～8か月 | 0.30～ | 0.45～ | 0.89～ | 1.77～ |
| 9～11か月 | 0.30～ | 0.45～ | 0.89～ | 1.77～ |
| 1歳 | 0.31～ | 0.47～ | 0.93～ | 1.85～ |
| 2歳 | 0.33～ | 0.49～ | 0.97～ | 1.93～ |
| 3歳 | 0.37～ | 0.55～ | 1.09～ | 2.17～ |
| 4歳 | 0.41～ | 0.61～ | 1.21～ | 2.41～ |
| 5歳 | 0.46～ | 0.69～ | 1.37～ | 2.73～ |
| 6歳 | 0.46～ | 0.69～ | 1.37～ | 2.73～ |
| 7歳 | 0.50～ | 0.75～ | 1.49～ | 2.97～ |
| 8歳 | 0.54～ | 0.81～ | 1.61～ | 3.21～ |
| 9歳 | 0.55～ | 0.83～ | 1.65～ | 3.29～ |
| 10歳 | 0.55～ | 0.83～ | 1.65～ | 3.29～ |
| 11歳 | 0.61～ | 0.91～ | 1.81～ | 3.61～ |

(文献1より引用，一部改変)

表2　血清Cr値(mg/dL)によるステージ判定表：**12歳以上19歳未満(男女別)**

| 年齢 | ステージ2 | | ステージ3 | | ステージ4 | | ステージ5 | |
|---|---|---|---|---|---|---|---|---|
| 性別 | 男児 | 女児 | 男児 | 女児 | 男児 | 女児 | 男児 | 女児 |
| 12歳 | 0.71～ | 0.70～ | 1.07～ | 1.05～ | 2.13～ | 2.09～ | 4.25～ | 4.17～ |
| 13歳 | 0.79～ | 0.71～ | 1.19～ | 1.07～ | 2.37～ | 2.13～ | 4.73～ | 4.25～ |
| 14歳 | 0.87～ | 0.78～ | 1.31～ | 1.17～ | 2.61～ | 2.33～ | 5.21～ | 4.65～ |
| 15歳 | 0.91～ | 0.75～ | 1.37～ | 1.13～ | 2.73～ | 2.25～ | 5.45～ | 4.49～ |
| 16歳 | 0.98～ | 0.79～ | 1.47～ | 1.19～ | 2.93～ | 2.37～ | 5.85～ | 4.73～ |
| 17歳 | 0.97～ | 0.74～ | 1.45～ | 1.11～ | 2.89～ | 2.21～ | 5.77～ | 4.41～ |
| 18歳 | 0.97～ | 0.74～ | 1.45～ | 1.11～ | 2.89～ | 2.21～ | 5.77～ | 4.41～ |

(文献1～3を参考に作成)

**表3　小児CKDのステージ分類(2歳以上)**

| 病期ステージ | 重症度の説明 | 進行度による分類GFR(mL/分/1.73 $m^2$) |
|---|---|---|
| 1 | 腎障害は存在するがGFRは正常または亢進 | ≧90 |
| 2 | 腎障害が存在し，GFR軽度低下 | 60～89 |
| 3 | GFR中等度低下 | 30～59 |
| 4 | GFR高度低下 | 15～29 |
| 5 | 末期腎不全 | ＜15 |

注1)腎障害とは，蛋白尿をはじめとする尿異常や画像検査での腎形態異常，病理の異常所見などを意味する
注2)透析治療が行われている場合は5D
注3)移植治療が行われている場合は1-5T
(文献dより引用，一部改変)

標準測定法がJaffé法から酵素法に変化したことに伴い，2009年Schwartzらにより作成された新しいGFR推算式（改定されたSchwartzの推算式）が使用されてきた[4～6]．最近汎用されている“改定されたSchwartzの推算式”は日本人小児の腎機能の誤った評価につながり，特に思春期で腎機能を過小評価してしまうため[7]，わが国では以下の日本人小児のGFR推算式が示されている．この推算式は18歳の患者において成人のGFR推算式とほぼ一致する（成人の式を用いた値のほうが，平均2.79 mL/分/1.73 m$^2$とわずかに高値である）ため，小児から成人へと年齢が進む際に，日本人小児のGFR推算式と成人のGFR推算式は連続的に使用できる[8]．

小児のeGFR算出に当たっては，血清Cr値を使用して算出することを基本とする．また，血清Cr値は筋肉量を含めた体格によって基準値が変動するため，基準値（refCr）は身長を変数とした5次式で算出する．重症心身障害児，神経筋疾患，低栄養などの筋肉量が少ない場合や，運動量が多く筋肉量が多い場合は，血清Cr値の信頼性が低下する．その際は，血清シスタチンC（血清CysC）値や，血清$\beta_2$-ミクログロブリン（血清$\beta_2$MG）値に基づく推算式の使用を考慮する．一方，血清CysC値や血清$\beta_2$MG値に影響を与える病態もあり，血清CysC値は甲状腺機能亢進状態，ステロイド使用の際には上昇し，甲状腺機能低下状態，HIV感染，シクロスポリン使用時には低下する．血清$\beta_2$MG値は，感染症などの炎症性疾患，悪性腫瘍，自己免疫疾患，甲状腺機能亢進状態の場合には上昇し，甲状腺機能低下状態では低下する．

#### ・血清Cr値に基づくGFR推算式[2]

a）5次式（2歳以上19歳未満）

身長をHt（m）として，refCrを算出し，それをもとにeGFRを算出する．手計算は困難であり，日本小児腎臓病学会Webサイトで計算フォームが利用可能である．また，計算アプリや自動計算用Excelファイルがダウンロードできる．

eGFR（mL/分/1.73 m$^2$）＝110.2×refCr値（mg/dL）/血清Cr値（mg/dL）＋2.93

refCr（mg/dL）

男児：$-1.259\text{Ht}^5+7.815\text{Ht}^4-18.57\text{Ht}^3+21.39\text{Ht}^2-11.71\text{Ht}+2.628$

女児：$-4.536\text{Ht}^5+27.16\text{Ht}^4-63.47\text{Ht}^3+72.43\text{Ht}^2-40.06\text{Ht}+8.778$

b）5次式（3か月以上2歳未満）[9]

3か月以上2歳未満の児に対しては，上記a）の5次式で算出したeGFRに以下の係数Rを乗じることにより算出する（計算フォームや計算アプリを使用して算出する）．

R＝0.107×ln（年齢［か月］）＋0.656

c）簡易式（2歳以上12歳未満）[10]

上記5次式は非常に複雑であり，計算フォームや計算アプリの使用が困難な場合には，簡易式（ただし，2歳以上12歳未満に限る）を使用する．

eGFR（mL/分/1.73 m$^2$）＝0.35×身長（m）/血清Cr値（mg/dL）×100

#### ・血清CysC値に基づくGFR推算式（1か月以上19歳未満）[11]

eGFR（mL/分/1.73 m$^2$）＝104.1/血清CysC値（mg/L）－7.80

#### ・血清$\beta_2$MG値に基づくGFR推算式（1か月以上19歳未満）[12]

eGFR（mL/分/1.73 m$^2$）＝149.0/血清$\beta_2$MG値（mg/L）＋9.15

#### ・Ccr値に基づくGFR推算式[13]

病態により血清Cr，血清CysC，血清$\beta_2$MGのいずれの検査値も信頼性に劣る場合，病態の影響を受けないクリアランス法が有用である．Ccr値は糸球体濾過と尿細管分泌の合算であり，真のGFRより高値となる．進行したCKDにおいてはその傾向が特に強くなり，そのままの値をeGFRの代替として使用することはできない．このため，Ccr値に基づいたGFR推算式を用いる．日常診療では24時間Ccrが頻用されており，時に2時間Ccrが行われている．24時間Ccrと2時間Ccrの推算式の違いは，GFRの日内変動による．

eGFR（mL/分/1.73 $m^2$）＝0.764×24時間Ccr（mL/分/1.73 $m^2$）

eGFR（mL/分/1.73 $m^2$）＝0.616×2時間Ccr（mL/分/1.73 $m^2$）

Ccr（mL/分/1.73 $m^2$）＝尿中Cr濃度（mg/dL）/血清Cr値（mg/dL）×1分当たりの尿量（mL/分）×1.73（$m^2$）/体表面積（$m^2$）

## 2. 小児の腎機能障害の診断

小児CKDの診療は，成人のCKDに比較して専門施設に集約される傾向にあるが，小児CKDの発見契機として，一般小児科医において小児の腎機能障害を早期に診断できることが重要である．これを目的として，「小児慢性腎臓病（小児CKD）小児の「腎機能障害の診断」と「腎機能評価」の手引き」[c]における「腎機能障害の診断」の解説に基づいて概説する．腎機能障害の診断に当たっては，血清Crの異常値の認識を基本とする．しかし，前述の通り患者の筋肉量によって血清Cr値の信頼性が低い場合は，血清CysC値や，血清$\beta_2$MG値での評価を行う．

### 1）血清Cr基準値

小児の各年齢における血清Crの基準値を表4，表

表4　血清Cr基準値（mg/dL）：**3か月以上12歳未満（男女共通）**

| 年齢 | 2.5パーセンタイル | 50パーセンタイル | 97.5パーセンタイル |
|---|---|---|---|
| 3～5か月 | 0.14 | 0.20 | 0.26 |
| 6～8か月 | 0.14 | 0.22 | 0.31 |
| 9～11か月 | 0.14 | 0.22 | 0.34 |
| 1歳 | 0.16 | 0.23 | 0.32 |
| 2歳 | 0.17 | 0.24 | 0.37 |
| 3歳 | 0.21 | 0.27 | 0.37 |
| 4歳 | 0.20 | 0.30 | 0.40 |
| 5歳 | 0.25 | 0.34 | 0.45 |
| 6歳 | 0.25 | 0.34 | 0.48 |
| 7歳 | 0.28 | 0.37 | 0.49 |
| 8歳 | 0.29 | 0.40 | 0.53 |
| 9歳 | 0.34 | 0.41 | 0.51 |
| 10歳 | 0.30 | 0.41 | 0.57 |
| 11歳 | 0.35 | 0.45 | 0.58 |

基準値は，中央値を中心に95％の範囲で下限（2.5パーセンタイル）から上限（97.5パーセンタイル）までとした

（文献14より引用，一部改変）

表5　血清Cr基準値（mg/dL）：**12歳以上17歳未満（男女別）**

| 年齢 | 2.5パーセンタイル | | 50パーセンタイル | | 97.5パーセンタイル | |
|---|---|---|---|---|---|---|
| 性別 | 男児 | 女児 | 男児 | 女児 | 男児 | 女児 |
| 12歳 | 0.40 | 0.40 | 0.53 | 0.52 | 0.61 | 0.66 |
| 13歳 | 0.42 | 0.41 | 0.59 | 0.53 | 0.80 | 0.69 |
| 14歳 | 0.54 | 0.46 | 0.65 | 0.58 | 0.96 | 0.71 |
| 15歳 | 0.48 | 0.47 | 0.68 | 0.56 | 0.93 | 0.72 |
| 16歳 | 0.62 | 0.51 | 0.73 | 0.59 | 0.96 | 0.74 |

（文献14より引用，一部改変）

表6　血清シスタチンC基準値(mg/L)：**3か月以上12歳未満(男女共通)**

| 年齢 | 2.5パーセンタイル | 50パーセンタイル | 97.5パーセンタイル |
|---|---|---|---|
| 3～5か月 | 0.88 | 1.06 | 1.26 |
| 6～11か月 | 0.72 | 0.98 | 1.25 |
| 12～17か月 | 0.72 | 0.91 | 1.14 |
| 18～23か月 | 0.71 | 0.85 | 1.04 |
| 2～11歳 | 0.61 | 0.78 | 0.95 |

(文献15，16より引用，一部改変)

表7　血清シスタチンC基準値(mg/L)：**12歳以上17歳未満(男女別)**

| 年齢 | 2.5パーセンタイル | | 50パーセンタイル | | 97.5パーセンタイル | |
|---|---|---|---|---|---|---|
| 性別 | 男児 | 女児 | 男児 | 女児 | 男児 | 女児 |
| 12～14歳 | 0.71 | 0.61 | 0.86 | 0.74 | 1.04 | 0.91 |
| 15～16歳 | 0.53 | 0.46 | 0.75 | 0.61 | 0.92 | 0.85 |

(文献15，16より引用，一部改変)

表8　血清$\beta_2$-ミクログロブリン基準値(mg/L)：**3か月以上17歳未満(男女共通)**

| 年齢 | 2.5パーセンタイル | 50パーセンタイル | 97.5パーセンタイル |
|---|---|---|---|
| 3～5か月 | 1.5 | 1.8 | 3.2 |
| 6～8か月 | 1.4 | 1.8 | 2.6 |
| 9～11か月 | 1.3 | 1.7 | 3.3 |
| 1歳 | 1.4 | 1.7 | 3.1 |
| 2歳 | 1.0 | 1.5 | 2.5 |
| 3歳 | 1.0 | 1.5 | 2.3 |
| 4歳 | 1.1 | 1.4 | 2.5 |
| 5歳 | 1.1 | 1.4 | 2.3 |
| 6歳 | 1.1 | 1.4 | 2.3 |
| 7歳 | 1.0 | 1.4 | 2.1 |
| 8歳 | 1.0 | 1.4 | 2.5 |
| 9歳 | 1.0 | 1.4 | 2.1 |
| 10歳 | 0.9 | 1.3 | 1.9 |
| 11歳 | 1.0 | 1.3 | 2.3 |
| 12歳 | 1.0 | 1.3 | 1.8 |
| 13歳 | 1.0 | 1.3 | 1.8 |
| 14歳 | 0.9 | 1.3 | 2.0 |
| 15歳 | 0.8 | 1.2 | 1.8 |
| 16歳 | 0.8 | 1.2 | 1.8 |
| 全年齢 | 1.0 | 1.4 | 2.3 |

(文献17より引用，一部改変)

5[14]に示す．思春期では急激な筋肉量の増加に伴って男女差が大きくなるため，12歳以上では性別で分けられている．2歳以上12歳未満の血清Cr予測基準値は，以下の推算式で算出が可能である[14]．

血清Cr予測基準値（mg/dL）＝0.30×身長（m）

2）血清シスタチンC基準値

小児の各年齢の血清CysCの基準値を表6，表7[15, 16]に示す．小児の血清CysCの基準値は，腎機能の発達とともに変化する．新生児期や乳児期早期は1.5 mg/L程度と高値であるが，2歳でほぼ成人同様の0.8 mg/L程度となる．その後，思春期後半に0.7 mg/L程度に下がる[a]．12歳以降は男女差があり，わずかに男性が高いため性別で分けられている．

3）血清$\beta_2$-ミクログロブリン基準値

小児の各年齢の血清$\beta_2$MGの基準値を表8[17]に示す．

小児の腎機能障害を見逃さないために，以下のポイント1およびポイント2を勘案する．血清Cr値に異常がある，または血清Cr値の信頼性が低い場合は血清CysC値，血清$\beta_2$MG値を評価し，異常がある場合に腎機能障害の可能性が高いと判断する．

**ポイント1**

血清Cr基準値は4歳で0.3 mg/dL，8歳で0.4 mg/dL
血清Cr予測基準値（mg/dL）＝0.30×身長（m）

**ポイント2**

小児CKDステージ2の基準として4歳で0.41 mg/dL，8歳で0.54 mg/dL

## 参考文献


a. 日本腎臓学会編．CKD診療ガイド2012，東京医学社，2012.
b. 先天性腎尿路異常を中心とした小児慢性腎臓病の自然史の解明と早期診断・腎不全進行抑制の治療法の確立班（日本小児CKD研究グループ）編．小児慢性腎臓病（小児CKD）診断時の腎機能評価の手引き―血清クレアチニンを測定したときに知っておきたいこと―，診断と治療社，2014.
c. 小児慢性腎臓病（小児CKD）小児の「腎機能障害の診断」と「腎機能評価」の手引き編集委員会編．小児慢性腎臓病（小児CKD）小児の「腎機能障害の診断」と「腎機能評価」の手引き，診断と治療社，2019.
d. 日本腎臓学会編．エビデンスに基づくCKD診療ガイドライン2013，東京医学社，2013.


## 引用文献


1. Ishikura K, et al. Nephrol Dial Transplant 2013；28：2345–55.
2. Uemura O, et al. Clin Exp Nephrol 2014；18：626–33.
3. 厚生労働省大臣官房統計情報部編．平成24年度 厚生統計要覧，厚生労働統計協会，2013.
4. Schwartz GJ, et al. Pediatrics 1976；58：259–63.
5. Schwartz GJ, et al. Pediatr Clin North Am 1987；34：571–90.
6. Schwartz GJ, et al. J Am Soc Nephrol 2009；20：629–37.
7. Uemura O, et al. Eur J Pediatr 2012；171：1401–4.
8. Uemura O, et al. Nephrol 2017；22：494–7.
9. Uemura O, et al. Clin Exp Nephrol 2018；22：483–4.
10. Nagai T, et al. Clin Exp Nephrol 2013；17：877–81.
11. Uemura O, et al. Clin Exp Nephrol 2014；18：718–25.
12. Ikezumi Y, et al. Clin Exp Nephrol 2015；19：450–7.
13. Uemura O, et al. Clin Exp Nephrol 2016；20：462–8.
14. Uemura O, et al. Clin Exp Nephrol 2011；15：694–9.
15. Yata N, et al. Clin Exp Nephrol 2013；17：872–6.
16. Uemura O, et al. Clin Exp Nephrol 2014；18：718–25.
17. Ikezumi Y, et al. Clin Exp Nephrol 2013；17：99–105.




＊＊＊

# 17-2 小児CKDの疫学

【解説要旨】 わが国におけるステージ3以上の小児CKDの有病率は2.98/10万人と計算されている．原疾患の91%を非糸球体疾患が占め，そのうち68%がCAKUTであった．低出生体重・早期産・胎児発育不全と小児CKDの関連を調べた研究では，バイアスの調整方法やアウトカム時期の設定により結果にばらつきがみられるが，リスクのある新生児に対する長期経過観察の重要性が示唆された．

【解 説】

### 1. 頻度

日本における小児CKDに関する疫学データは，3か月から15歳以下の児を対象としたCKDステージ3～5の有病率が報告されている[1]．このアンケート調査では1,190施設のうち925施設(77.7%)から回答があり，447人のCKD患者が登録された．これによると，2010年の時点でステージ3以上の有病率は2.98/10万人と計算された．一方海外からは，欧州を中心に報告されており，年齢関連人口100万人当たり有病率56～96.1人，発生率7.7～14.3人と報告されている[2]．これらの報告は対象年齢を18歳前後までとする報告が多く，また日本の統計がステージ3以上を対象としていることを考慮すると，世界的な有病率を直接比較することは困難である．なお，米国にも小児CKD患者を対象としたレジストリは存在するが，有病率や発症率に関する報告はない．

### 2. 原因疾患

日本における末期腎不全の原因疾患は，1968～1979年の調査では糸球体疾患が82%で，うち慢性糸球体腎炎が50%を占めていた[3]．これが2006～2011年の調査では，それぞれ21%，4%と大幅に減少し，代わりにCAKUTが50%と半数を占めていた[4]．さらに2010年に行われた全国調査では，CKDステージ3以上の原因疾患として非糸球体疾患が91%を占め，全体の62%，非糸球体疾患の68%がCAKUTであった．糸球体疾患は，慢性糸球体腎炎は2%で，巣状分節性腎硬化症やAlport症候群などを加えても9%であった[1]．海外からの末期腎不全の原疾患に関する報告には米国のCKiD study[5]がある．これによると，糸球体疾患が22%，非糸球体疾患が78%でCAKUTは53%と報告されており，日本のデータとほぼ同じであった．一方発展途上国からは，ナイジェリアでCKDステージ1～5の16歳以下の小児における原疾患として糸球体疾患が64%[6]，イランからはCKDステージ3～5の7～18歳で糸球体疾患が35.2%を占めていたのに対し，CAKUTは28.2%であったと報告された[7]．いずれも小児CKDの原因としてCAKUTよりも糸球体疾患が多くを占めている．ただし，発展途上国では超音波検査などによるCAKUTの診断に限界があり，CAKUTによる小児CKDを少なく見積もっている可能性がある．

### 3. 発見契機

日本におけるCKD(ステージ3～5)の発見契機が報告されている[1]．これによると，CAKUTを原因とする児は31.7%が胎児/新生児期の超音波検査で発見されていた．続いて偶然行った検査で発見された児と尿路感染症を契機に発見された児がともに13.7%であった．学校検尿で発見された児は，9.7%，3歳児検尿で発見された児は3.2%にすぎなかった．一方，CAKUT以外の原因による小児CKDは，偶然行った検査(18.9%)，新生児期のショックなどに対して行われた検査(18.3%)，胎児期/新生児期に行った超音波検査(11.2%)の順に見つかっており，学校検尿は7.1%，3歳児検尿は4.1%と報告されている．

### 4. 小児CKDのリスク因子としての低出生体重・早期産・胎児発育不全

CKD診療ガイドライン2018[a]では，CQ3「低出生体重・早期産・胎児発育不全はCKDの危険因子として扱うべきか？」に対して，推奨文「低出生体重・早期産・胎児発育不全は将来のCKD発症と関連するため，危険因子として扱うことを推奨する(B1)．」が示されている．本ガイドラインにおいてはこの推奨文を次のように改訂する．推奨文「低出生体重・早期産・胎児発育不全はCKDのリスク因子として扱うべきではないが，関連があるものとして推奨する(1D)．」

胎生期からはじまる初期の発育環境が，その後の慢性疾患の発症リスクに影響することは知られており，DOHaD仮説[8]として集約されている．低出生体重がIgA腎症[9]やネフローゼ症候群[10]の予後不良因子であるとする報告は以前からあり，胎児発育不全(FGR)マウスで作製した種々の実験腎炎を用いて，FGRが腎炎の予後不良因子であることも複数報告されてきた．その原因として，出生体重と糸球体数の間に正の相関があることが古くから知られており，このネフロンマスの低下が将来的な小児CKDにつながるとされてきた．しかし一方，低出生体重が，尿路感染症後の瘢痕形成や多発性嚢胞腎の予後不良因子であることも報告され，近年ではネフロン数以外の要因が注目されている．ポドサイト数の低下や尿細管周囲毛細血管の菲薄化(rarefaction)といった構造変化のほか，尿細管機能やRA系，交感神経，酸化ストレスや腸内細菌叢といった機能変化の影響について研究が進んでいる[11]．

実際のコホート解析では，小児CKDデータベースを解析し，小児期(3か月～15歳)発症CKDと低出生体重・早期産・FGRいずれにも強い関連があるとする報告がある(RR 4.10，4.73，4.40)[12]．反対に，日本における出生体重1,500 g未満についての全国疫学調査では，アウトカムを小児期の腎機能障害とした多変量解析を行い，FGRはリスク因子であるが早期産はリスク因子ではないと報告された[13]．そのほか，アウトカム時期を小児期に設定した研究では，低出生体重・早期産・FGRと小児CKDや末期腎不全との関連は結果にばらつきがみられ，明らかではなかった．その原因として例えば早期産には，CKDをきたし得る原疾患によって早期産になる新生児も含まれるため，早期産が将来のCKDと関与することはいえても，リスク因子であると結論づけることは困難であることがあげられる．また，小児期にアウトカムを設定した研究において各因子がリスクと判定されなかった場合にも，成人期まで経過をみた場合には結果が変わる可能性がある．

一方，成人期にアウトカム時期を設定した文献36編のメタ解析では，正常体重児に対する低出生体重児の小児CKD発症は，OR 1.77(95%CI 1.42～2.20)であったと報告されている[14]．

以上のように，低出生体重・早期産・FGRが最終的に小児CKDの発症に関連していると考えられ，このような新生児に対する長期にわたる経過観察の重要性が示唆される．しかし，すべての因子がリスク因子であると結論づけることはできず，エビデンスの強さはDに改訂した．

#### 参考文献

a. 日本腎臓学会編．エビデンスに基づくCKD診療ガイドライン2018．東京医学社，2018．https://cdn.jsn.or.jp/data/CKD2018.pdf　2022.10.25アクセス

#### 引用文献

1. Ishikura K, et al. Nephrol Dial Transplant 2013；28：2345–55.
2. Avner ED, et al(eds). Pediatric Nephrology, 7th, Springer, 2015.
3. 服部新三郎．Annual Review腎臓2006，中外医学社，136–41，2006.
4. 服部元史，他．日小児腎臓病会誌2013；26：330–40.
5. Furth SL, et al. Clin J Am Soc Nephrol 2011；6：2132–40.
6. Olowu WA, et al. Arab J Nephrol Transplant 2013；6：105–13.
7. Gheissari A, et al. Int J Prev Med 2013；4：95–101.
8. Barker DJ. Nutrition 1997；13：807–13.
9. Zidar N, et al. Kidney Int 1998；54：1320–3.
10. Zidar N, et al. Nephron 1998；79：28–32.
11. Awazu M. Mol Biol Rep 2022；49：2335–44.
12. Hirano D, et al. Nephrol Dial Transplant 2016；31：1895–900.
13. Uemura O, et al. Pediatr Nephrol 2021；36：953–60.
14. Das SK, et al. Nephrology(Carlton)2016；21：547–65.

# 17-3 小児腎臓病検診

【解説要旨】 小児腎臓病検診に対するエビデンスレベルの高い報告はないが，小児CKD患者の早期発見に貢献し，適切な管理を早期に開始することによって，腎死率の低下に寄与している可能性がある．

【解 説】

CKD診療ガイドライン2018[a]では，CQ1「小児を対象とした3歳児検尿および学校検尿は推奨されるか？」に対して，推奨文「3歳児検尿および学校検尿は，小児CKD患者の早期発見に貢献し，小児腎臓病に対する早期治療と適切な管理を可能にすることから推奨される(D2)．」と示されている．本ガイドラインにおいてもこの推奨を維持する．

日本における小児腎臓病検診は，集団検尿を中心に行われている．その目的は，末期腎不全に進行するおそれのある疾患の早期発見・早期介入により，腎機能の悪化を防ぎ，合併症を予防し，児のQOLを改善することにある．その評価に関するエビデンスの高い報告例はないが，CKD診療ガイドライン2018では小児CKDの早期発見と予後改善に寄与すると説明された．

検尿は，3歳児を対象とした3歳児検尿と児童生徒を対象とした学校検尿が施行されている．学校教育法で学校と定められている幼稚園でも学校検尿に準じた検尿が行われているが，尿異常の判定基準などが年齢により異なるため，「小児の検尿マニュアル改訂第2版」から「幼稚園検尿」として別に扱われることになった[1]．

## 1. 3歳児検尿・幼稚園検尿

### 1) 目的

既述のように，小児CKDの原疾患としてCAKUTが占める割合は非常に多く，その早期発見・早期介入による腎機能障害の進行阻止は非常に重要な課題である．しかし，従来の学校検尿で発見されるCAKUTはすでに進行している症例が多く，3歳児検尿の段階で早期に発見することが期待されている．一方，3歳児検尿でも慢性糸球体腎炎が見つかることはあるがその割合は低く，また組織学的重症度も高くないことが指摘されており[2,3]，積極的に発見するべき疾患群とは言い難い．幼稚園検尿では年長になるにつれて腎炎の発症が増えてくることが予想されるが，具体的なデータはほとんどなく，CAKUTの早期発見が重要であることに変わりはない．このように，3歳児検尿・幼稚園検尿の主目的は，CAKUTの早期発見にある．

### 2) 現在の検尿方法

3歳児検尿に関する全国調査が行われ，その実態が明らかにされている[4]．一般に，学校検尿に準じて血尿や蛋白尿によるスクリーニングが行われているが，検尿項目や方法は全国的に統一されておらず，検尿陽性者に対する対応の仕方もさまざまであり，実質75%の自治体で有効な精密検診が行われていなかった．このため，日本小児腎臓病学会の代議員からも3歳児検尿の有用性を疑問視する声が多く寄せられた．この結果を踏まえて，日本小児腎臓病学会が中心となり，「小児の検尿マニュアル」が作成された．2022年改訂の最新版では，3歳児・幼稚園検尿は2回の検尿(1次・2次検尿)を行い，有所見者に対して3次精密検診を実施することが提言されている．また1次・2次検尿は，3歳児では蛋白尿のみ，幼稚園では蛋白尿と血尿によるスクリーニングを行い，判定基準は尿蛋白(±)，潜血(+)以上を有所見者とするように提言されている．また，超音波検査による精密検診をより重視する方向で改定が行われている[1]．

3)3歳児検尿の成果

3歳児・幼稚園検尿で発見される有所見者のその後のフォローや確定診断にまで至るデータは，全国的にほとんどない．血尿と蛋白尿を中心とした検尿を行っている千葉市の報告[2]では，154,456名の対象児童に対し，検尿陽性者が2,347名であった．そのうち血尿単独陽性者が2,154名(91.8%)，血尿・蛋白尿両者陽性者が21名(0.9%)，ネフローゼ症候群を除く蛋白尿単独陽性者が17名(0.7%)であった．血尿単独陽性者からは膀胱尿管逆流(VUR)が5名(0.23%)見つかっていた．新生児期におけるVURの有病率は1%程度で，その後減少するとする報告はあるが，幼児期における有病率は明らかではない．反対にVURの児に検尿を行っても潜血陽性となることは少なく，この潜血陽性者から0.23%発見されたVURに，血尿によるスクリーニングがどの程度貢献したかは今後検討する必要がある．一方，蛋白尿単独または血尿・蛋白尿陽性者が計38名おり，両側低形成腎が1例(尿蛋白陽性者の2.6%)含まれていたと報告されている．

わが国のコホート研究で，ステージ3以上の小児CKDの有病率は2.98/10万人(うちCAKUTは約60%)と報告されており，発見されるべきCAKUTの有病率は非常に少ない[5]．3歳児検尿の有用性を評価するには，より対象人数を増やして検討を行う必要がある．

4)展望

CAKUTのスクリーニングに対して，現行の3歳児検尿の有効性を検証した具体的なデータは存在しないが，3～17歳のCKDステージ2～4のCAKUT患者77人と健常コントロール1,712人を対象に，検尿によるスクリーニング精度を検討した研究がある．それによると，尿蛋白定性(±)による感度はCKDステージ2が29.7%，ステージ3が44.1%，またコントロールでの尿蛋白/尿Cr比および尿$\beta_2$MG/尿Cr比(μg/mgCr)の97.5パーセンタイル値をカットオフ値とすると，特異度97.5%，感度はCKDステージ2が48.6%および50.0%，ステージ3が64.7%および82.4%とそれぞれ報告されている[6]．検尿によるCAKUTのスクリーニングについては，幼児期には尿中Cr濃度が低いことやCAKUTで尿の濃縮力が低下している可能性を考慮し，尿蛋白/尿Cr比によるスクリーニングの重要性が示唆されてきたが，それにも限界があることが示された．コスト面も考慮し，現在，尿試験紙を用いた尿$\beta_2$MG/尿Cr比や尿アルブミン/尿Cr比によるスクリーニングが，感度は高く検出できるとするデータが集められつつある．

一方，CAKUTのスクリーニングにおける超音波検査の有用性は疑うべくもないが，コストや検査技師などの人員確保の面からその導入は容易ではない．「小児の検尿マニュアル 改訂第2版」[1]では，小児腎疾患に対する超音波検査を実施できる施設(小児科医や腎臓専門医の有無は問わない)を「小児腎臓病診療施設」として指定し，3次精密検診での有所見者に対して，この施設を受診する基準を新たに設けた．しかし本来は，スクリーニングのできるだけ早い段階での超音波検査の導入が望まれる．

## 2. 学校検尿

1)目的

学童期以降に行われる学校検尿では，慢性糸球体腎炎を早期発見・早期介入することが最大の目的となる．前述のように，末期腎不全の原疾患に占める慢性糸球体腎炎の割合は非常に減っているが，これは学校検尿によるところが大きく，また学校検尿が施行されて以降，若年成人での透析導入率が減少していることも報告[7]されており，その重要性は疑うべくもない．

一方，学校検尿でもCAKUTなどの末期腎不全に至る可能性がある非糸球体性疾患を発見することが重要であることには変わりなく，できるだけ早い段階で介入し，腎機能障害の進行を抑え，成長障害をはじめとしたさまざまな合併症を予防し，児のQOLを改善することは非常に重要である．

2)現在の検尿方法

「学校検尿のすべて」では，検尿方法をA方式とB方式に大別しているが[8]，検尿項目や陽性判定基準が全国的に統一されておらず，地域によって差がみられる．A方式は，2回の検尿(1次・2次検尿)と3次精密検診を検査機関で行い，そのデータをもとに，判定委員会や腎臓専門医が暫定診断とそれに基づく管理指導区分を決定する方式である．3次精密検診を複数の指定した医療機関で行う方法もある．一方B方式は，2次検尿までを検査機関が行い，その結果は学校や園を介して家庭に連絡される．学校・園から連絡を受けた本人と保護者は，個別にかかりつけ医などの医療機関を受診し，受診した医療機関が精密検査を行い，暫定診断と管理区分を決定する．一般に，A方式では3次精密検診までが公費で，B方式では2次検尿までが公費で賄われる．

3）成果

近年急速に進行する腎炎は減少し，小児期発症の慢性腎炎の多くはIgA腎症になった．その約80%は学校検尿で発見され，早期に治療を開始することによって約80%の症例で蛋白尿は陰性化し，腎不全に至る率も非常に低くなったことが報告されている[7]．また，膜性増殖性糸球体腎炎は，諸外国では末期腎不全に進行する頻度が高いとされているが，学校検尿で早期に発見され治療が開始された症例では，10年の経過で末期腎不全に至った症例はなかったと報告されている[9]．さらに，糸球体腎炎による新規透析導入患者数の年齢階層別，年代別推移をみた報告[10]では，学校検尿によるスクリーニングを受けた世代で若年成人期の透析患者数が著明に減少していることが示されている．小児CKD診療において学校検尿は，非常に重要な役割を担っているといえる．

4）展望

1973年に学校保健法（現学校保健安全法）施行規則が改正され，1974年に学校検尿が開始された．その背景には，当時年間50日以上学校を欠席している長期欠席者の原因疾患として腎臓病が第1位で全体の15%を占め，また病弱支援養護学校（現特別支援学校）の在籍者も喘息に次いで多くみられたことがある．これらの児童生徒をいかに減らすかという観点から検討が行われ，検尿で早期発見し，症状の発現前に管理をはじめ，また，症状があっても学校生活を継続することができるようにすることを目的として学校検尿がはじまった．

一方，時代の変遷とともに腎疾患の診療は大きく変化し，疾患の経過や予後も大きく改善してきた．IgA腎症の予後が改善したことは前述の通りであり，透析や移植を受けている児童生徒であっても合併症のコントロールなどにより，重い症状の小児は少なくなった．さらにはCKDの患者には適度な運動が推奨されるとするデータが増えるなど，運動制限や食事療法が治療の中心であった学校検尿開始当時と比べると隔世の感がある．このようなことから，有所見者を管理指導するという学校検尿の一面については大きく変わる必要があり，その管理指導の中心は，成人後の就労も含めた良好な社会生活やQOLを保つための管理が中心に考えられるようになった．その1つの流れとして，腎疾患の運動制限については指導区分の目安が大きく変わり，できるだけ運動制限をしない方向で改正が進められている．

また前述のように，小児期末期腎不全の原因疾患に占める糸球体疾患の割合は大幅に減少し，CAKUTが多くを占めるようになった．CAKUTを発見するためには現行の尿検査だけでは不十分で，尿蛋白/Cr比による尿蛋白の評価や尿$\beta_2$MGによる評価，超音波検査をより重視する方向で学校検尿の改変がはかられている．

## 3. 費用対効果

小児腎臓病検診の費用対効果分析として，新たなエビデンスレベルの高い報告はない．今後，長期予後の追跡調査，長期的な費用対効果・費用対便益の評価を可能とするデータベースの開発が必要と考えられる．

### 参考文献


a. 日本腎臓学会編．エビデンスに基づくCKD診療ガイドライン2018．東京医学社，2018. https://cdn.jsn.or.jp/data/CKD2018.pdf 2022.10.25アクセス


### 引用文献


1. 日本小児腎臓病学会編．小児の検尿マニュアル 改訂2版，診断と治療社，2022.
2. 松村千恵子，他．日小児腎臓病会誌2013；26：194–203.

3. 土屋正己，他．腎と透析2012；72：159–65.
4. 柳原　剛，他．日小児会誌2012；116：97–102.
5. Ishikura K, et al. Nephrol Dial Transplant 2013；28：2345–55.
6. Hamada R, et al. Pediatr Nephrol 2023；38：479–87.
7. Yoshikawa N, et al. J Am Soc Nephrol 1999；10：101–9.
8. 日本学校保健会．学校検尿のすべて（令和2年度改訂），日本学校保健会，2021.
9. Yanagihara T, et al. Pediatr Nephrol 2005：20：585–90.
10. Yamagata K, et al. Clin Exp Nephrol 2008；12：1–8.

＊＊＊

# 17-4 CQ　小児CKDにおいて，RA系阻害薬の使用は推奨されるか？

【推 奨】 小児CKD患者において蛋白尿を伴う場合，蛋白尿が減少する効果が期待されるため，RA系阻害薬の内服を提案する【2C】．

## 【解 説】

降圧薬であるRA系阻害薬による腎保護効果を評価したRCTは，2009年に報告されたESCAPE研究が知られている[a]．しかしESCAPE研究以降，小児CKD患者に対する降圧療法としてRA系阻害薬の有無により腎保護効果を評価したRCTについて検索したが，腎移植後の降圧療法に関するRCT[b]以外は見出せなかった．一方で，蛋白尿減少効果については3編のRCTが存在した．そのため，本CQに対する推奨文は，高血圧合併の有無には言及せず，対象の条件を「小児CKD患者において蛋白尿を伴う場合」とし，蛋白尿減少効果のアウトカムについて作成した．以下の通りアウトカムごとに分けて解説する．

### 1. 蛋白尿減少

蛋白尿減少をアウトカムとしたRCTを検索した結果，次の3編の報告があった．Alport症候群小児患者に対してラミプリルを投与したRCT試験の結果，ラミプリル投与群は尿アルブミンの増加量が有意に小さかったとの報告[1]，小児CKD患者にエナラプリル投与によるオープンラベル・RCTを施行した結果，平均蛋白尿減少率がプラセボと比較して有意に高かったとの報告[2]，志賀毒素産生性腸管出血性大腸菌関連溶血性尿毒症症候群の罹患後の軽度蛋白尿が持続している小児に対して，エナラプリルあるいはロサルタンを投与したときの蛋白尿減少効果について二重盲検・RCTを行い，エナラプリルあるいはロサルタンともに蛋白尿の消失効果を認めたとの報告[3]があった．観察研究では小児CKD患者にイルベサルタンを投与した研究[4,5]，RA系阻害薬を投与した小児CKD患者の尿蛋白/Cr比を内服していない患者と比較した研究[6]，ラミプリルを投与した研究[7,8]のいずれも蛋白尿減少効果を認めていた．なお，蛋白尿が小児CKDの腎機能予後に対するよいsurrogate markerとなるかについては議論がある[c]．

### 2. 腎機能障害進行抑制

腎機能障害進行抑制をアウトカムとしたRCTを検索した結果，次の2編の報告があった．Alport症候群小児患者に対してラミプリルを投与したRCT試験の結果，ラミプリル投与群はeGFRの低下速度が有意に小さかったとの報告[1]，小児CKD患者にエナラプリル投与によるオープンラベル・RCTを施行したが，エナラプリル投与群と非投与群で1年後のeGFR低下は有意差がなかったとの報告[2]があった．観察研究4編のうち，2編はRA系阻害薬の使用により腎代替療法（RRT）の回避やRRTに至る年齢を有意に遅らせるとの結果を報告している[9,10]．RA系阻害薬投与前後を比較した研究ではeGFRに有意差を認めた研究[8]があるが，一方で有意差がなかった研究もある[5]．

RA系阻害薬は低血圧，咳嗽や高カリウム血症などの副作用に加え，糸球体灌流圧の低下に伴う腎機能障害のおそれがあり，CKDのステージ進行時には内服の継続に注意を要する．成人領域ではCKDステージが進行したCKD患者に投与していたRA系阻害薬を中止した結果，eGFRが改善した報告がある[d]．しかし，ステージが進行した小児CKD患者が内服していたRA系阻害薬を中止した場合は，eGFRの低下速度が大きくなった観察研究が存在する[e]．

なお，蛋白尿を認めない小児CKD患者に対するRA系阻害薬の腎機能障害進行抑制効果を評価したRCTは存在しなかった．

### 3. 高カリウム血症

高カリウム血症をアウトカムとしたRCTを検索した結果，次の2編の報告があった．Alport症候群小児患者に対してラミプリルを投与したRCT試験において，無作為化を拒否しオープンアーム対象となった42名のうち，2名に高カリウム血症を認めていた報告[1]，小児CKD患者にエナラプリル投与したRCTの結果，エナラプリル投与群18名中1名で高カリウム血症を認めていた報告[2]があった．観察研究では，CKD患者にラミプリルを投与した397名の小児CKD患者のうち1名に高カリウム血症を認めた報告[8]，ラミプリルを投与された31名の小児CKD患者のうち2名に高カリウム血症を認めた報告がある[7]．

### 4. 咳嗽

咳嗽をアウトカムとしたRCTを検索した結果，次の1編の報告があった．Alport症候群小児患者に対してラミプリルを投与したRCT試験において，ラミプリルを内服した53名中9名に乾性咳嗽を認めたが，うち7名は感冒症状と診断された[1]．観察研究では小児CKD患者44名に対してイルベサルタン投与を行った研究において，イルベサルタン投与前後で咳嗽の頻度の増加を認めなかった報告[4]，小児CKD患者397名にラミプリルを投与した結果，1名に咳嗽を認めた報告[8]．また小児CKD患者31名にラミプリルを投与した結果，1名に咳嗽を認めた報告がある[7]．

### 5. 急性腎障害（AKI）

AKIをアウトカムとしたRCTを検索した結果，次の1編の報告があった．Alport症候群小児患者に対してラミプリルを投与したRCT試験において，オープンアーム対象となった42名のうち，1名にAKIを認めた[1]．

以上の各エビデンスから判断して，小児CKD患者において蛋白尿を伴う場合は，RA系阻害薬の内服により蛋白尿が減少する効果が期待されると考える．一方，蛋白尿のない小児CKD患者に対するエビデンスレベルの高い研究は見出せなかった．

### 参考文献


a. ESCAPE Trial Group. N Engl J Med 2009；361：1639–50.
b. Seeman T, et al. Pediatr Transplant 2019；23：e13329.
c. 濱野高行．日腎会誌2018；60：577–80.
d. Ahmed AK, et al. Nephrol Dial Transplant 2010；25：3977–82.
e. van den Belt SM, et al. Clin J Am Soc Nephrol 2020；15：625–32.


### 引用文献


1. Gross O, et al. Kidney Int 2020；97：1275–86.
2. Hari P, et al. Indian Pediatr 2013；50：923–8.
3. Caletti MG, et al. Pediatr Nephrol 2011；26：1247–54.
4. Franscini LM, et al. Am J Hypertens 2002；15：1057–63.
5. von Vigier RO, et al. Eur J Pediatr 2000；159：590–3.
6. Wong CS, et al. Clin J Am Soc Nephrol 2009；4：812–9.
7. Seeman T, et al. Am J Hypertens 2004；17：415–20.
8. Wühl E, et al. Kidney Int 2004；66：768–76.
9. Abraham AG, et al. Pediatr Nephrol 2017；32：643–9.
10. Stock J, et al. Pediatr Nephrol 2017；32：131–7.


＊＊＊

# 17-5 小児CKDと高血圧・CVD

【解説要旨】 小児CKDに合併する高血圧は腎機能低下のリスク因子である可能性がある．また，小児CKDは生命予後にかかわるCVDのリスク因子である可能性がある．CKD診療ガイドライン2018以降に高血圧あるいはCVDに関するエビデンスレベルの高い前向き研究は少なく高血圧関連で2編存在したが，CVD関連では観察研究に限られていた．
エビデンスレベルの高い研究報告は少ないが，小児CKDに合併する高血圧に対する厳格な管理は腎機能予後の改善につながる可能性がある．

## 【解 説】

### 1. 高血圧の管理

高血圧は成人同様に小児CKD患者でも約40〜50%と高頻度に認める重要な合併症である[1,2]．CKDに合併する高血圧の原因はNa排泄障害による体液貯留や，レニン-アンジオテンシン-アルドステロン系の不適切な亢進などの関与が考えられている．腎機能障害の進行抑制のためにも適切な血圧管理が重要である．小児CKDに対する血圧管理の方法による腎機能障害進行抑制効果の差異を評価した研究として，ESCAPE研究がある[3]．この研究は対象者にラミプリルを内服させて，厳格な血圧管理群(24時間平均動脈圧が50%未満を目標)または通常血圧管理群(24時間平均動脈圧が50〜95%を目標)にランダムに割りつけ，5年間追跡調査された．主要評価項目は，GFRが50%低下するまでの期間，または末期腎不全に移行するまでの期間とされ，副次評価項目として血圧，GFR，蛋白尿排泄量の変化を評価した．結論として，厳格な血圧管理群において腎機能障害の進行が抑制された．また，目標血圧の達成と蛋白尿の減少は，腎臓病の進行を遅らせる重要な独立した予測因子であった．

高血圧に対する降圧療法として小児CKDにおいてもRA系阻害薬が使用されるが，バルサルタンを用いた平均収縮期血圧(MSBP)の低下に関する用量依存性を評価した，多施設共同無作為化二重盲検試験がある[4]．この試験では，高血圧症の1〜5歳の幼児127名(小児CKDの有無は問わず)を，バルサルタン0.25 mg/kg/日投与群または4 mg/kg/日投与群の2群に分け，それぞれ6週間投与し，その後，1 mg/kg/日投与を4週間，さらに，2 mg/kg/日あるいは4 mg/kg/日まで増量した20週間のオープンラベル相に無作為に割りつけた．主要評価項目は，二重盲検期における6週目のMSBPのベースラインからの変化であった．結果は全体として120例(94.5%)が試験を完了し，63例が小児CKDであった．ベースラインから6週目までのMSBPの変化は，4 mg/kg/日投与群が0.25 mg/kg/日投与群に比べ臨床的，統計的に有意に低下した(8.5 vs. 4.1 mmHg，$p=0.0157$)．小児CKD患者群では，0.25 mg/kg/日投与群(1.2 mmHg減少)に対して4 mg/kg/日投与群(9.2 mmHg減少)で有意なMSBPの減少が観察された($p=0.0096$)が，小児非CKD群におけるMSBPの減少は4 mg/kg/日投与群(7.8 mmHg減少)に対して0.25 mg/kg/日投与群(6.9 mmHg減少)と，用量の違いによる降圧効果に有意差は認めなかった($p=0.6531$)．有害事象の発生率は，4 mg/kg/日投与群が0.25 mg/kg/日投与群より低く(41.9% vs. 51.6%)，小児CKD群と小児非CKD群の間に違いはなかった(48.4% vs. 45.3%)．バルサルタンは，CKDの有無にかかわらず1〜5歳の高血圧症患児において有効であるが，CKDを認める場合はその効果に用量依存性が認められた．

なお，CKD診療ガイドライン2018のCQ7「高血圧を伴う小児CKDに降圧療法は推奨されるか？」に対して推奨文「高血圧を伴う小児CKDにおいて，年齢や症例に応じて生活指導や薬物(RA系阻害薬やCa拮抗薬など)により降圧療法を行うように提案する(C2)．」を提唱している[a]．2018年以降にこの推奨文を否定するエビデンスのある報告はないため，本ガイドラインにおいても推奨文を維持する方針とする．加えて，CQの推奨文の根拠となる提示可能なエビデンスレベルの高い研究報告もないため，テキスト解説とした．

### 2. CVD

CVDは末期腎不全患者の主要死因であり，成人末期腎不全患者における死亡原因のほぼ50%をしめる[b]．小児CKDにおけるCVDも成人と同様に主要死因となり得る点で重要である．しかし，小児CKD患者が小児期にCVDを原因として死亡することはまれであるため，前向き研究は極めて少なく，血液濾過透析と血液透析を比較してCVDの予後を評価した非盲検並行群間比較試験[c,d]を除いては検索できない．小児CKD患者における血圧測定と左室肥大（LVH）との関連を評価した観察研究では，高血圧とLVHとの発症の関連性を示した研究[5～7]がある．CVDの別の指標として動脈硬化があり，動脈硬化度の進行は，成人CKD患者におけるCKD進行と死亡率の両方に関連している報告がある[e]．一方，小児CKDの動脈硬化の評価として頸動脈と大腿部の脈波伝播速度（PWV）を測定した観察研究があるが，PWVの上昇とCKDの進行との関連は認めなかった[8,9]．

なお，CKD診療ガイドライン2018のCQ2「小児CKDはCVDの危険因子となるか？」に対して推奨文「小児CKDはCVDの危険因子となる可能性がある（Cなし）．」を提唱している[a]．2018年以降にこの推奨文を変更する必要があるエビデンスレベルの高い研究報告はないため，本ガイドラインにおいても推奨文は維持する．加えて，CQの推奨文の根拠となる提示可能なエビデンスレベルの高い研究報告もないため，テキスト解説とした．

## 参考文献


a. 日本腎臓学会編．エビデンスに基づくCKD診療ガイドライン2018，東京医学社，2018. https://cdn.jsn.or.jp/data/CKD2018.pdf　2022.10.25アクセス
b. K/DOQI Workgroup. Am J Kidney Dis 2005；45(4 Suppl 3)：S1–153.
c. Shroff R, et al. BMC Nephrol 2018；19：199.
d. Shroff R, et al. J Am Soc Nephrol 2019；30：678–91.
e. Townsend RR, et al. Hypertension 2018；71：1101–7.


## 引用文献


1. Mitsnefes M, et al. J Am Soc Nephrol 2003；14：2618–22.
2. Flynn JT, et al. Hypertension 2008；52：631–7.
3. ESCAPE Trial Group. N Engl J Med 2009；361：1639–50.
4. Jankauskiene A, et al. Curr Med Res Opin 2021；37：2113–22.
5. Mitsnefes M, et al. J Am Soc Nephrol 2010；21：137–44.
6. Kupferman JC, et al. J Am Soc Nephrol 2014；25：167–74.
7. Ku E, et al. Clin J Am Soc Nephrol 2018；13：422–8.
8. Savant JD, et al. Hypertension 2017；69：863–9.
9. Schaefer F, et al. Clin J Am Soc Nephrol 2017；12：19–28.


＊＊＊

# 17-6 小児CKDに対する予防接種

【解説要旨】保存的治療中の小児CKD患者では，感染症に対する免疫反応が低下しているため，CKDの合併が感染症の罹患率や死亡率に大きな影響を与える可能性がある．そのため，予防接種はこのような小児CKD患者の疾患管理に重要な戦略となる．一方で，これらの患者では，予防接種後の抗体反応や抗体持続時間が低下するため，安全性への懸念に加え，予防接種の免疫原性および有効性に対する懸念もある．小児CKD患者におけるワクチンで予防可能な疾患のリスクを最小限に抑えるためには，これらの患者をケアするすべての人が，推奨される小児期の予防接種スケジュールと，末期腎不全を含む小児CKD患者における予防接種管理について把握しておくことも必要となる．

【解 説】

近年，小児への予防接種の普及により，ワクチンで予防可能な感染症の蔓延が大幅に減少し，小児CKD患者の感染症のリスクが間接的に減少している．しかし，小児CKDではワクチン接種率が低いため，感染症の重症度リスクが高い慢性腎不全の小児患者数は依然として多い[1,2]．

多くの研究で，小児CKD患者に対するワクチンの免疫原性が評価されている．保存的治療または透析を受けているほとんどの小児CKD患者では，健常児と比較して，ワクチン免疫応答において有意差を認めないとされる．また，初回接種と追加接種の両方，および不活化ワクチンと弱毒生ワクチンの接種ともに防御免疫応答が観察されている[3,4]．これらの結果より，小児CKD患者において，一般的なすべてのワクチンによりvaccine-preventable diseaseの発症に対する予防効果があると思われる[3～10]．

しかし，接種の可否が問題となるのは，ネフローゼ症候群や小児CKD患者であり，ネフローゼ症候群の患者では，抗体産生が低下している可能性や，副腎皮質ステロイド薬，免疫抑制薬の使用により，標準的なワクチン接種を行っても十分な免疫原性を獲得しにくい[11,12]．また，小児CKD患者の多くでは，栄養素の欠乏・枯渇，細胞内Caの増加，鉄過剰状態，尿毒症などにより自然免疫，および獲得免疫反応が障害される[3]．さらに，透析患者では多くの潜在的な感染症のリスクをもたらす．腹膜透析と血液透析はともに，感染因子に対する皮膚のバリアを破壊し，菌血症，出口部感染症，腹膜炎のリスク上昇と関連する．さらに透析は，透析液中への免疫グロブリン喪失による重度の低ガンマグロブリン血症を頻繁に引き起こす[13,14]．以上の要因から感染症に罹患しやすく重症化も懸念されるため，ワクチンで予防可能な疾患は積極的に予防接種を行う[3,10]．

感染症の予防にはワクチン接種が有効である．腎機能が正常で，軽微な尿異常を有する小児では，健常児と同様に接種して差し支えない．ネフローゼ症候群，小児CKD患者ともに，原則として接種順位の変更は必要なく，指定された接種回数を遵守する．また，インフルエンザワクチンはシーズンごとの接種を推奨する．一方で，透析患者では抗体獲得率は高いが，維持率は低いことも報告されている．特に，腎移植後の小児の抗体価レベルは早期に低下する．腎移植を受けた小児ではジフテリア，破傷風，およびB型肝炎ウイルスに対する抗体価が，免疫獲得後1～2年の間に著しく低下し，多くの小児で予防効果が低下すると報告されている．抗体価と腎機能または使用された免疫抑制薬との間に相関は認められなかった[15]．別の研究では，麻疹と水痘ワクチンの検討において，腎移植前に有効な抗体価を有していても，腎移植後6か月以内に抗体価が低下したといった報告もあり[16]，腎移植後の小児CKD患者では，可能な限り抗体価を定期的にモニタリングし，事後対応をする必要があると思われる．なお，原発性免疫不全症候群患者を対象とした研究では，抗体獲得の目安としてT細胞機能を考慮し，CD4/CD8比が1.0以上あることをあげており，参考にされたい[17].

CKD診療ガイドライン2018では，CQ6「小児CKDに予防接種は推奨されるか？」に対して，推奨文「小児CKD患者は感染症に罹患しやすく重症化が懸念されるため，予防接種を行うよう推奨する（C2）.」が示されており[a]，本ガイドラインにおいてもこの推奨を維持する.

### 1. 不活化ワクチン

不活化ワクチン（DPT-IPV，日本脳炎，インフルエンザ，肺炎球菌（13価結合型・23価多糖体），インフルエンザ菌b型，B型肝炎など）は，副腎皮質ステロイド薬や免疫抑制薬で治療中であっても有効かつ安全に接種することが可能である[a,b]．ただし，症状の増悪時や高用量の副腎皮質ステロイド薬（プレドニゾロン換算，2 mg/kg/日または体重が10 kg以上であれば20 mg/日以上）の内服中は接種を避けることが望ましい[18].

### 2. 生ワクチン

小児CKD患者に対し，不活化ワクチン同様，生ワクチン（麻疹，風疹，水痘，おたふくかぜ）の接種は可能であり，接種を推奨する．免疫抑制薬の使用中，および中止後3か月以内（少なくとも1か月遅らせて）や副腎皮質ステロイド薬使用中は，わが国で使用可能な免疫抑制薬の添付文書に準拠し，原則として控えるべきである[10,18,19]．しかし，感染症の流行時や移植や透析導入の可能性がある患児など，ワクチン接種による有益性が不利益を上回ると考えられる場合には接種を考慮する[a,b]．腎移植を予定している小児CKD患者では，少なくとも腎移植3か月前までに可能な限り多くの生ワクチンを接種しておくことが重要である.

副腎皮質ステロイド薬あるいは免疫抑制薬内服中のネフローゼ症候群の患者，CKD患者，腎移植後の免疫抑制状態の患者に対する生ワクチンの接種は，添付文書上，禁忌である．一方，これらの小児患者では，特に水痘や麻疹の罹患で重症化や死亡のリスクが高いことから，本来であれば抗体獲得が最も望まれる対象患者である．それらを踏まえ，わが国で臨床研究が行われ，血清IgG値や細胞性免疫能（CD4陽性細胞数，phytohemagglutinin（PHA）リンパ球幼若化試験）で規定した免疫機能の条件を満たした集団では，比較的安全かつ有効に抗体獲得を達成できることが報告されている[20,21].

### 3. mRNAワクチン

新型コロナウイルス（SARS-CoV-2）ワクチン接種は，CKD患者の重症化予防のため重要であるが，小児CKD患者に対して大規模研究は行われておらず，接種に当たっては，本人の健康状況をよく把握している主治医に事前に相談し，メリットとデメリットを理解したうえで判断することが望ましい[c].

## 参考文献


a. 日本腎臓学会編．エビデンスに基づくCKD診療ガイドライン2018，東京医学社，2018. https://cdn.jsn.or.jp/data/CKD2018.pdf　2022.10.25アクセス
b. 日本小児腎臓病学会編．小児特発性ネフローゼ症候群診療ガイドライン2013．診断と治療社，2013.
c. 日本小児科学会予防接種・感染症対策委員会．新型コロナウイルスワクチン接種に関する，小児の基礎疾患の考え方および接種にあたり考慮すべき小児の基礎疾患等，2022年8月17日改訂. https://www.jpeds.or.jp/modules/activity/index.php?content_id=409　2022.11.12アクセス


## 引用文献


1. Naqvi SB, et al. Adv Chronic Kidney Dis 2006；13：199–204.
2. US Renal Data System. USRDS 2013 annual data report：atlas of chronic kidney disease and end-stage renal disease in the United States. National Institutes of Health, National Institute of Diabetes and Digestive and Kidney Diseases, 2013.
3. Janus N, et al. Nephrol Dial Transplant 2008；23：800–7.
4. Kleinknecth C, et al. Proc Eur Dial Transplant Assoc 1977；14：209–14.
5. Enke BU, et al. Transplantation 1997；64：237–41.
6. Ghio L, et al. J Pediatr 1997；130：987–9.
7. La Manna A, et al. Child Nephrol Urol 1991；11：203–5.
8. Vazquez G, et al. Adv Perit Dial 1997；13：291–6.
9. Furth SL, et al. Pediatr Nephrol 2003；18：33–8.


17

10. Esposito S, et al. Vaccine 2014；32：6601–6.
11. Prelog M, et al. Pediatr Transplant 2007；11：73–6.
12. Genc G, et al. Exp Clin Transplant 2012；10：314–8.
13. Paglialonga F, et al. Pediatr Nephrol 2004；19：1324–33.
14. Neuhaus TJ. Pediatr Nephrol 2004；19：1334–9.
15. Beil S, et al. Transplantation 2012；94：e69–e71.
16. Warmington L, et al. Pediatr Transplant 2005；9：311–4.
17. Principi N, et al. Vaccine 2014；32：3725–31.
18. Summary of Recommendation Statements. Kidney Int Suppl（2011）2013；3：5–14.
19. Watson JC, et al. MMWR Recomm Rep 1998；47：1–57.
20. Kamei K, et al. J Pediatr 2018；196：217–22, e1.
21. Kamei K, et al. PLoS One 2020；15：e0240217.

＊＊＊

# 17-7 小児CKDにおける生活習慣(肥満，運動)

【解説要旨】 肥満はCKD進行やCVD発症の要因であり，小児CKD患者においても重要な問題である．適度な身体活動，適切なスクリーンタイム(テレビや携帯電話機の視聴，ゲームやコンピューターを使用している時間)，十分な睡眠が，小児CKD患者の肥満の改善および予防に効果的である可能性が高い．また，運動による小児CKDの進行抑制や蛋白尿減少効果のエビデンスは乏しいが，QOLや運動機能の向上に寄与する可能性が高く，個々の運動耐容能や併存症を考慮した範囲内で1日30分以上の中等度の運動を行うことが望ましい．

## 【解 説】

わが国における小児の肥満判定には肥満度を使用する．肥満度は{(実測体重－標準体重)/標準体重}×100(%)で算出される体格指数である．6～17歳では肥満度20%以上，幼児では15%以上を肥満と判定する[a]．

肥満は，欧米の小児CKD患者の約15～30%にみられる[1,2]．わが国の一般小児においても，11～18歳の肥満の割合は男子10～13%，女子7～9%と近年増加傾向にあり，問題視されている[b]．透析患者や腎移植後患者を含むすべての段階における小児CKD患者にとって，肥満は重大なリスク因子である[3～5]．しかし，小児CKD患者は身体活動の低下や過度なスクリーンタイム(テレビや携帯電話機の視聴，ゲームやコンピューターを使用している時間)により，肥満になりやすい[4]．加えて，小児CKD患者は同年齢の健常児と比べ，筋肉量が少なく，運動機能が低い[6]．これらはさらなる身体活動の低下や肥満を生み，それにより悪循環に陥る[3,4]．ゆえに，生活習慣の是正をはじめとする肥満に対する適切なアプローチの重要性が，近年特に強調されている[3]．

### 1．肥満と生活習慣

肥満は小児CKD発症の原因であり，CKD進行やCVDのリスク因子および予後不良因子となる[1,2,4]．小児CKD患者の肥満の発症因子には，不適切な栄養習慣，身体活動の低下，過度なスクリーンタイムがあげられる[4]．CKiD studyでは，小児CKD患者のエネルギー，たんぱく質，Naの摂取量が推奨量を上回っているとの結果が示され，特にファストフードはエネルギーと塩分の過剰，ミルクはエネルギー，たんぱく質の過剰の主要因であることが明らかとなった[7]．このような過剰摂取は肥満やCVDの合併リスクを増加させるため，推奨される程度を超える場合は食事習慣を見直すべきである．一方，低形成・異形成腎などのNa喪失の病態が背景にある原疾患でのNa制限や，過度なたんぱく質制限によるサルコペニアには留意が必要である．また，小児CKD患者のうち，推奨されている身体活動の基準を満たしていたのは13%であり，スクリーンタイムが推奨時間(2時間/日)以内であったのは，わずか2%であることが判明した[4]．さらにこの研究では，肥満と過度なスクリーンタイムが腎機能の低下に関連していた[4]．そのため，身体活動やスクリーンタイムを見直し，肥満の予防や改善に努めることは重要である[b]．また，一般小児を対象とした研究では，十分な睡眠時間および睡眠の質が肥満の改善に関連があることが報告されている[8]．現時点で，小児CKD患者において睡眠と肥満の関連を示す研究はないが，十分な睡眠時間と良質な睡眠を取ることは同様に望ましいと考える[c]．これらのことから，エビデンスには乏しいものの，小児CKD患者に対して，推奨される程度の栄養摂取，適度な身体活動，過度なスクリーンタイムの回避，十分な睡眠は重要である．

### 2．運動

小児CKD患者において，身体活動の低下は肥満のみならず，CKDの進行やQOLの低下に関連があり[6]，身体活動の低下への対応が求められる．

小児CKD患者における運動の有用性に関しては，CKDステージ3，4の8歳から12歳までの小児を対象にQOLと運動機能のアウトカムとして介入群（運動負荷群）と非介入群を比較したRCT[9]が1編ある．このRCTの介入群には，上肢，下肢，体幹の抵抗運動を1回60分，週に2回，連続して6か月間行われた．抵抗運動の強度は1 RM（repetition maximum）の60～75％に設定され，抵抗運動1セットを10回から開始し，個々の運動耐容能をみながら徐々に1セット回数を15回まで徐々に増やした．QOLはPedsQL™，運動機能は6分間歩行試験を用いて評価し，介入群で有意にQOLおよび運動機能の改善を認めた．また，腎移植後の小児患者を対象とした研究では，介入群（呼吸筋トレーニング）と非介入群の呼吸筋トレーニングの有用性を比較したRCT[10]が1編あり，介入群において有意な呼吸筋の改善を認めた．そのほかの運動介入の有無を比較したRCTはないが，複数の観察研究または非RCTで透析患者，腎移植患者を含めたすべてのステージのCKD患者において，運動療法が効果的であった報告が多くみられる[11～16]．これらの研究のアウトカムは，QOLや運動機能，筋力，ピーク酸素消費量などであり，介入の内容は，歩行数の指示，12週間の運動プログラム，透析中のエルゴメーターなどであった．当然ながらこれらの対象には，重症な心疾患や，高血圧，糖尿病などの複雑な背景疾患のある患者は含まれていない点を注意すべきである．また，運動による長期的な腎機能や蛋白尿への影響をアウトカムとした小児CKD患者の研究はない．しかしながら，成人も含めたCKD患者において，運動が蛋白尿や腎機能障害を悪化させることなくQOLや運動機能を改善することが示されており，運動が長期的に腎機能を低下させるというエビデンスはない[d]．CKD診療ガイドライン2018では，CQ4「小児CKDに運動は推奨されるか？」に対し，エビデンスレベルC2で軽度から中等度の運動を行うよう提案した[e]．本ガイドラインにおいても，依然としてエビデンスレベルの高い研究は不十分であるものの，追加されたRCTの結果などを踏まえ，CKD診療ガイドライン2018のCQの推奨を維持する．

小児CKD患者における至適運動範囲を示した研究は検出できなかった．Pediatric Renal Nutrition Taskforce（PRNT）は，個々の運動耐容能や併存症に合わせた至適運動範囲を決定することを推奨している[3]．また，毎日の有酸素運動や週に2，3回の運動負荷は筋肉量の増強と運動耐容能の増加に効果的であると述べている[c]．「学校検尿のすべて（令和2年度改訂）」では，運動内容について言及されている[d]．これによると，軽度の尿異常所見やCKDステージ1または2の場合には運動制限は不要とされる．また，中等度から高度の蛋白尿またはCKDステージ3以上である場合は，1日30分以上の中等度の運動が許容されている．中等度の運動とは，有酸素運動に相当する運動のことであり，長時間の激しい体育や激しい運動を伴うクラブ・部活動は推奨されていない．また，van Bergenらの報告[12]では，CKD患者において運動の継続は容易ではないとの可能性を示しており，できる限り家族の協力を得ることや，ほかの小児などとグループとして運動することが望ましいとされる[b]．

## 参考文献


a. 日本肥満学会編．小児肥満症診療ガイドライン2017．ライフサイエンス出版，2017．
b. 文部科学省．令和2年度学校保健統計調査の公表について，令和3年7月28日，2021．
c. Stabouli S, et al. Pediatr Nephrol 2022；37：1–20.
d. 日本学校保健会．学校検尿のすべて（令和2年度改訂），日本学校保健会，2021．
e. 日本腎臓学会編．エビデンスに基づくCKD診療ガイドライン2018，東京医学社，2018. https://cdn.jsn.or.jp/data/CKD2018.pdf　2022.10.25アクセス


## 引用文献


1. Wilson AC, et al. Clin J Am Soc Nephrol 2011；6：2759–65.
2. Lalan S, et al. J Pediatr 2018；202：163–70.
3. Stabouli S, et al. Pediatr Nephrol 2022；37：1–20.
4. Clark SL, et al. Pediatr Nephrol 2016；31：801–8.
5. Bonthuis M, et al. Nephrol Dial Transplant 2013；28（Suppl 4）：iv195–204.
6. Hamiwka LA, et al. Pediatr Transplant 2009；13：861–7.
7. Chen W, et al. Pediatr Nephrol 2017；32：1233–41.

8. Fatima Y, et al. Obes Rev 2016；17：1154–66.
9. Abd-Elmonem AM, et al. J Musculoskelet Neuronal Interact 2019；19：187–95.
10. Carbonera RP, et al. Pediatr Nephrol 2020；35：1507–16.
11. Akber A, et al. Pediatr Nephrol 2014；29：1395–402.
12. van Bergen M, et al. Pediatr Nephrol 2009；24：619–22.
13. Paglialonga F, et al. Pediatr Nephrol 2014；29：431–8.
14. Lubrano R, et al. Nephrol Dial Transplant 2012；27：1677–81.
15. Goldstein SL, et al. Pediatr Nephrol 2009；24：833–9.
16. Tancredi G, et al. Ital J Pediatr 2016；42：43.

＊＊＊

# 17-8 CQ 小児CKDにたんぱく質摂取制限は推奨されるか？

【推 奨】 小児CKDではたんぱく質摂取制限による腎機能障害進行の抑制効果は明らかではなく，また成長障害を生じ得るため行わないことを提案する【2B】.

【解 説】

検索した範囲では，小児CKDに対するたんぱく質摂取制限によって，腎機能障害の進行抑制に明らかな効果は認められなかった．さらに，乳児を対象とした少数の検討ではあるものの成長障害が認められた．つまり，小児CKDに対するたんぱく質摂取制限は，乳児において成長障害をきたす可能性がある一方，腎機能障害の進行を有意に抑制するとはいえない．したがって本ガイドラインでは，CKD診療ガイドライン2018の推奨[a]を維持し，小児CKDに対するたんぱく質摂取制限は行わないよう提案することとした．

そのほか，蛋白尿の減少と高窒素血症の改善を示したRCTがそれぞれ1編あるが，いずれも主要評価項目に設定されたものではなかった．全死亡率の上昇，高リン血症の改善，精神運動発達遅滞，代謝性アシドーシスの改善，高カリウム血症の改善をアウトカムとして評価した文献はなかった．

## 1. 腎機能障害の進行抑制

最も大規模なRCTはWingenらによるもので，小児CKDのたんぱく質摂取量を0.8～1.1 g/kg/日に制限しても，観察期間内(3年間)のCcrの低下速度は対照群と有意差がなかった[1]．そのほかのRCTでも同様の結果であったことから[2,3]，2007年のコクランレビューでは，小児CKDにおけるたんぱく質摂取制限には腎機能障害の進行を抑制し得る明らかな効果はないと結論づけている[b]．ただし，いずれのRCTにおいても，症例減少バイアスをはじめとしたバイアスリスクの影響が少なからず存在する．またWingenらの報告は，結果として十分なたんぱく質摂取制限になっていなかった可能性がある．管理栄養士の協力のもとにたんぱく質摂取制限を行ったところ，腎機能低下速度が緩やかになったという観察研究が存在する[4]ことからも，専門チームが介入し，適切な栄養管理がなされれば，たんぱく質摂取制限によって小児CKDの進行が抑制される可能性は否定できない．

RRTの開始遅延を主要アウトカムとした論文はなかったが，1編のRCTでは，たんぱく質摂取制限群と対照群で観察期間内に末期腎不全に至った症例数に有意差はないと報告されていた[1]．

## 2. 成長障害

Uauyらは，蛋白熱量比5.6%の低たんぱくミルクを摂取した乳児CKD群は，対照群に比して身長のSDスコアが有意に低いと報告した[2]．一方で，それ以外のRCT，観察研究ではたんぱく質摂取制限による成長への悪影響は認められなかった[1,3～6]．

## 3. たんぱく質摂取基準

たんぱく質摂取量の具体的基準を定めるにはエビデンスが不足している．前述の通り，小児CKDにおいてたんぱく質摂取制限は推奨されない．一方で，小児CKDにおけるたんぱく質の過剰摂取は高リン血症や高窒素血症，代謝性アシドーシスの増悪につながり得る．KDOQIガイドライン[b]では，CKDステージ3の児の場合は推奨量の100～140%，CKDステージ4，5の児の場合は推奨量の100～120%のたんぱく質を摂取するよう提案し，その後，PRNTもこれを踏襲した推奨としているが[c]，小児CKDにおけるたんぱく質の耐用上限量を明らかにした研究は存在しない．このような背景から，小児CKDにおけるたんぱく質摂取量は，日本人の食事摂取基準(2020年版)の推奨量(1歳以上)あるいは目安量(1歳未満)とするのが妥当であると考えられる[d～f]．ただしこれらの量は，平均的な日本人小児の実際のたんぱく質摂取量より少ないと考えられる．これを目標とすると事実上のたんぱく質摂取制限となり得るが，推奨あるいは目安量を満たすたんぱく質が摂取できていれば，不足のリスクは極めて低いものと考えられる．

## 参考文献


a. 日本腎臓学会編．エビデンスに基づくCKD診療ガイドライン2018．東京医学社，2018. https://cdn.jsn.or.jp/data/CKD2018.pdf　2022.10.25アクセス
b. KDOQI Work Group. Am J Kidney Dis 2009；53(3 Suppl 2)：S11–104.
c. Shaw V, et al. Pediatric Nephrol 2020；35：519–31.
d. Chaturvesi S, et al. Cochrane Database Syst Rev. 2007；17：CD006863.
e. 日本腎臓学会編．慢性腎臓病に対する食事療法基準2014年版．東京医学社，2014.
f. 厚生労働省．日本人の食事摂取基準(2020年版)「日本人の食事摂取基準」策定検討会報告書，2019.


## 引用文献


1. Wingen AM, et al. Lancet 1997；349：1117–23.
2. Uauy RD, et al. Pediatr Nephrol 1994；1：45–50.
3. Kist-van Holthe tot Echten JE, et al. Arch Dis Child 1993；68：371–5.
4. 服部元史．日小児会誌1992；96：1046–57.
5. Sahpazova E, et al. Pediatr Nephrol 2006；21：1879–83.
6. Jureidini KF, et al. Pediatr Nephrol 1990；4：1–10.


＊＊＊

# 17-9 小児CKDにおける食事療法(エネルギー・食塩)

【解説要旨】 適切なエネルギー摂取は，良好な成長・発達の獲得に必要不可欠である．したがって，これらを制限することの有用性を担保する質の高いエビデンスが存在しない現状においては，小児CKDに対してエネルギーの摂取制限はすべきではない．むしろCKDの病態や合併症により，成長・発達に必要なエネルギーが摂取できていない場合は，推定エネルギー必要量を超えた量を摂取することも考慮すべきである．
小児CKDに対する食塩摂取制限は，原疾患とCKDステージの両方によって考慮されるべきである．CAKUTでは食塩摂取制限ではなく，むしろ補充を要する場合がある．一方，溢水や高血圧を認める場合は食塩摂取制限を要する．

## 【解説】

### 1. エネルギー

低栄養は成長や発達に悪影響をもたらし，成長や発達の遅れは小児CKDのQOLならびに生命予後に関連することが知られている[1]．小児CKDの基礎代謝量は健常児と有意差はなく[2]，推定エネルギー必要量のおよそ100%が摂取できていれば，許容範囲内の成長が得られたとの報告がある[3]．これらのことから，KDOQIガイドラインでは，小児CKDにおいては暦年齢の推定エネルギー必要量を摂取させるべきであるとしている[a]．

しかしながら，小児CKD患者が良好な成長や発達を得るためのエネルギー摂取量を一律に設定することは，実際には困難である．胃食道逆流や慢性下痢，エネルギー吸収過程の障害，成長ホルモン-インスリン様成長因子1軸(GH/IGF-1axis)の異常，CKD-MBDや代謝性アシドーシス，貧血などが影響し，十分な成長・発達が得られない小児CKD患者が少なからずみられる．これらを適切に管理してもなお，成長・発達が不十分な場合，健常児と同等のエネルギー摂取では相対的にエネルギーが不足している可能性があるため，徐々に摂取エネルギーを増加させていくのがよい．一方で，基礎疾患などの影響で体格が年齢の基準を大きく逸脱した小児CKD患者の場合，暦年齢にあわせたエネルギーを一律に摂取すると過剰なエネルギー摂取につながることがある．まずは，体格相当の年齢に応じたエネルギー摂取から開始し，それでは十分な成長が得られない場合には徐々に摂取エネルギーを増加させていくのがよいと考えられる．

過度なエネルギー摂取は肥満の発症につながり得る．実際に肥満を合併した小児CKD患者は世界的に増加していると考えられる．国際小児腹膜透析ネットワーク(IPPN)レジストリによると，腹膜透析開始時の低体重は8.9%であったのに対し，肥満は19.7%にみられた[4]．またCKiD studyでは，少なくとも半数の児が推奨よりも多くのエネルギーを摂取していることが明らかになっている[5]．身体活動レベルにあわせた適切なエネルギー摂取が求められる．

### 2. 食塩

CKDの進行に伴ってGFRが低下し，Naの排泄能が低下する一方，尿細管機能障害によりNa保持能も低下し，許容されるNa摂取量の範囲が狭まる．小児CKDの原因疾患として多くを占めるCAKUTでは，Na再吸収障害や尿濃縮力障害のため，比較的病初期からNa・水の喪失が起こることが知られている．筋肉の発達や骨の石灰化には適切な細胞外液量を必要とするが，その維持にはNaが必要不可欠である．多尿を伴う塩類喪失性CKDの乳児に水とNa補給を行ったところ，それらを行わなかった場合と比較し，良好な成長が得られたとの報告がある[6]．これらより，KDOQIガイドラインでは，小児CKDステージ2～5Dのなかでも，特に著しい多飲・多尿がみられる小児CKD患者では，慢性的な血管内脱水や成長障害を回避するために，Naの補充を検討すべきであるとしている．血清Na値の低下を認めなくてもNaの不足は除外できないため，原因がはっきりしない体重減少や血清Cr値の上昇，血液濃縮所見などがみられた際にはNa不足を念頭におく必要がある．その一方で，CAKUTであってもCKDステージの進行とともにNaの制限が必要になる場合もある．小児においてもCKDはCVD発症のリスク因子である．健常児の1日平均Na摂取量は，年齢を問わず推奨量を大幅に超えているとの報告がある[7]．小児CKDでもその原因疾患によらず，溢水や高血圧を認めた場合には，血圧管理を行ううえでNa制限が重要と考えられる．このような例に対しては，「日本人の食事摂取基準（2020年版）」の目標量を上限とした食塩摂取が望ましいが[b]，急激な食塩摂取制限は食事摂取量の低下を招き，成長や発育に影響をもたらすことがあるため，実際の食事摂取量をみながら緩徐に，可能な範囲で制限を行うことが勧められる．食塩摂取制限導入の際には，管理栄養士の介入が望ましい．

## 参考文献


a. KDOQI Work Group. Am J Kidney Dis 2009；53(3 Suppl 2)：S11–104.

b. 厚生労働省．日本人の食事摂取基準（2020年版）「日本人の食事摂取基準」策定検討会報告書，2019.


## 引用文献


1. Furth SL, et al. Pediatr Nephrol 2002；17：450–5.
2. Anderson CE, et al. Pediatr Nephrol 2015；30：1995–2001.
3. Norman LJ, et al. Pediatr Nephrol 2004；19：1245–52.
4. Schaefer F, et al. Sci Rep 2019；9：4886.
5. Hui WF, et al. Pediatr Nephrol 2017；32：485–94.
6. Parekh RS, et al. J Am Soc Nephrol 2001；12：2418–26.
7. Garriguet D. Health Rep 2007；18：47–52.


＊＊＊

# 17-10 CQ　成長障害のある小児CKDにヒト成長ホルモン投与は推奨されるか？

【推 奨】 成長障害のある小児CKD患者に対するヒト成長ホルモン投与は身長の獲得を有意に改善するため，行うことを推奨する【1B】.

【解 説】

小児CKDに特徴的な合併症として成長障害があげられる．成長障害は最終身長のみならず，精神的成長や社会性獲得に対して悪影響を及ぼす．現在，小児CKDにおける低身長に対して遺伝子組換えヒト成長ホルモン(rhGH)療法が保険適用となっている．小児CKD患者に対するrhGH療法の有効性と有害事象についてSRを行った．

## 1．成長障害

小児CKDにおける成長障害の要因として，栄養摂取不足，水・電解質異常，CKD-MBD，代謝性アシドーシス，貧血，内分泌学的異常などがあげられる．良好な成長を獲得するには，eGFR＞60 mL/分/1.73 $m^2$が必要とされており，小児CKDではCKDステージ3で成長障害が顕在化するため，定期的な身長測定が重要である．わが国の小児CKD 297名の報告では，CKDステージ3(194名)の身長は－1.1±1.4 SD，ステージ4(90名)の身長は－1.7±1.7 SD，ステージ5(13名)の身長は－2.7±2.0 SDとCKDの進行に比例して低身長が顕在化していた[1].

## 2．rhGH療法推奨の根拠

これまで小児CKDに対する大規模な質の高いRCTは存在しない．観察研究では，rhGH療法による身長の獲得に関して，rhGHを最大4年間投与(中央値1.5年)された小児CKD 787例を，rhGH未投与の787例と比較した報告があり，rhGH投与群で投与2.5年後以降，身長の成長速度のSDスコアが有意に改善したとしている[2]．また，CKDステージ3～5の患者または透析・移植患者を対象とした観察研究3編では，いずれも最終身長の改善が示されている[3～5]．RCTでは，乳児を含む保存期CKD患者，透析患者，移植患者に対するrhGH療法の報告があり[6～9]，いずれもコントロール群と比較して身長や成長速度のSDスコアの有意な改善が報告された．ただし，これらのRCTはオープンラベルで二重盲検化されておらず，1つのRCT[7]では異なるrhGHの投与量で比較されていた．これらを含むRCTをもとに，コクランレビューでは28国際単位/$m^2$/週(≒0.35 mg/kg/週)のrhGH投与を推奨している[a].

rhGH療法と関連する可能性のある有害事象として，悪性腫瘍の発生，腎機能増悪，耐糖能異常の出現，頭蓋内圧の亢進，CKD-MBDの増悪があげられる．悪性腫瘍の発生については観察研究が3編あり，いずれにおいてもrhGH投与と関連した悪性腫瘍リスク上昇は認めなかった．腎機能増悪については観察研究が4編あり，いずれにおいてもrhGH投与による有意な腎機能増悪を認めなかった．耐糖能異常の出現についてはRCTが1編，観察研究が2編あり，いずれもrhGH投与と耐糖能異常の有意な関連を認めなかった．頭蓋内圧の亢進については観察研究が2編あり，Notoらによる報告では，北米のrhGH市販後調査データに登録された65,204例(うちCKD 2,144例)において，CKD群ではほかの疾患に対するrhGH投与群に比べ，頭蓋内圧亢進発生数が多かったとしている[10]．一方，Fineらの報告ではrhGH投与の有無で頭蓋内圧亢進の発生に有意差を認めなかった[11]．CKD-MBDへの影響については，観察研究2編で解析されており[12, 13]，rhGHを投与した群は非投与群より副甲状腺ホルモン(PTH)が高くなる傾向にあったが，有意差はみられなかった．ただし，intact PTH(iPTH)が500 pg/mL以上の患者では身長の成長速度のSDスコア変化が低い傾向にあった[12].

以上より，今回検索したRCTおよび観察研究では，エビデンスの質は高くないものの，すべてにおいて

rhGH療法による身長の獲得の有意性が示されている．さらに今回，rhGH投与による有害事象についてSRを行い，rhGH投与との有意な関連性が示された有害事象を認めなかった．このことから，本ガイドラインでは，CKD診療ガイドライン2018における「投与を提案する（A2）」[b]より変更し，小児CKDに対するrhGHの「投与を推奨する（B1）」とした．ただし，rhGH療法を行う際は，CKD-MBDのコントロールに十分留意する必要がある．欧州小児腎臓学会のガイドラインでは，iPTH値が500 pg/mL以上ではrhGH療法を中止し，iPTH値のコントロールを優先するように記載されている[14]．

### 3.　わが国のrhGH療法の適応と実際

わが国では，1997年からrhGHが保険適用となり，2015年には治療開始時の適応基準が改定された．現在，rhGHに対する保険収載された治療適応は，①骨年齢が男子17歳未満，女子15歳未満，②現在の身長が同性，同年齢の－2.0 SD以下，または年間の成長速度が2年以上連続して－1.5 SD以下，③血清Cr値が年齢性別ごとの中央値の1.5倍以上が持続，もしくはeGFR＜75 mL/分/1.73 $m^2$となっている．なお，小児慢性特定疾病医療費助成制度では，身長が－2.5 SD以下の患者が対象である．投与量は0.175 mg/kg/週，週6～7回皮下注で開始し，投与開始6か月以降の評価で，0.175 mg/kg/週の投与を継続しても骨年齢が男子17歳，女子15歳に達するまでに身長が－2.0 SDに達する見込みがない場合には，0.35 mg/kg/週まで増量が可能である．治療継続の適応基準は，①年間の成長速度が4.0 cm以上，②治療中1年間の成長速度と治療前1年間の成長速度の差が1.0 cm以上，③治療2年目以降で，治療中1年間の成長速度が2年目で2.0 cm以上，3年目で1.0 cm以上，の場合である．rhGH療法の終了基準は，①治療継続の適応基準を満たさなかった場合，②骨年齢で男子17歳以上，女子15歳以上に達した場合，③重篤な有害事象が発生した場合である．わが国の報告では，身長が－2.0 SD以下の小児CKDにおけるrhGH使用の割合は，CKDステージ3で19.5%，ステージ4で31.0%，ステージ5で25.0%となっており[1]，使用率が高くないことが問題である．rhGH継続期間が身長獲得と正の相関があり，透析期間とrhGH療法開始年齢が身長獲得と負の相関があるため[5, 15]，乳児を含め，適応を満たせば積極的にrhGH療法を開始することが望ましい．ただし，特に乳幼児の成長には適切な栄養摂取が極めて重要であり，十分なエネルギー摂取の確保に留意する必要がある．

### 参考文献


a.　Hodson EM, et al. Cochrane Database Syst Rev. 2012；15：CD003264.
b.　日本腎臓学会編．エビデンスに基づくCKD診療ガイドライン2018．東京医学社，2018. https://cdn.jsn.or.jp/data/CKD2018.pdf　2022.10.25アクセス


### 引用文献


1.　Hamasaki Y, et al. Clin Exp Nephrol 2015；19：1142–8.
2.　Seikaly MG et al. Pediatr Nephrol 2009；24：1711–7.
3.　Gil S, et al. Pediatr Nephrol 2018；33：175–80.
4.　Gil S, et al. Pediatr Nephrol 2012；27：1005–9.
5.　Haffner D, et al. N Engl J Med 2000；343：923–30.
6.　Fine RN, et al. Kidney Int 2002；62：688–96.
7.　Hertel NT, et al. J Pediatr Endocrinol Metab 2002；15：577–88.
8.　Santos F, et al. Clin J Am Soc Nephrol 2010；5：1190–7.
9.　Bacchetta J, et al. Clin J Am Soc Nephrol 2013；8：824–32.
10.　Noto R, et al. J Pediatr Endocrinol Metab 2011；24：627–31.
11.　Fine RN, et al. Pediatr 2003；142：539–45.
12.　Borzych D, et al. Kidney Int 2010；78：1295–304.
13.　Bérard E, et al. Pediatr Nephrol 1998；12：304–10.
14.　Drube J, et al. Nat Rev Nephrol 2019；15：577–89.
15.　Nissel R, et al. J Clin Endocrinol Metab 2008；1359–65.




＊＊＊

# 17-11 小児CKDにおける腎性貧血

【解説要旨】　小児CKD患者の腎性貧血に対してはエビデンスレベルの高い研究が存在しないため，成人CKD患者の腎性貧血への対応方針におおむね準拠する．ただし，小児CKDと成人CKDとでは原疾患が異なることや，体格による薬剤の投与量や治療反応性の違い，年齢による基準値や注意すべき合併症の違いが存在することを認識する必要がある．鉄剤の開始基準は貧血を有する小児CKD患者で，鉄欠乏状態（TSAT≦20％または血清フェリチン値≦100 ng/mL（100 μg/L））にあるものとする．ESA治療の開始基準は複数回の検査でHb値が10.0 g/dL未満となった場合を目安とする．

## 【解説】

### 1. 貧血の診断と評価

小児の貧血を示す血中ヘモグロビン濃度（Hb値）の基準値は，年齢と性別によって異なる．15歳以上の場合は成人と同様に，男性ではHb値が13.0 g/dL未満，女性では12.0 g/dL未満とされる．一方，15歳未満の場合は男女ともに，生後6か月以上5歳未満で11.0 g/dL未満，5歳以上12歳未満で11.5 g/dL未満，12歳以上15歳未満で12.0 g/dL未満と，WHOにより基準が決められている（表9）[a]．

表9　貧血の定義：Hb値閾値（g/dL）

| | |
|---|---|
| 生後6か月以上5歳未満 | 11.0 |
| 5歳以上12歳未満 | 11.5 |
| 12歳以上15歳未満 | 12.0 |
| 女性：15歳以上（妊娠中ではない） | 12.0 |
| 女性：15歳以上（妊娠中） | 11.0 |
| 男性：15歳以上 | 13.0 |

（文献aより引用，一部改変）

小児CKD患者に対する腎性貧血の初回評価では，血算（Hb値，赤血球数，白血球数，白血球分画，血小板数），網状赤血球数，血清フェリチン値，血清鉄（Fe），総鉄結合能（TIBC），血清トランスフェリン飽和度（TSAT）[#]，血清ビタミン$B_{12}$値，血清葉酸値を測定する．ビタミン$B_{12}$や葉酸の欠乏を認める頻度は高くないが，治療可能な病態であるため初回は併せて測定を行う[b]．

[#]血清トランスフェリン飽和度（TSAT）＝（血清Fe/TIBC）×100（％）

### 2. 貧血治療：鉄剤治療

KDOQIガイドライン（2006年）[c]以降，小児CKD患者に対する鉄剤治療に関する新しいエビデンスが存在しないため，成人CKD患者に対するものと基本的には同様である．貧血を有する小児CKD患者のうち鉄欠乏状態にあるものに対しては，鉄剤使用のリスク（アナフィラキシーや急性副反応など）と期待されるベネフィット（貧血に伴う症状の改善や輸血の回避など）の評価を個々の患者に対して行ったうえで，治療を開始する．鉄欠乏状態の基準は各国のガイドラインによってさまざまであるが，本ガイドラインではTSAT≦20％または血清フェリチン値≦100 ng/mL（100 μg/L）を鉄剤治療の開始基準とする．一方，鉄剤治療の中止基準については明確なエビデンスが存在しないが，成人CKD患者の腎性貧血の指標にならい，血清フェリチン値が300〜500 ng/L程度となった場合に，鉄剤投与を減量・中止するのがよいと考えられる．

鉄剤の投与経路は経口と静注とがあるが，維持血液透析を行っている場合でなければ経口投与が勧められる．

### 3. 貧血治療：ESA治療

赤血球造血刺激因子製剤（ESA）治療開始前には，リスク（ショック，血栓塞栓症，血圧上昇など）と治療によって期待されるベネフィットの評価を個々の患者に対して行うとともに，治療可能な貧血の原因が解消されていることを確認する．例えば，鉄欠乏状態にあることがわかれば，まず鉄剤治療を行い，鉄が十分補給された状態でも貧血が持続するか確認する必要がある．悪性腫瘍や脳血管障害の既往のある成人CKD患者に対してESA治療を開始する際は細心の注意が必要であると，KDIGOガイドライン(2012年)に記載がある[b]．小児CKD患者については十分なエビデンスはないが，成人と同様に悪性腫瘍や脳血管障害の既往に注意を払う必要があると考えられる．

ESA治療に関する小児CKD患者を対象としたRCTは存在しないが，KDIGOガイドライン(2012年)[b]では複数の臨床研究[1~3]を参考に，9.9 g/dL以下の貧血を有する小児CKD患者では運動能力が低下することや，死亡率や左室肥大のリスクが上昇する可能性があることが述べられている．したがって，生存率や運動能力，QOLの改善，入院頻度の減少を目指し，積極的に貧血を治療する必要がある．そこで，複数回の検査でHb値が10.0 g/dL未満となる場合をESA治療の開始基準とする．

一方，成人CKD患者においては高いHb値とCVDイベントの増加に関連があることから，ESAの維持治療における目標Hb値は，13.0 g/dLを超えないようにすることが推奨されている．また，小児におけるHb値の管理範囲としては，KDIGOガイドライン(2012年)[b]において11.0 ～ 12.0 g/dLの記載がある．しかし，小児においてはCVDイベントの増加のエビデンスはなく，むしろ透析中の小児CKD患者においてHb値が12.0 g/dL以上であることとCVDイベントの増加は関連がないとする報告もあり[4]，本ガイドラインでは目標Hb値の上限を設定しない[d]．ただし，ESAは血圧の上昇や血栓塞栓症の増加をきたし得るため，高血圧が存在する場合や，バスキュラーアクセスの管理を要する場合などは，個々の患者の状態に合わせた目標Hb値の設定が必要となる．

ESAに対する反応性は患者によって異なる．また同じ患者であっても治療開始後に反応性が低下することもある．そのため，適宜ESAに対する反応性を評価し，その原因を検索し対応する(**表10**)[b]．一般的に，治療反応性の違いによって小児のほうが成人と比べて体格に比して必要ESA量が多い[5,6]．日本では，小児に保険適用のあるESA製剤は遺伝子組換えヒトエリスロポエチン(recombinant human erythropoietin：rHuEPO)製剤とダルベポエチンアルファ(DA)であるが[7,8]，米国では2018年に持続型ESA製剤であるエポチンベータペゴル(CERA)が認可された．ほかのESA製剤を安定して使用している透析中の5～17歳の小児患者に対して，そのESA製剤から変換する場合に認められている．DAと比較して投与回数が減少するため，患者と家族の負担軽減，アドヒアランスの向上につながり，その意義は大きい．今後，日本においても小児CKD患者への適応拡大が望まれる．

### 4. 貧血治療：HIF-PH阻害薬治療

低酸素誘導因子(HIF)は低酸素状態に対して防御的に働く転写因子で，エリスロポエチンの発現を制御している．低酸素誘導因子-プロリン水酸化酵素(HIF-PH)によって水酸化を受けたHIFはユビキチン化を受け分解される．HIF-PH阻害薬はHIFの発現を促し，低酸素状態におけるエリスロポエチンの発現を調整する．2019年より腎性貧血の治療薬として認可されている[e]．小児CKD患者に対しては臨床試験が行われておらず，現時点ではエビデンスが存在しない．しかし，今後成人CKD患者に対するエビ



**表10　ESA欠乏以外の腎性貧血の原因**

| | |
|---|---|
| 治療可能な病態 | 鉄欠乏，銅/亜鉛欠乏，ビタミン$B_{12}$/葉酸欠乏，カルニチン欠乏，甲状腺機能低下，ACE阻害薬/ARB服用，ミコフェノール酸モフェチル(MMF)服用，服薬アドヒアランス低下 |
| 治療不可能ではない病態 | 感染/炎症，透析効率低下，溶血，出血，副甲状腺機能亢進，赤芽球癆，悪性腫瘍，低栄養 |
| 治療が困難な病態 | 異常ヘモグロビン症，骨髄病変 |

(文献bより引用，一部改変)

デンスの蓄積とともに，小児CKD患者の腎性貧血治療選択肢の1つとなる可能性がある．

## 参考文献


a. de Benoist B, et al. Worldwide prevalence of anaemia 1993–2005：WHO global database on anaemia. WHO, 2008.
b. KDIGO Anemia Work Group. Kidney Int Suppl 2012；2：279–335.
c. KDOQI：National Kidney Foundation. Am J Kidney Dis 2006；47(5 Suppl 3)：S11–S145.
d. Yamamoto H, et al. Ren Replace Ther 2017；3：36.
e. 日本腎臓学会HIF-PH 阻害薬適正使用に関するrecommendation. 日腎会誌2020；62：711–6.


## 引用文献


1. Morris KP, et al. Arch Dis Child 1993；69：580–6.
2. Warady BA, et al. Pediatr Nephrol 2003；18：1055–62.
3. Mitsnefes MM, et al. J Pediatr 2006；149：671–5.
4. Rheault MN, et al. Kidney Int 2017；91：177–82.
5. Koshy SM, et al. Pediatr Nephrol 2008；23：209–19.
6. Bamgbola OF, et al. Pediatr Nephrol 2009；24：571–9.
7. Hattori M, et al. Clin Exp Nephrol 2013；17：582–8.
8. Hattori M, et al. Clin Exp Nephrol 2014；18：634–41.


＊＊＊

# 17-12　小児CKDにおけるCKD-MBDの管理

【解説要旨】 CKDの病態下で骨・ミネラル代謝が骨格形成，血管や軟部組織の石灰化などに及ぼす影響を骨・ミネラル代謝異常（CKD-MBD）と定義しており，小児においては成長にも大きく影響する．小児CKDに対するCKD-MBDの管理において，血清Ca値，P値の管理目標は，すべてのCKDステージで年齢相当の基準値範囲内とすることを推奨する．高リン血症のコントロールには，P摂取制限およびP吸着薬を使用する．また血清intact PTHの管理目標は，CKDステージ3までは70 pg/mL以下，ステージ4は100 pg/mL以下，ステージ5，5Dでは100～300 pg/mLとする．活性型ビタミンD製剤の投与は，高カルシウム血症を伴わない血清intact PTH高値の症例が適応となる．

【解 説】

CKDに伴う骨・ミネラル代謝異常（CKD-MBD）は，腎機能の低下に伴ってみられる普遍的な合併症であり，ミネラル代謝，副甲状腺機能，骨代謝，血管石灰化，成長障害などの広範な病態を包括している．特に成長障害は，小児CKDにおけるCKD-MBDの合併症として重要であり，正常な最終身長の達成は小児CKD患者の管理における大きな課題となる．また心血管系の石灰化に関係する因子として，高カルシウム血症，高リン血症，二次性副甲状腺機能亢進症などの関与が示され，Ca値，P値，intact PTH値などの適正なコントロールは，小児CKD患者の長期的な生命予後の点からも重要であると考えられている[1]．

## 1. 管理開始時期

CKD診療ガイドライン2018[a]に引き続き，CKDステージ2から血清Ca，P，intact PTH，ALPをモニタリングすることを推奨する．さらに代謝性アシドーシスは，水素イオンが骨に直接作用することにより骨からカルシウムを放出し，骨脱灰（骨軟化症，くる病）を引き起こすことが知られている．小児のCKDステージ3～5患者を対象とした大規模な前向き研究において，代謝性アシドーシスは追跡調査中の血清intact PTH値の上昇と有意に関連していた[2]と報告されており，重炭酸イオン濃度のモニタリングも同様に推奨する．モニタリングの間隔については，いくつかの論文をもとにしたESPN CKD-MBD and Dialysis working groupsによるコンセンサスペーパー[b]では，表11のように示されており参考にすることを提案する．

また小児では，定期的に単純X線写真を撮影し，くる病や骨折などの骨変化を観察することが望ましい．

**表11　CKDステージ別血清マーカーの評価間隔の目安（か月）**

| | CKDステージ | | | |
|---|---|---|---|---|
| 血清マーカー | 2 | 3 | 4 | 5，5D |
| Ca，P | 6 | 6 | 3 | 1 |
| ALP | 12 | 6 | 3 | 1～3 |
| PTH | 12 | 6 | 3 | 1～3 |
| 25（OH）D[a] | 12 | 6 | 3～12 | 3～12 |
| 重炭酸 | 6 | 6 | 3 | 1 |

異常値の程度，年齢，CKDの進行，治療によって個々の患者で評価間隔を変更する．
[a] ビタミンD投与を要したときは3か月後に確認する．そのとき基準値であればビタミンDを継続し，6か月ごとに測定する．低値のときは集中補充療法を1回行い，3か月後に再検する
（文献bより引用，一部改変）

### 2. 血清Ca，Pの管理目標

小児の血清Ca，Pの管理目標について，エビデンスレベルの高い研究はないが，KDIGOガイドライン2009[c]，KDIGOガイドライン2017 Updated[d]，CKD診療ガイドライン2018[a]などをもとに，年齢相当の基準値範囲内に維持することを提案する（表12）[a].

血清Pの基準値は小児期に変化し，生後3か月未満の乳児で最も高く，その後年齢が上がるにつれて徐々に低下する.

**表12　小児血清P，Ca濃度の年齢別正常値**

| 年齢 | 血清P(mg/dL) | 血清Ca(mg/dL) |
|---|---|---|
| 0～1か月 | 5.00～7.70 | 9.00～11.02 |
| 1～2か月 | 4.80～7.50 | 9.00～11.01 |
| 2～3か月 | 4.60～7.30 | 8.99～11.00 |
| 3～4か月 | 4.48～7.10 | 8.98～10.99 |
| 4～5か月 | 4.38～6.95 | 8.98～10.98 |
| 5～6か月 | 4.27～6.80 | 8.98～10.97 |
| 6～7か月 | 4.18～6.70 | 8.98～10.97 |
| 7～8か月 | 4.10～6.63 | 8.97～10.95 |
| 8～9か月 | 4.01～6.58 | 8.95～10.93 |
| 9～10か月 | 3.95～6.50 | 8.93～10.90 |
| 10～11か月 | 3.90～6.41 | 8.91～10.89 |
| 11～12か月 | 3.90～6.40 | 8.87～10.84 |
| 1歳 | 3.86～6.23 | 8.81～10.64 |
| 2歳 | 3.80～6.00 | 8.79～10.45 |
| 3歳 | 3.80～5.90 | 8.77～10.32 |
| 4歳 | 3.85～5.80 | 8.75～10.28 |
| 5歳 | 3.90～5.80 | 8.74～10.24 |
| 6歳 | 3.90～5.80 | 8.73～10.23 |
| 7歳 | 3.90～5.80 | 8.73～10.20 |
| 8歳 | 3.85～5.80 | 8.73～10.18 |
| 9歳 | 3.80～5.80 | 8.73～10.14 |
| 10歳 | 3.75～5.80 | 8.73～10.13 |
| 11歳 | 3.70～5.80 | 8.72～10.10 |
| 12歳 | 3.60～5.80 | 8.72～10.08 |
| 13歳 | 3.50～5.80 | 8.72～10.05 |
| 14歳 | 3.33～5.70 | 8.72～10.05 |
| 15歳 | 3.20～5.50 | 8.72～10.03 |
| 16歳 | 3.08～5.30 | 8.72～10.03 |
| 17歳 | 2.90～5.10 | 8.72～10.03 |
| 18歳 | 2.80～4.90 | 8.70～10.03 |
| 19歳 | 2.80～4.80 | 8.70～10.03 |
| 20歳 | 2.80～4.70 | 8.70～10.03 |

（文献a）

### 3. 血清intact PTH値の管理目標

血清PTHは，ステージ2から上昇しはじめ，ステージ3には大多数が上昇を認める[3]. これはビタミンDの活性化障害によるもので，結果として低カルシウム・高リン血症となる[4].

intact PTH値の管理目標について確立されたものはないが，KDOQIガイドラインでは，ステージ2，3は正常範囲内，ステージ4では正常の1～2倍，ステージ5，5Dでは3～5倍に管理することが推奨されている[e]. EPDWGのガイドラインでは，ステージ2，3は正常範囲内，ステージ4～5Dでは正常の2～3倍まで[f]と示されており，KDIGOガイドラインではステージ5Dでは正常の2～9倍までとされている[c, d]. 平均PTH値が500 pg/mLを超える（正常の9倍を超える）腹膜透析患者は，PTH値の低い患者と比較して，身長のSDスコアの有意な減少を示した（－0.28 versus －0.05 SDS per year；$p<0.05$）という報告があり[5]，IPDNからは，小児腹膜透析患者における適正PTH目標値は正常の1.7～3倍（100～200 pg/mL）と提案されている．この範囲であれば，成長障害や左室肥大などの合併症が少ないことが示されている[6].

しかし現時点では，intact PTHの管理目標値は確立されていない．KDIGOガイドライン2017では，intact PTH値はCKD-MBD管理の一部であり，さまざまなデータを組み合わせて評価する必要があるため，目標値よりも個々のトレンドを用いることの有用性が示されている[d]. 以上を勘案し，わが国における管理目標値は，CKD診療ガイドライン2018[a]と同様に，CKDステージ3までは正常範囲内（70 pg/mL以下），ステージ4は100 pg/mL以下，ステージ5，5Dでは100～300 pg/mLが妥当であると考えた.

### 4. 他臓器合併症予防におけるCKD-MBD管理の重要性

高カルシウム血症と高リン血症は，血管の石灰化に関係していることが報告されている[c, 7～10]. 一方，低カルシウム血症や低リン血症は，小児CKDにおける骨塩量の低下と関連している[6, 11]．透析中の小児における血清P値の上昇は，血管壁の肥厚，動脈硬化および血管石灰化の増加と関連している[12～17]．血清P値の上昇は，透析患者における死亡率の上昇と関連しており，保存期CKDにおいてさえも心血管系の変化と関連があると報告されている[1]．以上の結果から，血清P値を基準値範囲内に維持することは，CVDリスクおよび死亡率を減少させるために重要であることが示されている．また，CKDの進行に伴いバランスのとれたミネラル代謝を維持するためには，PTH値を適度に上昇させることが必要となる．

CKD診療ガイドライン2018[a]において，CKDステージ3～5における血清Ca×P積の管理目標値は，12歳未満は65 $mg^2/dL^2$未満，12歳以上は55 $mg^2/dL^2$未満と提案されている．これは，小児CKDにおいて頸動脈の中膜肥厚がCa×P積に相関していること[18, 19]，小児透析患者における冠動脈石灰化スコアの唯一の独立予測因子がCa×P積であった[20]ことなどから作成された，KDOQIガイドラインと同様の値を採用したものである．一方，近年の成人CKD-MBD管理において，Ca×P積は管理目標に加えられていない．

### 5. CKD-MBDの治療

CKDステージの進行とともに血清P値は上昇するため，年齢相当の正常上限を超えた場合には，食事療法によってPの摂取制限を開始する．小児においては成長を考慮する必要があるため，たんぱく質の摂取制限は行うべきではなく，Pの含有量が多い食品や食材を減らすように食事指導を行う必要がある．乳幼児には，P含有量の少ない治療用特殊ミルクを用いて対応する．しかし，食事療法だけでは血清P値やPTH値のコントロールが不十分な場合は，P吸着薬を使用する．P吸着薬としては，沈降炭酸Caやセベラマー塩酸塩があげられるが，初めはCa含有製剤を優先することが一般的である[g, 21, 22]．わが国でも沈降炭酸Caが最も一般的に使用される．しかし，高カルシウム血症患者には，Caを含まないP結合性ポリマー（セベラマー塩酸塩・ビキサロマー），炭酸ランタン水和物，鉄製剤（クエン酸第二鉄水和物，スクロオキシ水酸化鉄）などのリン酸塩結合薬を使用する必要がある．これらの薬剤には，わが国において小児投与における保険適用がないことが問題となるが，実臨床においては必要であると考えられるため状況に応じて使用する．

次に，ビタミンD欠乏症は小児CKDでは頻度が高く，CKD-MBDの進行に寄与している．ガイドラインおよびclinical practice recommendationsでは，CKDステージ2～5Dの患者において活性型ビタミンD製剤の使用を推奨しており[f, 23]，本ガイドラインにおいてもCKD診療ガイドライン2018[a]と同様に推奨する．

シナカルセトは，副甲状腺を含むいくつかの組織で発現しているCa感受性受容体（CaSR）のアロステリック調節因子である．CaSRの感度を高め，その結果として血清Ca値，P値，PTH値が低下することにより，二次性副甲状腺機能亢進症をよりよくコントロールすることが可能であると報告されている[24]．小児を対象とした研究は，2件のRCT，9件の非対照介入研究または観察研究および症例研究によりPTH低下作用について報告されている．2017年のEMAは，標準治療で二次性副甲状腺機能亢進症が十分にコントロールできない透析中の3歳以上の小児においてシナカルセトの使用を承認したが，FDAは小児への使用を承認していない[25]．いまだ小児におけるエビデンスは乏しく，わが国においても小児に保険適用はないが，実臨床では使わざるを得ない症例が存在しているため使用を否定しない．

## 参考文献


a. 日本腎臓学会編．エビデンスに基づくCKD診療ガイドライン2018，東京医学社，2018. https://cdn.jsn.or.jp/data/CKD2018.pdf　2022.10.25アクセス
b. ESPN Chronic Kidney Disease Mineral and Bone Disorder（CKD-MBD）and Dialysis working groups and CKD-MBD working group of the ERA-EDTA. Nephrol Dial Transplant 2021；36：413–25.
c. KDIGO CKD-MBD Work Group. Kidney Int Suppl 2009；113：S1–S130.
d. KDIGO CKD-MBD Update Work Group. Kidney Int Suppl 2017；7：1–59.
e. KDOQI Work Group. Am J Kidney Dis 2009；53(3 Suppl 2)：S11–104.
f. EPDWG. Pediatr Nephrol 2006；21：151–9.

g. Kopple JD. Am J Kidney Dis 2001；37(Suppl 2)：S66–S70.

## 引用文献

1. Voormolen N, et al. Nephrol Dial Transplant 2007；22：2909–16.
2. Harambat J, et al. Kidney Int 2017；92：1507–14.
3. Portale AA, et al. Clin J Am Soc Nephrol 2014；9：344–53.
4. Wesseling-Perry K, et al. Clin J Am Soc Nephrol 2012；7：146–52.
5. Borzych D, et al. Kidney Int 2010；78：1295–304.
6. Haffner D, et al. Pediatr Nephrol 2013；28：537–45.
7. Shroff R. Pediatr Nephrol 2013；28：583–93.
8. Shroff RC, et al. J Am Soc Nephrol 2007；18：2996–3003.
9. Shroff R, et al. J Am Soc Nephrol 2013；24：179–89.
10. Dangardt F, et al. PLoS One 2018；13：e0198547.
11. Bakkaloglu SA, et al. Clin J Am Soc Nephrol 2010；5：1860–6.
12. Goodman WG, et al. N Engl J Med 2000；342：1478–83.
13. Oh J, et al. Circulation 2002；106：100–5.
14. Civilibal M, et al. Pediatr Nephrol 2006；21：1426–33.
15. Briese S, et al. Nephrol Dial Transplant 2006；21：1906–14.
16. Groothoff JW, et al. J Am Soc Nephrol 2002；13：2953–61.
17. Mitsnefes MM, et al. J Am Soc Nephrol 2005；16：2796–803.
18. Litwin M, et al. J Am Soc Nephrol 2005；16：1494–500.
19. Mitsnefes MM, et al. J Am Soc Nephrol 2005；16：2796–803.
20. Civilibal M, et al. Pediatr Nephrol 2009；24：555–63.
21. Gutekunst L. J Ren Nutr 2016；26：209–18.
22. Santos F, et al. Calcif Tissue Int 2021；108：423–38.
23. Shroff R, et al. Nephrol Dial Transplant 2017；32：1098–113.
24. Goodman WG. Pediatr Nephrol 2003；18：1206–10.
25. Kim J, et al. JAMA 2018；319：21–2.

＊＊＊

# 17-13 小児CKDの移行期医療

【解説要旨】「移行期医療(Health care transition)は転科(transfer)の有無にかかわらず，小児から成人医療へ移行するプロセス」であり，転科は移行(transition)の一部の出来事にすぎない．転科を行わない場合であっても患者自身の自立(自律)支援は重要である．移行プログラムは，慢性疾患を抱えた子どもたちが小児医療から成人医療へ円滑に移行できるよう助け，患者の自立/自律や社会参加を計画的に支援するものである．患者が自立/自律に向けて成長することをサポートするプログラムであり，移行を具体的に見据えた支援は12歳頃から開始することが望ましい．小児CKDでは小児特有の疾患や合併症を有している場合も少なくなく，小児と成人では各疾患における治療方針や管理環境が異なる場合も多い．成人診療科への転科前には時間をかけて本人に説明し，理解を得る必要がある．また，転科の際には小児科医と成人診療医は情報共有を行い，両診療科の十分な連携が必須である．

【解 説】

小児期発症の慢性疾患患者の多くが，小児医療の進歩と治療成績の向上により成人期まで生存できるようになり，思春期・成人期以降も継続した医療の提供が必要となっている．これは腎疾患も同様で，小児期に発症したCKDの治療や管理方法が進歩したことで腎機能予後，生命予後はともに改善している．末期腎不全に至った症例でも透析医療，腎移植が確立した治療となり，患児の長期予後が改善し，思春期・成人期へ継続した医療の提供が必要となった．武井らはわが国では20歳を越える小児慢性疾患患者が，毎年1,000人ずつ増加していると報告[1]しており，移行期医療は慢性疾患に共通の課題である．

## 1. 移行期医療とは

米国思春期学会からの声明で，「移行(transition)」とは，「小児科から内科への転科を含む一連の過程を示すもの」[a]であることが示された．2016年英国のNICEガイドラインでは「移行は小児から成人モデルの医療へ移動(move)するプロセス」と定義され[b]，2018年に米国小児科学会はclinical reportで「移行期医療(Health care transition)は新しい医師への転科(transfer)の有無にかかわらず，小児から成人医療へ移行するプロセスである」[c]としている．転科は移行の一部の出来事にすぎない．転科を行わない場合であっても患者自身の自立(自律)支援は重要であり，成人診療科への転科支援や成人期疾患管理の体制整備はその一部にすぎない．

## 2. 海外の現状と移行期医療

米国では1980年代から，慢性疾患を有する小児に対する移行期医療の重要性が認識されていた．1993年に米国思春期学会から「移行」の定義が発表され[a]，転科が移行の一部にすぎないことが示された．2002年には米国小児科学会・米国家庭医学会・米国内科専門学会が合同で「医療ケアを要する思春期・若年成人に対する移行医療についての提言」を発表し，小児科と成人診療科が共同して移行期医療を推進する必要性について提言した[d]．これをもとに2011年には，すべての若年成人で12～14歳の早期から移行プログラムを開始し，発達段階や知的能力に応じ徐々に進めることが望ましいとし，具体的なアルゴリズムが提示された[e]．

腎臓領域では，2011年に国際腎臓学会・国際小児腎臓病学会から「小児慢性腎臓病患者の移行医療についての提言」が出され[f]，14～24歳で移行を考慮し，転科前に十分な準備と評価を行い，内科と情報共有を行うことが必要であるとし，移行プログラムの必要性を提言している．

### 3. わが国の現状と移行期医療

わが国では2012年に移行プログラムは個々の患者自身が行動計画を作成し，実行・評価することが必要であると提唱され[2]，自分の病気について理解を深め，自己管理が可能となり，また社会で生活ができることが円滑な移行に重要であることが示された．2015年度には厚生労働省難治性疾患等政策研究事業「難治性腎疾患に関する調査研究」研究班診療ガイドライン分科会トランジションWG(日本腎臓学会，日本小児腎臓病学会)から「小児慢性腎臓病患者における移行医療についての提言—思春期・若年成人に適切な医療を提供するために—」[g]が発表され，移行プログラムが提唱された．2016年には日本腎臓学会，日本小児腎臓病学会が監修し，「思春期・青年期の患者のためのCKD診療ガイド」[h]を，2019年には「腎疾患の移行期医療支援ガイド—IgA腎症・微小変化型ネフローゼ症候群—」[i]が発刊されるなど，移行期医療が医療全体の普遍的問題として認識されるようになり，移行期医療への取り組みが進んでいる[3]．また2021年には患者が自身の病気や現在の管理について理解を深める一助となるよう，小児慢性腎臓病患者のための移行期医療支援ツール「おしっこ(尿)と腎臓の不思議」[j]が作成された．この書籍は小学校高学年から中学生以上を対象とし，検査や病気，治療について平易な言葉で解説がなされており，今後患者の疾患理解や自立/自律を助けるものとなるよう活用が期待される．

2014年に日本腎臓学会・日本小児腎臓病学会・日本小児泌尿器科学会が合同で，「成人期に達した小児期発症慢性腎疾患患者の成人医療への移行に関する実態把握のための調査研究」を実施し[4]，20歳以上の小児期発症CKD患者を対象として調査が行われた．20歳以上の患者は3,138名，このうちすでに成人施設へ転科している患者(転科群)の34.5％が25歳以降に成人医療機関へ転科しており，小児科で管理を継続している患者(未転科群)の43.3％が25歳以降も小児科で管理を継続されていた．また，移行プログラムを有する施設は小児施設で4施設(4.0％)，成人施設では0施設であった．本結果から移行プログラムを有する施設が非常に少ない現状が明らかになった．移行期医療を進めるためには医師や看護師のみでなく，薬剤師，臨床心理士，ソーシャルワーカーなど多職種のチームで対応することが望ましいが，移行の認識が医療従事者のなかでも十分ではないことが示唆された．

### 4. 移行プログラム

移行プログラムは，慢性疾患を抱えた子どもたちが小児医療から成人医療へ円滑に移行できるよう助け，患者の自立/自律や社会参加を計画的に支援するものである．すなわち，患者が自立/自律に向けて成長することをサポートするプログラムであり，移行を具体的に見据えた支援は12歳くらいから開始することが望ましいといわれている．移行支援は年齢に見合ったヘルスリテラシーの獲得，メンタルヘルスの維持，家族・親子関係の成長，本来の学力・能力に見合った社会技能の獲得，成人医療への転科の重要性の理解といった視点でかかわることが望ましく，患者本人のみでなく，家族にもかかわっていくことが必要である．

思春期・青年期のCKD患者は，精神的に不安定で衝動的な行動やノンアドヒアランス(患者が治療の内容や必要性などを十分に理解したうえで，「自らの意思で遵守しない」場合をいう)が多いといわれ，しばしば心理的・社会的に未成熟な大人になりやすく，成人後の社会適応に困難を生じやすいといわれる[f]．小児CKD患者はノンアドヒアランスや，自身の病気を理解できておらず自立が不十分であるため，服薬を含めた自己管理が不十分となるリスクがある．これにより腎機能低下の進行，透析患者では透析不足の，移植患者であれば移植腎の機能喪失に結びつく可能性がある．Stamらは健常人と小児期から慢性疾患を有する患者(小児がん経験者，Hirschsprung病，食道閉鎖，直腸肛門奇形，末期腎不全の5群)を比較して，小児慢性疾患患者のうち末期腎不全患者は，慢性疾患を有さない人に比べて自主性や性に関する事項，社会性が劣っていると述べている[5]．このような問題を避けるためにも，小児CKD患者においても早期から自立/自律支援が重要であり，時間をかけて支援を行うことが大切である．

移行プログラムは各国の社会や医療事情に合わせる必要があるが，施設独自に作成している移行プログラムに，その有用性・妥当性を評価されたものはない．患者自身が自分の病気を正しく理解し，自己管理ができ，患者自身が自分の病気の管理方針に関して自己決定権をもてるようにすることが重要であり，そのためには，患者が「理解し，できていること」と「理解できていないこと，できないこと」について，患者自身と医師・看護師のみならず患者にかかわる医療チームの全員が理解している必要がある．患者自身が病気についてどの程度理解できており，自己管理ができているのか実情を把握し，支援の効果を測定することがプログラムのなかでは重要視され，それを助けるものが移行支援ツールである．

移行支援ツールには，移行チェックリスト，移行サマリーがある．移行チェックリストは患者の準備状態を評価するためのツールであり，国際腎臓学会/国際小児腎臓病学会から出された提言では，移行準備のためtransition medical passport, a self-administered transition, readiness survey, TR(x)ANSITION scaleなどのツールを使用することが推奨されている[2]．現在海外で使用されている代表的なツールとして，TRAQ[6~8], TR(x)ANSITION scale[9], STARx Questionnaire[10,11], Transition-Q[12]などがあるが，日本語版が作成されているのはTRAQのみである[13,14]．TRAQやTR(x)ANSITION scaleは疾患にとらわれず作成された初めての質問票である．

### 5. 転科とその問題点

小児施設と成人施設の臨床的管理は同じであっても，成人施設では患者数が多く，待ち時間が長い，多職種連携(特に心理社会的)サポートが限られている，小児期特有の希少疾患の経験が不足している，若年患者が少ないことなど，患者支援の点では大きく異なることが多いとされる[k]．なお，若年成人に特化したクリニックは存在しない．一方，小児施設では入院病棟や外来で，患者が自分の子どもと同年代の患者と一緒になることで感じる違和感などが問題点として指摘される．また，小児科医は成人期に発症する成人特有の病態や疾患，例えば妊娠・出産，悪性腫瘍，生活習慣病の管理には不慣れである．患者側の問題だけでなく，小児科医が患者自身の自己管理能力の育成という視点をもてず，患者の自立/自律を妨げる可能性があることも指摘されており[2]，Reissらは，小児科から内科へ転科することで，学校・仕事，社会の面において移行が促され，患者自身の自立/自律につながるとして転科を推奨している[15]．

転科に際し，小児特有の疾患と合併症については特に注意が必要である．小児CKDの原因の約6割を占めるCAKUTは，成人期に発症する疾患と異なる特有の下部尿路異常を合併していることが少なくない．その場合，腎機能低下のみでなく下部尿路異常に対する専門的管理の継続が必要になるなど，難しい問題を有していることがある．また，小児期発症のネフローゼ症候群やIgA腎症のように治療方針が成人と異なる疾患では，小児と成人では各疾患における治療方針や管理環境が異なること，それぞれの治療法の理解が必要であることを，成人診療科への転科前に時間をかけて本人に説明し，理解を得る必要がある．実際に転科を行う際には小児科医と成人診療医は情報共有を行い，両診療科の十分な連携が必須である．患者が不安なく転科できることが重要であり，成人診療科への転科前に十分な説明を行ったうえで，準備が整ったことが確認できれば，適切なタイミングで成人診療科への転科が望ましいと考える．思春期・青年期の患者のためのCKD診療ガイドでも「思春期・青年期CKD患者に対し，成人診療科への転科を推奨するのはなぜか？」という問いに対し，「思春期・青年期のCKD患者が成人診療科に転科することで，成人発症の疾患や妊娠・出産の問題に対応でき，就学や就職の面でも自立できるよう，成人診療科への転科を推奨する．なお，転科は十分な準備を行い，社会的・心理的に安定した適切な時期を選ぶ必要がある」[h]としている．

17

## 参考文献

a.　Blum RW, et al. J Adoles Health 1993；14：570–6.
b.　Willis ER, et al. Arch Dis Child Educ Pract Ed 2018；103：253–6.
c.　White PH, et al. Pediatrics 2018；142：e20182587. doi：

10.1542/peds.2018-2587.
d. American Academy of Pediatrics, et al. Pediatrics 2002；110：1304–6.
e. American Academy of Pediatrics, et al. Pediatrics 2011；128：182–200.
f. Watson AR, et al. Kidney Int 2011；80：704–7.
g. 平成26年度 厚生労働科学研究費補助金 難治性疾患等政策（難治性疾患政策）研究事業「難治性腎疾患に関する調査研究」．小児慢性腎臓病患者における移行医療についての提言―思春期・若年成人に適切な医療を提供するために―，2015. https://cdn.jsn.or.jp/academicinfo/report/PKD_150525.pdf 2022.3.9アクセス
h. 厚生労働省難治性疾患克服研究事業難治性腎疾患に関する調査研究班編．思春期・青年期の患者のためのCKD診療ガイド，東京医学社，2016.
i. 厚生労働科学研究費補助金難治性疾患等政策研究事業（難治性疾患政策研究事業）難治性腎障害に関する調査研究班編．腎疾患の移行期医療支援ガイド―IgA腎症・微小変化型ネフローゼ症候群―，東京医学社，2019.
j. 厚生労働行政推進調査事業補助金（腎疾患政策研究事業）「腎疾患対策検討会報告書に基づく対策の進捗管理および新たな対策の提言に資するエビデンス構築」班監．小児慢性腎臓病患者のための移行期医療支援ツール おしっこ（尿）と腎臓の不思議，東京医学社，2021.
k. Watson AR. Pediatr Nephrol 2005；20：113–7.

## 引用文献

1. 武井修司，他．小児保健研2007；66：623–31.
2. 石崎優子，他編．成人移行期小児慢性疾患患者の自立支援のための移行支援について.平成25年度厚生労働科学研究費補助金（成育疾患克服等次世代育成基盤研究事業）慢性疾患に罹患している児の社会生活支援並びに療育生活支援に関する実態調査およびそれらの施策の充実に関する検討．2014.
3. 東野博彦，他．小児内科2006；38：962–8.
4. Hattori M, et al. Clin Exp Nephrol 2016；20：918–25.
5. Stam H, et al. J Adolesc Health 2006；39：4–13.
6. Sawicki GS, et al. J Pediatr Psychol 2011；36：160–71.
7. Wood DL, et al. Acad Pediatr 2014；14：415–22.
8. Zhang LF, et al. BMC Pediatr 2014；14：4.
9. Ferris ME, et al. Ren Fail 2012；34：744–53.
10. Cohen SE, et al. J Pediatr Nurs 2015；30：668–76.
11. Ferris M, et al. J Pediatr Nurs 2015；30：691–9.
12. Klassen AF, et al. Child Care Health Dev 2015；41：547–58.
13. Sato Y, et al. Pediatr Int 2020；62：221–8.
14. 佐藤優希，他．TRAQ．石崎優子編．小児期発症慢性疾患患者のための移行支援ガイド，じほう，137–41，2018.
15. Reiss J, et al. Pediatrics 2002；110：1307–14.

＊＊＊

# 17-14 腎代替療法導入

【解説要旨】 腎代替療法導入は，小児腎臓病を専門とする医師により小児CKD患者および保護者へ十分な情報提供を行い，事前検査，小児CKD患者の病態および家族の状況，希望などを考慮したうえで，腎代替療法の種類(腹膜透析，血液透析，腎移植)および時期を総合的に決定する．腎代替療法導入は準備期間を必要とするため，腎機能がGFR 30 mL/分/1.73 $m^2$前後に低下し，将来末期腎不全への進行が避けられないと判断された時期に腎代替療法導入施設への紹介が望ましい．

【解 説】

腎代替療法(RRT)を導入する際には，小児腎臓病を専門とする医師から小児CKD患者および保護者へRRTに関する十分な情報提供を行い，共同意思決定(SDM)を行ったうえで，腹膜透析(PD)，血液透析(HD)，腎移植のいずれかを選択し決定する．また，生命予後やRRT導入の安全性にかかわる重篤な腎外合併症を有する場合は，保存的治療の選択肢についても情報提供を行う．RRT導入前の検査，小児CKD患者および保護者への信頼関係構築，教育を含め準備期間を必要とするため，腎機能がGFR 30 mL/分/1.73 $m^2$前後に低下し，将来末期腎不全への進行が避けられないと判断された時期にRRT導入施設への紹介が望ましい[1]．

## 1. 末期腎不全の発生率と原疾患

2006～2011年にわが国で実施された疫学調査で，20歳未満の小児末期腎不全患者の発生率は4.0 pmarp(per million of the age-related population, 人口100万人当たりの患者数)であり，西欧と豪州の9.5 pmarpおよび米国の15.5 pmarpと比較して低かった[2,3]．原疾患はCAKUT(39.8%)が最多で，遺伝性腎炎(12.9%)，巣状分節性糸球体硬化症(12.2%)，嚢胞性腎疾患(9.6%)が続き，糸球体腎炎は5.9%であった[2]．

## 2. RRTの種類と初回RRT選択の現状

RRTにはPD，HD，腎移植があり，小児でも成人同様にいずれも選択可能である．安全に実施できる年齢・体格，小児CKD患者の病態および家族の状況，学校生活，社会的事情および希望などを考慮して，総合的に判断し選択する必要がある．各療法のメリット・デメリットを**表13**に示す[1,4～8]．

わが国での初回RRTの選択状況を**図1**に示す[2,9]．初回RRTの選択は20歳未満の小児ではPDが61%と最多であり，特に体格が小さい4歳未満では87%となっている．一方で，年齢が上がるに従いHDを選択する割合が増加し，また5歳以上では，約30%前後が先行的腎移植を選択している．

## 3. RRT導入時期

RRT導入時期については，一定のコンセンサスはない．

18歳以上の成人において透析(PDまたはHD)導入時のeGFRと予後を検討したRCT(IDEAL Study)では，eGFR 10.0～14.0 mL/分/1.73 $m^2$の早期群とeGFR 5.0～7.0 mL/分/1.73 $m^2$の待機群の生命予後，合併症に差はなかった[10]．その結果を受けKDOQIの推奨は，「維持透析開始の判断は特定の腎機能レベルではなく，おもに尿毒症の徴候や症状，低栄養(PEW)，代謝異常や体液過剰を薬物療法で安全に管理可能か否かに基づくべきである」と変更された[11]．

一方小児では，米国のUSRDSのデータを用いた2編のコホート研究報告がある．Okudaらの透析導入時のeGFR(<5，5～<7，7～<9，9～<12，≧12 mL/分/1.73 $m^2$)と死亡率についての報告では，eGFR 7～<9 mL/分/1.73 $m^2$群と比較して<5および≧12 mL/分/1.73 $m^2$群のHRはそれぞれ0.57(95%CI

17

**表13　小児RRTにおけるPD，HD，腎移植の違い**

| | 腎移植 | 腹膜透析(PD) | 血液透析(HD) |
|---|---|---|---|
| 適応 | 体格(おおむね身長80 cm以上，体重10 kg以上)が必要<br>献腎の候補となるか，生体腎ドナーがいれば透析を経ずに可能(先行的腎移植) | 全年齢で可能<br>特に乳幼児ではよい適応<br>腹部手術後や消化器疾患合併時には行えないこともある | 内シャント造設はおおむね体重20 kg以上で可能<br>学校生活および透析クリニックでの受け入れ状況などを考慮する<br>乳幼児ではカテーテル維持透析を行う |
| 合併症 | 心不全，不整脈，脳血管障害などのCVD(共通) | | |
| | 感染症，悪性腫瘍，免疫抑制薬副作用，拒絶反応 | 腹膜炎，カテーテル感染，介助者の疲労，被囊性腹膜硬化症の危険性 | シャントおよびカテーテルトラブル(閉塞，感染，脱血不良) |
| 成長・発達 | 特に6歳未満では腎移植後に成長は改善するが，正常化はしない<br>発達は多くで正常化する | 平均最終身長は健常児より低い<br>発達は2歳未満の導入では健常児より不良で，特に粗大運動が悪い | 平均最終身長は健常児より低い<br>発達に関する報告はない |
| 通院 | 月1回程度通院 | 連日の在宅での透析<br>通院は月1回程度 | 乳幼児期は週5回～連日，透析時間は長時間(入院が原則)<br>学童期は週3～4回，4～5時間程度通院 |
| 疼痛 | なし | なし | 透析時に毎回穿刺痛 |
| 外見 | 移植時の創あり | 腹部よりカテーテル | 前腕の内シャント部が膨隆 |
| 学校生活・運動 | 学校では薬の服薬のみ<br>課外活動可能<br>移植部(下腹部)を強くぶつける運動は注意 | 透析方法により，学校で交換．課外活動可能<br>腹部を強くぶつける運動，長時間の競争(マラソンや競泳)は禁 | 日中の透析が必要だと欠席<br>週3回は課外活動ができない．在宅透析なら可能<br>シャント部をぶつける運動，長時間の競争(マラソンや競泳)は禁 |
| 旅行 | 薬以外は準備不要 | 短期・長期旅行，修学旅行なども可能．機材の準備が必要 | 透析センターをあらかじめ探せば可能．小旅行は準備不要 |
| 食事 | 通常制限なし．過度な塩分摂取は禁 | HDと比較して制限は軽度．P制限は必要 | 蛋白，水分，塩分，K制限が必要 |
| 家族の負担 | 時間的拘束は小 | 時間的拘束は大 | 時間的拘束は中 |

(文献1，4～8を参考に作成)

0.43～0.74)，1.31(95%CI 1.05～1.65)と導入時のeGFRと死亡率に正の相関がみられた．年齢別の解析では，6歳以上では同様の傾向であったが，6歳未満では各群のHRに差はなかった[12]．また，Winnickiらの報告でも同様に透析導入時のeGFR低値群(<10 mL/分/1.73 m$^2$)と比較して高値群(≧10 mL/分/1.73 m$^2$)の死亡率が高く(HR 1.36(95%CI 1.24～1.50))，特にHDを導入された場合にその傾向はさらに大きかった(HR 1.56(95%CI 1.39～1.75))[13]．ただし，これらの研究は観察研究であり，またeGFR高値で透析導入をした小児CKD患者は，背景疾患やCKD関連疾患の合併により早期の透析導入が必要な重症例であった可能性，eGFR低値まで待機可能であった小児CKD患者は良好な全身状態を反映しており，計画的な導入が行えた可能性などが指摘されており[14]，eGFR低値での透析導入が生命予後を改善するという結論は得られていない．以上の結果から，小児においてもコントロール不能な高血圧，浮腫，高カリウム血症，アシドーシス，貧血，栄養不良，成長発達の遅滞などを総合的に判断し透析導入時期を決定するべきで，eGFRが低値であってもこれらの症状がない場合は，透析導入のさらなる待機が可能かを慎重に判断する必要がある．

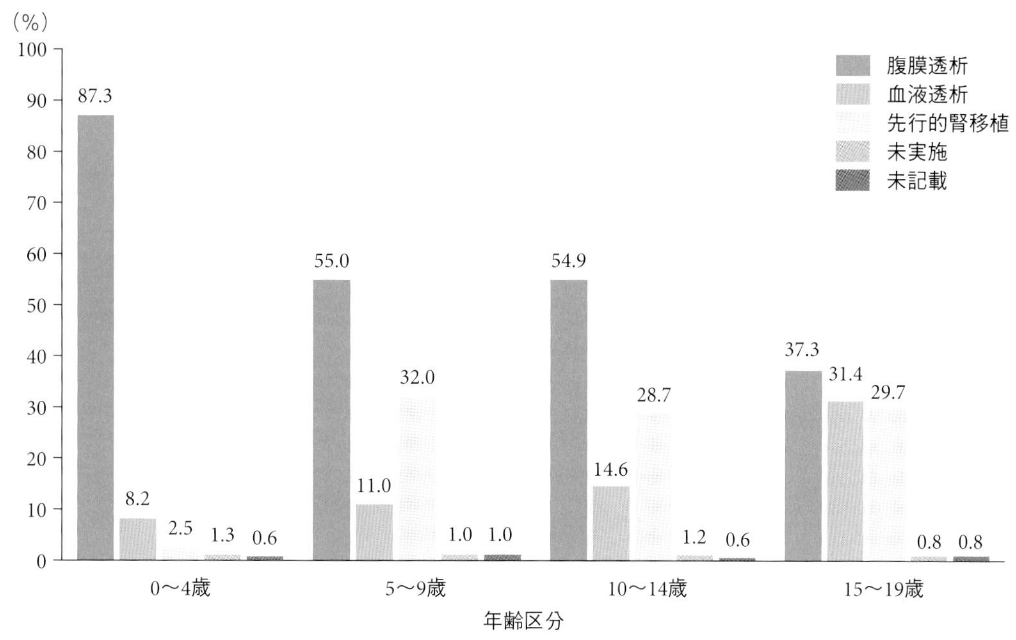


**図1　わが国の小児末期腎不全患者の疫学調査報告より，2006〜2011年の年齢別にみた初回RRTの選択状況**

（文献2，9を参考に作成）

### 4. 先行的腎移植（PEKT）

初回RRTで腎移植を選択することをPEKTと呼ぶ（PEKTの推奨に関しては本章17-15（CQ）を参照）．PEKTにおいても，生体腎で行う方法と献腎で行う方法がある．献腎で行う場合には，わが国の小児ではeGFR＜20 mL/分/1.73 $m^2$で献腎登録が可能である．献腎の小児における平均待機期間は，2011〜2016年では16歳未満で2.7年，16歳以上20歳未満で3.1年，2017〜2019年では16歳未満で2.2年，16歳以上20歳未満で1.3年であった[15]．献腎移植の候補となる前にRRTが必要となった場合には，生体腎移植または透析導入を行う．腎機能障害進行が比較的緩徐で，残存腎機能が保たれている期間の長いCAKUTにおいてPEKTは可能であるが，それ以外の疾患では困難な場合も多く，患児の状態を見極めたうえでの選択が望まれる[16]．巣状分節性糸球体硬化症など原疾患によっては，腎移植後早期の再発リスクのためPEKTを選択しないほうがよい場合もある．

献腎移植のメリットは健康な血縁者からの腎臓提供が不要であることだが，デメリットは腎移植の日程を予定できず緊急手術となることや，移植後10年生着率が生体腎では89.7%，献腎（心停止下120例/脳死下77例）では61.1%[17]と生体腎移植と比較して劣る点である．逆に，生体腎のメリットは手術日を事前に決定し，準備が可能であることや移植後の生着率がよい点があげられるが，デメリットは健康なドナーからの腎臓提供が必要であり，ドナーは術後に定期受診が必要となる点である．

### 5. RRT導入後の生命予後

RRT導入後の生命予後は，わが国の小児の報告では5年生存率が91.5%であった．死亡率は18.2死亡件数/1,000観察人年で，欧米の13〜18死亡件数/1,000観察人年と同様であった[2,3]．また，おもな死因はCVD（32.0%）と感染症（14.7%）であった[13]．

## 引用文献

1. 日本腎臓学会，他編．腎代替療法選択ガイド2020，ライフサイエンス出版，2020．
2. Hattori M, et al. Clin Exp Nephrol 2015；19：933–8.
3. Harambat J, et al. Pediatr Nephrol 2012；27：363–73.
4. 東京都立小児総合医療センター腎臓内科編．小児の

17

CKD/AKI実践マニュアル―透析・移植まで―．診断と治療社，2013.
5. Harambat J, et al. Clin J Am Soc Nephrol 2014；9：92–9.
6. Avner ED, et al（eds）. Pediatric Nephrology 7th ed, Springer, 2016.
7. Honda M, et al. Pediatr Nephrol 1995；9：543–8.
8. Warady BA, et al. Pediatr Nephrol 1999；13：759–65.
9. 服部元史，他．日透析医学会誌2014；47：167–74.
10. Cooper BA, et al. N Engl J Med 2010；363：609–19.
11. National Kidney Foundation. Am J Kidney Dis 2015；66：884–930.
12. Okuda Y, et al. Am J Kidney Dis 2019；73：797–805.
13. Winnicki E, et al. J Am Soc Nephrol 2019；30：1505–13.
14. Nehus E, et al. Am J Kidney Dis 2019；73：762–4.
15. 宍戸清一郎，他．日臨腎移植会誌2020；8：94–100.
16. 日本腎臓学会編．エビデンスに基づくCKD診療ガイドライン2018．東京医学社，2018. https://cdn.jsn.or.jp/data/CKD2018.pdf　2022.10.25アクセス
17. 服部元史，他．日臨腎移植会誌2021；9：215–25.

＊＊＊

# 17-15 CQ 小児CKDに先行的腎移植(PEKT)は推奨されるか？

【推 奨】 小児CKDにおいてPEKTは透析を経た腎移植と比較し移植腎生着率が改善する可能性があり，行うよう提案する【2D】.

【解 説】

今回は，文献検索範囲をCKD診療ガイドライン2018以降とはせずに，改めて全期間でSRを行った．前回同様にPEKTは移植腎生着率の改善において有益な可能性があるため，行うように提案すると結論づけ，推奨の強さはCKD診療ガイドライン2018から変更しなかった[a]．しかし，無作為化比較対照試験がなく，観察研究のエビデンスレベルも低いため，エビデンスの強さをCからDへ変更した．

### 1. 移植腎生着率の改善

小児CKD患者を対象とした移植腎生着率に関する報告は観察研究が10編あり，そのうちPEKTが有意に有益であると示したものは4編[1～4]であった．英国の移植レジストリ[1]では，PEKT群，PD後腎移植群およびHD後腎移植群(非PEKT群)の5年腎生着率はそれぞれ90.6%，86.4%，85.7%でありPEKT群が良好であった．米国の報告では，移植後10年での腎移植片喪失リスク因子についての多変量解析で，PEKT群に対する非PEKT群のHRは3.0(95%CI 1.2～7.5)であった[2]．イランの報告では，PEKT群，PD後腎移植群およびHD後腎移植群の平均腎生着期間(±標準偏差)はそれぞれ17.5±0.7年，8.7±1.3年，11.3±0.5年とPEKT群が長かった[3]．ブラジルの報告では，移植後12，36，60，90か月後の腎生着率はPEKT群では97，92，86，76%，非PEKT群では87，79，72，65%と，PEKT群が良好であった[4]．腎生着率に差がなかったとする報告は6編あり，4編が5年腎生着率[5～8]，1編が1年腎生着率[9]，もう1編は腎生着期間の中央値で検討をしていた[10]．

有意差があるとした4編は2021年[1]，2017年の2編[2,3]，2015年[4]と近年の報告で，検討した症例数は比較的多かった．一方で，差がないとした報告は1編を除いては2006年以前と15年以上前の検討であり，2019年の1編[9]は1年生存率での検討と評価期間が短い可能性がある．以上より，近年の多数の症例による，より長期にわたる腎生存率の検討ではPEKTの優位性が示されてきている可能性がある．

### 2. そのほかの益のアウトカム

そのほかの益のアウトカムは，生命予後，低身長の改善，精神発達，QOL，CVDの改善とし，小児CKD患者を対象としたSRを行ったが，いずれも観察研究で，症例数が少なく，エビデンスレベルが高い研究はなかった．生命予後の改善については1編の観察研究があり[11]，生体腎でのPEKT群，献腎でのPEKT群および透析(PDまたはHD)群の8年生存率は，それぞれ95.9%(95%CI 93.1～98.8)，95.3%(95%CI 93.1～98.8)および85.7%(95%CI 77.8～94.3)であり，PEKTが有益としているが，2年以内の短期透析を経た腎移植でも成績は劣らないと結論づけている．

低身長の改善については，観察研究が2編あり，1編では15歳未満の小児CKD患者においてPEKT群が低身長の改善を示しているが[6]，ほかの1編では腎移植前のステロイドや成長ホルモンによる治療の影響を調整したのちには差を認めなかった[12]．

精神発達の改善については観察研究が1編あり[13]，腎移植前に3か月以上の透析期間がある群と比較し，3か月未満の短期透析およびPEKT群で全検査IQが高値であり，透析期間と全検査IQが負の相関を示した．

QOLの改善については同一著者による2編の報告がある．2011年の報告では，GCQによるQOL評価でPEKT群と非PEKT群による差はないとしているが[14]，2017年の報告では，GCQ，The PedsQL™ 3.0

ESRD Module，およびCATISによるQOL評価を行い，非PEKT群と比較してPEKT群でQOLは有意に高いとしている[15]．PEKT群でQOLが高くなった理由として，ほかの治療と比較してCKDの合併症が少ない可能性が指摘されている．

CVDについては発生率そのものをアウトカムとした研究はなかったが，動脈性高血圧の代替マーカーとなる降圧薬の使用数がPEKT群で有意に少ないとしている観察研究が1編あった[16]．

### 3．害のアウトカム

腎移植片喪失原因の3.6％が患者自身による免疫抑制薬の中止（怠薬）であり[17]，小児腎移植患者において重要な問題である．一方で，今回SRで検索した論文内には，怠薬をアウトカムとして評価した論文はなかった．

## 参考文献


a. 日本腎臓学会編．エビデンスに基づくCKD診療ガイドライン2018．東京医学社，2018. https://cdn.jsn.or.jp/data/CKD2018.pdf　2022.10.25アクセス


## 引用文献


1. Marlais M, et al. Arch Dis Child 2021；106：1191–4.
2. Chinnakotla S, et al. J Am Coll Surg 2017；224：473–86.
3. Naderi G, et al. Int J Organ Transplant Med 2017；8：85–96.
4. Garcia CD, et al. Transplant Proc 2015；47：954–7.
5. El-Husseini AA, et al. Pediatr Nephrol 2006；21：1464–70.
6. Harada H, et al. Int J Urol 2001；8：205–11.
7. Offner G, et al. Transpl Int 1993；6：125–8.
8. Flom LS, et al. Pediatr Nephrol 1992；6：258–61.
9. Kim JK, et al. Pediatr Transplant 2019；23：e13377. doi：10.1111/petr.13377.
10. Pitcher GJ, et al. Pediatr Transplant 2006；10：441–8.
11. Kramer A, et al. Nephrol Dial Transplant 2012；27：1256–64.
12. Grohs J, et al. Pediatr Nephrol 2021；36：1871–80.
13. Hartmann H, et al. 2015；28：429–36.
14. Heath J, et al. Pediatr Nephrol 2011；26：767–73.
15. Heath J, et al. Qual Life Res 2017；26：2409–19.
16. Heidotting NA, et al. Nephrol Dial Transplant 2012；27：1672–6.
17. 日本臨床腎移植学会・日本移植学会．移植 2021；56：195–216.


＊＊＊

# 索 引


あ
アザチオプリン……148
アシクロビル……136
アセトアミノフェン……138
アドヒアランス……80, 88, 116
アバロパラチド……110
アミトリプチリン……140
アムロジピン……147
アメナメビル……136
アルカリ性食品……94
アルコール摂取……63
アルファカルシドール……110
アロプリノール……56
安静……72
い
移行プログラム……242
意思決定プロセス……153
移植腎……4
移植腎生着率……249
移植腎喪失……171
一次性巣状分節性糸球体硬化症……188
一次性膜性腎症……185, 190
一時休薬……141
遺伝子組換えヒトエリスロポエチン……235
遺伝子組換えヒト成長ホルモン療法……232
イヌリンクリアランス測定法……6
イバブラジン……33
イミプラミン……140
イルベサルタン……218
飲酒……63
飲水量……68
インフルエンザワクチン……74
う
ウェスタンブロット法……201
運動……71, 79
(小児)運動……225
え
栄養……84
エサキセレノン……47
壊死性糸球体腎炎……203
エゼチミブ……59, 156
エナラプリル……218
エネルギー摂取量……88
エボロクマブ……156
エルデカルシトール……110, 143
お
オキシコドン……139
オピオイド……138
か
改定されたSchwartzの推算式……208
化学発光酵素免疫測定法……201
過降圧……25
画像検査……41
学校検尿……212, 214
活性型ビタミンD……107, 109, 143, 239
ガバペンチノイド……138
ガバペンチン……139
カフェイン……64
仮面高血圧……22
カルシトリオール……110
カルシニューリン阻害薬……148
カルベジロール……31
加齢……155
加齢腎……150
患者教育……165
感染症予防対策……73
管理栄養士……85, 91
き
逆流性食道炎……129
球形吸着炭……115
急速進行性腎炎症候群……198
急速進行性腎炎症候群の鑑別診断……201, 203
教育的介入……76
共同意思決定……165
(小児)共同意思決定……245
挙児希望……147
起立性低血圧……22
禁煙……62
筋肉量……134
(高齢者)筋肉量……151
く
クエン酸第二鉄水和物……239
くる病……107
クレアチニンクリアランス……6
け
経皮的腎動脈形成術……39
血圧管理……21, 37
血圧測定法……25
血管石灰化……106
血行再建術……39
血漿交換療法……188
血清抗PLA2R抗体……185
血清シスタチンC基準値……210
血清フェリチン値……99
血清ANCA測定……199
血清Cr基準値……209
血清Cr値に基づくGFR推算式……208
血清Crによる日本人のGFR推算式……131
血清CysC値に基づくGFR推算式……208
血清intact PTH値……238
血清 $\beta_2$MG値に基づくGFR推算式……208
血清 $\beta_2$-ミクログロブリン基準値……210
血中ヘモグロビン濃度……234
血糖管理……49
血糖降下作用……53
顕性アルブミン尿……49
顕微鏡的多発血管炎……151
減量……83
こ
降圧下限値……25
降圧目標……21, 23, 25
降圧薬……35, 147
(小児)降圧薬……218
降圧療法……23, 196
抗アルドステロン薬……141
抗ウイルス薬……136
抗うつ薬……138
口蓋扁桃摘出術……182
高カリウム血症……90, 122
高カルシウム血症……107
口腔ケア……65
高血圧……20, 21, 23, 27, 196
(高齢者)高血圧……158
(小児)高血圧……220
高血圧性腎硬化症……4, 18, 34, 37
酵素法……132
酵素免疫測定法……199, 201
抗体持続時間……222
抗てんかん薬……138
高度肥満……83
高尿酸血症……55, 56
抗不安薬……138
高リン血症……104, 106
高齢者特定健診……161
高齢者の厳格降圧……158
高齢者CKDの管理……153
高齢者CKDの生命予後……153
高齢者CKDの治療……155
高齢者CKDの評価……150
高齢者CKDの病態……151
抗GBM抗体病……201
呼吸性アルカローシス……121
骨吸収抑制薬関連顎骨壊死……109
骨粗鬆症……109
骨軟化症……107
骨密度……109
コデイン……139
さ
サイアザイド系利尿薬……28, 47, 90
催奇形性……148
サルコペニア……88, 134, 156
し
シクロオキシゲナーゼ2阻害薬……138
シクロスポリン……148, 186, 188, 190
シクロホスファミド……148, 186, 188
試験紙法……9
ジゴキシン……141
脂質異常症……55, 59
脂質低下療法……59
(高齢者)脂質低下療法……156
歯周病……65
シスタチンCによる日本人のGFR推算式……131
シックデイ……141, 142
実測GFR……5
シナカルセト……239
ジヒドロコデイン……139
重炭酸濃度……121
重炭酸Na(重曹)……94, 119
出生体重……213
授乳期……147, 148
紹介……16, 17, 163
消化管潰瘍……129
常染色体顕性多発性嚢胞腎……192
小児腎臓病検診……214
小児の血液透析……246
小児の献腎登録……247
小児の腎機能障害の診断……209
小児の生体腎移植……247
小児の肥満判定……225
小児の腹膜透析……246
小児のGFR評価……206
小児のRRT導入後の生命予後……247
小児のRRT導入時期……245
小児CKDステージ判定……206
小児CKDの疫学……212
小児CKDの至適運動範囲……226

小児CKDの初回RRTの選択……245
小児CKDの診断基準……206
小児CKDの推定エネルギー必要量……230
小児CKDのたんぱく質摂取……228
小児CKDの貧血治療……234
小児CKDへのワクチン接種……223
食塩摂取制限……92
(小児)食塩摂取制限……230
食事療法……79, 85, 94, 183
(小児)食事療法……230
腎移植……168, 173
(小児)腎移植……246
腎移植後小児の抗体価レベル……222
新型コロナウイルス感染症……67
新型コロナワクチン……74
(小児)新型コロナワクチン……223
腎機能評価……5, 131
腎機能別薬剤投与量設定……131
心血管予後……81, 83
腎障害の指標……3
腎生検……8, 203
(高齢者)腎生検……153
腎性貧血……96, 101
(小児)腎性貧血……234
腎臓病病態栄養専門管理栄養士……86
腎臓病療養指導士……77, 85
腎代替療法……162, 163, 165
(小児)腎代替療法……245
腎提供後ドナー……169
腎動脈狭窄症……34, 41
腎動脈超音波検査……41
シンバスタチン……156
心不全……20, 30
腎予後……81, 83

す

推算Ccr……6, 131
睡眠……70
(小児)睡眠……225
スクロオキシ水酸化鉄……239
スタチン……59
ステロイド……186, 190
ステロイドパルス療法……182, 188
ステント留置術……39
ステージ……4
スピロノラクトン……47

せ

生活習慣……61, 76, 79, 183
(小児)生活習慣……225
成人ネフローゼ症候群……185
精神発達……249
生体腎ドナー……169
成長障害……228, 232, 237
生命予後……81, 83
赤血球造血刺激因子製剤……97
(小児)赤血球造血刺激因子製剤……234
セベラマー塩酸塩……239
セレコキシブ……138
先行的腎移植……171
(小児)先行的腎移植……247, 249
選択的エストロゲン受容体調整薬……109
選択的腎動脈造影検査……41

そ

造影剤腎症……141
早産……145
組織学的重症度分類……179

た

体液過剰……47
体格……133
胎児死亡……145
胎児発育不全……213
代謝改善手術……83
代謝性アシドーシス……94, 119
怠薬……250
タクロリムス……148
多職種……76, 80
(高齢者)多職種……153, 163, 165
(小児)多職種……242
ダパグリフロジン……142
多発性嚢胞腎……4, 18, 192, 193
ダプロデュスタット……101
ダルベポエチンアルファ……235
炭酸水素Na……119
炭酸ランタン水和物……239
単純MRアンギオグラフィ……41
たんぱく質摂取量……87
蛋白尿……3, 8, 18
蛋白尿・アルブミン尿の評価法……9

ち

チザニジン……140
中枢性筋弛緩薬……138
長時間作用型ループ利尿薬……28
腸内細菌叢……66
直接的レニン阻害薬……141
治療抵抗性高血圧……39
沈降炭酸Ca……239
鎮痛薬……138
チーム医療……85
(高齢者)チーム医療……165

つ・て

痛風……56
帝王切開……145
低血圧……25
低出生体重……145, 213
低身長……232, 249
低たんぱく質食……87
低マグネシウム血症……129
低用量アスピリン……129
鉄欠乏状態……99
(小児)鉄欠乏状態……234
鉄剤……99
(小児)鉄剤……234
デノスマブ……109, 111
デュロキセチン……140
テリパラチド……110
転科……243

と

透析導入……162
疼痛……138
糖尿病……51
糖尿病合併慢性腎臓病……43
糖尿病合併CKD……43
糖尿病性腎症……43
糖尿病性腎臓病……4, 18, 43
糖尿病性腎臓病患者の腎移植……175
動脈硬化病変……39
特殊食品……88
トピロキソスタット……56
トラマドール……139
トルバプタン……194

な・に

内因性酸産生量……94
ニフェジピン……147
日本人係数……6
日本人小児のGFR推算式……208
日本人の推算式……5
尿アルブミン測定……45
尿アルブミン定量の保険収載……46
尿酸降下薬……56
尿酸生成抑制薬……56
尿酸低下療法……56
尿蛋白定量……9
尿中アルブミン定量……9
尿毒症物質……66
妊娠……144, 147, 148
妊娠合併症……145
妊娠高血圧症候群……145, 147
認知症……151, 160
妊孕性……148

ね・の

ネフローゼ症候群……184
脳血管障害……23
嚢胞……193
ノルトリプチリン……140
ノンアドヒアランス……242

は

肺炎球菌ワクチン……74
バゼドキシフェン……110
バソプレシン$V_2$-受容体拮抗薬……194
バダデュスタット……101
バラシクロビル……136
バルサルタン……220
バルーン血管拡張術……39

ひ

ビキサロマー……239
ビグアナイド薬……141
非外科的歯周病治療……65
微小変化型ネフローゼ症候群……186
非ステロイド性抗炎症薬……138
ビスホスホネート製剤……109
ビソプロロール……31
ビタミンD欠乏症……239
ヒト成長ホルモン……232
ヒドララジン……147
肥満……78, 134
標準化eGFR……133
貧血の定義……234

ふ

ファムシクロビル……136
フィネレノン……47
フィブラート系薬……59
フェブキソスタット……56
フェンタニル……139
不活化ワクチン……223
腹腔鏡下スリーブ状胃切除術……83
副腎皮質ステロイド薬……182
(小児)副腎皮質ステロイド薬……223
副腎皮質ホルモン……148
服薬コンプライアンス……116
浮腫……48
ブプレノルフィン貼付剤……139
フレイル……65, 88, 134
(高齢者)フレイル……151, 156, 158
プレガバリン……139
プレドニゾロン……148, 186, 188

プロトンポンプ阻害薬……129

へ

ヘルペスウイルス感染症……136
扁摘パルス療法……182

ほ

保健指導……16
母体腎機能……146
ポリファーマシー……151，155，158

ま・み

マルチプレックス免疫測定法……201
ミコフェノール酸モフェチル……148
ミゾリビン……148，186，188
ミネラルコルチコイド受容体拮抗薬……8，47
ミロガバリン……139

め

メタボリックシンドローム……78
メチルドパ……147
メトトレキサート……148
メトプロロール……31
メトホルミン……141
めまい……25
免疫……73
免疫原性……222
免疫抑制薬……148，186，188
（小児）免疫抑制薬……223

も・や

モルヒネ……139
薬剤性腎障害……141
薬物治療……8，113

よ

幼稚園検尿……214
予防接種……222

ら

ラベタロール……147
ラミプリル……218
ラロキシフェン……110

り

リチウム……141
リツキシマブ……74，186，188，190
リテラシー……80
利尿薬……47，141
良性腎硬化症……37
リン降下療法……104
リン酸塩結合薬……239

る・れ

ループ利尿薬……47，90
レノグラム……42

ろ

老年症候群……151
ロキサデュスタット……101
ロサルタン……218
ロモソズマブ……109，111

わ

ワクシニアウイルス接種家兎炎症皮膚抽出液……138
ワクチン……73
（小児）ワクチン……222

A・B

AAV……199
ACE阻害薬……14，27，35，141，182，196
ADPKD……192，194
AKI……35
ANCA関連血管炎……199
ANCA関連腎炎……203
ARB……14，27，141，182，196
ARNI……32
B型肝炎ワクチン……73

C

Ca含有製剤……239
Ca拮抗薬……28
Ca非含有P吸着薬……106
CAKUT……212，214，230，245
Ccr……6
Ccr推算式……131
Ccr値に基づくGFR推算式……208
CGA分類……13
CKD合併妊娠……146
CKD重症度分類……4
CKD診断基準……3
CKDに伴う骨・ミネラル代謝異常……103
CKDの移行期医療……241
CKDの重症度の評価法……5，8，11
CKDの進行の評価……13
CKDの診断……1
CKDの定義……3
CKD療養指導……77
CKD with diabetes……43
CKD-EPI式……6
CKD-MBD……103
（小児）CKD-MBD……237，239
Cockcroft-Gault式……6，131
COVID-19……67
COX-2……138
CT血管造影……41
CVD……20，27，30，37，39
（小児）CVD……220
CVDスクリーニング……166
C-Grade……179

D

DA……235
Diabetes and CKD……43
DKD……43，45，53
DKD患者の腎移植……175
DOHaD仮説……213
DSA……41

E

eCcr……6
eGFR……5，131
eGFRスロープ……13
eGFRcys……131
EIA……199
ELISA法……201
ESA……97，234

F

FGR……213
FSGS……188

G

Gd造影MRアンギオグラフィ……41
GFR……3，4，18
GFR推算式……5

H

$HCO^{3-}$濃度低値……94
HFrEF……30
HIF-PH阻害薬……100，101
（小児）HIF-PH阻害薬……235
H-Grade……179

I

IgA腎症……177，178，179，182
IgA腎症の臨床的重症度分類……179
intact PTH……232
International IgAN Prediction Tool……180

J

Jaffe法……132
JSN eGFRcr……5
JSN eGFRcys……5

K・L

K吸着薬……90
LDLアフェレシス……188
LDLコレステロール低下薬……59
LPD……87

M

Mayoクラス分類……196
MCNS……186
MEST-C score……180
MetS……78
mGFR……5
MMF……148
MN……185，190
MoCAスコア……160
MPO-ANCA……199
MRA……31，41

N・O

NSAIDs……138，141
Oxford分類……180

P

P吸着薬……104，106
（小児）P吸着薬……239
P結合性ポリマー……239
P制限食……104
PEKT……171
（小児）PEKT……247，249
PEW……88
PKD……192
PPI……129
PSL……186，188
PTH製剤……109
PTRA……39

R

RA系阻害薬……8，14，35，127，141，182
（小児）RA系阻害薬……218，220
rhGH療法……232
rHuEPO……235
RPGN……198
RRT……162

S

SARS-CoV-2ワクチン……74
（小児）SARS-CoV-2ワクチン……223
SDM……165
（小児）SDM……245
SERM……109
SGLT2阻害薬……8，14，32，53，123，183

T・V

TRAQ……243
TSAT……99
veverimer……122

その他

3歳児検尿……214
β遮断薬……30
ΔGFRage+ckd……151

## 利益相反(COI)開示(2020～2022年)

| 氏名(所属記載は省略) | 利益相反 | A. 自己申告者自身 | | | | | | | | | B. 配偶者・1親等内の親族など | | | C. 所属する研究機関・部門の長にかかるCOI開示(申告者が所属研究機関・部門の長と過去に共同研究者，分担研究者の関係にあったか，あるいは現在ある場合に該当する) | | |
|---|---|---|---|---|---|---|---|---|---|---|---|---|---|---|---|---|
| | | 1. 企業の役員・顧問報酬 | 2. 株式保有・利益 | 3. 特許使用料 | 4. 日当・講演料 | 5. 原稿料 | 6. 研究費(産学共同研究・受託研究・治験・その他) | 7. 奨学寄付金 | 8. 寄付講座 | 9. その他報酬(旅行・贈答品など研究と無関係のもの) | 1. 企業の役員・顧問報酬 | 2. 株式保有・利益 | 3. 特許使用料 | 1. 研究費(産学共同研究・受託研究・治験・その他) | 2. 寄付金 | 3. その他所属する機関あるいは機関・部門の長が学会の事業活動に関係する企業などの株式保有，特許使用料，投資など |
| 委員長・副委員長 | | | | | | | | | | | | | | | | |
| 委員長 | | | | | | | | | | | | | | | | |
| 丸山彰一 | 有 | | | | 中外製薬，アレクシオンファーマ，田辺三菱製薬，バイエル薬品，アステラス製薬，アストラゼネカ，小野薬品工業 | | 中外製薬，小野薬品工業，三菱財団，ロート製薬，田辺三菱製薬 | サノフィ，バクスター，ファイザー，協和キリン，大塚製薬，大日本住友製薬，中外製薬，鳥居薬品，帝人ファーマ | バクスター，MSD，協和キリン，興和創薬，中外製薬，日本ベーリンガーインゲルハイム，クレハ，大日本住友製薬，日本メジイフィジックス，偕行会，偕翔会 | | | | | | | |
| 副委員長 | | | | | | | | | | | | | | | | |
| 神田英一郎 | 無 | | | | | | | | | | | | | | | |
| 副委員長 | | | | | | | | | | | | | | | | |
| 久米真司 | 有 | | | | 日本ベーリンガーインゲルハイム，日本イーライリリー，協和キリン | | 日本ベーリンガーインゲルハイム | 日本ベーリンガーインゲルハイム，田辺三菱製薬 | | | | | | | | |
| リーダー(50音順) | | | | | | | | | | | | | | | | |
| 猪阪善隆 | 有 | | | | アストラゼネカ，協和キリン，大塚製薬，田辺三菱製薬，アステラス製薬，キッセイ薬品工業，バイエル薬品，小野薬品工業 | | | | | | | | | | | |
| 石倉健司 | 無 | | | | | | | | | | | | | | | |
| 臼井丈一 | 無 | | | | | | | | | | | | | | | |
| 内田啓子 | 無 | | | | | | | | | | | | | | | |
| 岡田浩一 | 有 | | | | アステラス製薬，協和キリン，第一三共，アストラゼネカ，バイエル薬品，田辺三菱製薬，鳥居薬品，小野薬品工業，日本ベーリンガーインゲルハイム | | 協和キリン，鳥居薬品，キッセイ薬品工業 | 中外製薬，協和キリン，小野薬品工業，バイエル薬品，鳥居薬品 | | | | | | | | |
| 今田恒夫 | 有 | | | | バイエル薬品，田辺三菱製薬，持田製薬，アストラゼネカ | | | | | | | | | | | |
| 斎藤知栄 | 有 | | | | | | | | | | | | | 協和キリン，田辺三菱製薬 | 協和キリン | |
| 鈴木　仁 | 無 | | | | | | | | | | | | | | | |
| 田中哲洋 | 有 | | | | アステラス製薬，協和キリン，田辺三菱製薬，鳥居薬品，バイエル薬品 | | JT | | | | | | | | | |
| 坪井直毅 | 有 | | | | アストラゼネカ，キッセイ薬品工業 | | 協和キリン，サノフィ，全薬工業，ノバルティスファーマ | 大塚製薬，協和キリン，住友ファーマ，中外製薬，帝人ファーマ，鳥居薬品，日本ベーリンガーインゲルハイム， | | | | | | | | |
| 中川直樹 | 有 | | | | 協和キリン，アストラゼネカ，住友製薬，サノフィ | | | 大塚製薬，第一三共，住友製薬 | | | | | | | | |
| 西尾妙織 | 有 | | | | 大塚製薬 | | 大塚製薬 | 大塚製薬 | | | | | | | | |
| 深水　圭 | 有 | | | | アストラゼネカ，大塚製薬，日本ベーリンガーインゲルハイム，田辺三菱製薬，協和キリン，バイエル薬品，小野薬品工業，大日本住友製薬，鳥居薬品，サノフィ | | | 日本ベーリンガーインゲルハイム，協和キリン，大日本住友製薬，鳥居薬品 | | | | | | | | |
| 本田浩一 | 無 | | | | | | | | | | | | | | | |
| 升谷耕介 | 無 | | | | | | | | | | | | | | | |
| 横山啓太郎 | 有 | | | | 鳥居製薬，協和キリン，小野薬品工業，キッセイ薬品工業，三和化学 | | | | | | | | | | | |
| 和田　淳 | 有 | | | | アストラゼネカ，バイエル薬品，日本ベーリンガーインゲルハイム，第一三共，協和キリン，ノボノルディスクファーマ，田辺三菱製薬 | | | バイエル薬品，中外製薬，協和キリン，大塚製薬，塩野義製薬，住友ファーマ，田辺三菱製薬 | | | | | | | | |
| 和田隆志 | 有 | | | | | | | 中外製薬，協和キリン，田辺三菱製薬，バイエル薬品 | | | | | | | | |
| 和田健彦 | 無 | | | | | | | | | | | | | | | |

| 氏名(所属記載は省略) | 利益相反 | A. 自己申告者自身 | | | | | | | | | B. 配偶者・1親等内の親族など | | | C. 所属する研究機関・部門の長にかかるCOI開示(申告者が所属研究機関・部門の長と過去に共同研究者，分担研究者の関係にあったか，あるいは現在ある場合に該当する) | | |
|---|---|---|---|---|---|---|---|---|---|---|---|---|---|---|---|---|
| | | 1. 企業の役員・顧問報酬 | 2. 株式保有・利益 | 3. 特許使用料 | 4. 日当・講演料 | 5. 原稿料 | 6. 研究費(産学共同研究・受託研究・治験・その他) | 7. 奨学寄付金 | 8. 寄付講座 | 9. その他報酬(旅行・贈答品など研究と無関係のもの) | 1. 企業の役員・顧問報酬 | 2. 株式保有・利益 | 3. 特許使用料 | 1. 研究費(産学共同研究・受託研究・治験・その他) | 2. 寄付金 | 3. その他 所属する機関あるいは機関・部門の長が学会の事業活動に関係する企業などの株式保有，特許使用料，投資など |
| サブリーダー(50音順) | | | | | | | | | | | | | | | | |
| 浅沼克彦 | 有 | | | | 協和キリン，アストラゼネカ， | | | | | | | 武田薬品工業，塩野義製薬 | | | | |
| 旭　浩一 | 有 | | | | 持田製薬，アステラス製薬，協和キリン，アストラゼネカ | | | 大塚製薬，帝人ファーマ | | | | | | | | |
| 阿部雅紀 | 有 | | | | アステラス製薬，日本ベーリンガーインゲルハイム，キッセイ薬品工業，持田製薬，大日本住友製薬，協和キリン，第一三共，大塚製薬，小野薬品工業，日本イーライリリー，ノバルティスファーマ，鳥居薬品，アストラゼネカ，田辺三菱製薬，バイエル薬品 | | SBIファーマ | 大塚製薬，日本ベーリンガーインゲルハイム，協和キリン，第一三共，小野薬品工業，バクスター，中外製薬，田辺三菱製薬 | テルモ，ニプロ，大塚製薬，日機装，東レ・メディカル，小野薬品工業，中外製薬 | | | | | | | |
| 石本卓嗣 | 無 | | | | | | | | | | | | | | | |
| 川浪大治 | 有 | | | | 武田薬品工業，日本イーライリリー，MSD，サノフィ，ノボノルディスクファーマ，住友ファーマ，田辺三菱製薬，バイエル薬品 | | | 日本ベーリンガーインゲルハイム，住友ファーマ，ニプロ，バイエル薬品 | | | | | | | | |
| 駒場大峰 | 有 | | | | 協和キリン，キッセイ薬品工業，三和化学研究所 | | 協和キリン | | | | | | | | | |
| 佐田憲映 | 有 | | | | グラクソ・スミスクライン | | ファイザー | | | | | | | | | |
| 祖父江　理 | 有 | | | | アストラゼネカ，田辺三菱製薬 | | | | | | | | | | | |
| 仲谷慎也 | 有 | | | | 大塚製薬 | | | | | | | | | | | |
| 中司敦子 | 有 | | | | | | 田辺三菱製薬 | | | | | | | | | |
| 日比野　聡 | 無 | | | | | | | | | | | | | | | |
| 藤井秀毅 | 有 | | | | 協和キリン，アストラゼネカ，バイエル薬品，キッセイ薬品工業，住友ファーマ | | ツムラ，JCRファーマ | 協和キリン，中外製薬，バイエル薬品，ロシュ | | | | | | | | |
| 星野純一 | 有 | | | | 田辺三菱製薬，キッセイ薬品工業，アストラゼネカ，協和キリン | | 大塚製薬 | | | | | | | | | |
| 細島康宏 | 有 | | | | アストラゼネカ | | 亀田製菓，サトウ食品，ホリカフーズ，バイオテックジャパン | | 亀田製菓 | | | | | | | |
| 前嶋明人 | 無 | | | | | | | | | | | | | | | |
| 丸山之雄 | 無 | | | | | | | | | | | | | | | |
| 森山能仁 | 有 | | | | キッセイ薬品工業，田辺三菱製薬，協和キリン，アステラス製薬，中外製薬 | | | | | | | | | | | |
| 安田日出夫 | 無 | | | | | | | | | | | | | | | |
| 安田宜成 | 有 | | | | アステラス製薬，持田製薬，アストラゼネカ，田辺三菱製薬 | | | | | | | | | | | |
| 山本　卓 | 有 | | | | 田辺三菱製薬 | | | | | | | | | | | |
| 作成委員(50音順) | | | | | | | | | | | | | | | | |
| 石川英二 | 無 | | | | | | | | | | | | | | | |
| 市川大介 | 無 | | | | | | | | | | | | | | | |
| 伊藤健太 | 無 | | | | | | | | | | | | | | | |
| 岩下山連 | 無 | | | | | | | | | | | | | | | |
| 上田誠二 | 有 | | | | | | | | | | | | | Travere | | |
| 上田裕之 | 無 | | | | | | | | | | | | | | | |
| 上村　治 | 無 | | | | | | | | | | | | | | | |
| 江里口雅裕 | 無 | | | | | | | | | | | | | | | |
| 大島　恵 | 無 | | | | | | | | | | | | | | | |
| 大矢昌樹 | 無 | | | | | | | | | | | | | | | |
| 岡本孝之 | 無 | | | | | | | | | | | | | | | |
| 小口英世 | 有 | | | | | | | | | | | | | | リコモス，善仁会 | |
| 小野寺正輝 | 無 | | | | | | | | | | | | | | | |
| 貝藤裕史 | 無 | | | | | | | | | | | | | | | |
| 忰田亮平 | 有 | | | | 協和キリン | | | | | | | | | | | |
| 片山　鑑 | 無 | | | | | | | | | | | | | | | |
| 金子佳代子 | 有 | | | | アステラス製薬 | | | | | | | | | | | |

次ページへつづく

| 氏名<br>（所属記載は省略） | 利益相反 | A. 自己申告者自身 | | | | | | | | | B. 配偶者・1親等内の親族など | | | C. 所属する研究機関・部門の長にかかるCOI開示（申告者が所属研究機関・部門の長と過去に共同研究者，分担研究者の関係にあったか，あるいは現在ある場合に該当する） | | |
|---|---|---|---|---|---|---|---|---|---|---|---|---|---|---|---|---|
| | | 1. 企業の役員・顧問報酬 | 2. 株式保有・利益 | 3. 特許使用料 | 4. 日当・講演料 | 5. 原稿料 | 6. 研究費（産学共同研究・受託研究・治験・その他） | 7. 奨学寄付金 | 8. 寄付講座 | 9. その他報酬（旅行・贈答品など研究と無関係のもの） | 1. 企業の役員・顧問報酬 | 2. 株式保有・利益 | 3. 特許使用料 | 1. 研究費（産学共同研究・受託研究・治験・その他） | 2. 寄付金 | 3. その他<br>所属する機関あるいは機関・部門の長が学会の事業活動に関係する企業などの株式保有，特許使用料，投資など |
| 上條祐司 | 無 | | | | | | | | | | | | | | | |
| 神谷雅人 | 無 | | | | | | | | | | | | | | | |
| 唐澤一徳 | 無 | | | | | | | | | | | | | | | |
| 川口武彦 | 無 | | | | | | | | | | | | | | | |
| 川嶋聡子 | 無 | | | | | | | | | | | | | | | |
| 神田祥一郎 | 無 | | | | | | | | | | | | | | | |
| 菅野義彦 | 有 | | | | アストラゼネカ，富士薬品，協和キリン | | | 中外製薬 | | | | | | | | |
| 菊池洋平 | 無 | | | | | | | | | | | | | | | |
| 木原正夫 | 無 | | | | | | | | | | | | | | | |
| 金口　翔 | 無 | | | | | | | | | | | | | | | |
| 栗田宜明 | 有 | | | | グラクソ・スミスクライン | | | | | | | | | | | |
| 桑原頌治 | 無 | | | | | | | | | | | | | | | |
| 桒原孝成 | 有 | | | | 第一三共，田辺三菱製薬，協和キリン，小野薬品工業，アストラゼネカ | | 京都創薬研究所 | | | | | | | | | |
| 小泉賢洋 | 無 | | | | | | | | | | | | | | | |
| 河野圭志 | 無 | | | | | | | | | | | | | | | |
| 小坂志保 | 無 | | | | | | | | | | | | | | | |
| 後藤俊介 | 有 | | | | | | | | | | | | | | 中外製薬 | |
| 坂口悠介 | 有 | | | | | | | | 中外製薬，小野薬品工業，鳥居薬品，大塚製薬，キッセイ薬品工業，テルモ，扶桑薬品 | | | | | | | |
| 佐藤隆太 | 無 | | | | | | | | | | | | | | | |
| 佐藤涼介 | 無 | | | | | | | | | | | | | | | |
| 座間味　亮 | 無 | | | | | | | | | | | | | | | |
| 重冨奈穂子 | 無 | | | | | | | | | | | | | | | |
| 柴田　茂 | 有 | | | | アストラゼネカ，第一三共，バイエル薬品，持田製薬，大塚製薬 | | アストラゼネカ，富士薬品 | 協和キリン，鳥居薬品 | | | | | | | | |
| 島袋　渡 | 無 | | | | | | | | | | | | | | | |
| 清水さやか | 無 | | | | | | | | | | | | | | | |
| 新家俊郎 | 有 | | | | 第一三共，バイエル薬品，大塚製薬，興和，ブリストル | | | 大塚製薬，ブリストル，富士フィルム富山化学 | | | | | | | | |
| 杉本圭相 | 無 | | | | | | | | | | | | | | | |
| 杉本俊郎 | 無 | | | | | | | | | | | | | | | |
| 孫　大輔 | 無 | | | | | | | | | | | | | | | |
| 高井奈美 | 無 | | | | | | | | | | | | | | | |
| 田口博基 | 無 | | | | | | | | | | | | | | | |
| 竹内裕紀 | 無 | | | | | | | | | | | | | | | |
| 辰元為仁 | 無 | | | | | | | | | | | | | | | |
| 田中健一 | 無 | | | | | | | | | | | | | | | |
| 田邉　起 | 無 | | | | | | | | | | | | | | | |
| 田村功一 | 有 | | | | 協和キリン，日本ベーリンガーインゲルハイム，武田薬品工業，小野薬品工業，大塚製薬，バイエル薬品，ノバルティスファーマ，アストラゼネカ | | アストラゼネカ，バイエル薬品，ノバルティスファーマ，ギリアド | 大塚製薬，武田薬品工業 | | | | | | | | |
| 辻　章志 | 無 | | | | | | | | | | | | | | | |
| 辻田　誠 | 無 | | | | | | | | | | | | | | | |
| 寺野千香子 | 無 | | | | | | | | | | | | | | | |
| 遠山直志 | 有 | | | | 田辺三菱製薬 | | 田辺三菱製薬 | | | | | | | | | |
| 戸田　晋 | 無 | | | | | | | | | | | | | | | |
| 永井　恵 | 有 | | | | | | | | 日立製作所 | | | | | | | |
| 中沢大悟 | 無 | | | | | | | | | | | | | | | |

| 氏名(所属記載は省略) | 利益相反 | A. 自己申告者自身 | | | | | | | | | B. 配偶者・1親等内の親族など | | | C. 所属する研究機関・部門の長にかかるCOI開示(申告者が所属研究機関・部門の長と過去に共同研究者, 分担研究者の関係にあったか, あるいは現在ある場合に該当する) | | |
|---|---|---|---|---|---|---|---|---|---|---|---|---|---|---|---|---|
| | | 1. 企業の役員・顧問報酬 | 2. 株式保有・利益 | 3. 特許使用料 | 4. 日当・講演料 | 5. 原稿料 | 6. 研究費(産学共同研究・受託研究・治験・その他) | 7. 奨学寄付金 | 8. 寄付講座 | 9. その他報酬(旅行・贈答品など研究と無関係のもの) | 1. 企業の役員・顧問報酬 | 2. 株式保有・利益 | 3. 特許使用料 | 1. 研究費(産学共同研究・受託研究・治験・その他) | 2. 寄付金 | 3. その他 所属する機関あるいは機関・部門の長が学会の事業活動に関係する企業などの株式保有, 特許使用料, 投資など |
| 長洲　一 | 有 | | | | | | 大塚製薬, アストラゼネカ, 日本ベーリンガーインゲルハイム, 協和キリン, ノボノルディスクファーマ, ノーベルファーマ | 大日本住友製薬, 大塚製薬, 小野薬品工業, 協和キリン, 第一三共, 武田製薬工業, 田辺三菱製薬, 中外製薬, 日本ベーリンガーインゲルハイム, バイエル薬品, 持田製薬, 住友ファーマ | | | | | | | | |
| 中野敏昭 | 有 | | | | アストラゼネカ, 協和キリン | | | 中外製薬, 鳥居薬品, 大塚製薬 | バクスター | | | | | | | |
| 長浜正彦 | 無 | | | | | | | | | | | | | | | |
| 中屋来哉 | 無 | | | | | | | | | | | | | | | |
| 西　健太朗 | 無 | | | | | | | | | | | | | | | |
| 西脇宏樹 | 無 | | | | | | | | | | | | | | | |
| 延山理恵 | 無 | | | | | | | | | | | | | | | |
| 花房規男 | 有 | | | | 協和キリン, ノーベルファーマ | | | | | | | | | | | |
| 濱崎祐子 | 有 | | | | | | | | | | | | | | リコモス, 善仁会 | |
| 濱田　陸 | 無 | | | | | | | | | | | | | | | |
| 樋口一世 | 無 | | | | | | | | | | | | | | | |
| 深町大介 | 無 | | | | | | | | | | | | | | | |
| 藤井直彦 | 無 | | | | | | | | | | | | | | | |
| 藤﨑毅一郎 | 無 | | | | | | | | | | | | | | | |
| 程内栄子 | 無 | | | | | | | | | | | | | | | |
| 本田　崇 | 無 | | | | | | | | | | | | | | | |
| 毎熊政行 | 無 | | | | | | | | | | | | | | | |
| 松木孝樹 | 無 | | | | | | | | | | | | | | | |
| 三浦健一郎 | 無 | | | | | | | | | | | | | | | |
| 三﨑太郎 | 無 | | | | | | | | | | | | | | | |
| 水野智博 | 無 | | | | | | | | | | | | | | | |
| 三村洋美 | 無 | | | | | | | | | | | | | | | |
| 宮本　聡 | 無 | | | | | | | | | | | | | | | |
| 宮脇義亜 | 無 | | | | | | | | | | | | | | | |
| 牟田久美子 | 無 | | | | | | | | | | | | | | | |
| 村田智博 | 無 | | | | | | | | | | | | | | | |
| 谷澤雅彦 | 無 | | | | | | | | | | | | | | | |
| 柳原　剛 | 無 | | | | | | | | | | | | | | | |
| 矢野裕一朗 | 無 | | | | | | | | | | | | | | | |
| 山岸昌一 | 無 | | | | | | | | | | | | | | | |
| 横井秀基 | 有 | | | | アストラゼネカ | | | 田辺三菱製薬 | | | | | | | | |
| 吉﨑　健 | 無 | | | | | | | | | | | | | | | |
| 脇　大輔 | 無 | | | | | | | | | | | | | | | |
| 渡邊博志 | 無 | | | | | | | | | | | | | | | |
| 渡辺博文 | 無 | | | | | | | | | | | | | | | |
| 渡辺昌文 | 有 | | | | 大塚製薬, 日本ベーリンガーインゲルハイム, 第一三共 | | 中外製薬, 第一三共 | | | | | | | | | |
| SR委員(50音順) | | | | | | | | | | | | | | | | |
| 朝比奈悠太 | 無 | | | | | | | | | | | | | | | |
| 畔上達彦 | 無 | | | | | | | | | | | | | | | |
| 飯田倫理 | 無 | | | | | | | | | | | | | | | |
| 井口　昭 | 無 | | | | | | | | | | | | | | | |
| 井口智洋 | 無 | | | | | | | | | | | | | | | |
| 井熊大輔 | 無 | | | | | | | | | | | | | | | |
| 石井　輝 | 無 | | | | | | | | | | | | | | | |
| 石塚喜世伸 | 無 | | | | | | | | | | | | | | | |
| 泉　裕一郎 | 無 | | | | | | | | | | | | | | | |
| 板野精之 | 無 | | | | | | | | | | | | | | | |
| 市川一誠 | 無 | | | | | | | | | | | | | | | |
| 市川大介 | 無 | | | | | | | | | | | | | | | |

次ページへつづく

| 氏名（所属記載は省略） | 利益相反 | A. 自己申告者自身 | | | | | | | | | B. 配偶者・1親等内の親族など | | | C. 所属する研究機関・部門の長にかかるCOI開示（申告者が所属研究機関・部門の長と過去に共同研究者，分担研究者の関係にあったか，あるいは現在ある場合に該当する） | | |
|---|---|---|---|---|---|---|---|---|---|---|---|---|---|---|---|---|
| | | 1. 企業の役員・顧問報酬 | 2. 株式保有・利益 | 3. 特許使用料 | 4. 日当・講演料 | 5. 原稿料 | 6. 研究費（産学共同研究・受託研究・治験・その他） | 7. 奨学寄付金 | 8. 寄付講座 | 9. その他報酬（旅行・贈答品など研究と無関係のもの） | 1. 企業の役員・顧問報酬 | 2. 株式保有・利益 | 3. 特許使用料 | 1. 研究費（産学共同研究・受託研究・治験・その他） | 2. 寄付金 | 3. その他 所属する機関あるいは機関・部門の長が学会の事業活動に関係する企業などの株式保有，特許使用料，投資など |
| 伊藤健太 | 無 | | | | | | | | | | | | | | | |
| 伊藤雄伍 | 無 | | | | | | | | | | | | | | | |
| 伊藤辰将 | 無 | | | | | | | | | | | | | | | |
| 内田大介 | 無 | | | | | | | | | | | | | | | |
| 大熊輝之 | 無 | | | | | | | | | | | | | | | |
| 大田南欧美 | 無 | | | | | | | | | | | | | | | |
| 大西康博 | 無 | | | | | | | | | | | | | | | |
| 大野祥子 | 無 | | | | | | | | | | | | | | | |
| 大畑拓也 | 無 | | | | | | | | | | | | | | | |
| 大山勝宏 | 無 | | | | | | | | | | | | | | | |
| 岡　香奈子 | 無 | | | | | | | | | | | | | | | |
| 岡　樹史 | 無 | | | | | | | | | | | | | | | |
| 緒方浩顕 | 有 | | | | 協和キリン，鳥居薬品 | | 協和キリン | 協和キリン | | | | | | | | |
| 小田圭子 | 無 | | | | | | | | | | | | | | | |
| 小田直樹 | 無 | | | | | | | | | | | | | | | |
| 小原由紀 | 無 | | | | | | | | | | | | | | | |
| 梶保祐子 | 無 | | | | | | | | | | | | | | | |
| 梶本幸男 | 無 | | | | | | | | | | | | | | | |
| 片桐大輔 | 無 | | | | | | | | | | | | | | | |
| 蒲澤秀門 | 有 | | | | | | 亀田製菓，サトウ食品，ホリカフーズ，バイオテックジャパン | | 亀田製菓 | | | | | | | |
| 神吉智子 | 無 | | | | | | | | | | | | | | | |
| 亀井啓太 | 無 | | | | | | | | | | | | | | | |
| 川口祐輝 | 無 | | | | | | | | | | | | | | | |
| 河原﨑宏雄 | 無 | | | | | | | | | | | | | | | |
| 木村　浩 | 無 | | | | | | | | | | | | | | | |
| 工藤光介 | 無 | | | | | | | | | | | | | | | |
| 黒岡直子 | 無 | | | | | | | | | | | | | | | |
| 桑形尚吾 | 無 | | | | | | | | | | | | | | | |
| 高上紀之 | 無 | | | | | | | | | | | | | | リコモス，善仁会 | |
| 古志衣里 | 無 | | | | | | | | | | | | | | | |
| 近藤悠希 | 有 | | | | | | あゆみ製薬 | | | | | | | | | |
| 齋木良介 | 無 | | | | | | | | | | | | | | | |
| 齋藤友広 | 無 | | | | | | | | | | | | | | | |
| 齋藤浩孝 | 無 | | | | | | | | | | | | | | | |
| 坂口悠介 | 有 | | | | | | | | 中外製薬，小野薬品工業，鳥居薬品，大塚製薬，キッセイ薬品工業，テルモ，扶桑薬品 | | | | | | | |
| 佐々木　彰 | 無 | | | | | | | | | | | | | | | |
| 佐藤浩司 | 無 | | | | | | | | | | | | | | | |
| 猿渡淳二 | 無 | | | | | | | | | | | | | | | |
| 志田龍太郎 | 無 | | | | | | | | | | | | | | | |
| 菅原亮佑 | 無 | | | | | | | | | | | | | | | |
| 鈴木克彦 | 無 | | | | | | | | | | | | | | | |
| 諏訪部達也 | 無 | | | | | | | | | | | | | | | |
| 平　大樹 | 無 | | | | | | | | | | | | | | | |
| 高士祐一 | 有 | | | | 協和キリン | | | バイエル薬品 | | | | | | | | |
| 武田尚子 | 無 | | | | | | | | | | | | | | | |
| 武田有記 | 無 | | | | | | | | | | | | | | | |
| 田中　茂 | 無 | | | | | | | | | | | | | | | |
| 田中祥子 | 無 | | | | | | | | | | | | | | | |
| 谷口美紗 | 無 | | | | | | | | | | | | | | | |
| 塚本俊一郎 | 無 | | | | | | | | | | | | | | | |
| 鶴田悠木 | 無 | | | | | | | | | | | | | | | |
| 寺下真帆 | 無 | | | | | | | | | | | | | | | |

| 氏名（所属記載は省略） | 利益相反 | A. 自己申告者自身 | | | | | | | | | B. 配偶者・1親等内の親族など | | | C. 所属する研究機関・部門の長にかかるCOI開示（申告者が所属研究機関・部門の長と過去に共同研究者，分担研究者の関係にあったか，あるいは現在ある場合に該当する） | | |
|---|---|---|---|---|---|---|---|---|---|---|---|---|---|---|---|---|
| | | 1. 企業の役員・顧問報酬 | 2. 株式保有・利益 | 3. 特許使用料 | 4. 日当・講演料 | 5. 原稿料 | 6. 研究費（産学共同研究・受託研究・治験・その他） | 7. 奨学寄付金 | 8. 寄付講座 | 9. その他報酬（旅行・贈答品など研究と無関係のもの） | 1. 企業の役員・顧問報酬 | 2. 株式保有・利益 | 3. 特許使用料 | 1. 研究費（産学共同研究・受託研究・治験・その他） | 2. 寄付金 | 3. その他 所属する機関あるいは機関・部門の長が学会の事業活動に関係する企業などの株式保有，特許使用料，投資など |
| 土井洋平 | 無 | | | | | | | | | | | | | | | |
| 徳永孝史 | 無 | | | | | | | | | | | | | | | |
| 泊　弘毅 | 無 | | | | | | | | | | | | | | | |
| 鳥越健太 | 無 | | | | | | | | | | | | | | | |
| 内藤順子 | 無 | | | | | | | | | | | | | | | |
| 中井健太郎 | 無 | | | | | | | | | | | | | | | |
| 長岡由女 | 無 | | | | | | | | | | | | | | | |
| 中川詩織 | 無 | | | | | | | | | | | | | | | |
| 中川輝政 | 無 | | | | | | | | | | | | | | | |
| 中島章雄 | 無 | | | | | | | | | | | | | | | |
| 中島悠里 | 無 | | | | | | | | | | | | | | | |
| 永田　大 | 無 | | | | | | | | | | | | | | | |
| 永野伸郎 | 有 | | | | 協和キリン | | | | | | | | | | | |
| 中村祐貴 | 無 | | | | | | | | | | | | | | | |
| 永山　泉 | 有 | | | | | | | バイエル薬品 | | | | | | | | |
| 西沢慶太郎 | 無 | | | | | | | | | | | | | | | |
| 西堀暢浩 | 無 | | | | | | | | | | | | | | | |
| 西脇宏樹 | 無 | | | | | | | | | | | | | | | |
| 忍頂寺毅史 | 無 | | | | | | | | | | | | | | | |
| 服部洸輝 | 無 | | | | | | | | | | | | | | | |
| 花井　豪 | 無 | | | | | | | | | | | | | | | |
| 濵田昌実 | 無 | | | | | | | | | | | | | | | |
| 原田　真 | 無 | | | | | | | | | | | | | | | |
| 春原浩太郎 | 無 | | | | | | | | | | | | | | | |
| 平井健太 | 無 | | | | | | | | | | | | | | | |
| 平林陽介 | 無 | | | | | | | | | | | | | | | |
| 福田俊悟 | 無 | | | | | | | | | | | | | | | |
| 藤澤　諭 | 無 | | | | | | | | | | | | | | | |
| 藤丸拓也 | 無 | | | | | | | | | | | | | | | |
| 堀越慶輔 | 無 | | | | | | | | | | | | | | | |
| 本城保菜美 | 無 | | | | | | | | | | | | | | | |
| 松尾浩司 | 無 | | | | | | | | | | | | | | | |
| 丸山啓介 | 無 | | | | | | | | | | | | | | | |
| 宮内隆政 | 無 | | | | | | | | | | | | | | | |
| 宮崎紘平 | 無 | | | | | | | | | | | | | | | |
| 武藤正浩 | 無 | | | | | | | | | | | | | | | |
| 村島美穂 | 有 | | | | | | | | | | | | | アステラス製薬 | | |
| 矢野彰三 | 無 | | | | | | | | | | | | | | | |
| 山内壮作 | 無 | | | | | | | | | | | | | | | |
| 山口哲志 | 無 | | | | | | | | | | | | | | | |
| 山田俊輔 | 有 | | | | 協和キリン | | | | | | | | | | | |
| 山原康佑 | 有 | | | | | | 田辺三菱製薬 | | | | | | | | | |
| 山本脩人 | 無 | | | | | | | | | | | | | | | |
| 山脇正裕 | 無 | | | | | | | | | | | | | | | |
| 湯浅貴博 | 無 | | | | | | | | | | | | | | | |
| 吉田学郎 | 無 | | | | | | | | | | | | | | | |
| 芦村龍一 | 無 | | | | | | | | | | | | | | | |
| 若林華恵 | 無 | | | | | | | | | | | | | | | |
| 若松拓也 | 無 | | | | | | | | | | | | | | | |
| 渡邉公雄 | 無 | | | | | | | | | | | | | | | |
| 渡邉健太郎 | 無 | | | | | | | | | | | | | | | |
| 渡邉周平 | 無 | | | | | | | | | | | | | | | |
| 事務局 | | | | | | | | | | | | | | | | |
| 小杉智規 | 有 | | | | | | 中外製薬，小野薬品工業，田辺三菱製薬 | ファイザー，協和キリン，大塚製薬，大日本住友製薬，中外製薬，鳥居薬品，帝人ファーマ，日本ベーリンガーインゲルハイム | | | | | | | | |

# エビデンスに基(もと)づくCKD診療(しんりょう)ガイドライン 2023

定　価　3,520円（本体3,200円＋税10％）
※消費税率変更の場合，上記定価は税率の差額分変更になります。

発　行　2023年6月20日　第1刷発行

編　集　一般社団法人 日本腎臓学会(にほんじんぞうがっかい)

発行者　株式会社 東京医学社
代表取締役 蒲原 一夫
〒101-0051　東京都千代田区神田神保町2-40-5
編集部　TEL 03-3237-9114　販売部　TEL 03-3265-3551
URL：https://www.tokyo-igakusha.co.jp　E-mail：info@tokyo-igakusha.co.jp

印刷・製本　三報社印刷 株式会社


ISBN 978-4-88563-741-4
乱丁，落丁などがございましたら，お取り替えいたします。
正誤表を作成した場合はホームページに掲載します。